90

Anaesthesiology and Resuscitation

Anaesthesiologie und Wiederbelebung

Anesthésiologie et Réanimation

Editors:

R. Frey, Mainz · F. Kern, St. Gallen

O. Mayrhofer, Wien

Managing Editor: H. Bergmann, Linz

Anaesthesie und ZNS
Technische Gefahren der Anaesthesie
Medikamentöse Wechselwirkungen
Massivtransfusion

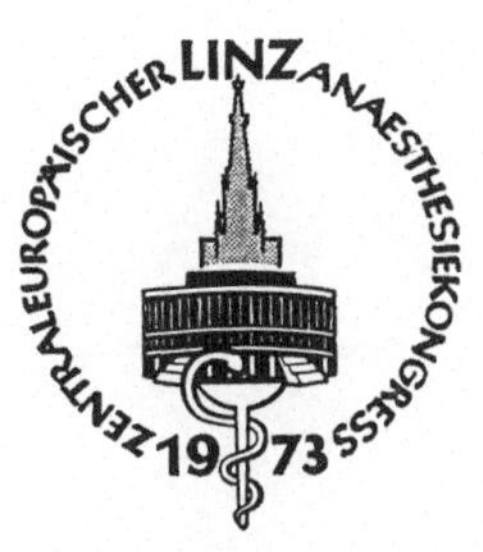

Beiträge zu den 3 Hauptthemen „Anaesthesie und ZNS", „Fehler und Gefahren der Anaesthesie" und „Massivtransfusion" der XIII. Gemeinsamen Tagung der Deutschen, Schweizerischen und Österreichischen Gesellschaften für Anaesthesiologie und Reanimation vom 5.–8. September 1973 in Linz (Anaesthesiekongreß Linz 1973, Teil 1)

Herausgegeben von

H. Bergmann und B. Blauhut

Mit 218 Abbildungen

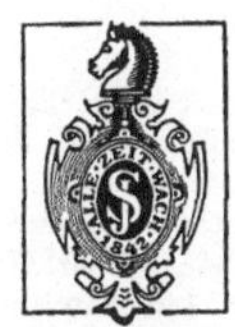

Springer-Verlag
Berlin Heidelberg New York 1975

ISBN-13: 978-3-540-07509-7   e-ISBN-13: 978-3-642-66266-9

DOI: 10.1007/978-3-642-66266-9

Druck und Bindearbeiten: Meister Druck Kassel.

Inhaltsverzeichnis

VI

II. HAUPTTHEMA: Fehler und Gefahren der Anaesthesie

Vorsitz: O. MAYRHOFER, Wien
        B. TSCHIRREN, Bern

a) Technische Gefahren während und nach der Operation

b) Medikamentöse Wechselwirkung

VIII

AUTORENVERZEICHNIS

ALBERTI, E., Dr., Abteilung für Anaesthesiologie, Chirurgische Universitätsklinik, Heidelberg.
BEER, R., Prof. Dr., Institut für Anaesthesiologie, Chirurgische Universitätsklinik, München.
BENKE, A., Doz. Dr., Krankenanstalt, Rudolfstiftung, Wien.
BERGMANN, H., Univ. Prof. Prim. Dr., Institut für Anaesthesiologie, Allg. Krankenhaus, Linz.
BINKERT, E., Dr., Anaesthesieabteilung, Kantonspital, Luzern.
BIRCKS, E., Prof. Dr., Chirurgische Universitätsklinik, Düsseldorf.
BOCK, K.H., Dr., Department für Anaesthesiologie, Zentrum für Operative Medizin der Universität, Ulm.
BOCK, W.J., PD. Dr., Neurochirurgische Klinik, Universitäts-Klinikum der Gesamthochschule, Essen.
BONHOEFFER, K., Prof. Dr., Abteilung für Anaesthesiologie der Medizinischen Fakultät der Universität, Köln.
BOYAN, C.P., Prof. Dr., Department of Anaesthesiology, Medical College, Virginia University, Richmond, USA.
BRAZIER, J., Dr., Abteilung für Herz- und Thorax-Chirurgie der Universität, Los Angeles, USA.
BRENNER, H., Doz. Dr., Neurochirurgische Universitätsklinik, Wien.
BRÜSTER, H.T., Prof. Dr., Abteilung für Blutgerinnung und Bluttransfusion, Chirurgische Klinik und Poliklinik der Universität, Düsseldorf.
BUCKBERG, G.D., Dr., Abteilung für Herz- und Thorax-Chirurgie der Universität, Los Angeles, USA.
BUSCH, H., Prof. Dr., Abteilung für Transfusionsmedizin, Bluttransfusionsdienst der Universitätskliniken, Hamburg.
BUSSE, J., Dr., Abteilung für Anaesthesiologie der Medizinischen Fakultät der Universität, Köln.
CONRADI, R., Dr., Abteilung für Anaesthesiologie, Chirurgische Universitätsklinik, Heidelberg.
COOPER, N., Dr., Abteilung für Herz- und Thorax-Chirurgie der Universität, Los Angeles, USA.
DOBKIN, A.B., Prof. Dr., Department of Anaesthesiology, S.U.N.Y., Upstate Medical Center, Syracuse, New York.
DOENICKE, A., Prof. Dr., Anaesthesieabteilung der Chirurgischen Poliklinik der Universität, München.
ECKERT, G., Dr., Abteilung für Klinische Immunologie und Bluttransfusionswesen, Department Innere Medizin, Medizinische Hochschule, Hannover.
EHRICH, C.C., Dr., Blood Center, New York.
EISTERER, H., Dr., Institut für Anaesthesiologie der Universität, Wien.
ENZENBACH, R., Prof. Dr., Anaesthesieabteilung, Neurochirurgische Universitätsklinik, München.
EPSTEIN, H.G., Prof. Dr., Nuffield Department of Anaesthetics, Oxford.
ERDMANN, W., Prof. Dr., Institut für Anaesthesiologie der Universitätskliniken, Mainz.
EULER-ROLLE, J., Dr., I. Chirurgische Universitätsklinik, Wien.
FAULHAUER, K., Dr., Institut für Anaesthesie, Universitätskliniken, Homburg (Saar).
FOLDES, F.F., Prof. Dr., Department of Anaesthesiology, Montefiore Hospital, New York.

FORBAT, A.F., Dr., Department of Anaesthesiology, Montefiore Hospital, New York.

FREY, R., Dr., Institut für Anaesthesiologie der Universitätskliniken, Mainz.

GAUCH, D., Dr., Institut für Anaesthesiologie, Medizinische Hochschule, Hannover.

GIES, B., Dr., Institut für Anaesthesiologie der Universitätskliniken, Freiburg.

GLEIM, F., Dr., Abteilung für Anaesthesiologie, Akademisches Krankenhaus Nordwest, Frankfurt (Main).

GOBIET, W., Dr., Neurochirurgische Klinik, Universitäts-Klinikum der Gesamthochschule, Essen.

GÖTZ, E., Dr., Institut für Anaesthesiologie der Universität, München.

GRABOW, L., Prof. Dr., Abteilung für Anaesthesiologie und Intensivmedizin, Evangelische Krankenanstalten, Duisburg-Nord.

GROTE, W., Prof. Dr., Neurochirurgische Klinik, Universitäts-Klinikum der Gesamthochschule, Essen.

GÜNTHER, H., Dr., Physiologisches Institut der Universität, Mainz.

GÜRTLER, F., techn. Mitarb., Institut für Anaesthesiologie der Universitätskliniken, Kantonspital, Zürich.

HAMER, J., Dr., Abteilung für Neurochirurgie, Chirurgische Universitätsklinik, Heidelberg.

HARLER, B., Dr., Anaesthesieabteilung der Chirurgischen Universitätsklinik, Bonn.

HASSE, W., Dr., Berliner Blutspendedienst, Berlin.

HAUCK, W., Dr., Institut für Anaesthesiologie, Klinikum Steglitz, Freie Universität, Berlin.

HAUG, H.U., Dr., Department für Anaesthesiologie, Zentrum für Operative Medizin der Universität, Ulm.

HAVERS, L., Prof. Dr., Anaesthesieabteilung der Chirurgischen Universitätsklinik, Bonn.

HELLER, W., Prof. Dr., Chirurgische Universitätsklinik, Tübingen.

HERRSCHAFT, H., Doz. Dr., Neurologische Klinik, Krankenhaus Nordwest, Frankfurt (Main).

HERZER, J.A., Dr., Chirurgische Universitätsklinik, Düsseldorf.

HIRSCH, R., Dr., Blood Center, New York.

HISSEN, W., Dr., Institut für Anaesthesie und Reanimation, Fakultät für Klinische Medizin Mannheim der Universität Heidelberg, Mannheim.

HOFFMANN, F., Dr., Universitäts-Augenklinik, Klinikum Steglitz, Freie Universität, Berlin.

HOLLAN, S., Prof. Dr., Nationales Institut für Haematologie und Blutspendewesen, Budapest.

HOSSLI, G., Prof. Dr., Institut für Anaesthesiologie der Universitätskliniken, Kantonspital, Zürich.

HOTTENROTT, Ch., Dr., Chirurgische Universitätsklinik, Heidelberg.

HOYER, S., PD. Dr., Institut für Pathochemie und Allgemeine Neurochemie, Heidelberg.

JANTSCH, H., Prof. Dr., Abteilung für Physikalische Medizin, I. Chirurgische Universitätsklinik, Wien.

JUNGER, H., Dr., Institut für Anaesthesiologie der Universität, Tübingen.

KILIAN, J., Dr., Department für Anaesthesiologie, Zentrum für Operative Medizin der Universität, Ulm.

KLASCHIK, E., Dr., Abteilung für Anaesthesiologie der Medizinischen Fakultät der Universität, Köln.

KLOSE, R., Dr., Institut für Anaesthesiologie und Reanimation, Fakultät für Klinische Medizin Mannheim der Universität Heidelberg, Mannheim.

KLÖTGEN, J., Dr., Neurochirurgische Universitätsklinik, Graz.

KOCH, E., Dr., Institut für Anaesthesiologie der Universitätskliniken, Kantonspital, Zürich.

KONTOKOLLIAS, J., Dr., Institut für Klinische Anaesthesie der Univer-
   sität, Göttingen.
KRENN, J., Dr., Institut für Anaesthesiologie der Universität, Wien.
KROESSEN, G., Dr., Institut für Anaesthesiologie der Universität,
   Innsbruck.
KUNKE, S., Dr., Institut für Anaesthesiologie der Universitätsklini-
   ken, Mainz.
KUSCHINSKY, K., Prof. Dr., Max-Planck-Institut für Experimentelle Me-
   dizin, Abteilung Biochemische Pharmakologie der Universität, Göttin-
   gen.
LANGREHR, D., Dr., Allgemeine Anaesthesieabteilung, Zentralkranken-
   haus Bremen-Nord, Bremen.
LAUSBERG, G., Prof. Dr., Neurochirurgische Universitätsklinik, Gießen.
LEITNER, E., Dr., Institut für Anaesthesiologie der Universität, Inns-
   bruck.
LEMBECK, F., Prof. Dr., Institut für Pharmakologie der Universität,
   Graz.
LIESEGANG, J., Dr., Neurochirurgische Universitätsklinik, Essen.
LIST, W., Doz. Dr., Chirurgische Universitätsklinik, Graz.
LOESCHKE, G., PD. Dr., Abteilung für Anaesthesiologie der Medizinischen
   Fakultät der Universität, Köln.
LUTZ, M., Prof. Dr., Institut für Anaesthesiologie und Reanimation,
   Fakultät für Klinische Medizin Mannheim der Universität Heidelberg,
   Mannheim.
MAMMITSCH, J., Dr., Anaesthesieabteilung der Neurochirurgischen Uni-
   versitätsklinik, München.
MANNES, A., Dr., Anaesthesieabteilung der Chirurgischen Poliklinik der
   Universität, München.
MARSONER, H.J., Dr., Chirurgische Universitätsklinik, Graz.
MAYRHOFER, O., Prof. Dr. Dr., Institut für Anaesthesiologie der Uni-
   versität, Wien.
MEER, von, A., Dr., Anaesthesieabteilung der Neurochirurgischen Uni-
   versitätsklinik, München.
MEISER, W., Dr., Institut für Anaesthesiologie der Medizinischen Hoch-
   schule, Hannover.
MENZEL, J., Dr., Abteilung für Neurochirurgie, Chirurgische Universi-
   tätsklinik, Heidelberg.
MEYER, E., Dr., Institut für Klinische Anaesthesie der Universität,
   Göttingen.
MEYER-BURGDORFF, Ch., Dr., Institut für Klinische Anaesthesie der Uni-
   versität, Göttingen.
MÜLLER, H., med.prakt., Institut für Anaesthesiologie der Universitäts-
   kliniken, Kantonspital, Zürich.
NIEDERMEIER, B., Dr., Anaesthesieabteilung, Universitäts-Klinikum der
   Gesamthochschule, Essen.
NIX, W., Dr., Institut für Anaesthesiologie der Universitätskliniken,
   Mainz.
PETER, K., Prof. Dr., Institut für Anaesthesiologie und Reanimation,
   Fakultät für Klinische Medizin Mannheim der Universität Heidelberg,
   Mannheim.
PETER, W., Dr., Institut für Anaesthesiologie der Universität, Wien.
PFLÜGER, H., Prof. Dr., Anaesthesieabteilung, Krankenhaus Nordwest,
   Frankfurt.
PICHLMAYR, I., Prof. Dr., Institut für Anaesthesiologie der Medizini-
   schen Hochschule, Hannover.
PORGES, R., Dr., Institut für Anaesthesiologie der Universität, Wien.
PRIESCHING, A., Doz. Dr., I. Chirurgische Universitätsklinik, Wien.
PRINZLER, J., Dr., Anaesthesieabteilung, Krankenhaus Nordwest, Frank-
   furt (Main).
RACENBERG, E., Prof. Dr., Institut für Anaesthesiologie der Universi-
   tätskliniken, Homburg (Saar).

RAMAN, K., Dr., Institut für Anaesthesiologie der Universitätskliniken,
    Homburg (Saar).
REINEKE, H., Dr., Department für Anaesthesiologie, Zentrum für Opera-
    tive Medizin der Universität, Ulm.
RIAHI, B., Dr., Institut für Anaesthesiologie der Universität, Wien.
ROMMELHEIM, K., Dr., Anaesthesieabteilung, Chirurgische Universitäts-
    klinik, Bonn.
RÜGHEIMER, E., Prof. Dr., Abteilung für Anaesthesiologie, Chirurgische
    Universitätsklinik, Erlangen.
SCHAAKE, Th., Dr., Neurochirurgische Universitätsklinik, Göttingen.
SCHÄFER, A., cand.med., Institut für Anaesthesiologie der Universität,
    München.
SCHAER, H., PD. Dr., Anaesthesieabteilung, Kreisspital, Männedorf,
    Schweiz.
SCHLAG, G., Dr., Intensivabteilung, Arbeiterunfallkrankenhaus, Linz.
SCHMIDT, H., Dr., Anaesthesieabteilung, Krankenhaus Nordwest, Frank-
    furt (Main).
SCHMIDTZ-FEUERHAKE, I., Dr., Institut für Nuklearmedizin und Speziel-
    le Biophysik, Medizinische Hochschule, Hannover.
SCHOLLER, K.L., Prof. Dr., Institut für Anaesthesiologie der Univer-
    sitätskliniken, Freiburg.
SCHULTE, H.D., Dr., Chirurgische Universitätsklinik, Düsseldorf.
SEIDEL, G., Dr., Institut für Klinische Anaesthesie der Universität,
    Göttingen.
SEIDEL, S., Prof. Dr., Institut für Immunhämatologie der Universität,
    Blutspendedienst Hessen des DRK, Frankfurt (Main).
SILVAY, G., Dr., Mount Sinai Hospital, New York.
SIMONS, F., Dr., Abteilung für Anaesthesiologie der Medizinischen Fa-
    kultät der Universität, Köln.
STANGL, W., Dr., Abteilung für Klinische Immunologie und Bluttransfu-
    sionswesen, Department Innere Medizin, Medizinische Hochschule,
    Hannover.
STEINBEREITHNER, K., Prof. Dr., Institut für Anaesthesiologie der Uni-
    versität, Wien.
STOECKEL, H., Prof. Dr., Abteilung für Anaesthesiologie, Chirurgische
    Universitätsklinik, Heidelberg.
STOLZ, Ch., PD. Dr., Institut für Anaesthesiologie der Universität,
    Tübingen.
STRIEBEL, J.P., Dr., Institut für Anaesthesiologie und Reanimation,
    Fakultät für Klinische Medizin Mannheim der Universität Heidelberg,
    Mannheim.
STÜRNER, K.H., Dr., Blutspendedienst, Klinische Anstalten der RWTH,
    Aachen.
STUMPF, Ch., Prof. Dr., Lehrkanzel für Neuropharmakologie der Univer-
    sität, Wien.
SWOZIL, U., Dr., Anaesthesieabteilung, Neurochirurgische Universitäts-
    klinik, München.
TEICHMANN, J., Dr., Institut für Klinische Anaesthesie der Universität,
    Göttingen.
THOMA, H., cand.med., Institut für Anaesthesiologie der Universität,
    München.
TSCHAKALOFF, Ch., Dr., Institut für Anaesthesiologie der Universität,
    Wien.
TSCHIRREN, B., Prof. Dr., Inselspital, Bern.
VINAZZER, H., Doz. Dr., Gerinnungslabor, Linz.
VOILL, M., Dr., Institut für Anaesthesiologie der Universität, Wien.
WARTH, G., Dr., Institut für Anaesthesiologie der Universität, München.
WIEMERS, K., Prof. Dr., Institut für Anaesthesiologie der Universitäts-
    kliniken, Freiburg.
WÖBER, G., Dr., Neurochirurgische Universitätsklinik, Wien.

ERÖFFNUNGSANSPRACHE DES PRÄSIDENTEN DER ÖSTERREICHISCHEN GESELLSCHAFT
FÜR ANAESTHESIOLOGIE UND REANIMATION

Von H. Bergmann

Herzlich willkommen in Österreich, herzlich willkommen in Linz! Die
eben verklungenen Mozart'schen Weisen sind als Erinnerung an Salzburg,
an unsere letzte Tagung in Österreich und als Sinnbild für die Harmo-
nie und Klarheit, die unserer Tagung hier beschieden sein möge, an den
Beginn dieser Eröffnungsfeier gestellt. Nun ist Linz an der immer noch
schönen, schon lange jedoch nicht mehr blauen Donau als Kongreßstadt
im Baedecker sicherlich nicht mit drei Sternchen vermerkt. Im interna-
tionalen Reiseverkehr fuhr man daher auch bisher von Salzburg nach Wien
in der Regel an unserer Stadt vorbei und bestaunte dabei höchstens die
Dunstglocke, die zusammen mit den gewaltigen Anlagen unserer Großin-
dustrie gelegentlich an das Bild eines Nifelheim des 20. Jahrhunderts
denken läßt. Es schien daher zunächst nahezu vermessen, vor 2 Jahren
die Aufgabe zu übernehmen, die 13. - gerade die 13. ! - gemeinsame
Tagung der Deutschen, Schweizerischen und Österreichischen Gesellschaften
für Anaesthesiologie und Reanimation hier in Linz durchzuführen. Wenn
wir bestanden haben sollten, so haben wir es nur einer echten vorbe-
haltslosen Begeisterung meiner Mitarbeiter und der Aufgeschlossenheit
und dem Wohlwollen von Behörden, Ämtern und Institutionen zu verdanken,
daß wir die schwer auf uns lastende Hypothek wohlklingender und welt-
bekannter Namen früherer österreichischer Tagungsorte wie Wien und Salzburg zu verkraften imstande sein werden.

Als äußeres Zeichen dieses uns allenthalben entgegengebrachten Wohl-
wollens haben sich eine große Zahl von Ehrengästen heute hier eingefun-
den, die ich ganz herzlich begrüßen und denen ich für ihr Erscheinen
ebenso herzlich danken möchte. Insbesondere gilt mein Gruß
dem Herrn Landeshauptmann für Oberösterreich, Dr. Wenzl,
dem Herrn Weihbischof Dr. Wagner in Vertretung des Linzer Diözesan-
bischofs
dem Herrn Superintendenten für Oberösterreich, Dr. Tremmel,
dem Herrn Min.Rat Dr. Drössler in Vertretung der Frau Bundesminister er
für Wissenschaft und Forschung
dem Herrn Landesrat Dr. Hartl, Gesundheitsreferent der oö Landesre-
gierung
dem Herrn Bürgermeister der Landeshauptstadt Linz, Franz Hillinger
dem Herrn Hofrat Dr. Megay in Vertretung der Frau Bundesminister für
Gesundheit und Umweltschutz
dem Rektor der Johannes Kepler Hochschule Linz, Magnifizenz Prof.Dr.
Bach, als Hausherren dieses Kongresses
und allen anderen Damen und Herren unter den Ehrengästen, die ich na-
mentlich nicht aufzuzählen vermag, deren Anwesenheit aber als echte
Bereicherung dieser Feier aufgefaßt wird.

Besondere Freude bereitet es mir, ein frohes Willkommen auch dem Präsidenten des Weltbundes der Anaesthesiegesellschaften, meinem Lehrer und
Freund Prof. O. Mayrhofer ebenso wie dem past president desselben Weltbundes - auch mein Freund, leider nicht mein Lehrer -, Prof. Foldes
New York zurufen zu können.

Daß uns schließlich auch die Präsidenten anderer österreichischer Fach-
gesellschaften die Ehre geben, wird mit Anerkennung und Dankbarkeit
vermerkt. Hofrat Prim. Dr. Mandl, der Präsident der Österreichischen

Gesellschaft für Chirurgie und Prof. Dr. Max Bergmann, der Präsident
der Österreichischen Urologengesellschaft, seien herzlichst begrüßt.
Beides Oberösterreicher, weist gerade ihre Anwesenheit auf die medizinische Substanz unseres Bundeslandes und auf die guten interdiszi-
plinären Bindungen der österreichischen Anaesthesiologie zu den operativen Fachgebieten hin. Eine Feststellung, die bei der Eigenart unseres Faches nicht genug betont werden kann.

In einem Schreiben der österreichischen Chirurgengesellschaft werden
allen Kongreßteilnehmern beste Grüße und Wünsche für einen erfolgreichen
Verlauf der Tagung übermittelt und wird der österreichischen Gesellschaft für Anaesthesiologie und Reanimation Dank und Anerkennung für
ihre erfolgreiche wissenschaftliche Aktivität und für die gute Zusammenarbeit ausgesprochen. Wörtlich heißt es dann: "Nicht zuletzt danken
wir Ihnen auch ganz besonders dafür, daß sich die anfänglich von beiderseitiger Sorge um Kompetenz- und Subordinationsfragen gestaltete
Zusammenarbeit auch durch den guten Einfluß Ihrer Gesellschaft im Geis-
te der Koordinierung zu einer so erfreulichen Beziehung unersetzlicher,
echter und fairer Partnerschaft gestaltete."

Furthermore I want to give a warm-hearted welcome to all the English
speaking people coming from abroad and joining us during the congress.
The great number of friends travelling quite a long distance from Ca-
nada in the far Northwest and from Australia in the farest Southeast
to participate in our meeting has been very impressing to us. My special greetings are going to our Japanese friends to whom we urgently
want to return all the hospitality we are able to present having had
the opportunity to attend the most beautiful world congress in Kyoto
one year ago. Thank you all for coming, ladies and gentlemen. We'll do
our best to help you whereever we can. It is our sincerest hope that
you take home with you some impressions of Austria still being a beautiful and charming country in spite of having so many anesthesists
presenting such a tight scientific program during the congress.

Auch die französisch sprechende Gruppe von Anaesthesisten und Freunden,
die an unserem Kongreß teilnehmen, möchte ich herzlich begrüßen. Wir
danken Ihnen für Ihr Interesse an unserer Tagung und möchten Ihnen all
unsere Gastfreundschaft offenen Herzens anbieten. Wir hoffen, daß Sie
sich in Linz und in Österreich wohlfühlen und gute Erinnerungen an diese Tage mit nach Hause nehmen.

Je désire également présenter mes salutations cordiales de bienvenue
au groupe des anesthésistes et amis de langue française, prenant part
à notre congrés. Nous vous remercions pour l'intérêt porté à notre
session et nous avons le plaisir de vous offrir, à coeur ouvert, notre
hospitalité.
Nous espérons que vous vous plaisez en Autriche et à Linz et qu'ainsi
vous remporterez chez vous des bons souvenirs de ces journées.

Kongresse, meine Damen und Herren, werden veranstaltet, um fachlich
Aktuelles zu bieten, menschliche Begegnungen und Aussprachen zu ermög-
glichen und in der Aussage der Tagung letztlich eine Symbiose von theoretischer Grundlageforschung und klinischer Praxis herauszuarbeiten.
Als fachliche Repräsentanten eines österreichischen Bundeslandes, das
zwar eine Hochschule besitzt, dem es aber nocht nicht vergönnt ist,
eine medizinische Fakultät sein eigen zu nennen, waren wir bestrebt,
bei der Themenwahl des wissenschaftlichen Programmes diese Gedanken in
die Tat umzusetzen und damit unter Beweis zu stellen, daß die örtliche

fachliche Qualifikation als Voraussetzung für eine solche akademische
Entwicklung wohl gegeben wäre. Die ersten Kindesbewegungen im Foetal-
leben einer med. Fakultät Linz sind also nachweisbar; möge der Partus,
dessen Zeitpunkt der dazu berufene Geburtshelfer zu bestimmen hat,
unter Berücksichtigung der nicht ungünstigen äußeren Umstände nicht
mehr lange auf sich warten lassen.

Das wissenschaftliche Tagungsprogramm, welches in 3 Hörsälen abläuft,
sich in 3 Hauptthemen, 5 Rundtischgespräche, 2 praxisbezogene Work-
shops und in eine nicht unbeträchtliche Zahl von freien Vorträgen glie-
dert und insgesamt an die 200 Referate präsentiert, sollte in seiner
Vielfalt aber auch die Komplexität des anaesthesiologischen Aufgabenbereiches widerspiegeln.

Das I. Hauptthema, Anaesthesie und Zentralnervensystem, wurde deshalb
gewählt, weil wir damit an die eigentlichen Wurzeln unseres Fachgebietes überhaupt, an die Auswirkung der bei der Narkose verwendeten
Substanzen auf das Gehirn, rühren. Neben rein neuropharmakologischen
und pathophysiologischen Fragen werden dabei, unserem Konzept entsprechend, auch klinische Probleme der Neurochirurgie und Neurotrauma-
tologie abgehandelt.

Das II. Hauptthema, Fehler und Gefahren der Anaesthesie, soll unserem
grundsätzlichen Bedürfnis nach stets kritischer Beurteilung unserer
klinischen Tätigkeit Ausdruck geben und der Forderung Rechnung tragen,
daß jede Gelegenheit wahrgenommen werden muß, die Kenntnisse des Anaesthesiologen gerade auf dem Sektor möglicher Zwischenfälle zu bereichern
und damit die Sicherheit unseres Handeln weiter zu erhöhen. Es nimmt
beim Umfang des hier angesprochenen Fragenkomplexes nicht wunder, daß
daraus, ihrer besonderen Aktualität entsprechend, nur 2 Teilkapitel
ausgewählt werden konnten. Der erste Abschnitt behandelt technische Gefahren während und nach der Operation und spricht damit vor allem die
zunehmende Technisierung unseres Fachgebietes an. Der zweite Abschnitt
befaßt sich hingegen mit Fragen der medikamentösen Wechselwirkung und
soll dem Anaesthesisten einschlägige Probleme der klinischen Pharmakologie näherbringen.

Die ersten beiden Rundtischgespräche über "Maligne Hyperthermie" und
"Analgesie und Akupunktur" ergänzen sinnvoll die beiden ersten Hauptthemen. Zum einen wird darin eine erst in jüngster Zeit bekanntgewor-
dene genetisch bedingte Narkosekomplikation von den besten Experten
der Welt auf diesem Gebiet diskutiert, das Kapitel Akupunktur wurde
mit einbezogen, um eine kritische Bestandsaufnahme des derzeitigen Wissens um diese zunächst geheimnisvolle, aus dem fernen Osten kommende
Methode der Schmerzlinderung durch Fachleute, die die Schmerzbekämpfung
auf ihr Banner geschrieben haben, geben zu können. Östliche Weisheit
und Tradition mit westlicher Schulmedizin hier zu vereinen, schien uns
dabei der beste Weg, hier klare Aussagen machen zu können.

Gehen wir auf das III. Hauptthema, Massivtransfusion, ein, so habe ich
es mir nicht nehmen lassen, in den Linzer Anaesthesiekongreß die Eigenart meines persönlichen Aufgabenbereiches, der sich seit über 2 Jahrzehnten sowohl auf die Anaesthesiologie als auch auf die Bluttransfusion
erstreckt, einzubauen. Mit besonderer Freude konnte ich noch während
meiner Vorstandszeit in der Deutschen Gesellschaft für Bluttransfusion
im letzten Jahr die Zusage dieser Gesellschaft einholen, in örtlicher
und zeitlicher Koordination mit unserer Anaesthesietagung ihr Symposium
1973 ebenfalls in Linz abzuhalten und das sowohl Theoretiker als auch
Kliniker brennend interessierende Thema der Massentransfusion gemeinsam
mit den Anaesthesisten zu besprechen.

Schon aus dem bisher dargestellten Programm geht hervor, daß das fach-

liche Bild des modernen Anaesthesiologen nicht mehr mit dem Narkotiseur
von ehedem gleichgesetzt werden kann sondern daß es sich um ein viel-
seitiges Arbeitsgebiet handelt, das weit über den Operationssaal hinaus-
reicht, das vor etwa 15 Jahren den Begriff der Intensivtherapie kreiert
und in sich aufgenommen hat und in dem klinische Physiologie, klinische
Pharmakologie und auch technische Fragenkomplexe eine nicht unbeträchtliche Rolle spielen.

Es war mir daher ein Bedürfnis, 2 weitere Rundtischgespräche der Intensivtherapie zu widmen und damit unseren nach wie vor bestehenden Anspruch auf dieses Gebiet zum Ausdruck zu bringen. Neuerungen auf dem
Gebiete der Biomedizinischen Technik in der Anaesthesie und Intensivtherapie und das viele bewegende Problem der Möglichkeiten und der
Grenzen abdomineller Intensivtherapie werden in Panelform abgeführt.

Für den praktisch-klinischen Anaesthesisten sind schließlich 2 Work-
shops gedacht, die in lebendiger praxisnaher Diskussion die Anaesthesie in der operativen Augenheilkunde und HNO-Heilkunde zum Thema haben.
Auch hier also keine Monologe sondern Gemeinschaftsarbeit aller dort
Anwesenden unter der fachlichen Führung einiger Experten sowohl aus
dem eigenen als auch dem entsprechenden operativen Fachgebiet.

Daß in insgesamt 9 Sitzungen schlußendlich eine Fülle von Freien Themen
besprochen wird, rundet das beschriebene Bild des wissenschaftlichen
Tagungsprogrammes sinnvoll ab.

Wir haben die Gestaltung des wissenschaftlichen Programmes als Bekennt-
nis zu unserem komplexen Aufgabenbereich aufgefaßt. Ein Aufgabengebiet,
welches nur mit vollem Einsatz und echter Begeisterung wirklich erfüllt
werden kann, dann aber eine wirkliche Bereicherung des Lebens darstellt.
Pioniergeist war einst notwendig, um uns vor nahezu 25 Jahren dem da-
mals neu gegründeten Spezialfach der Anaesthesiologie zu verschreiben,
von dem uns zu diesen Zeitpunkt niemand sagen konnte, ob es nicht in
kurzer Zeit als überflüssig wieder in der Versenkung verschwinden werde.
Bei der Vorbereitung dieser Tagung haben wir uns verschworen, eben den-
selben Pioniergeist zum Einsatz zu bringen. Möge sich dieser Kongreß,
den es mit mehr als 250 Referenten und einer Teilnehmerzahl von 1200
aus 22 Nationen in einer solchen Größe noch nicht in Linz gegeben hat,
ebenso wie unser Fachgebiet fruchtbar entwickeln und mögen Sie schöne
Tage in Linz und in dessen wunderbarer Umgebung genießen. Das wünschen
wir Ihnen von ganzem Herzen und das wünschen wir auch uns, die wir uns
bemüht haben und noch bemühen werden, für Sie unser Bestes zu geben.

I. Hauptthema

Anaesthesie und Zentralnervensystem

Vorsitz: E. Rügheimer, Erlangen
A. Benke, Wien

Vortrag Nr. 13

NEUROPHARMAKOLOGIE DER NARKOTICA

Von Ch. Stumpf

Die Definition der Narkotica bereitet Schwierigkeiten, wie dies kaum
bei einer anderen Arzneimittelgruppe der Fall ist. Unter Narkose versteht man zwar im allgemeinen die reversible Ausschaltung von Bewußt-
sein und Schmerzempfindung bei weitgehender Erhaltung der Funktions-
tüchtigkeit lebenswichtiger Zentren, aber die Definition der Narkotica
als Substanzen, die einen derartigen Zustand herbeiführen, ist unbe-
friedigend, da nicht nur Nervenzellen, sondern auch andere Zellen,
selbst solche pflanzlicher Herkunft und Einzeller, narkotisiert werden
können. Eine grobe Klassifikation der zentral wirksamen Substanzen
teilt diese einerseits in zentral dämpfend und erregend wirkende, andererseits in solche mit nicht selektiver oder selektiver Wirkung ein.
Die Narkotica gehören zusammen mit den Hypnotica und Sedativa zu den
zentral nicht selektiv dämpfend wirkenden Substanzen. Das Grundprinzip
ihrer Wirkung dürfte in einer Membranstabilisierung zu suchen sein.

Jeder Erregung (und ebenso auch jeder Hemmung), die sich an einer er-
regbaren Membran abspielt, liegt primär eine selektive Permeabilitätssteigerung für bestimmte Ionen zugrunde. Als Folge davon kommt es im
Rahmen einer Erregung zu einem Natriumeinstrom in die Zelle, gefolgt
von einem Kaliumausstrom aus der Zelle, oder, elektrophysiologisch ausgedrückt, zu einer Depolarisation, gefolgt von einer Repolarisation.
Stabilisierung der Membran bedeutet, daß durch eine Verhinderung der
Permeabilitätssteigerung für Natriumionen der Einstrom von Natrium in
die Zelle verhindert wird; als Folge davon kann es nicht mehr zu einer
Depolarisation kommen, während das Ruhepotential, d.i. der in Ruhe bestehende Potentialunterschied zwischen dem Zellinneren und dem umge-
benden Medium in der Höhe von etwa - 70 mV unverändert bestehen bleibt.
Membranstabilisierende Wirkungen kommen in der Pharmakologie immer wieder vor. Typische Beispiele sind: Die Wirkung von Lokalanaesthetica an
peripheren Nerven; durch Stabilisierung der Membran wird die Weiterlei-
tung eines Aktionspotentials über die blockierte Stelle unmöglich gemacht und damit überhaupt die Reizleitung blockiert; folgerichtig kann
dieser Block durch Anlegen einer elektrischen Gegenspannung - katho-
dische Polarisation und dadurch erzwungene Depolarisation - wieder aufgehoben werden. Ein anderes, ebenso bekanntes Beispiel betrifft die
Wirkung von Curare und anderen Curare-artigen Muskelrelaxantien'an der
motorischen Endplatte; sie verhindern die durch die Transmittersubstanz
Acetylcholin normalerweise ausgelöste Permeabilitätssteigerung bzw. Depolarisation der Endplatte.

Die Definition mit der umfassenden Gültigkeit bezeichnet somit Narkotica als Substanzen, die bei lokaler Applikation imstande sind, an der
Muskelzelle oder am Nerven das Aktionspotential reversibel zu blockieren ohne das Ruhepotential wesentlich zu beeinflussen. Selbstverständlich gehören nach dieser Definition zu den Narkotica nicht nur Substanzen, die klinisch als solche bezeichnet werden, sondern, abgesehen von
den bereits erwähnten Lokalanaesthetica und Curare-artigen Stoffen auch
Neuroleptica, Antihistaminica, Opiate u.a. (Vgl. die Übersicht von SEE-
MAN). Für die Narkose im klinischen Sinn ist die membranstabilisierende
Wirkung der Narkotica an den Synapsen des ZNS verantwortlich, wobei
sich diese Wirkung sehr wahrscheinlich nicht nur an der postsynaptischen
Membran sondern auch präsynaptisch manifestiert. Auf jeden Fall bedingt

die synaptische Wirkung eine Hemmung der synaptischen Erregungsüber-
tragung. Dieser Effekt steht nicht im Widerspruch zu der Tatsache, daß
unter der Wirkung der Narkotica gelegentlich auch Erregungserschein-
ungen auftreten, meist bei oberflächlicher Narkose, wie etwa das sog.
Exzitationsstadium. Wenn man annimmt, daß die Narkotica unspezifisch
mehr oder weniger auf alle Synapsen wirken, müssen zwangsläufig von dieser Wirkung auch inhibitorische Synapsen betroffen sein, und der Ausfall von Hemmechanismen muß eine Erregung zur Folge haben.

Zahlreiche Untersuchungen der letzten Jahre haben die Klärung der Frage zum Ziel gehabt, auf welche Weise Narkotica eine Membranstabilisierung bewirken. Auf Einzelheiten dieser z.T. umfassenden Untersuchungen,
die auch zu verschiedenen neuen Narkosetheorien geführt haben, kann
im Rahmen dieser Übersicht nur kurz eingegangen werden.

Die klassische Lipoidlöslichkeitstheorie der Narkose nach MEYER und
OVERTON besagt bekanntlich, daß eine Narkose dann eintritt, wenn irgendeine chemisch indifferente Substanz in den Lipoiden der Zelle eine
bestimmte molare Konzentration erreicht hat, wobei diese Konzentration
von der Art des Organismus oder der Zelle, nicht aber von der Art des
Narkoticums abhängt. Zu den wichtigsten Modifikationen der Meyer-Over-
ton-Theorie gehören jene von PAULING bzw. MILLER, die eine Wechselwirkung der Narkoticamoleküle mit Wassermolekülen annehmen und jene von
MULLINS, die der Molekülgröße der Narkotica eine entscheidende Bedeutung zuschreibt. Tatsächlich ist im Zustand der Narkose ein bestimmter,
konstanter Anteil der Membran durch das Narkoticum besetzt. Die Einwirkung der Narkoticamoleküle auf die Zellmembran führt letzten Endes zu
der erwähnten Herabsetzung der Permeabilität der Membran für Natriumionen. Abhängig von der verwendeten Narkosetheorie wird der Mechanismus,
der letzten Endes zu der Permeabilitätsherabsetzung führt, verschieden-
artig gedeutet. Die Stellen der Membran, an der Natrium eindringen kann,
stellt man sich als "Kanäle" oder "Poren" vor. Entweder werden diese
durch die Narkotivamoleküle "verstopft" oder dadurch in ihrer Leitfä-
higkeit beeinträchtigt, daß die Membran unter der Einwirkung der Narkotica anschwillt. Für Untersuchungen über die Membranwirkungen der Narkotica haben sich Erythrocyten als sehr geeignetes Modell erwiesen: Narkotica entfalten gegenüber der Hämolyse von Erythrocyten in hypotoner
Lösung eine Schutzwirkung, wobei zwischen dieser Wirkung und der blok-
kierenden Wirkung der Substanzen auf die Reizleitung im Nerven eine ein-
deutige Korrelation besteht (SEEMAN).
Trotz einer einheitlichen Wirkungskomponente aller Narkotica im weit-
esten Sinn des Wortes verursachen die einzelnen Substanzen dieser Gruppe klinisch und experimentell doch recht unterschiedliche Wirkungsbilder, weil die zusätzlichen Wirkungskomponenten qualitativ und quantitativ sehr unterschiedlich ausgeprägt sein können. Zunächst sei darauf
hingewiesen, daß eine Gruppe von Narkotica - vorwiegend die Inhalationsnarkotica - im Organismus praktisch nicht verändert wird, während die
anderen Narkotica verschiedenartigen Um- und Abbauvorgängen unterworfen
sind. Die Tatsache, daß chemisch inerte Substanzen (wie etwa bestimmte
Edelgase) narkotisch wirken können, hat bekanntlich wesentlich zur Entwicklung physikalischer Narkosetheorien beigetragen.

Etwas näher soll hier auf die sehr unterschiedlichen Wirkungen der einzelnen Narkotica auf die bioelektrische Tätigkeit des Gehirns eingegangen werden. Schon frühzeitig hat man entsprechend der Art dieser Wirkungskomponente zumindest zwei Gruppen von Narkotica unterschieden;
wenn man von unwesentlichen Ausnahmen absieht, verhalten sich in dieser
Beziehung die Inhalationsnarkotica prinzipiell anders als die festen
Narkotica (BEECHER und McDONOUGH). Ein einheitliches, von der Art des
Narkoticums unabhängiges EEG-Schema zur Beurteilung der Narkosetiefe
kann es daher nicht geben. Eindeutig unterschiedliche Wirkungen der Narkotica haben sich insbesondere auch auf die elektrische Tätigkeit des

Kleinhirnes und des Nucleus ruber beim Kaninchen feststellen lassen.
Auch entsprechend dieser Wirkung können die Narkotica in mindestens
zwei Gruppen eingeteilt werden, obschon die klinische Bedeutung dieser
Unterteilung bisher unbekannt ist. Barbiturate und eine größere Anzahl
anderer Narkotica bewirken eine Rhythmisierung der elektrischen Tätigkeit des Kleinhirnes und des Nucleus ruber, während den Inhalationsnarkotica (mit Ausnahme von Methoxyfluran) ein derartiger Effekt nicht
zukommt (GOGOLAK et al.). Bei den Narkotica der erstgenannten Gruppe
ist die Frequenz der regularisierten elektrischen Tätigkeit von der Narkosetiefe abhängig; es konnte beispielsweise nachgewiesen werden, daß
zwischen dem Logarithmus der Barbituratkonzentration im Blut und der
Frequenz dieser Tätigkeit eine lineare Beziehung besteht, so daß bei experimentellen Untersuchungen die Frequenz als ein sehr genaues Kriterium
für die Narkosetiefe verwendet werden kann (GOGLAK).

Untersuchungen über die Veränderungen des Elektroencephalogrammes in
der Narkose haben auch ergeben, daß unter der Wirkung bestimmter Narkotica in bestimmten Narkosestadien Krampfstromabläufe im EEG auftreten.
Bemerkenswert ist in diesem Zusammenhang insbesondere das Narkoticum
Gamma-Hydroxybutyrat; es bewirkt ein Kontinuum von EEG-Veränderungen,
das von Desynchronisation (wie sie etwa auch durch Amphetamin auslösbar
ist) über Hypersynchronie bis zu allgemeinen Krampfstromabläufen reicht;
Phencyclidin, Chloralose und Trichloräthylen verhalten sich in dieser
Beziehung ähnlich. Zum Unterschied davon können etwa unter der Wirkung
der (üblichen) Barbiturate im EEG keine Anzeichen einer Erregung in
Richtung Krampftätigkeit beobachtet werden (WINTERS et al.). Aber auch
im Wirkungsspektrum der Barbiturate sind Narkose und Krampf zwei eng
benachbarte Phänomene. Oft bewirkt bei bestimmten Barbituraten eine mi-
nimale Änderung der chemischen Zusammensetzung eine Umkehr der narkotischen in eine konvulsive Wirkung und bei manchen Barbituraten scheint
die konvulsive Wirkung lediglich durch die narkotische maskiert zu sein
(BÜCH et al.). Die enge Nachbarschaft zwischen Narkose und Krampf wird
verständlich, wenn man berücksichtigt, daß, wie oben erwähnt, identische
Wirkungen auf verschiedene Synapsentypen (erregende bzw. hemmende Synapsen) im Endeffekt entgegengesetzte Wirkungsbilder auslösen können.

Selbstverständlich sind die erwähnten Unterschiede in der Wirkung der
einzelnen Narkotica nur einige von vielen. Wie so oft in der Pharmakologie taucht auch hier wieder das Problem auf, ob für die Mitglieder
einer Arzneimittelgruppe das Gemeinsame wesentlich und die Unterschiede
unwesentlich sind oder ob jede Substanz gewissermaßen als ein "Einzel-
individuum" betrachtet werden muß. Offenbar ist diese Frage für jede
Substanzgruppe verschieden zu beantworten. Für die klinische Beurteilung der Narkotica sind u.U. Wirkungskomponenten von Bedeutung, die mit
der narkotischen Wirkung an sich nichts zu tun haben, wie beispielsweise
Nebenwirkungen auf den Kreislauf, auf das Säure-Basen-Gleichgewicht usw.

<u>Literatur</u>

1. BEECHER, H.K., McDONOUGH, F.K.: J.Neurophysiol.2, 288 (1939).
2. BÜCH, H.P., SCHNEIDER-AFFELD, F., RUMMEL, W.: Naunyn-Schmiedeberg's
   Arch.Pharmak. 277, 191 (1973).
3. GOGOLAK, G.: Naunyn-Schmiedeberg's Arch.Pharmak. 267, 249 (1970).
4. GOGOLAK, G., KRIJZER, F., STUMPF, CH.: Naunyn-Schmiedeberg's Arch.
   Pharmak.272, 378 (1972).
5. MEYER, H.H.: Arch.exper.Path.Pharmakol.42, 109 (1899); 46, 338 (1901).
6. MILLER, S.L.: Proc.nat.Acad.Sci.U.S.A. 47, 1515 (1961).
7. MULLINS, L.J.: Chem.Rev.54, 289 (1954).
8. OVERTON, E.: Studien über die Narkose zugleich ein allgemeiner Beitrag zur Pharmakologie. Jena: G. Fischer 1901.
9. PAULING, L.: Science 134, 15 (1961).

10. SEEMAN, P.: Pharmacol.Rev.$\underline{24}$, 583 (1972).
11. WINTERS, W.D., MORI, K., SPOONER, CH.E., BAUER, R.O.: Anesthesiology $\underline{28}$, 65 (1967).

Vortrag Nr. 14

DIE VERÄNDERUNG DER REGIONALEN HIRNDURCHBLUTUNG UNTER DEM EINFLUSS VON KETAMINE, PROPANIDID, METHOHEXITAL-NATRIUM UND THIOPENTAL-NATRIUM

Von H. Schmidt und H. Herrschaft

Alle intravenös applizierbaren Narkosemittel beeinflussen vitale Funktionen, wie ein umfangreiches Schrifttum beweist. Einwirkungen derartiger Pharmaka auf die Hirndurchblutung des Menschen wurden aus vorwiegend methodischen Gründen nur gelegentlich zum Gegenstand verwertbarer klinischer Untersuchungen gemacht.

Für die Durchführung von Allgemeinnarkosen bei älteren Patienten und bei Patienten mit cerebralen Durchblutungsstörungen kommt jedoch der Kenntnis über hirndurchblutungsverändernde Wirkungen intravenöser Narkosemittel eine besondere Bedeutung zu.

Beim Gesunden wird die Hirndurchblutung im wesentlichen durch Änderungen des arteriellen pCO_2 reguliert. Dieser Regulationsmechanismus versagt erst bei einem Abfall des arteriellen Mitteldruckes unter 70 mm Hg oder bei einer um 50% reduzierten Herzleistung. Patienten mit latenten oder manifesten cerebralen Durchblutungsstörungen können eine weitere Beeinträchtigung der cerebralen Durchblutung erfahren, wenn der arterielle Mitteldruck um mehr als ein Drittel des jeweiligen Ausgangswertes reduziert wird. Eine zusätzliche durch Narkosemittel induzierte Minderdurchblutung des Gehirns kann in diesen Fällen zur cerebralen Hypoxie führen.

In eigenen Untersuchungen wurde der Effekt intravenös applizierbarer Narkosemittel auf die regionale Hirndurchblutung quantitativ gemessen. Dazu bedienten wir uns der intraarteriellen Isotopen-Clearance-Methode. Für die Durchführung der Untersuchungen stand ein von HERRSCHAFT konzipierter und von der Fa. Siemens erstellter Meßplatz zur Verfügung. (7,8)

Alle Messungen der regionalen Hirndurchblutung wurden an kreislaufgesunden Patienten in oberflächlicher Kombinationsnarkose durchgeführt.

Zur Prämedikation erhielten die Patienten 30 Minuten vor Einleitung der Narkose 0,5 mg Atropin i.m. Die Narkose wurde mit Propanidid in einer Dosierung von 5 mg/kg Körpergewicht eingeleitet. Unter Relaxation mit 50 mg Succinylbischolinchlorid wurden die Patienten intubiert und maschinell im halboffenen System beatmet. Zur Vermeidung jedweder Rückatmung benutzten wir das Ambu-E-Ventil. (26) Die Narkose wurde mit einem Stickoxydul-Sauerstoff-Gemisch im Verhältnis 6 : 4 unter Zusatz von 0,1 - 0,4 Vol.% Halothane fortgeführt. Neben der Kontrolle des peripheren arteriellen Druckes und der Pulsfrequenz wurde mit Hilfe des URAS-M die endexspiratorische CO_2- Konzentration fortlaufend gemessen und die maschinelle Beatmung auf Werte von 5,2 bis 5,6 Vol.% korrigiert. Der exakten Überwachung der arteriellen pCO_2, pO_2 und pH-Werte dienten Blutgasanalysen nach der Methode von ASTRUP, die jeweils vor und während der Meßperiode durchgeführt werden.

Zur Messung der cerebralen Durchblutung wurden 1-2 mCi ^{133}Xenon rasch in die A. carotis interna injiziert. Die Xenon-Clearance wurde regional mit 8 seitlich am Kopf des Patienten plazierten Szintillationszählern über eine Meßperiode von 10 Min. gemessen. Die erste Messung diente der Ermittlung der "Ruhewerte". 5 Min. nach beendeter Ruhemessung wurde nach Injektion des zu prüfenden Narkosemittels die zweite regionale Hirndurchblutungsmessung vorgenommen. Jeweils pro kg Körpergewicht erhielten die Patienten: 4 mg Thiopental-Natrium, 1 mg Methohexital-Natrium, 5 mg Propanidid oder 2 mg Ketamine. Die Registrierung der Hirndurchblutung nach Applikation der Narkosemittel begann in zeitlichem Abstand von 30 sek., 5 min. oder 10 min. nach beendeter intravenöser Injektion. Die Untersuchungen wurden in 12 verschiedenen Meßserien an insgesamt 108 Patienten durchgeführt. Die zahlenmäßige Verteilung ist in der folgenden Tabelle zusammengefaßt:

Thiopental-Natrium: 30 sek.: - n = 10; 5 min. - n = 10; 10 min. - n = 8

Methohexital-Na   : 30 sek.: - n = 8; 5 min. - n = 10; 10 min. - n = 8

Propanidid   : 30 sek.: - n = 10; 5 min. - n = 10; 10 min. - n = 8

Ketamine   : 30 sek.: - n = 10; 5 min. - n = 8; 10 min. - n = 8

Eine qualitative Aussage über den Einfluß intravenös applizierbarer Narkosemittel auf die Hirndurchblutung erlauben bereits die linearen Auswaschkurven (Abb. 1). Die quantitative Berechnung der eigenen Ergebnisse wurde nach dem von SVEINSDOTTIR angegebenen Computerprogramm modifiziert in Fortran für die IBM-Rechenanlage 360/65 durchgeführt.(25)

Für die Auswertung der Untersuchungsergebnisse wurden die Mittelwerte vor und nach Gabe des Narkosemittels bei ein und demselben Patienten und innerhalb eines Patientenkollektivs für die Durchblutung der grauen und weißen Substanz sowie für die mittlere Gesamtdurchblutung errechnet. Die Prüfung auf Normalverteilung erfolgte nach dem KOLMOGOROFF-SMIRNOW-Anpassungstest mit Ergänzung für Schätzwerte nach LILLIFORS (1967). Der Vergleich der Untersuchungsergebnisse wurde nach dem paarweise t-Test vorgenommen.

Die teilweise bereits ausführlich publizierten Resultate sollen hier unter Einbeziehung der Meßergebnisse nach Applikation von Methohexital zusammenfassend mitgeteilt werden. (9,10,12,13)

Der prozentuale Abfall der Hirndurchblutung in den einzelnen Hirnregionen ließ für das jeweilige Präparat ebensowenig signifikante Unterschiede erkennen wie die gesonderte Berechnung der Meßwerte für die graue und die weiße Substanz. Als Beispiel sind in Abb. 2 die Durchblutungswerte bei Meßbeginn 30 sek. nach i.v.-Injektion graphisch dargestellt.

Das Verhalten der Hirndurchblutung nach Applikation von Thiopental, Methohexital, Propanidid und Ketamine in Abhängigkeit von der Zeit ist in Abb. 3 wiedergegeben. Danach nimmt die Gesamtdurchblutung 30 sec. nach beendeter i.v.-Injektion von Thiopental-Natrium um 43,9%, nach Methohexital-Natrium um 42,1%, nach Propanidid um 44,8% und nach Ketamine um 30% ab.

5 min. nach Injektionsende besteht die Verminderung der Hirndurchblutung nach Thiopental nahezu unverändert fort, der hirndurchblutungssenkende Effekt unter Methohexital (18,7%), Propanidid (23,9%) und Ketamine (12,9%) hat sich dagegen deutlich verringert.

Bei Registrierung der cerebralen Durchblutung 10 min. nach beendeter i.v.-Injektion der Narkosemittel ergibt sich für Thiopental noch eine Reduktion der Gesamtdurchblutung um 45,1%. Für Methohexital fand sich eine Durchblutungsminderung von 6,2%. Nach Propanidid und Ketamine konnte in dieser Meßperiode kein signifikanter UNterschied zum Ruhewert ermittelt werden (Abb. 4).

Bei der Beurteilung der Resultate muß zunächst ein möglicher Einfluß der oberflächlichen Kombinationsnarkose auf die Meßergebnisse diskutiert werden. Von der auschließlich mit Atropin vorgenommenen Prämedikation

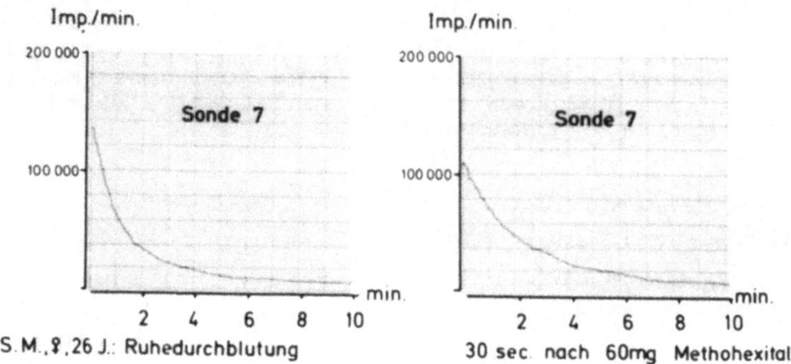

a

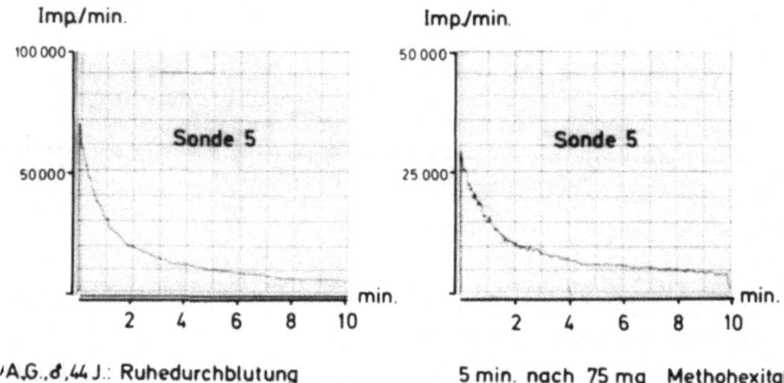

b

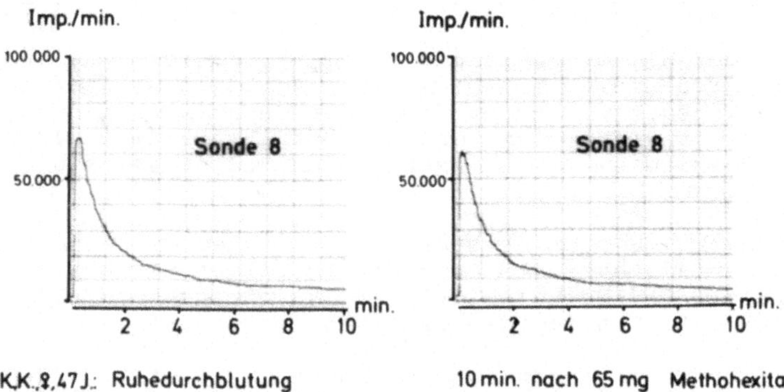

c

Abb. 1 a–c. Lineare Isotopen-Clearance-Kurven der regionalen Hirn-durchblutung vor und nach Applikation von Methohexital. Meßbeginn 3 sec., 5 min. und 10 min. nach beendeter i.v.-Injektion von 1 mg/kg Körpergewicht

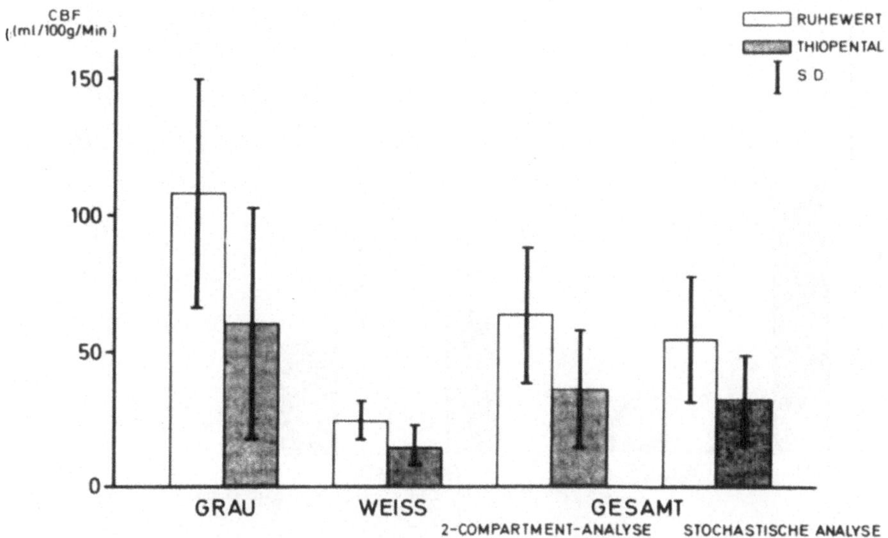

Abb. 2a. Abnahme der Hirndurchblutung nach Thiopental 30 sec. nach beendeter i.v.-Injektion von 4 mg/kg (Gesamtmittelwerte)

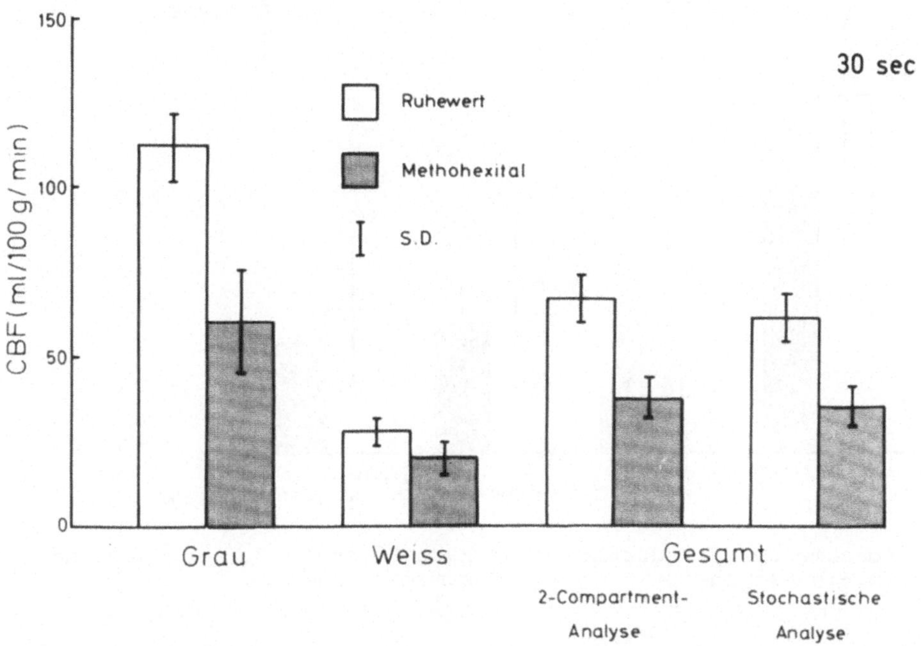

Abb. 2b. Abnahme der Hirndurchblutung nach Methohexital-Natrium 30 sec. nach beendeter i.v.-Injektion von 1 mg/kg (Gesamtmittelwerte)

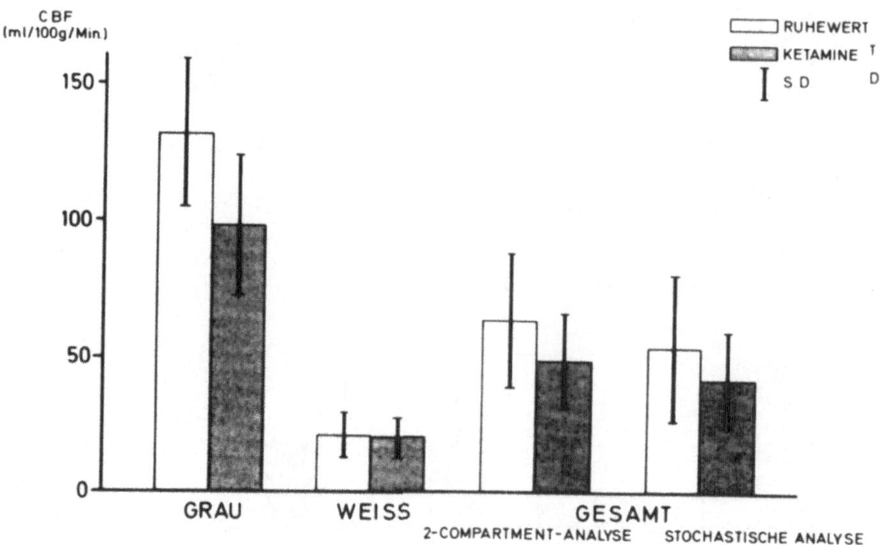

Abb. 2c. Abnahme der Hirndurchblutung nach Propanidid 30 sec. nach beendeter i.v.-Injektion von 5 mg/kg (Gesamtmittelwerte)

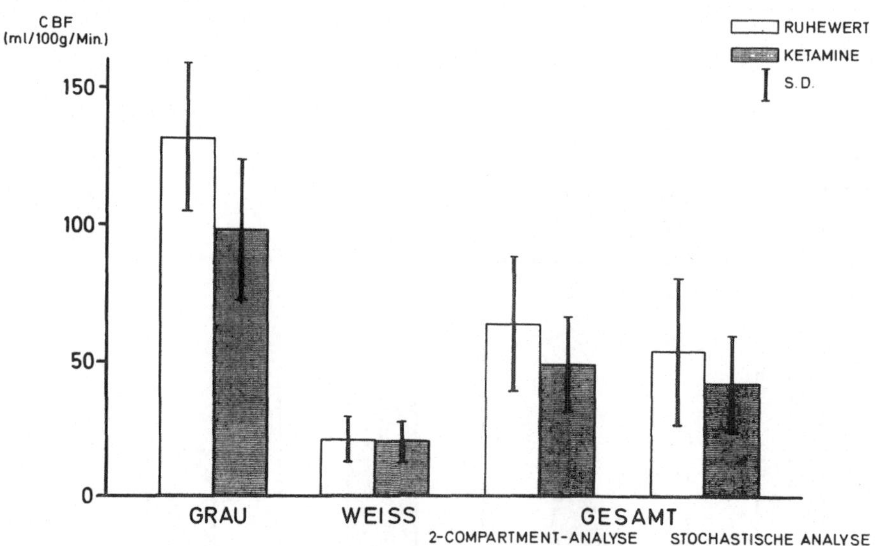

Abb. 2d. Abnahme der Hirndurchblutung nach Ketamine 30 sec. nach beendeter i.v.-Injektion von 2 mg/kg (Gesamtmittelwerte)

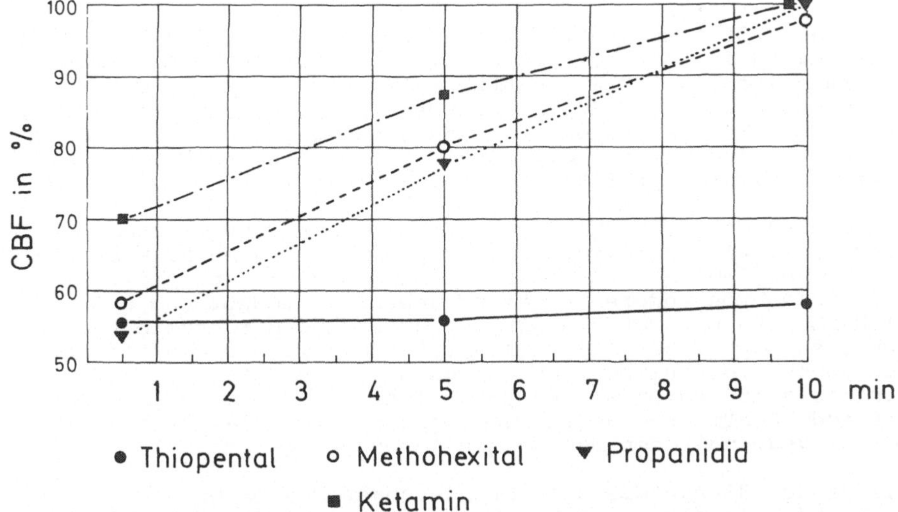

Abb. 3. Das Verhalten der Hirndurchblutung beim Menschen nach i.v.-Injektion einer Einzeldosis von Thiopental-Natrium (4 mg/kg), Methohexital-Natrium (1 mg/kg), Propanidid (5 mg/kg) und von Ketamine (2mg/kg) in Abhängigkeit von der Zeit (Gesamtmittelwert: stochastische Analyse, $paCO_2$ = 40 mm Hg, Ruhewert = 100 %)

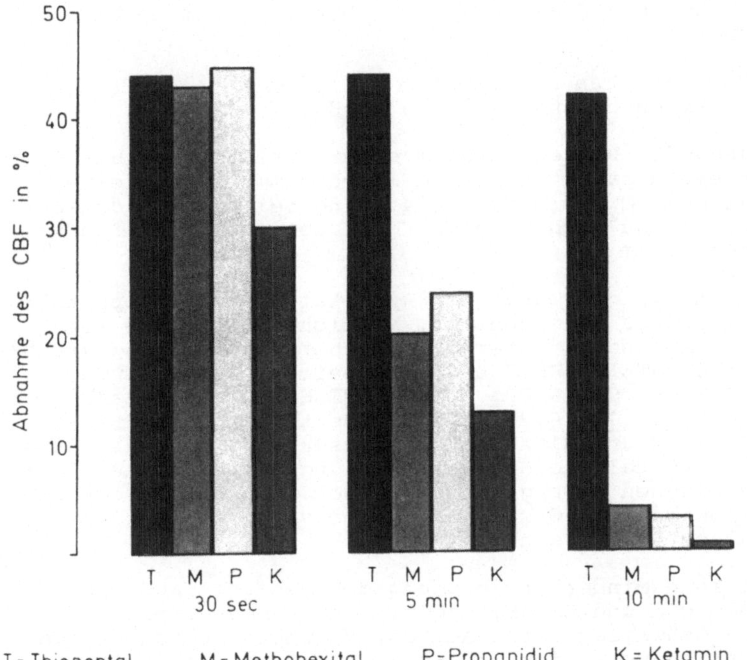

Abb. 4. Prozentuale Abnahme der Hirndurchblutung nach i.v.-Injektion einer Einzeldosis von Thiopental, Methohexital-Natrium, Propanidid und Ketamine

ist kein störender Effekt zu erwarten. Ebensowenig vermag die Zufuhr
von Muskelrelaxantien in üblicher Dosierung die Hirndurchblutungsmessung zu beeinträchtigen (WOLLMAN und ALEXANDER, PIERCE und SMITH und
Mitarbeiter und GAUCH.(6,22,28,30,33). WOLLMAN, ALEXANDER, COHEN, SMITH,
CHASE und VAN DER MOLEN konnten darüberhinaus nachweisen, daß ein Stickoxydul-Sauerstoff-Gemisch im Verhältnis 7 : 3 die Hirndurchblutung gegenüber Wachwerten nicht signifikant verändert (4,30).

Unter Halothane wurde von verschiedenen Untersuchern eine Zunahme der
Hirndurchblutung bei gleichzeitiger Abnahme des cerebralen Sauerstoff-
verbrauches gemessen (WOLLMAN, ALEXANDER, COHEN und Mitarbeiter). Diese Ergebnisse wurden von anderen Arbeitsgruppen (MC DOWALL und HARPER,
LASSEN,HOEDT-RASMUSSEN und CHRISTENSEN, MC HENRY und Mitarbeiter) und
in eigenen Untersuchungen bestätigt (1,3,4,17,20,29). Aus den vorliegenden Mitteilungen über den hirndurchblutungsfördernden Effekt unter Ha-
lothane-Anaesthesie muß unter Zufuhr von 0,1 bis 0,4 Vol.% Halothane
und gleichzeitiger Beatmung eine Steigerung der cerebralen Durchblutung
um annähernd 10% gegenüber den Wachwerten gerechnet werden.

Die Reagibilität der Hirngefäße auf Veränderungen des $paCO_2$ wird unter
Halothanezufuhr von weniger als 2 Vol.% nicht beeinflußt, wie WOLLMAN,
ALEXANDER, COHEN und Mitarbeiter, KREUSCHER und GROTE und wir selbst
nachweisen konnten (11,15,18).

Eine Beeinträchtigung unserer Untersuchungen durch gröbere Veränderungen
der Kreislaufparameter kann ebenfalls ausgeschlossen werden, da der arterielle periphere Druck nur unbedeutenden Schwankungen unterlag. So
fiel der arterielle Mitteldruck in den Untersuchungsserien mit Thiopental und Propanidid um höchstens 5 mm Hg, bei Methohexital um höchstens
2 mm Hg unter den Ruhewert.

Nach Applikation von Ketamine kam es zu einem leichten Anstieg des arteriellen Mitteldruckes um durchschnittlich 5 mm Hg.

Obwohl das von uns angewandte Rechenprogramm eine Korrektur der Hirn-
durchblutungswerte auf einen $paCO_2$ von 40 mm Hg vornimmt, wurde eine
Schwankung des arteriellen pCO_2 um mehr als 4 mm Hg bei ein und demselben Patienten vor, während und nach Gabe des Narkosemittels vermieden.
Der $paCO_2$ lag stets über 80 mm Hg.

Die vorliegenden Resultate zeigen, daß nach Applikation von Thiopental
die Hirndurchblutung um nahezu 50 % abnimmt. Ähnliche Ergebnisse wurden bereits früher unter Anwendung unterschiedlicher Untersuchungsmetho-
den von BERNSMEYER und GOTTSTEIN, KETY und Mitarbeiter, WOLLMAN und
ALEXANDER, KREUSCHER, PIERCE, SOLOKOFF, DUNDEE, WECHSLER und Mitarbeiter
und PICHLMAYR ermittelt. (2,5,14,16,24,28,27). Aus tierexperimentellen
Untersuchungen von PICHLMAYR und Mitarbeitern wissen wir, daß nach Gabe
von Propanidid und Methohexital die Hirndurchblutung des Hundes um 15 -
20 % abnimmt (19). Die eigenen Meßergebnisse zeigen, daß die cerebrale
Gesamtdurchblutung bei Meßbeginn 30 sec. nach Gabe von Propanidid um
45 %, nach Methohexital um 42 % gesenkt wird.

Während jedoch die initiale Minderdurchblutung des Gehirns nach Gabe
von Methohexital, Propanidid und Ketamin 10 min. nach beendeter i.v.-
Injektion nicht mehr nachzuweisen ist, hält der durchblutungsmindernde
Effekt nach der Applikation von Thiopental über den genannten Zeitraum
unverändert an.

Zusammenfassend läßt sich sagen, daß hinsichtlich der Beeinflussung
der Hirndurchblutung und abgesehen von der Beeinträchtigung anderer
vitaler Funktionen Ketamin, Propanidid und Methohexital zur intravenösen Narkoseeinleitung oder zur Durchführung einer Kurznarkose dem
Thiopental vorzuziehen sind.

Die über mehr als 10 min. fortbestehende Senkung der cerebralen Durchblutung nach Thiopental stellt die Charakterisierung dieses Präparates als "Ultrakurznarkotikum" in Frage.

<u>Literatur</u>

1. ALEXANDER,S.C., WOLLMAN,H., COHEN,P.J., CHASE,P.E., MELMAN,E., DRIPPS,R.D.: Cerebral blood flow and metabolism during halothane anesthesia in man. Fed.Proc. $\underline{22}$, 187 (1963).

2. BERNSMEIER,A., GOTTSTEIN,E.: Die Sauerstoffaufnahme des menschlichen Gehirns unter Phenothiazinen, Barbituraten und in der Ischämie. Pflügers Arch.ges.Physiol. $\underline{263}$, 102 (1956).

3. CHRISTENSEN,M.S., HOEDT-RASMUSSEN,K., LASSEN,N.A.: The cerebral blood flow during halothane anesthesia.Acta neurol.scand.(Suppl.) $\underline{14}$, 152 (1965).

4. COHEN,P.J., WOLLMAN,H., ALEXANDER,S.C., CHASE,P.E. BEHAR,M.G.: Cerebral carbohydrate metabolism in man during halothane anesthesia. Anesthesiology $\underline{25}$, 185 (1964).

5. DUNDEE,J.W.: Thiopentone. London:E.&S.Livingstone, Ltd. 1956.

6. GAUCH,D., PICHLMAYR,I., SCHMITZ-FEUERHAKE,I., TÄDGER,K., HUNDESHAGEN,H.: Tierexperimentelle Untersuchungen über Durchblutung, Gefäßwiderstand und Sauerstoffaufnahme des Gehirns unter Succinylbischolin und N,N'-Diallylnortoxiferin. Anaesthesist $\underline{22}$, 311(1973).

7. HERRSCHAFT,H.: Die quantitative Messung der regionalen Hirndurchblutung beim Menschen. Electromedica $\underline{1}$, 6 (1972).

8. HERRSCHAFT,H.: Die quantitative Messung der örtlichen Hirndurchblutung. Ihre Bedeutung für Diagnostik und Therapie der cerebralen Durchblutungsstörungen. Habilitationsschrift Frankfurt/Main 1972.

9. HERRSCHAFT,H., SCHMIDT,H.: Cerebral blood flow in man under general anaesthesia with regard to several narcotics. Europ. Neurol. $\underline{6}$, 373 (1972).

10. HERRSCHAFT,H., SCHMIDT,H.: Der Einfluß von Ketamin auf die Hirndurchblutung beim Menschen. In: Anaesthesiologie und Wiederbelebung $\underline{69}$, 187 (1973).

11. HERRSCHAFT,H., SCHMIDT,H.: Die quantitative Messung der örtlichen Hirndurchblutung in Allgemeinnarkose unter Normo-, Hypo- und Hyperkapnie (im Druck).

12. HERRSCHAFT,H., SCHMIDT,H.: Das Verhalten der globalen und regionalen Hirndurchblutung unter dem Einfluß von Propanidid, Ketamin und Thiopental-Natrium (im Druck).

13. HERRSCHAFT,H., SCHMIDT,H.: The response of human cerebral blood flow to anesthesia with Propanidid, Ketamine and Thiopentone (im Druck).

14. KETY,S.S., WOODFORD,R.B., HARMEL,M.H., FREYHAN,F.A., APPEL,K.E., SCHMIDT,C.F.: Cerebral blood flow and metabolism in schizophrenia - the effects of barbiturate semi-narcosis, insulin coma and electroshock. Amer.J.Psychiat. $\underline{104}$, 765 (1948).

15. KREUSCHER,H., GROTE,J.: Effect of hyper- and hypoventilation on
    CBF during anaesthesia. In: BROCK,M., FIESCHI,C., INGVAR,D.H.,
    LASSEN,N.A., SCHÜRMANN,K.(Ed.): Cerebral Blood Flow, S. 244, Ber-
    lin-Heidelberg-New-York: Springer 1969.

16. KREUSCHER,H., GROTE,J.: Die Hirndurchblutung und cerebrale Sauer-
    stoffaufnahme in Narkose. In: BETZ,E., WÜLLENWEBER,K.(Hrsg.): Phar-
    makologie der lokalen Gehirndurchblutung, S. 120-124. München:
    Werk-Verlag Dr.E.Banaschewski 1969.

17. McDOWALL,D.G., HARPER,A.M.: Cerebral oxygen uptake and cerebral
    blood flow during the action of certain anaesthetic agents. In:
    BETZ,E., WÜLLENWEBER,R.(Hrsg.): Pharmakologie der lokalen Gehirn-
    durchblutung, S. 108-110. München: Werk-Verlag Dr.E.Banaschewski
    1969.

18. McHENRY,L.C., JR., SLOCUM,H.C.: Hyperventilation in awake and anes-
    thetized man. Arch.Neurol. 12, 270 (1965).

19. PICHLMAYR,I., DROST,R., SOGA,D., BEER,R.: Über das Verhalten der
    Hirndurchblutung des Hundes unter Narkose mit Propanidid und Metho-
    hexital-Natrium. Anaesthesist 19, 202 (1970).

20. PICHLMAYR,I., EICHENLAUB,D., KEIL-KURI,E., KLEMM,J.: Veränderungen
    der Hirndurchblutung unter Thiopental, Halothan und Fentanyl-Drope-
    ridol. Anaesthesist 19, 202 (1970).

21. PIERCE,E.C., LAMBERTSEN,C.J., DEUTSCH,S., CHASE,P.E., LINDE,H.W.,
    DRIPPS,R.D., PRICE,H.L.: Cerebral circulation and metabolism during
    thiopental anesthesia and hyperventilation in man. J.clin.Invest.
    41, 1664 (1962).

22. SMITH,A.L., NEIGH,J.L., HOFFMANN,J.C., WOLLMAN,H.: Effect of blood
    pressure alterations on CBF during general anaesthesia in man. In:
    BROCK,M., FIESCHI,C., INGVAR,D.H., LASSEN,N.A., SCHÜRMANN,K.(Ed.):
    Cerebral Blood Flow, S. 239. Berlin-Heidelberg-New-York: Springer
    1969.

23. SMITH,S.M., BROWN,H.O., TOMAN,J.E., GOODMAN,L.S.: The lack of cere-
    bral effects of d-tubocurarine, Anaesthesiology 8, 1 (1947).

24. SOKOLOFF,L.: The action of drugs on the cerebral circulation. Phar-
    macol.Rev. 11, 1 (1959).

25. SVEINSDOTTIR,E.: Clearance curves of Kr 85 or Xe 133 considerated
    as a sum of monoexponential functions. Acta neurol.scand. 14, 69-
    71 (1965).

26. VOGEL,H., HAKIM,A., PFLÜGER,H.: Rückatmung bei Verwendung von Ruben-
    Ventilen. Anaesthesist 18, 247 (1969).

27. WECHSLER,R.L., DRIPPS,R.D., KETY,S.: Blood flow and oxygen consump-
    tion of the human brain during anaesthesia produced by thiopental.
    Anesthesiology 12, 308 (1951).

28. WOLLMAN,H., ALEXANDER,S.C., COHEN,J.P., SMITH,T.C., CHASE,E.P.,
    VAN DER MOLEN,R.A.: Cerebral circulation during general anaesthesia
    and hyperventilation in man. Thiopental induction to nitrous oxide
    and d-tubocurarine. Anesthesiology 26, 329 (1965).

29. WOLLMAN,H., ALEXANDER,S.C., COHEN,J.P., CHASE,P.E., MELMAN,E., BEHAR,M.G.: Cerebral circulation of man during halothane anesthesia. Anesthesiology 25, 180 (1964).

30. WOLLMAN,H., SMITH,A.L., ALEXANDER,S.C.: Effect of general anaesthetics in man on the ratio of cerebral blood flow to cerebral oxygen consumption. In: BROCK,M., FIESCHI,C., INGVAR,D.H., LASSEN,M.A., SCHÜRMANN,K.(Ed.): Cerebral Blood Flow, S. 242. Berlin-Heidelberg-New-York: Springer 1969.

Vortrag Nr. 15

MIKROZIRKULATION UND ZELLFUNKTION IN DER HIRNRINDE NACH APPLIKATION VON INTRAVENÖSEN ANAESTHETICA

Von W. Erdmann, S. Kunke, R. Frey, H. Günter und W. Nix

Eine ausreichende Sauerstoffversorgung der Zellen ist die entscheidende Voraussetzung für den zellulären Energiestoffwechsel. Störungen der Gewebsatmung, die in erster Linie durch einen O_2-Mangel bedingt sind, führen zu Funktionsminderung, Funktionsausfall und Zelltod. Der klinisch tätige Anaesthesist hat die Aufgabe operative Eingriffe für den Patienten schmerzlos zu gestalten, dabei benutzt er aber Pharmaka, die entscheidend in die physiologische Regulation der Sauerstoffversorgung des Organismus eingreifen können. Durch diese Pharmaka ausgelöste Störungen der Sauerstoffversorgung können besonders im Bereich des Gehirns, das gegenüber Sauerstoffmangel sehr empfindlich ist, zu Zellschädigungen führen.

Während bislang nur makrophysiologische Parameter bestimmt werden konnten, wie Blutgasanalyse, die Herz- und Kreislaufparameter und die Hirndurchblutung insgesamt, bieten sich heute moderne mikrophysiologische Meßverfahren an, um die Auswirkungen einer Veränderung der die Sauerstoffversorgung des Gewebes bestimmenden Parameter direkt im Gewebe anhand der Mikrozirkulation und des Gewebs-pO_2 zu bestimmen (4).

Methodik

Es werden Mikroelektroden eingesetzt, (Abb. 1) (<u>1</u>,<u>2</u>) die aus einem po-

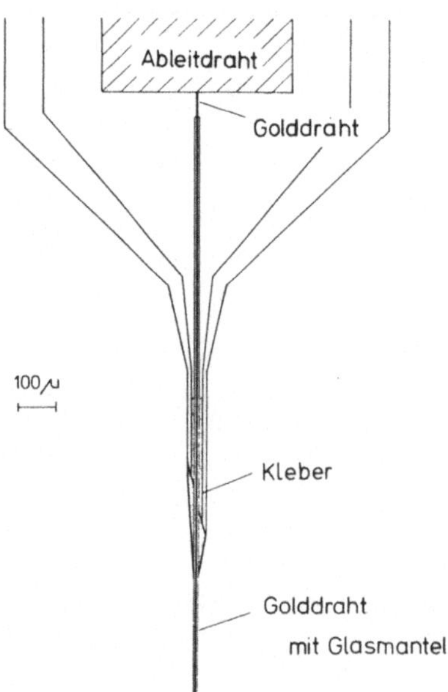

Abb. 1. Goldmikroelektrode von ca. 3µ Spitzendurchmesser zur polarographischen pO_2- bzw. H_2-Messung und simultanen Aktionspotentialregistrierung

larisierbaren feinen, nach außen durch Glasüberzug abisolierten Metall-
draht bestehen, der nach dem polarographischen Meßprinzip den Sauerstoffpartialdruck im Gehirn direkt mißt (7,13). Die von uns entwickelte Mi-
kroelektrode hat einen Spitzendurchmesser von unter 5µ und eignet sich
damit zur interkapillären pO_2-Profilaufnahme ohne große Gewebszerstö-
rungen anzurichten (3,11,12).

Die Sauerstoffpartialdruckmessung erfolgt über einen elektronischen
Meßkreis, der es gestattet, die Polarisationsspannung so umzuschalten,
daß mit der gleichen Goldmikroelektrode H_2-Auswaschkurven aufgenommen
werden können (Abb. 2) (1,8). Der elektronische Meßkreis besteht aus

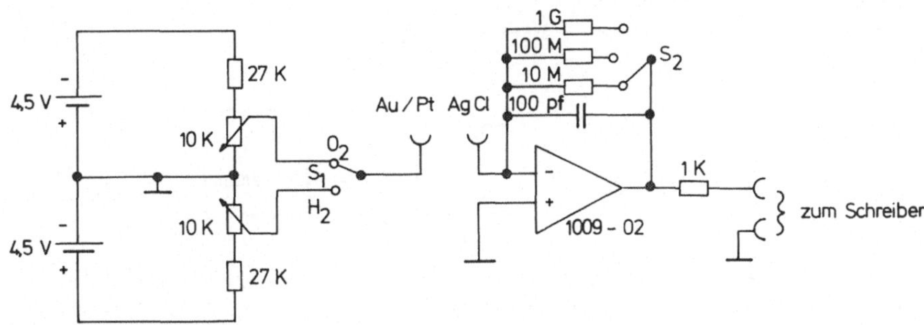

Abb. 2. Elektronischer Aufbau des Meßkreises zur Umschaltung von pO_2-
auf H_2-Registrierung in vivo

zwei Teilen: Im ersten können an zwei verschiedenen Potentiometern eine
Polarisationsspannung von -600 bis -900 Millivolt für O_2 und eine solche von +200 bis 0 Millivolt für H_2 eingestellt werden. Der zweite Teil
des Meßkreises besteht aus dem eigentlichen Kernstück, dem Verstärker,
der im Rückkopplungskreis verschieden hohe Widerstände enthält, die je
nach dem zu wünschenden Verstärkungsfaktor umgeschaltet werden können.

Das beschriebene vereinfachte elektronische Meßsystem wird weiterhin
noch dadurch kompliziert, daß simultan zu der pO_2-Messung bzw. der H_2-
clearancemessung mit derselben Meßspitze die Aktionspotentiale im Cortex des Gehirns aufgenommen werden sollten, was über ein selbsttätig
polarisationsspannungsregelndes zweikanäliges Verstärkersystem bewerk-
stelligt wurde (Abb. 3) (9,10). Der übliche amperometrische pO_2-Meßkreis
enthält einen variablen Widerstand, den Widerstand der Elektrodenspitze,
der sich mit sich im Gewebe änderndem pO_2 ändert. Ist in diesem Strom-
meßkreis ein weiterer hoher Widerstand eingebracht, wie z.B. für die
Aktionspotentialmessung notwendig, dann kommt es zu einer Spannungs-
teilung der an den Potentiometern für die Polarisation angelegten Span-
nung. Da sich der eine Widerstand, derjenige der Elektrodenspitze, laufend ändert, ändert sich auch das Spannungsteilungsverhältnis zwischen
Elektrodenoberflächenwiderstand und eingebautem Festwiderstand und die
an der Elektrodenspitze tatsächlich angelegte Polarisationsspannung
bleibt nicht mehr konstant. Das Prinzip dieser Schaltung besteht jetzt
darin, über einen entsprechenden Regelkreis die an der Elektrode tatsächlich anliegende Polarisationsspannung selbsttätig auf den Sollwert
nachzukorrigieren.

Für die Messung wird die Elektrode mit einem Mikromanipulator durch
in die Schädelkalotte vorgebohrte Löcher definiert in die Hirnrinde ein-
gefahren (Abb. 4). Neben dem pO_2, dem pH_2 und der Aktionspotentialmes-

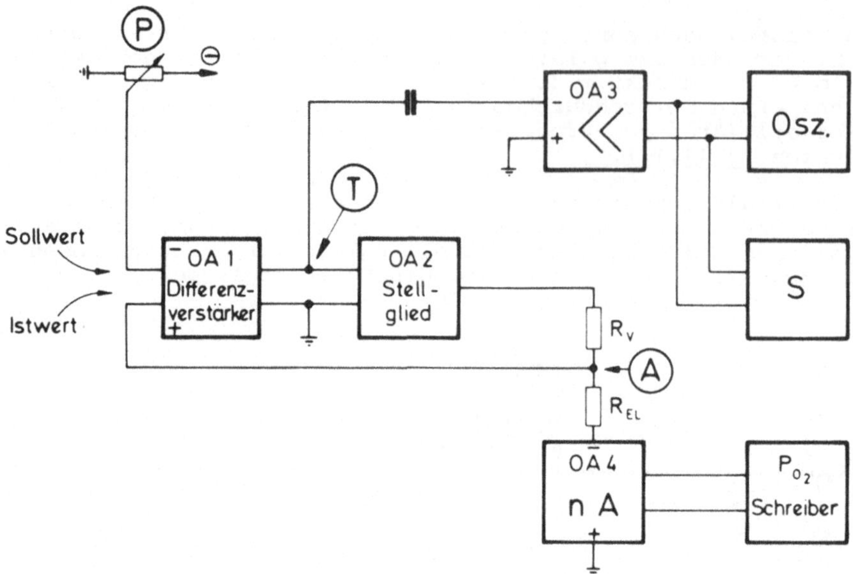

Abb. 3. Grundprinzip des elektronischen Aufbaus eines Meßkreises zur Simultanmessung von pO_2 bzw. H_2 und Aktionspotentialen mit einer Meßspitze

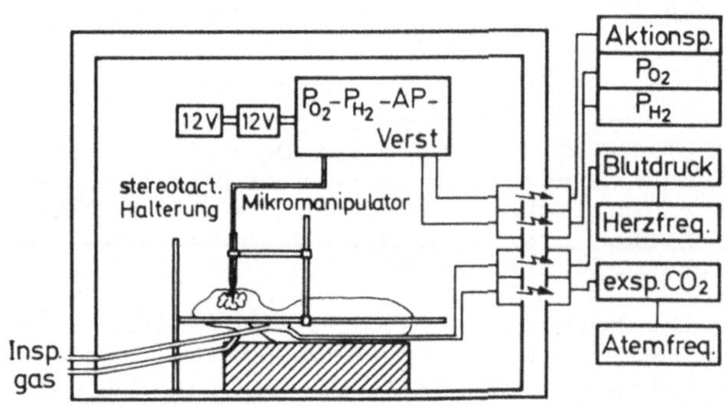

Abb. 4. Versuchsaufbau

sung können die makrophysiologischen Kreislaufparameter Blutdruck und Herzfrequenz, die expiratorische CO_2-Spannung und daraus die Atemfrequenz, wenn erwünscht, mitregistriert werden. Die Messungen finden, um Störungen zu vermeiden, im vollkommen abgeschirmten Käfig statt.

Ergebnisse

Wir haben die pO_2-Veränderungen und die Veränderungen der Mikrozirkulation nach Applikation verschiedener intravenöser Anaesthetica untersucht. Als solche kommen in Frage (Tabelle 1): Barbiturate (Methohexital, Thiopental und Hexobarbital), Ketamine und Propanidid; zu nennen wären noch γ-Hydroxybuttersäure (Somsanit, Köhler) und neuere Steroidanaesthetica wie das Althesin, die in unseren Untersuchungen noch nicht enthalten sind.

Tabelle 1. Intravenöse Anaesthetika

1. Barbiturate:	Methohexital
	Thiopental
	Hexobarbital
2. Ketamine	
3. Propanidid	
(4. γ-Hydroxybuttersäure)	
(5. Steroidanaesthetika)	

Nach Injektion von Thiopental in einer eben voll narkotisierenden Dosis kommt es zum pO_2-Abfall (Abb. 5). Da eine atemdepressive Wirkung von

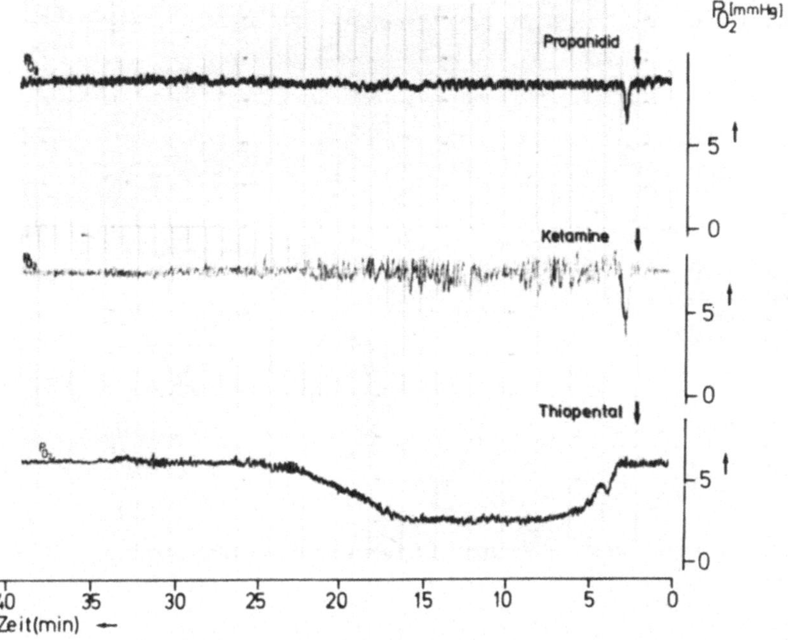

Abb. 5. Gewebs-pO_2-Veränderungen nach Applikation von Barbituraten (Thiopental als Beispiel), Ketamine und Propanidid

Barbituraten bekannt ist, wurden Barbiturateprüfungen in ihrer Wirkung auf die Mikrozirkulation und die Sauerstoffversorgung des Mikrobereiches nur an relaxierten und künstlich beatmeten Tieren durchgeführt. Der pO_2 fällt nach der Injektion innerhalb von 2 - 3 Minuten auf Werte ab, die zum Teil unter 50 % des Ausgangswertes liegen, eine Erholung erfolgt erst 10 - 15 Minuten später, z.T. nach einer vorübergehenden Hyperoxie. Diese pO_2-depressive Wirkung wurde bei allen Barbituraten gefunden. Ketamine zeigt bei sehr schneller Injektion einen kurzfristigen pO_2-Abfall, der sofort wieder auf Normalwerte reguliert wird. Allerdings finden wir hier zusätzlich einen weiteren Effekt, der im Augenblick noch nicht ganz zu deuten ist. Der normale pO_2-Rhythmus, das sind Schwankungen des pO_2, die an jeder Stelle im Gewebe grundsätzlich beobachtet werden, wird erheblich verstärkt. Während wir vorher Schwan-

kungen von etwa 10% um den Ausgangswert hatten, sind es jetzt Schwankungen, die bis zu 30 oder 40 % des Ausgangswertes betragen können.
Diese Schwankungen halten bei Ratten etwa 20 Minuten an, dann normalisieren sich diese erhöhten pO_2-Schwankungen auf eine Schwankungsbreite, die auch vorher vorgelegen hat. Propanidid zeigt in den meisten
Fällen keine Änderung des Gewebs-pO_2, zum Teil kann es zu ganz kurzfristigen pO_2-Abfällen direkt nach der Injektion kommen.

Die von uns benutzten H_2-Clearancekurven lassen nur die Beurteilung von
relativen Veränderungen der Mikrozirkulation zu. Absolute Veränderungen
lassen sich mit dieser Methode nicht bestimmen, da der Indikator, hier
Wasserstoff, ebenso wie bei den radioaktiv markierten Inertgasclearance-
kurven extern appliziert wird. Es kann dabei schon vor unserem Meßbe-
reich zu Shuntdiffusionen des Wasserstoffs kommen, und damit ist die
Eingangsfunktion unserer Clearancekurven nicht mehr bekannt (14). Eine
dies vermeidende Methode, die darin besteht, daß der Wasserstoff an
dem Ort, an dem die Auswaschkurve gemessen werden soll, durch kurze
Spannungsimpulse direkt freigesetzt wird, befindet sich in abschließ-
ender Bearbeitung. Nach Applikation von Thiopental (Abb. 6) nimmt der

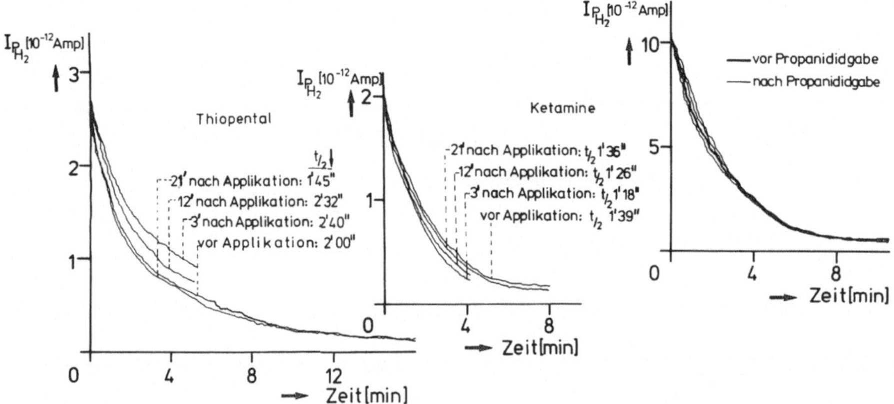

Abb. 6. H_2-Clearancekurven vor und nach Injektion von Thiopental, Ketamine und Propanidid

Zeitverlauf der Clearancekurven rapide ab (Perfusionsabnahme), die normale Auswaschzeit ist erst wieder 21 Minuten später erreicht. Bei Ketamine ist ein umgekehrter Effekt zu beobachten: Die Geschwindigkeit
der H_2-Clearance nimmt zu, das bedeutet, die Mikrozirkulation nimmt zu.
Propanidid scheint, von den H_2-Clearancekurven her beurteilt, keinen
Effekt auf die Höhe der Mikrozirkulation zu haben.

Zusammenfassung

Zusammenfassend kann gesagt werden: Barbiturate haben, wie wir feststellen konnten, eine erhebliche Gewebs-pO_2-depressive Wirkung, auch wenn
eine pO_2-Depression als Folge einer Atmungsverminderung durch künstliche
Beatmung vermieden wird. Diese pO_2-depressive Wirkung geht mit einer
Durchblutungsverminderung einher.
Propanidid hat keine negative Wirkung auf den Gewebs-pO_2 oder die Höhe
der Mikrozirkulation; allerdings ist die Wirkungsdauer sehr kurz und
es sollen wiederholt allergische Reaktionen aufgetreten sein.

Ketamine ruft nach intravenöser Applikation keine langanhaltende Gewebshypoxie hervor; es verändert lediglich den Gewebs-pO_2-Rhythmus. Ob dies
eine Bedeutung für den Gewebsmetabolismus hat, kann nicht gesagt werden; der mittlere pO_2 bleibt jedenfalls unverändert.
Wir hoffen, anhand dieser Darstellung gezeigt zu haben, wie mit modernen
mikrophysiologischen Meßmethoden pathophysiologische Prozesse, die durch
Anaesthetica ausgelöst werden können, darzustellen sind.

<u>Literatur</u>

1. ERDMANN,W.: A Quickly produced Ultramicroelectrode for simultaneous
   P_{O_2}-,H_2-clearance and action potential measurements. Mount Sinai
   Price of Anaesthesia, Mount Sinai School of Medicine, New York 1971.

2. ERDMANN,W., KRELL,W., METZGER,H.: Ein Verfahren zur Herstellung von
   Ultragoldmikroelektroden. Jahrestagung der deutschen physiologischen
   Gesellschaft, Erlangen, September 1970.

3. ERDMANN,W., KUNKE,S., KRELL, W.: Tissue P_{O_2} and Cellfunction.- An
   Experimental Study with Multimicroelectrodes in the Rat Brain. In:
   Oxygen Suppl. Eds. KESSLER, München: Urban & Schwarzenberg 1972.

4. ERDMANN, W.: Pathophysiologie der Sauerstoffversorgung des Gehirns
   bei Mononarkosen mit intravenös applizierbaren Anaesthetica. Medizinische Habilitationsschrift, Mainz 1973.

5. ERDMANN,W., KUNKE,S.: Changes of Oxygen Supply to the Tissue after
   Intravenous Application of Anesthetic Drugs. In: Oxygen Transport
   to Tissue. Eds. BICHER, BRULEY and KNISELEY, Charleston 1973.

6. FREY, R., ERDMANN, W., KUNKE,S.: Physiopathologie du P_{O_2} dans le
   tissu du cerveau après injection de narcotiques intraveineux.

7. GLEICHMANN,U., INGVAR,D.H., LASSEN,N.A., LÜBBERS, D.W., SIESJÖ,
   B.D., THEWS,G.: Regional cerebral cortical metabolic rate of oxygen
   and carbon dioxide, related to the EEG in the anaesthetized dog.
   Acta Physiol. Scand. <u>55</u>, 82 - 94 (1962).

8. HEIDENREICH,Z., ERDMANN,W., METZGER,H., THEWS,G.: Local Hydrogen
   Clearance and P_{O_2}-Measurements in Microareas of the Brain. Expe-
   rientia <u>26</u>, 257 - 259 (1970).

9. KUNKE,S., ERDMANN,W., METZGER,H.: A new method for simultaneous P_{O_2}-
   and Action Potential measurement with one single electrode tip.
   Z. Appl. Physiol. <u>32</u>, 436 - 438 (1972).

10. KUNKE,S.: Eine neue Methode zur simultanen P_{O_2}-Messung und Aktions-
    potentialsableitung mit derselben Mikroelektrode. Med. Dissertations-
    schrift, Mainz 1971.

11. LÜBBERS,D.W.: Capillary Pattern and Oxygen Tension of the Cerebral
    Cortex. Acta neurol. Scand. Suppl. <u>14</u>, 92 (1965).

12. METZGER,H., ERDMANN,W., THEWS,G.: Effect of short periods of hyper-
    oxia and hypercapnia on brain O_2-supply. J. Appl. Physiol. <u>31</u>,
    751 - 759 (1971).

13. SILVER,I.A., CATER, D.B.: Electrodes and Microelectrodes used in
    Biology. In: Reference Electrodes. Eds. D.Z.G. IVES and J.G. JANZ,
    New York: Academic Press 464 - 523 (1961).

26

14. STOSSECK,K.: Hydrogen Exchange through the Pial Vessel Wall and its
    Meaning for the Determination of the Local Cerebral Blood Flow.
    Pflügers Arch. Ges. Physiol. <u>320</u>, 111 - 119 (1970).

ZENTRALNERVÖSE STOFFWECHSELVORGÄNGE BEI VERSCHIEDENEN NARKOSEVERFAHREN

Von L. Grabow

Die vorliegende Untersuchung hatte als Arbeitshypothese die Frage zugrunde gelegt, ob die pharmakologische Definition der Narkose als reversible Einschränkung oder Aufhebung des Zellstoffwechsels unter den
üblichen Bedingungen einer chirurgischen Narkose mit herkömmlichen Meßmethoden sichtbar wird.

Abb. 1 zeigt die arteriovenöse Differenz des Sauerstoffpartialdruckes
zur Halothanenarkose und Neuroleptanalgesie. Es ist deutlich erkennbar
und statistisch signifikant, daß einmal der Sauerstoffverbrauch unter
Narkosebedingungen allgemein fällt und weiter auch signifikant, daß der
Sauerstoffverbrauch der Neuroleptanalgesie stärker eingeschränkt ist,
als der unter Halothanenarkose.

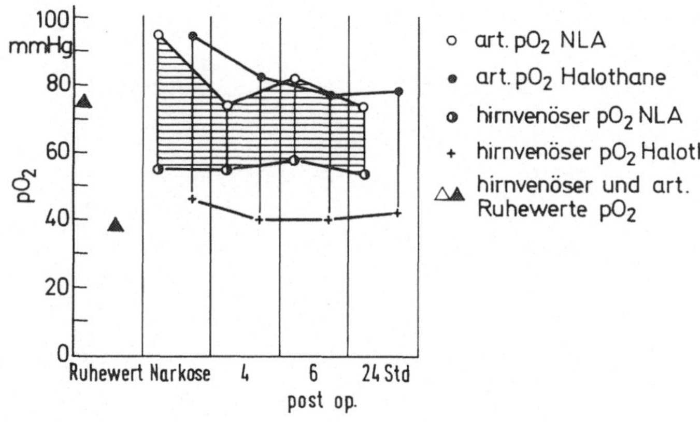

Abb. 1

Dies ist ein narkosetypischer Befund, der jedoch nicht mit einer Grund-
umsatzsenkung gleichzusetzen ist. Werden Perfusionsrate und Funktionszustand gleichgehalten, so ist die arteriovenöse Sauerstoffdifferenz unabhängig vom Sauerstoffgehalt des perfundierten Mediums. Steigt die Perfusionsrate, steigt auch die arteriovenöse Sauerstoffdifferenz und das
Produkt aus Durchblutung mal arteriovenöse Sauerstoffdifferenz bleibt
konstant. Dies ist seit PFLÜGER gut bekannt. Die Sauerstoffaufnahme ist
unter normalen Bedingungen unabhängig vom Sauerstoffangebot. Die Literaturangaben eines Wechsels im Sauerstoffverbrauch durch Wechsel der
Durchblutungsrate beziehen sich auf Situationen, in denen die Durchblutung den Funktionszustand beeinflußt hat, der dann sekundär die Respira-
tionsrate seinerseits beeinträchtigt. Unter normotonen Kreislaufverhält-
nissen reagieren die Hirngefäße und ihre Durchblutung nahezu ausschließlich über den arteriellen pCO_2. Damit ist ein wesentliches Durchblut-
ungsregulativ in der Hand des Untersuchers. Bleibt der arterielle pCO_2
normal, darf auch die Hirndurchblutung als normal angesehen werden. Die
unter den Bedingungen der Halothanenarkose bzw. der Neuroleptanalgesie
gefundene Senkung des zentralnervösen Sauerstoffverbrauchs darf also

Tabelle 1

	Ruhewert	Narkose		4 Std.		6 Std.		24 Std.	
		NLA	Halothane	NLA	Halothane	NLA	Halothane	NLA	Halothane
Glykogen	A: 112	119	114	116	112	117	110	114	112
mg %	V: 103	108	164	104	100	105	103	104	102
Laktat	A: 1,1	1,1	1,1	1,1	1,09	1,11	1,1	1,1	1,1
m Mol/1	V: 1,2	1,34	1,2	1,36	1,2	1,38	1,2	1,36	1,2
Pyruvat	A: 0,09	0,09	0,09	0,09	0,09	0,09	0,09	0,09	0,09
m Mol/1	V: 0,092	0,087	0,093	0,082	0,091	0,083	0,093	0,081	0,092

gefundene Senkung des zentralnervösen Sauerstoffverbrauchs darf also füglich auf eine Änderung des Funktionszustandes des Hirngewebes bei unveränderter Durchblutung zurückgeführt werden.

Da das Hirn als speicherunfähiges Organ seinen Energiebedarf praktisch ausschließlich aus dem Kohlehydratabbau bestreitet, ist schon die Bestimmung des Glykogens und seiner Metaboliten Laktat und Pyruvat mit ihren Indices in der Lage, Aufschluß über den Stoffwechselzustand des Hirngewebes zu geben, der den Funktionszustand bestimmt.

Dabei finden sich in Tabelle 1 die numerischen Werte von Glukose, Laktat und Pyruvat des arteriellen und hirnvenösen Blutes, wobei hirnvenös ein Anstieg des Laktates mit einem gewissen Abfall des Pyruvatgehaltes unter der Neuroleptanalgesie auffällt, während die Halothanemeßwerte unverändert bleiben.

Die Abb. 2 zeigt die aus den arteriovenösen Sauerstoff-, Glukose- und Laktatdifferenzen errechneten Sauerstoff-, Glukose- und Laktat/Glukose-Indices. Dabei ergibt sich wieder ein signifikanter Unterschied zwischen Halothanenarkose und Neuroleptanalgesie insofern, als die Neuroleptanalgesie-Meßwerte für eine anaerobe Stoffwechsellage sprechen.

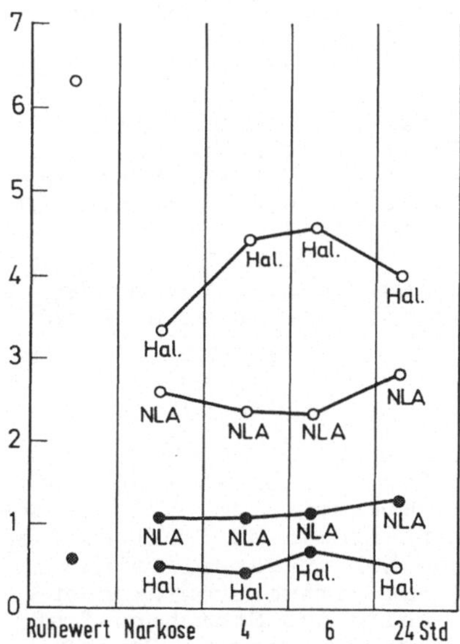

Abb. 2

Nach diesen Meßergebnissen ist es berechtigt, die eingangs aufgestellte Arbeitshypothese bestätigt zu sehen. Danach kann pauschal gesagt werden, daß das Phänomen "Chirurgische Narkose" eine pharmakologisch indizierte, reversible Einschränkung der Hirnstoffwechseltätigkeit bzw. des Hirnfunktionszustandes ist, die mit Bewußtseinsverlust, vegetativer Dämpfung, Muskelerschlaffung und Schmerzlosigkeit einhergeht. Das potente Halothane bewirkt dabei eine allgemeine Umsatzeinschränkung, während die differenzierte Neuroleptanalgesie besonders im glykolytischen Stoffwechselteil wirksam und meßbar wird.

Vortrag Nr. 17

BEEINFLUSSUNG DES HIRNSEROTONIN-STOFFWECHSELS DURCH BARBITURATE

Von C. Meyer-Burgdorff, K. Kuschinsky und G. Seidel

Dem Serotonin im zentralen Nervensystem werden Funktionen eines Neuro-
transmitters zugeschrieben, die im einzelnen jedoch bisher nicht auf-
geklärt sind (SEILER et al., 1971). Aus dem hohen Gehalt dieses Amins
in manchen Hirnabschnitten läßt sich die Vermutung ableiten, daß dem
Serotonin eine physiologische Bedeutung zukommt. So soll es für die
Temperaturregulation eine Rolle spielen, weil es in relativ hoher Konzentration in bestimmten Bezirken des Hypothalamus gefunden wurde (VOGT
u. WILSON, 1972) und bei Injektion in diesen Bereich die Körpertemperatur verändert (FELDBERG et al., 1964).

Für eine Mitwirkung des Serotonins an der Schlafentstehung spricht,
daß die selektive Serotonin-Entspeicherung des Gehirns durch p-Chlor-
phenylalanin, das die Serotonin-Synthese blockiert auf der Stufe der
Umwandlung von Tryptophan zu 5-Hydroxytryptophan, bei Versuchstieren
zu einem langanhaltenden Wachzustand führt (GANONG, 1971).

Der Stoffwechsel der Neurotransmitter wird vielfältig durch zentral
wirksame Pharmaka beeinflußt (MEEK et al., 1970). In den Stoffwechsel
des zentralen Serotonins greifen z.B. Barbiturate ein. Sie erhöhen den
Serotoningehalt des Gehirns, wie durch i.p.Injektion von Pentobarbital
an Ratten nachgewiesen wurde (BONNYCASTLE et al., 1957).

Ziel dieser Untersuchungen war es, festzustellen, ob die Zunahme des
Serotoningehaltes auf einer erhöhten Synthese oder vermindertem Abbau
beruht.

<u>Methode</u>

Männliche Mäuse vom Stamm NMRJ/HAN mit einem Gewicht von 25 - 36 g wurden in Gruppen zu jeweils 10 Mäusen bei Raumtemperatur (20 - 22° C) gehalten und erhielten Wasser und Trockenfutter Altromin ad libitum. Sie
wurden durch Dekapitation getötet, die Gehirne herauspräpariert und in
96 %igem Alkohol fixiert. Dabei änderte sich die Hirnserotoninkonzen-
tration nicht[+]. Die Hirnanteile Cortex, Kleinhirn und Stammhirn ließ-
en sich mit feinen Metallspateln leicht voneinander trennen. Cortex
und Stammhirn wurden in flüssigem Stickstoff eingefroren und bei -20°C
bis zur Serotoninbestimmung aufbewahrt.

Dazu wurden die Hirne (jeweils 3) in 0,4 N $HClO_4$ (5 ml/1 g Hirn) 60 sec
lang mit einem Ultraschallgerät (Polytron) homogenisiert. Die ausge-
fällten Proteine wurden durch Zentrifugieren entfernt und jeweils 1 ml
klaren Überstandes mit 1 g NaCl, 3 ml Borat-Puffer (pH 10.7), 0,27 ml
1 N NaOH und 5 ml Heptanol versetzt und 10 min lang geschüttelt. 4,5 ml
der Heptanol-Phase wurden mit 0,7 ml 0,1 N HCl und 10 ml Heptan versetzt und 15 min lang geschüttelt. 0,5 ml der wässrigen Phase wurden
zur fluorimetrischen Bestimmung des Serotonins verwendet (BOGDANSKI
et al., 1956).

[+] (eigene Untersuchungen)

Das nach i.p. Injektion von DL-Tryptophan-Methylen-^{14}C (1µ Ci/10 gKG)
gebildete ^{14}C-Serotonin wurde in den wässrigen Extrakten, die auch zur
Gesamt-Serotoninbestimmung verwendet wurden, mit Hilfe einer Dioxan-
Szintillatorflüssigkeit bestimmt. Die ^{14}-C-Gesamtaktivität wurde nach
Lösung von 0,2 ml des Homogenats in 3 ml Soluene in 10 ml Dioxan mit
einem Beckmann LS-250-Szintillationszähler gemessen.

Signifikanzen wurden bei allen Ergebnissen mit Hilfe des Student-t-
Tests ermittelt.

Ergebnisse und Diskussion

Nach Injektion von Pentobarbital in einer Dosis von 50 mg/kg i.p. ist
die Serotonin-Konzentration im Stammhirn 60 - 120 min signifikant
($p < 0,001$) erhöht (Abb. 1). Das Maximum liegt zwischen 60 und 90 min.
180 min nach Barbiturat-Injektion findet sich gegenüber den Kontrollen,
denen Kochsalz injiziert wurde, kein Unterschied in der Serotonin-Konzentration. Die verwendete Pentobarbital-Dosis rief eine leichte Anaesthesie von etwa 90 bis 120 min Dauer hervor. Da sich im Cortex die Serotonin-Konzentration nach Pentobarbital-Injektion (50 mg/kg i.p.) nicht
änderte, beschränken sich die weiteren Untersuchungen auf das Stammhirn.

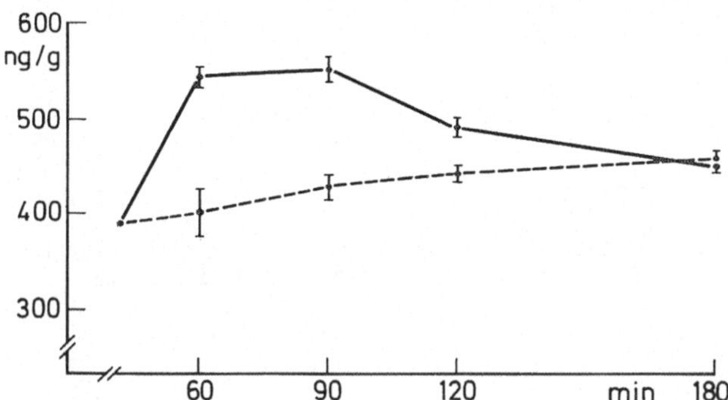

Abb. 1. 5-HT-Konzentration im Stammhirn in ng/g Hirn nach einmaliger
Injektion von Pentobarbital-Na (50 mg/kg i.p.)
und NaCl 0,9 %
(Mittelwerte ± S.D. n = 6)

Wenn mit dem MAO-Inhibitor Pargylin R, einer sofort nach Injektion wirksamen Substanz, der Abbau des Serotonins gehemmt wird, kann aus der
resultierenden Zunahme des Serotonin-Gehaltes auf die Geschwindigkeit
der Synthese geschlossen werden (CHEN et al., 1970; MARUYAMA et al.,
1971). Pentobarbital (50 mg/kg i.p.) wurde 15 min nach Pargylin (75 mg/
kg i.p.) injiziert. Der Inhibitor ließ die Serotonin-Konzentration 45
und 75 min nach Injektion (d.h. 30 und 60 min nach Pentobarbital) ansteigen, jedoch war kein signifikanter Unterschied zwischen den Werten
bei Barbituratbehandelten Tieren und Kontrollen zu beobachten (Tab.1).
Diese Ergebnisse zeigen, daß Pentobarbital die Biosynthese des Serotonins nicht beeinflußt.

Um den Serotonin-Umsatz zu untersuchen, wurde der prozentuale Anteil
des ^{14}C-Serotonins am Gesamt-^{14}C-Gehalt des Gehirns unter dem Einfluß
von Pentobarbital 60 min nach ^{14}C-Tryptophan-Injektion bestimmt (Abb.2).
Bei diesem Zeitschema fallen die maximale Barbituratwirkung und die
maximale Konzentration des ^{14}C-Serotonins ungefähr zusammen, so daß

Tabelle 1. Zunahme der Serotoninkonzentration nach MAO-Inhibition durch Pargylin unter Pentobarbital und NaCl (Kontrolle). Mittelwerte der Serotonin-Konzentration ± S.D.

Zeit in min nach Pargylin-Injektion	5-HT-Konzentration in ng/g Hirn			
	Kontrolle		Barbiturat	
	mit MAOI	ohne	mit MAOI	ohne
45	690 ± 19	412 ± 10	688 ± 19	466 ± 10
75	741 ± 15	409 ± 18	736 ± 21	544 ± 9

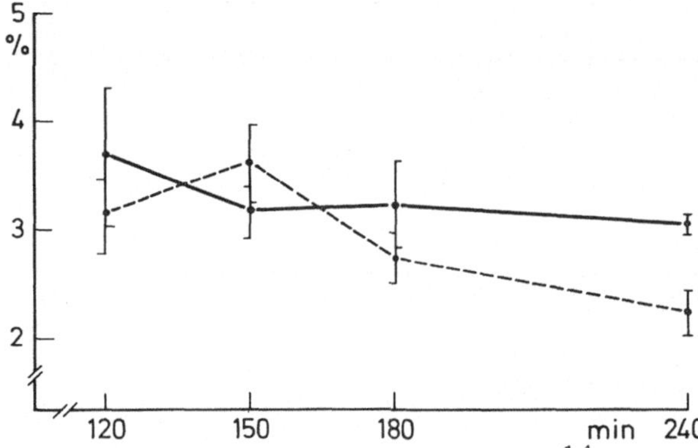

Abb. 2. Prozentualer Anteil von ^{14}C-Serotonin an der ^{14}C-Gesamtaktivität im Gehirn nach ^{14}C-Tryptophan-Injektion unter Pentobarbital-Na und NaCl 0,9 % .
(Mittelwerte ± S.D., n = 6)

das Verschwinden des ^{14}C-Serotonins unter dem Einfluß des Barbiturats gemessen werden kann.

Bis zu 180 min nach ^{14}C-Tryptophan-Injektion läßt sich kein signifikanter Unterschied zu den Kontrollen feststellen. 240 min nach ^{14}C-Tryptophan-Injektion (180 min nach Pentobarbital) ist jedoch der relative ^{14}C-Serotoningehalt bei den mit Barbiturat behandelten Tieren signifikant höher als bei den Kontrollen (p<0,001). Diese Ergebnisse zeigen, daß der Abbau des Sertonins durch Pentobarbital herabgesetzt wird. Grundsätzlich ist es jedoch möglich, daß der verzögerte ^{14}C-Serotonin-Abfall nur vorgetäuscht wird durch eine erhöhte Synthese von Proteinen, die die Hauptquelle für die ^{14}C-Aktivität darstellen. Dies läßt sich jedoch ausschließen, da der Protein-Umsatz unter Barbituraten nicht gesteigert, sondern eher herabgesetzt wird (KUSCHINSKY, 1971).

Aus diesen Ergebnissen kann geschlossen werden, daß Pentobarbital den Serotonin-Umsatz herabsetzt, während die Synthese unbeeinflußt bleibt. Der Serotonin-Anstieg im Stammhirn ist somit wahrscheinlich durch einen verminderten Umsatz zu erklären.

<u>Literatur</u>

1. BOGDANSKI,D.F., PLETSCHER,A., BRODIE,B., UDENFRIEND,S.: Identification and assay of serotonin in brain. J.Pharmac.exp.Ther. <u>117</u>, 82 (1956).

2. BONNYCASTLE,D.D., GIARMAN,N.J., PAASONEN,M.K.: Anticonvulsant Compounds and 5-HT in rat brain. Brit.J.Pharmac.Chemother. <u>12</u>, 228 (1957).

3. FELDBERG,W., MYERS,R.D.: Effects on temperature of amines injected into the cerebral ventricles. A new concept of temperature regulation. J.Physiol. <u>173</u>, 226(1964).

4. GANONG,W.F.: Medizinische Physiologie. S. 235, Berlin-Heidelberg-New York: Springer-Verlag 1971.

5. KUSCHINSKY,K.: Effect of morphine on Protein synthesis in synaptosomes and mitochondria of mouse brain in vivo. Naunyn-Schmiedebergs Arch.Pharmak. <u>271</u>, 294 (1971).

6. MARUYAMA,Y., HAYASHI, SMITS,St.E., TAKEMORI,A.E.: Studies on the relationships between 5-HT-turnover in brain and tolerance and physical dependence in mice. J.Pharmac.exp.Ther. <u>178</u>, 20 (1971).

7. MEEK,J.L., KRALL,A.R., LIPTON,M.A.: Psychotropic drugs and the metabolism of intracerebrally injected tryptamine, 5-HT, and norepinephrine. J.Neurochem. <u>17</u>, 1627 (1970).

8. SEILER,N., DEMISCH,L., SCHNEIDER,H.: Biochemie und Funktion von biogenen Aminen im Zentralnervensystem. Angew.Chem. <u>83</u>, 53 (1971).

9. SHEN,F.-H., LOH,H.H., WAY,E.L.: Brain serotonin turnover in morphine tolerant and dependent mice. J.Pharmacol.exp.Ther. <u>175</u>, 427 (1970).

10. VOGT,M., WILSON,G.: Concentration of 5-HT-hydroxy tryptamine and its acid metabolite in ventricle-near regions of the rat brain. J.Neurochem. <u>19</u>, 1599 (1972).

Vortrag Nr. 18

VERÄNDERUNGEN CEREBRALER KREISLAUF- UND STOFFWECHSELGRÖSSEN
UNTER PHARMAKA IN DER INTENSIVBEHANDLUNG

Von I. Pichlmayr, W. Meiser, I. Schmitz-Feuerhake und D. Gauch

Bei Intensivpflegepatienten drohen bei genereller Hypoxie sowie hoher
Aktivität des Gehirnstoffwechsels gefährliche hypoxische Zustände der
Großhirnrinde. Zu ihrer Verhütung kann eine generelle Hypothermie einerseits oder eine medikamentöse Senkung des Gehirnstoffwechsels andererseits angewendet werden. Sedierende Medikamente können aber allein
oder durch die Beeinflussung des Stoffwechsels auch die Gehirndurchblutung ändern.

Als experimenteller Beitrag zur Frage der Anwendung von Sedativa in der
Intensivpflege wurde deshalb die Relation Gehirndurchblutung und Gehirn-
stoffwechsel sowie die Fähigkeit zur Autoregulation der Gehirndurchblutung unter den heute häufig verwandten Medikamenten Piritramid (Di-
pidolor), Dehydrobenzperidol und Chlormethiazol (Distraneurin) untersucht.

Das Analgetikum Piritramid ist bei schnellerem Wirkungseintritt, mil-
deren Atem - sowie kardiodepressiven und emetischen Nebeneffekten doppelt so wirksam wie Morphium. Wegen der gut erhaltenen Leistung des
linken Ventrikels und der günstigen Wiederbelebungszeit des Herzens
bei Dosen zwischen 0,5 - 3 mg/kg KG empfehlen KETTLER und Mitarbeiter
(1971) seine Anwendung besonders bei eingeschränkter Herz- und Kreislauffunktion.

Das Dehydrobenzperidol (DHB) hat sich postoperativ bei akuten Erregungs-
zuständen unterschiedlicher Genese sowie bei drohendem oder akutem
Schock bewährt. Es wird in Einzeldosen von 7,5 - 20 mg bis zu Tagesdo-
sen von 500 mg verwendet. Neben psychischer Sedierung werden seine an-
ti-arrhythmischen und α-rezeptor-blockierenden Eigenschaften geschätzt,
die bei Normovolämie bzw. induzierter Hypervolämie (KIRCHNER 1965)
-Herz-Kreislauf-Stabilität bei guter peripherer Perfusion garantieren
und die Magen-Darmfunktion nicht beeinträchtigen (BERGMANN 1966).

Chlormethiazol wird postoperativ bei der Behandlung von Psychosen poli-
traumatisierter Patienten, bei Verwirrungszuständen nach Herzoperationen
mit extrakorporalem Kreislauf, bei Unruhezuständen geriatrischer cere-
bralsklerotischer Patienten sowie bei Entzugssydrom unterschiedlicher
Genese empfohlen. Es hat sedative, hypnotische und antikonvulsive Eigenschaften und kommt postoperativ hauptsächlich i.v. als 0,8 %ige Lösung
zur Anwendung, wobei der Wirkungseintritt nach 250 - 500 ml (1 ml/min)
erfolgt und etwa 6 Stunden anhält.

Material - Methodik - Untersuchungsgang

Die Untersuchungen wurden an insgesamt 24 Bastardhunden (Durchschnitts-
gewicht 23 kg) durchgeführt.

Dosierung der Medikamente:

Piritramid: 2 mg/kg Kg
Dehydrobenzperidol: 2 mg/kg Kg

Chlormethiazol: 250 ml der 0,8 %igen Lösung mit fortlaufender kontinuierlicher Gabe von 20 Tropfen/min für die Dauer von insgesamt 60 Minuten.

Meßgrößen: Durchblutung der Hirnrinde mit Hilfe der Xenon [133]-Clearance
(genaue Methodik s. PICHLMAYR 1969) cerebraler Sauerstoff- und Glukoseverbrauch, Blutgase, a. Mitteldruck, Puls, Hämoglobin und Körpertemperatur.

Zeitpunkt der Messungen

Messung I erfolgte nach Präparation des Hundes unter N_2/O_2 (3 : 1) und
Succinylbischolin im Dauertropf (50 mg/Std.) als Leermessung.

Messung II nach Gabe der o.a. Medikamente z. Zt. des jeweils angegebenen sicheren Wirkungseintritts: für Piritramid nach 30 min, für DHB und
Chlormethiazol nach 10 min.

Messung III wurde nach induzierter Hypertension durch Arterenol oder
Hypertensin durchgeführt.

Messung IV und nach Änderung der a. Kohlensäurespannung durch CO_2-Gabe
zum Einatmungsgemisch bzw. Hyperventilation.

Ergebnisse

Abb. 1. Aufgezeigt sind hier die Werte vor der Verabreichung und zum
Zeitpunkt des allgemein angenommenen vollen Wirkungsentritts der Sub- ·
stanzen. Die Gehirndurchblutung sinkt nach Piritramid bei entsprechendem Anstieg des cerebralen Gefäßwiderstandes, etwa gleichbleibendem a.
Mitteldruck und stark fallender Pulsfrequenz. Der Glukoseverbrauch
steigt bei großen individuellen Schwankungen. Der Sauerstoffverbrauch
fällt gering ab.
Unter DHB vermindert sich die Gehirndurchblutung etwas geringer, der
cerebrale Widerstand ist bei stärker fallendem a. Mitteldruck leicht
verringert. Glukose- und Sauerstoffverbrauch zeigen keine signifikante
Änderungen.
Auffallend ist eine Steigerung der Gehirndurchblutung unter Chlormethiazol.

Abb. 2. Um diesen Befund weiter zu klären wurde die Wirkung des Präparates durch häufigere Messungen über einen Zeitraum von 60 Minuten untersucht. Dabei ergab sich als wesentlicher Befund, daß sich der Anstieg von Durchblutung und Stoffwechsel nur auf die Frühphase beschränkt,
während später - wohl nach völligem Wirkungseintritt - beide Parameter
absinken. Einen ähnlichen zeitabhängigen Abfall wies auch der Stoffwechsel bei den beiden anderen untersuchten Substanzen auf.

Abb. 3. Die cerebrale myogene Autoregulation wurde durch induzierte
Veränderungen des a. Mitteldruckes und des a. Kohlensäurespiegel geprüft.
Hierbei zeigt sich, daß die gefundenen Mittelwerte in den einzelnen
Gruppen bei allen Präparaten genau auf die Normalkurve der Autoregulation sowohl bei Druck- als auch bei a. PCO_2-Änderungen zu liegen kommen; lediglich bei Piritramid zeigt sich eine bisher ungeklärte druck-
passive Erhöhung der Gehirndurchblutung.

Prozentuale Veränderungen der angegebenen Parameter
nach i. v. Gabe von Piritramid, Dehydrobenzperidol
und Chlormethiazol

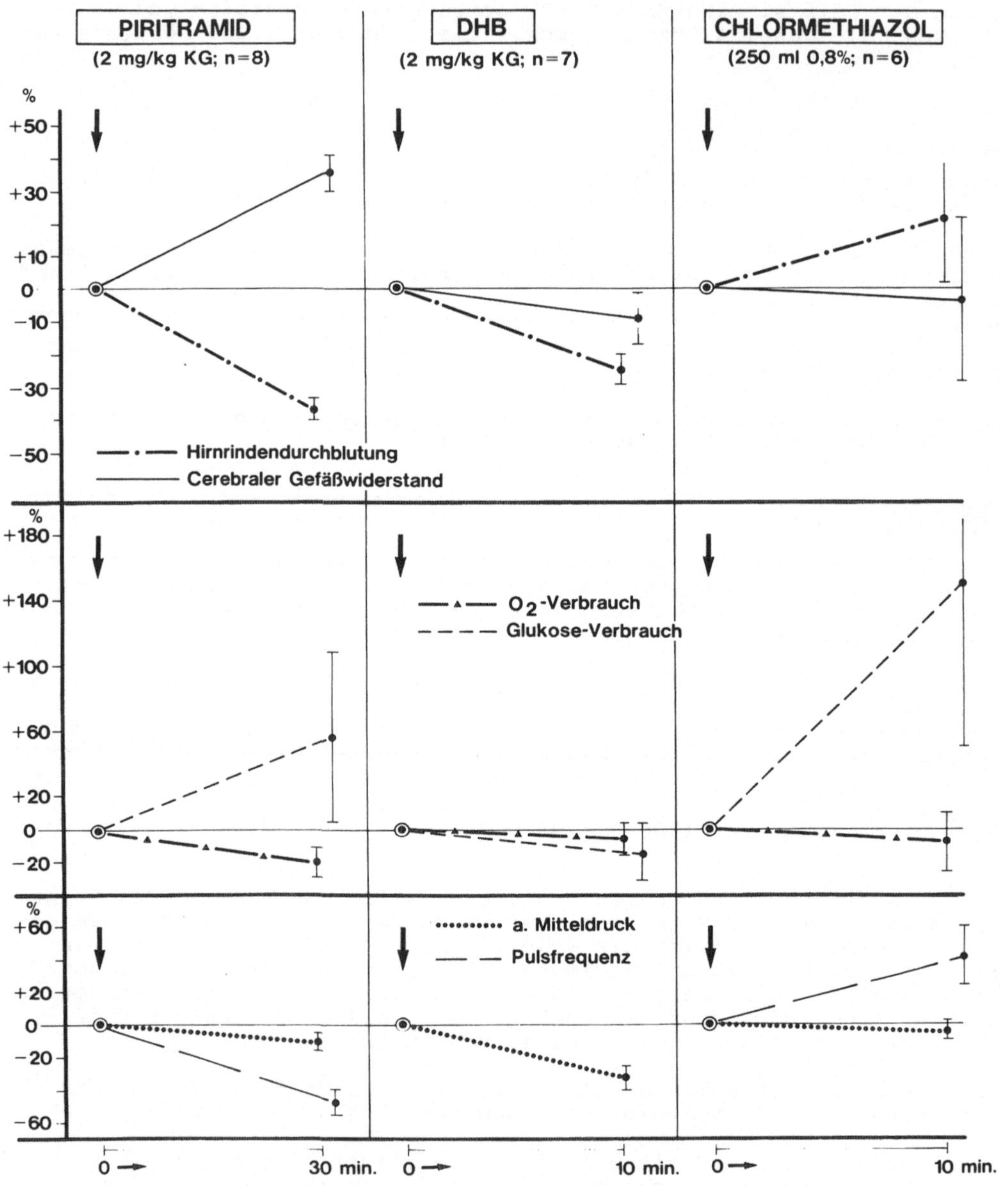

Abb. 1. Angegeben sind jeweils Mittelwerte ($\bar{x}$) und Standardabweichungen der Mittelwerte ($s\bar{x}$)s

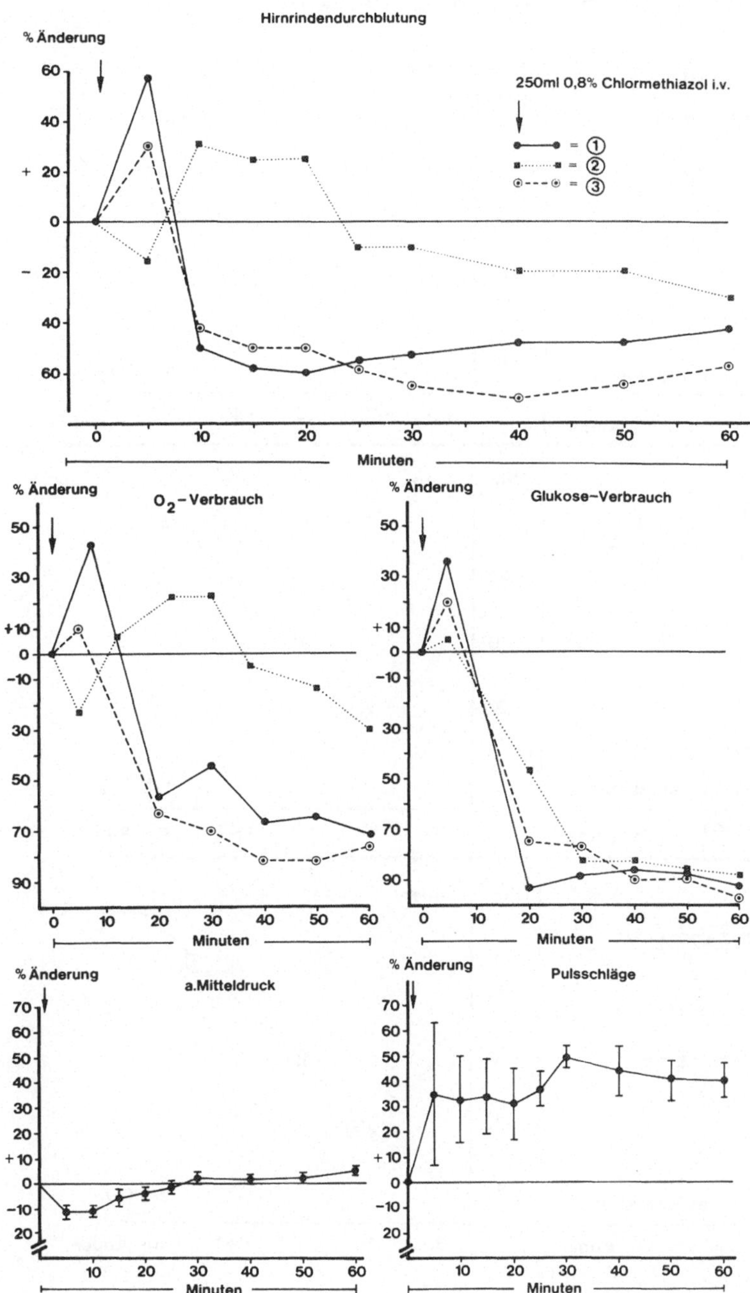

Abb. 2. Prozentuale Veränderungen der o.a. Parameter unter Chlormethiazol bei 3 Einzeltieren ((1) (2) (3)). Bei den Veränderungen des a. Mitteldruckes und der Pulsfrequenz sind Mittelwerte ($\bar{x}$) und Standardabweichungen der Mittelwerte ($s\bar{x}$) angegeben.

Verhalten der cerebralen Autoregulationen auf Blutdruck und a. PCO_2 Änderungen unter den u. a. Medikamenten

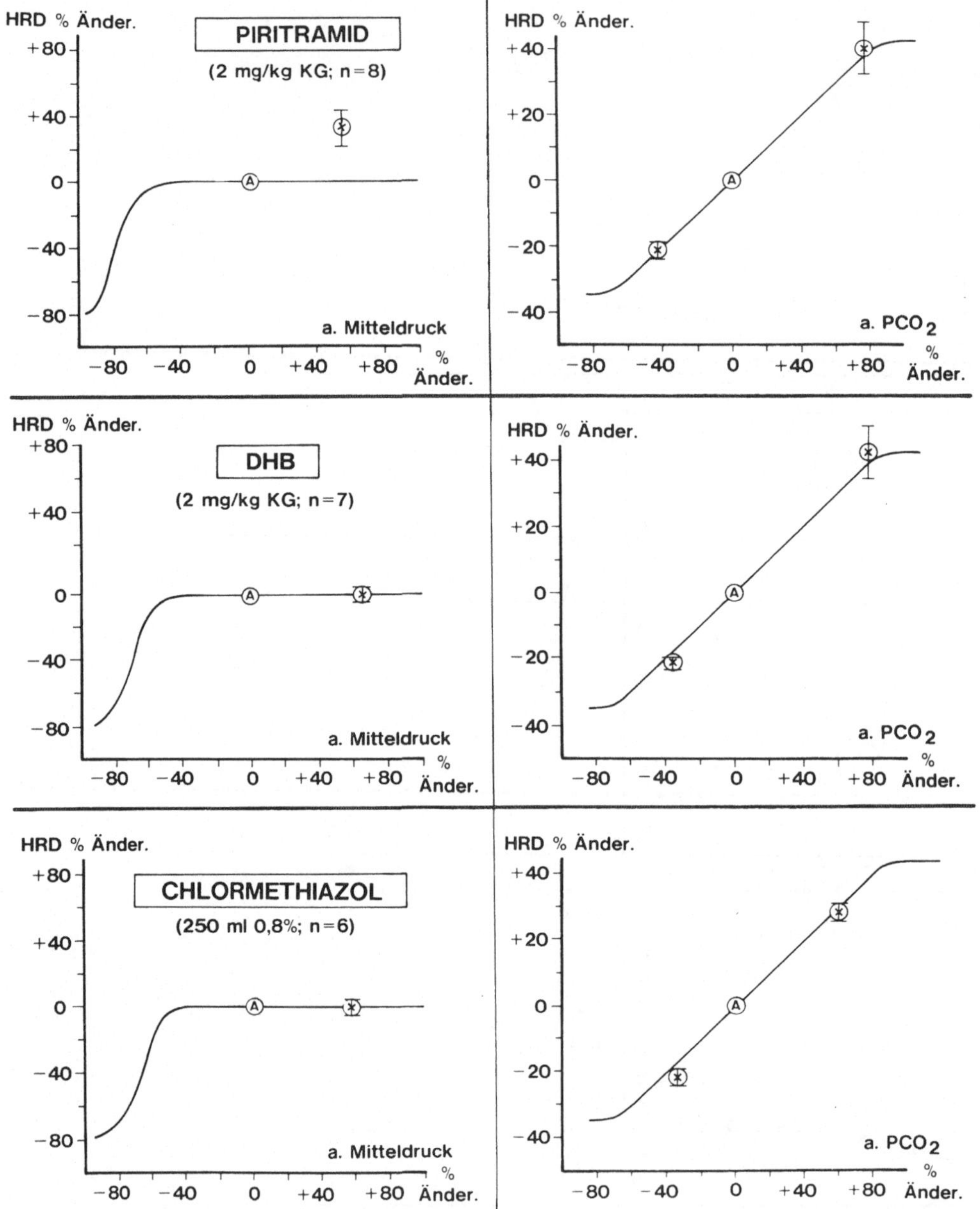

Abb. 3. Angegeben sind: A = Ausgangswerte sowie Mittelwerte ($\bar{x}$) und Standardabweichungen der Mittelwerte ($s\bar{x}$)

Diskussion

Abb. 4. Betrachtet man diese Ergebnisse im Zusammenhang mit unseren
bisherigen Kenntnissen der Gehirndurchblutungsänderungen unter verschiedenen Sedativa (Übersicht s. PICHLMAYR 1973), so ergeben sich folgende

Schematische Darstellung prozentualer Veränderungen der Hirndurchblutung unter verschiedenen Medikamenten

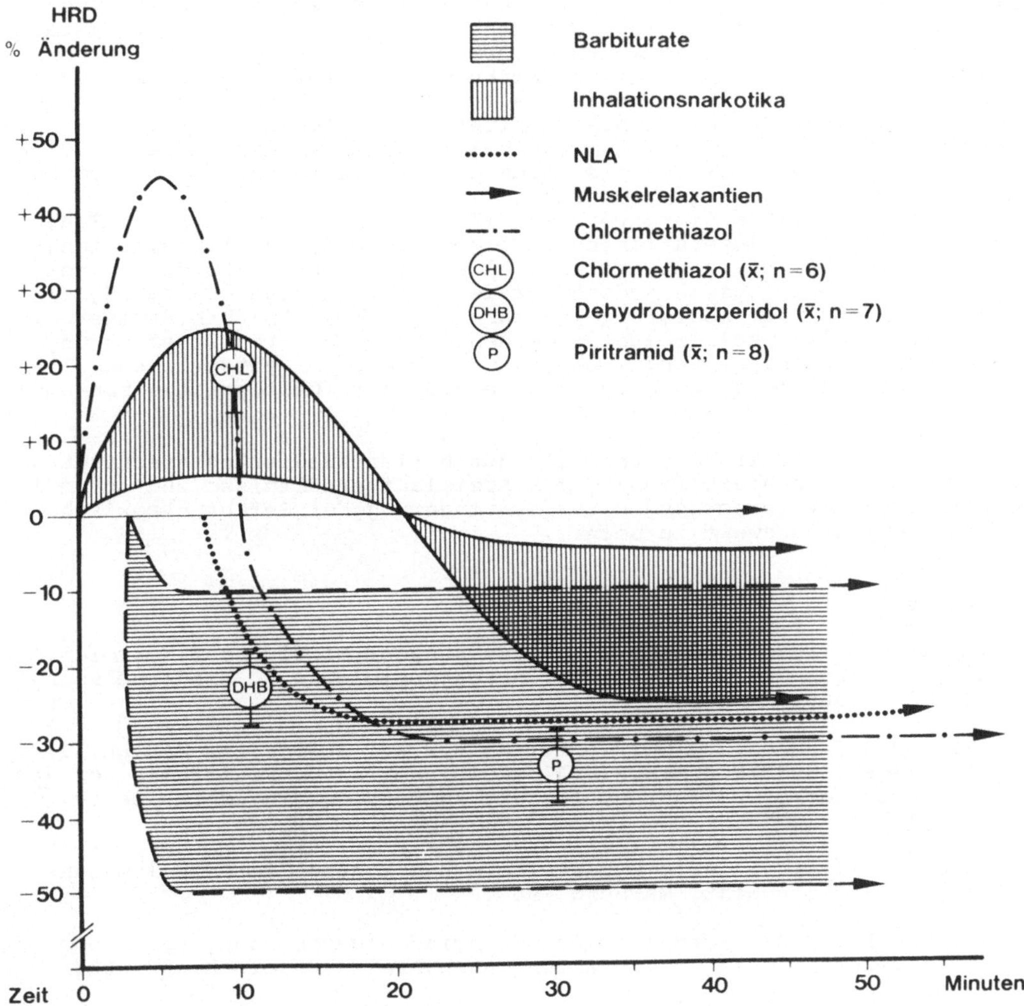

Abb. 4. Angegeben sind für Chlormethiazol, DHB und Piritramid jeweils
Mittelwerte ($\bar{x}$) und Standardabweichungen der Mittelwerte (s$\bar{x}$).

Reaktionsmuster:
Nach Barbituraten ist eine dosisabhängige 10 - 50 %ige Durchblutungs-
senkung bekannt, die auch in unseren früheren Untersuchungen gefunden wurde (PICHLMAYR u. M. 1971). Ein ähnlicher Verlauf zeigt sich unter Neuroleptanalgesie.
Verschiedene Inhalationsnarkotika, bes. Halothane, führen anfangs zu
Erhöhung, später zu Verminderung der Hirnrindendurchblutung, wobei der
Stoffwechsel schon in frühen Stadien gesenkt ist.
Projeziert man in dieses Schema die Mittelwerte der unter den besprochenen Medikamenten gefundenen Durchblutungsänderungen sowie die zeit-
abhängige Verlaufskurve von 3 Tieren unter Chlormethiazol so ergibt
sich beim Chlormethiazol ein der Halothanecharakteristik ähnlicher Verlauf. DHB und Piritramid liegen während des untersuchten Zeitraumes
im Barbituratspektrum.
Beim Halothane findet sich in der Frühphase auch schon eine Stoffwech-
selsenkung, bei Chlormethiazol dagegen eine Erhöhung. Manche Präparate
hier bewiesen für Piritramid und Chlormethiazol - zeigen also in der
Frühphase, d.h. beim Anfluten der Wirkung eine Stoffwechselerhöhung.
Möglicherweise gilt dies auch für andere sedierende Substanzen, bei
denen ein solches Verhalten bisher nicht nachgewiesen wurde.
Hierauf könnten Excitationszustände bei Einschlaf- oder Aufwachstadien
der Narkose sowie möglicherweise auch Umkehreffekte unter Sedativa bei
alten Patienten zurückzuführen sein.
In Analogie zu diesen tierexperimentellen Befunden kann für die Sedierung von Intensivpflegepatienten gefolgert werden, daß für eine langfristige tiefe Dämpfung prinzipiell alle untersuchten Substanzen geeignet sind. Dabei müssen jedoch gerade im Anfangsstadium und möglicherweise bei geringer Dosierung konträre, d.h. unerwünschte Steigerungen
des Gehirnstoffwechsels beachtet werden, die in unseren Untersuchungen
für einige Substanzen nachgewiesen wurden und die - entsprechend klinischen Beobachtungen- auch für andere Präparate Gültigkeit haben können.

Die Senkung des Gehirnstoffwechsels durch tiefe Sedierung erscheint dagegen - bei Aufrechterhaltung guter Kreislaufverhältnisse und optimaler
respiratorischer Versorgung - zur Verringerung der Gefahr hypoxischer
Zustände empfehlenswert zu sein.

<u>Literatur</u>

1. BERGMANN,H.: Experimentelle Untersuchungen: Einfluß der Neuroleptanalgesie auf die Darmfunktion. Anaesthesiologie u. Wiederbelebung
   <u>18</u>, 112 (1966).

2. KETTLER,D., BRAUN,U., COTT,L.A., HEIß,H.W., HENSEL,I., MARTEL,J.,
   PASCHEN,K., BRETTSCHNEIDER,H.J.: Kombination von Piritramid und N_2O-
   ein neues Narkoseverfahren. Z.prakt.Anaesth. und Wiederbeleb. <u>5</u>,
   329 (1971).

3. KIRCHNER,E.: Induzierte Hypervolämie und kontrollierte Volumenan-
   passung. Habil.-Schr. Marburg 1965.

4. PICHLMAYR,I.: Das Verhalten der Hirnrindendurchblutung bei Hunden
   unter verschiedenen Narkosearten. Arch.Kreislaufforsch. <u>58</u>, 662
   (1969).

5. PICHLMAYR,I.: Grundlagen und neue Gesichtspunkte zur Wirkung von
   Narkotica auf cerebrale Funktionsabläufe. Der Anaesthesist <u>4</u>, 133
   (1973).

6. PICHLMAYR,I., GAUCH,D., SCHMITZ-FEUERHAKE,I., FABEL,H. und HUNDES-
   HAGEN,H.: Verlauf der Hirndurchblutung des Hundes - unter steigenden Dosen von Thiopental-Natrium. Anaesthesist $\underline{20}$, 377 (1971).

Vortrag Nr. 19

ZUR FRAGE DER CEREBRALEN HYPOXIE UNTER HYPERVENTILATIONSBEATMUNG. TIEREXPERIMENTELLE UND KLINISCHE UNTERSUCHUNGEN

Von E. Alberti, H. Stoeckel, J. Hamer und S. Hoyer

Über eine begleitende Hypoxie des Gehirns während hyperventilatorischer
Hypokapnie herrschen keine einheitlichen Auffassungen. Insbesondere wird
der therapeutische Wert einer solchen durch Respiratorbeatmung induzierten Hypokapnie z.B. beim Schädelhirnverletzten diskutiert. Während Autoren wie SUGIOKA und DAVIS (1960), MEYER und GOTOH (1960), GOTOH et al.
(1965), PLUM et al. (1968), GRANHOLM et al. (1968/1969) sich wegen der
Gefahr einer cerebralen Hypoxie gegen eine Hyperventilation ausspre-
chen, sind GORDON und ROSSANDA (1968/1970), ALEXANDER und LASSEN (1970)
und viele andere (26,21,5,24,35,3,31) der Auffassung, daß mit dieser
therapeutischen Maßnahme die cerebrale Oxygenation durch Minderung des
intracraniellen Druckes, durch Korrektur der cerebralen Azidose und
von Störungen des normalen CBF-Regulationsmusters bei diesen Patienten
verbessert werden kann.

Im folgenden vergleichen wir Ergebnisse von CBF-Messungen und Bestimmungen des cerebralen oxydativen Stoffwechsels einer tierexperimentellen Serie mit Daten von Schädelhirnverletzten in der akuten Phase der
Erkrankung, die jedesmal unter den Bedingungen funktioneller Tests in
Hypo- und Hyperkapnie gewonnen wurden.

Material und Methodik

Untersucht wurden 11 intubierte, relaxierte, normotensische Bastard-
hunde unter O_2-Halothane Narkose bei Engström-Respiratorbehandlung ohne Rückatmung. EKG, Temperatur, arterieller, zentralnervöser, Cisterna
magna- und Sinusdruck sowie der $apCO_2$ wurden kontinuierlich gemessen.

Die klinischen Untersuchungen umfaßten 15 comatöse Patienten ohne foka-
le Ausfälle. Unter Engström-Beatmung folgte auf eine normokapnische
Phase nach einem Steady State eine Messung in Hypokapnie ($mapCO_2$ = 21
Torr), bei 5 dieser Patienten eine weitere nach 1 Std. Hyperventilation.
Die restlichen 10 Patienten wurden einer normoventilatorischen Hyperkapnie durch Zugabe von CO_2 zum Beatmungsgemisch unterzogen. Die Hirndurchblutung wurde nach der Methode von KETY und SCHMIDT (22/23a) in
der Modifikation nach BERNSMEIER und SIEMONS (4), O_2- und CO_2-Volumina
gaschromatographisch (39), die Konzentrationen von Glukose und Laktat
substratspezifisch enzymatisch und der Säure- Basen-Haushalt mit den
Geräten nach Eschweiler und Astrup bestimmt.

Ergebnisse und Diskussion

Tabelle 1. Die Tiere zeigen verglichen mit der normokapnischen Ausgangssituation ($mapCO_2$ = 36,5 Torr) in hyperventilatorischer Hypokapnie
($mapCO_2$ = 17,7 Torr) eine normale Reagibilität der Durchblutung und
des Metabolismus des Gehirns auf eine arterielle pCO_2-Erniedrigung. Es
kommt erwartungsgemäß zu einem Abfall der Hirndurchblutung um 44 % des
Ausgangswertes. Gleichzeitig ist eine resultierende größere Substrat-
ausschöpfung am Anstieg der AV-Differenzen von O_2 und Glukose bei un-
verändertem O_2- und Glukoseverbrauch zu beobachten. Die Laktatabgabe
im cerebralvenösen Blut ist erhöht als Ausdruck einer Steigerung der

intracerebralen Glykolyserate von 13 % auf 22 % bei einem normalen Glukoseoxydationsquotienten (GOQ = 1,24). (Abb. 1 und 2)

Tabelle 1. Hirndurchblutung und oxydativer Hirnstoffwechsel bei 11 Hunden in Normo-, Hypo- und Hyperkapnie.
Statistische Signifikanzen nach dem Friedmann-Test
$(0,05* \geq 5,99, 0,01** \geq 9,21, 0,001*** \geq 13.81)$

$Pa\ CO_2$ (mm Hg)	36,5	17,8	64,7
CPP mm Hg	103,0	106,0	101,0
CBF ml/100gmin	61,0***	33,9***	115,7***
$AVD-O_2$ Vol %	5,6***	9,4***	3,13***
$CMR-O_2$ ml/100gmin	3,41	3,20	3,41
AVD-Glucose mg %	7,7***	14,7***	4,1***
CMR-Glucose mg/100gmin	4,59	4,96	4,65
VAD-Lactat mg %	1,0***	3,0***	0,4***
CMR-Lactat mg/100gmin	0,61	1,09	0,50

In normoventilatorischer Hyperkapnie ($mapCO_2 = 64,7$ Torr) steigt die Hirndurchblutung um 89 % verglichen mit der Ausgangssituation an. Die AV-Differenzen für O_2, CO_2, Glukose und Laktat sind reduziert, die entsprechenden CM-Rates bleiben gleich, der GOQ ebenfalls normal (Abb. 1 und 2)
Es ergeben sich also keine nennenswerten Veränderungen der cerebralen Umsatzraten von O_2 und Glukose innerhalb eines $apCO_2$-Bereiches von 20 - 60 Torr.

Tabelle 2. Die kontusionierten Patienten bieten in Normokapnie eine nur mäßige Herabsetzung der mittleren Hirndurchblutung im Vergleich zur Norm. Der O_2-Verbrauch ist im Durchschnitt auf 80 % gegenüber der Norm vermindert, der Glukoseverbrauch dagegen auf 175 % erhöht. Die Glukoseaufnahme spiegelt sich nur unwesentlich in einer verstärkten Laktatabgabe wider, die 10,7 % der Gesamtglukoseaufnahme beträgt. (Abb. 3 und 4) In der Hypokapnie sinkt die Hirndurchblutung in 13 von 15 Fällen ab. Auch hier weist eine entsprechend erhöhte $AV-O_2$ auf die Konstanterhaltung des O_2-Verbrauchs hin. Eine bemerkenswerte Dissoziation ergibt sich beim Glukoseverbrauch und der Laktatabgabe. Während die Substratdifferenz von Glukose um 43 % im Vergleich zur Norm ansteigt und der Glukoseverbrauch gleich bleibt, kommt es nicht wie in' der tierexperimentellen Serie zu dem Anstieg der Laktatabgabe. Bei den nach einstündiger Hyperventialtion nochmals untersuchten Patienten ändert sich dieses Zustandsbild nicht (Abb. 3 und 4).
In der Hyperkapnie steigt im Vergleich zur Ausgangssituation die Hirndurchblutung um mehr als das anderthalbfache bei konstantem O_2-Verbrauch, der Glukoseverbrauch verdreifacht sich sogar, während die Laktatabgabe wie in der Ausgangslage 13 % der aufgenommenen Glukosemenge beträgt (Abb. 3 und 4).
In Übereinstimmung mit MEYER (27), MEYER et al. (29), LENNARTZ (25),

Tabelle 2. Hirndurchblutung und oxydativer Hirnstoffwechsel bei Patienten mit Schädelhirntraumen in der akuten Phase in Normo-, Hypo- und Hyperkapnie

	38,0	21,0(20')	20,0(60')	73,0
CBF ml/100gmin	54,1	36,1	42,9	141,2
AVD-O_2 Vol %	5,8	8,5	6,4	2,6
CMR-O_2 ml/100gmin	2,95	3,10	2,64	3,29
AVD-Glucose mg %	18,8	27,0	24,7	19,4
CMR-Glucose mg/100gmin	9,56	10,67	10,80	26,20
VAD-Lactat mg %	2,2	1,8	1,9	2,6
CMR-Lactat mg/100gmin	1,02	0,58	0,7	3,43
n	15	15	5	10

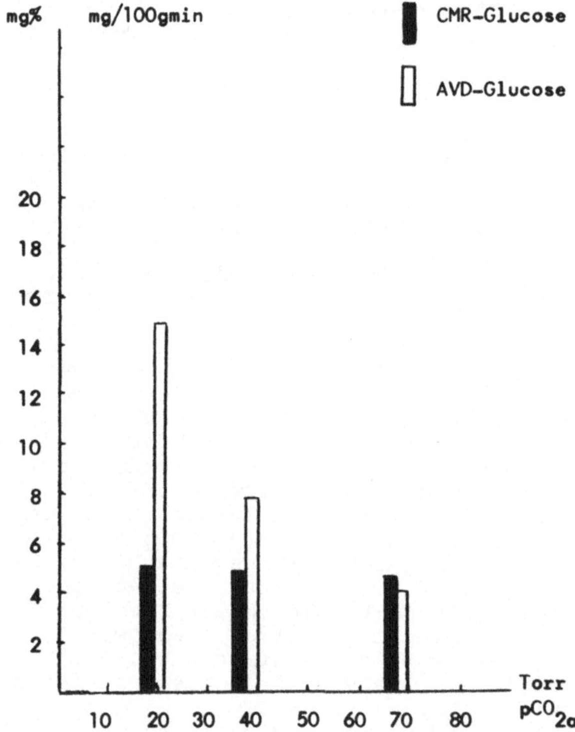

Abb. 1. AVD- und CMR-Glucose bei 11 Hunden in Normo-, Hypo- und Hyperkapnie.

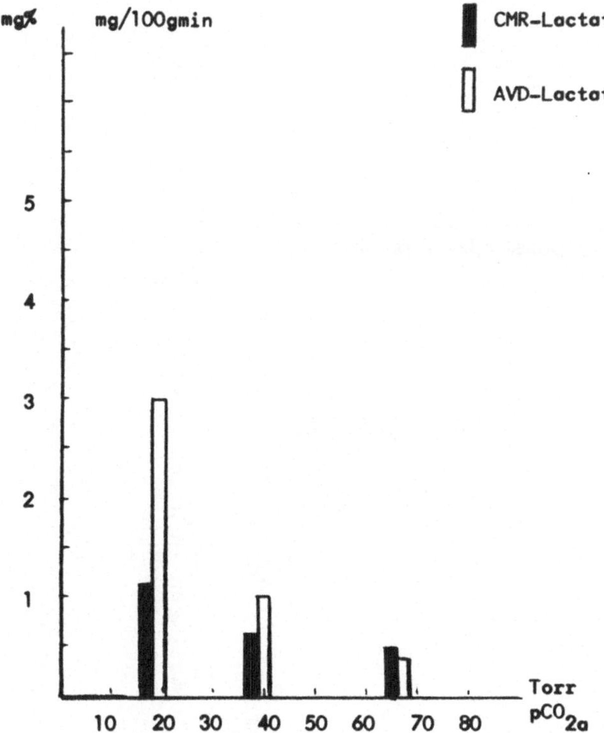

Abb. 2. AVD- und CMR-Lactat bei 11 Hunden in Normo-, Hypo- und Hyperkapnie

BALDY-MOULINIER (2), GORDON und BERGVALL (12) sowie eigenen Mitteilung-
en (STOECKEL et al. 36/37) sind bei den von uns untersuchten Patienten
Hirndurchblutung und cerebraler O_2-Verbrauch herabgesetzt, der Glukoseverbrauch ohne wesentlichen Anstieg der Laktatabgabe erhöht. Der Zusammenhang zwischen Durchblutung und AV-Differenzen des Gehirns ist jedoch nicht generell abhanden gekommen.

Das Ausbleiben einer erhöhten Laktatabgabe in Hypokapnie läßt vermuten,
daß hier ein wichtiger Regulationsmechanismus, bei dem das Lactat als
H-Ionen Donator für die Aufrechterhaltung der Hirndurchblutung eine
führende Rolle spielt, empfindlich gestört ist. Wie unsere Tierexpe-
rimente und Untersuchungen von GOTTSTEIN (15), ERBSLÖH et al. (9) und
HOYER (19) ergeben haben, manifestiert sich die Integrität dieses Re-
gulativs im gesunden Gehirn in respiratorischer Alkalose als Steigerung
der intracerebralen Glykolyserate.

Nach COHEN (7), WEYNE et al. (40) sowie DOMONKOS und HUSZAK (8) kann
die erhöhte Lactatabgabe in Hypokapnie bis zu einem apCO_2 von 20 Torr
nicht als Beweis für eine Gewebshypoxie herangezogen werden. SIESJÖ
und ZWETNOW (33) und SIESJÖ (34) haben anhand eines gegenüber der
Normokapnie in respiratorischer Alkalose unveränderten Energiestatus
im Gehirn dieses bestätigen können. Daß aber in der Hypokapnie die
Lactazidose bereits früher einsetzt als Veränderungen im Energiestoffwechsel, deutet auf die Fähigkeit des gesunden Gehirns hin, sich bei
Änderungen des CO_2-Gehaltes im arteriellen Blut durch einen beschleu-
nigten Verlauf im Bereich der aeroben Glykolyse adaptativ zu verhalten.

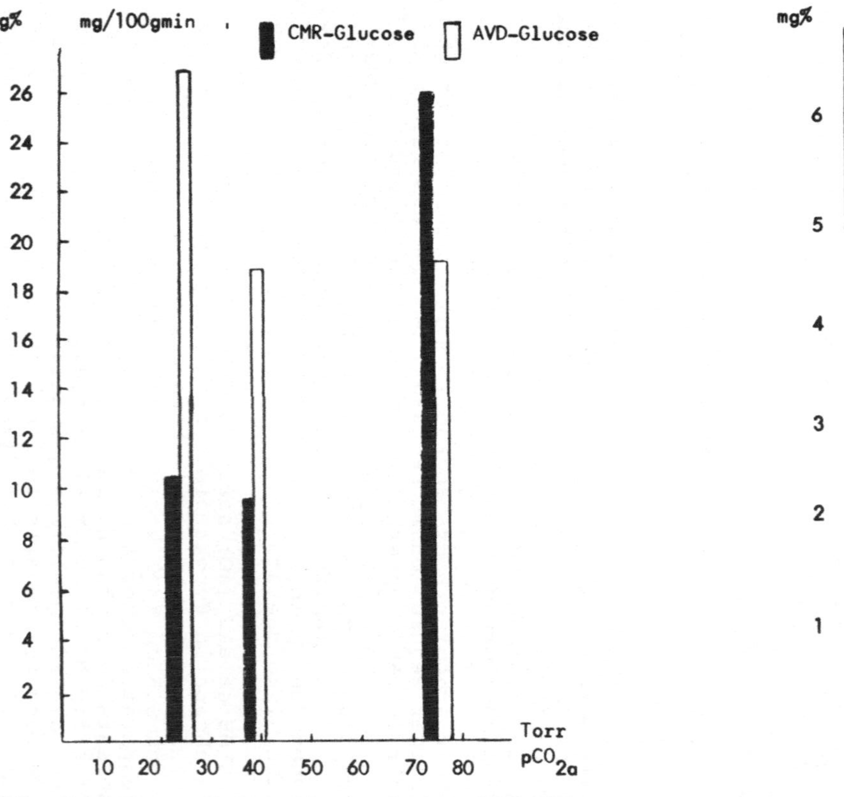

Abb. 3. AVD- und CMR-Glucoe bei Schädelhirntrau-
matikern in Normo-, Hypo- (n = 15) und Hyperkapnie (n = 10)

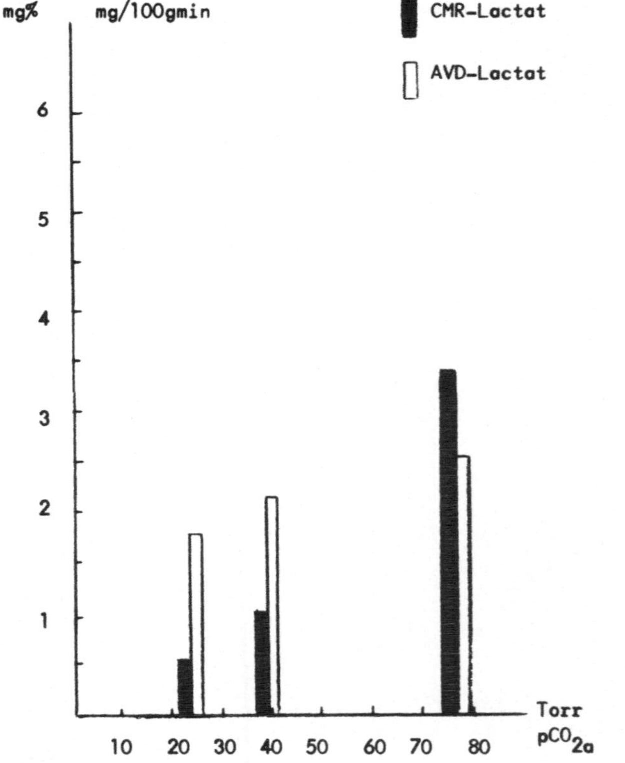

Abb. 4. AVD- und CMR-Lactat bei Schädelhirntrau-
matikern in Normo-, Hypo- (n = 15) und Hyperkapnie (n = 10)

Der Befund von vermindertem O_2-Verbrauch und erhöhter Glukoseaufnahme
unter normokapnischen Bedingungen zeigt eine Hypoxydose (STRUGOLD 35a,
HOLBACH et al. 18) an. Unter akuter bzw. einstündiger Hyperventilation
kann dieser Zustand nicht geändert werden. Gleichzeitig ist festzustellen, daß unter den gleichen Bedingungen keine Lactazidose eintritt,
was auf einen gestörten Regelmechanismus hinweist. Da sich jedoch der
hypoxydotische Zustand in der Hyperventilation (akut - 1 Std.) nicht
verschlechtert, kann eine durch Hyperventilation hervorgerufene additive Hypoxie nicht angenommen werden.

Ob jedoch grundsätzlich eine langfristige mäßige Hyperventilationsthe-
rapie bei Patienten mit Schädelhirntraumen gefordert werden kann, dürfte wegen der generellen Inhomogenität dieses Patientengutes fraglich
sein. Die unvorhersagbare Variabilität von Hirndurchblutung, intracraniellem Druck und Hirnstoffwechselgrößen, der völlig zufällige Befund
einer teilweise oder ganz intakten oder defekten Autoregulation (BRU-
CE et al. 6), das Fehlen einer prognostischen Aussage auf Grund von
CBF- und CMR-O_2-Werten (SHALIT et al. 32, GORDON und BERGVALL 12/13)
sowie ermangelnde Korrelationen mit dem neurologischen Status geben
der Ausdehnung dieser Therapieform immer noch den Anstrich einer Er-
messensfrage.

Daher könnten bei diesen Patienten Messungen der Hirndurchblutung,
des ICP und des Zustandsbildes der cerebralen metabolischen Situation
in Form von Stichproben einerseits eine Hilfe zur Erfassung der sich
im Laufe der Behandlung abzeichnenden Prognose und andererseits Indi-
katoren für den Einsatz oder die Einstellung therapeutischer Maßnahmen sein.

Literatur

1. ALEXANDER,S.C., LASSEN,N.A.: Anaesthesiology 32, 60 (1970).

2. BALDY-MOULINIER,M. and FREREBEAU,Ph. in: BROCK,M. et al.: Cerebral
   Blood Flow. Berlin-Heidelberg-New York: Springer 1969.

3. BATTISTINI,N., CASACCHIA,M., BARTOLINI,A., BAVA,G., FIESCHI,C. in:
   BROCK,M. et al.: Cerebral Blood Flow. Berlin-Heidelberg-New York:
   Springer 1969.

4. BERNSMEIER,A., SIEMONS,K.: Pflügers Arch. ges. Physiol. 258, 149
   (1953).

5. ROZZA-MARRUBINI,M., MARRUBINI,G., GHEZZI,R.: Symposion Anaesth.
   Internat. Prague 1965.

6. BRUCE,D.A., LANGFITT,Th.W., MILLER,J.D., SCHUTZ,H., VAPALAHTI,M.
   P., STANEK,A., GOLDBERG,H.I.: J. of Neurosurg. 38, 131 (1973).

7. COHEN, P.J.: ANAESTHESIOLOGY 37, 148 (1972).

8. DOMONKOS,J., HUSZAK,I.: J.Neurochem. 4, 238 (1959).

9. ERBSLÖH,F.: Pflügers Arch. ges. Physiol. 268, 1206 (1958).

10. GORDON,E., ROSSANDA,M.: Acta anaesth. Scand. 12, 51 (1968).

11. GORDON,E., ROSSANDA,M.: Acta anaesth. Scand. 14, 97 (1970).

12. GORDON,E., BERGVALL,U.: Cerebral Blood Flow and Intracranial Pres-
    sure. Editor: C.FIESCHI, Siena 1971.

48

13. GORDON,E. and BERGVALL,U.: Acta anaesth. Scand. 17, 63 (1973).

14. GOTOH,F., MEYER,J.S. and TAGAKI,Y.: Arch. Neurol. 12, 410 (1965).

15. GOTTSTEIN,U., BERGHOFF,W., HELD,K., GABRIEL,H., TEXTOR,Th. and
    ZAHN,U.: In: R.W. Ross Russell: Brain and Blood Flow. London: Pit-
    man 1971.

16. GRANHOLM,L., LUKJANOVA,L., SIESJÖ,B.K.: Scand. J. Clin. Lab.Invest.
    Suppl. 102 (1968).

17. GRANHOLM,L., LUKJANOVA,L., SIESJÖ,B.K.: Acta Physiol. Scand. 77,
    179 (1969).

18. HOLBACH,K.H., SCHRÖDER,F.K., KÖSTER,S.: In: Cerebral Blood Flow
    and Intracranial Pressure. Editor: C.FIESCHI, Siena 1971. Basel-
    München-Paris-London-New York-Sidney: S. Karger.

19. HOVER,S.: Klin. Wschr. 48, 1239 (1970).

20. HOVER,S., OESTERREICH,K.: Nervenarzt 42, 180 (1971).

21. HUANG,C.T., COOK,A.W., KYONS,H.A.: Arch. Neurol. 9, 545 (1963).

22. KETY,S.S., SCHMIDT,C.F.: Amer. J. Physiol. 143, 53 (1945).

23a KETY,S.S., SCHMIDT,C.F.: J. clin. Invest. 27, 476 (1948).

23b KETY,S.S., SCHMIDT,C,F,: J. clin. Invest. 27, 484 (1948).

24. LASSEN,N.A.: Lancet 11, 1113 (1966).

25. LENNARTZ,H.: Dtsch.Z.Nervenheilk. 177, 563 (1958).

26. LUNDBERG,L., KJÄLLQUIST,A., CHUAN BIEN: Acta psych. et neurol.
    Scand. Suppl. 139, 34 (1959).

27. MEYER,J.S.: Electroenceph.cli.Neurophysiol. 8, 107 (1956).

28. MEYER,J.S., GOTOH,F.: Arch. Neurol. 3, 539 (1960).

29. MEYER,J.S., KONDO,A., NOMURA,F., SAKAMOTO,K., TERAURA,T.: J. Neuro-
    surg. 32, 304 (1970).

30. PLUM,F., POSNER,J.B., SMITH,W.W.: Amer. J. Physiol. 215, 1240 (1968).

31. ROSSANDA,M., GORDON,E.: Acta anaesth. Scand. 14, 173 (1970).

32. SHALIT,M.N., de BELLER,A.J., FEINSOD,M., ZEIGLER,M., COTEV,S.: In:
    R.W. Ross Russell: Brain and Blood Flow. London: Pitman 1971.

33. SIESJÖ,B.K., ZWETNOW,N.N.: Acta Physiol. Scand. 79, 114 (1970).

34. SIESJÖ,B.K.: In: Cerebral Blood Flow and Intracranial Pressure.
    Editor: C.FIESCHI, Siena 1971. Basel-München-Paris-London-New York-
    Sidney: S. Karger.

35. SOLOWAY,M., NADEL,W., ALBIN,M.S., WHITE,R.J.: Anaesthesiology 29,
    975 (1968).

35a STRUGOLD,H.: Klin. Wschr. 23, 221 (1944).

36. STOECKEL,H. und HOVER,S.: Z. prakt. Anästh. $\underline{6}$, 431 (1971).

37. STOECKEL,H., HOYER,S., HAMER,J., ALBERTI,E.: Jahrestagung d. Dtsch. Ges. f. Anästh. Hamburg 1972.

38. SUGIOKA,K., DAVIS,D.A.: Anaesthesiology $\underline{21}$, 135 (1960).

39. WEINHARDT,F., QUADBECK,G., HOYER,S.: Z. prakt. Anästh. $\underline{7}$, 337 (1972).

40. WEYNE,J., DEMEESTER,G. und LEUSEN,I.: Eur. J. Physiol. = Pflügers Arch. ges. Physiol. $\underline{314}$, 292 (1970).

DAS VERHALTEN DER ÖRTLICHEN HIRNDURCHBLUTUNG IN STICKOXYDUL-HALOTHANE-ANALGESIE UNTER NORMO-, HYPO- UND HYPERKAPNIE

Von H. Herrschaft, H. Schmidt und F. Gleim

Quantitative Messungen der örtlichen Hirndurchblutung nach der intra-arteriellen Isotopen-Clearance mit [133]Xenon sind beim Menschen in der Regel im W a c h z u s t a n d durchgeführt worden. Über entsprechende Untersuchungen in A l l g e m e i n n a r k o s e sind nur wenige Mitteilungen erschienen. Dabei handelt es sich um Hirndurchblutungsmessungen während der Operation an der A. carotis interna, bei Gehirnoperationen oder um Untersuchungen, die man bei bewußtseinsgestörten oder sonst nicht kooperativen Patienten notgedrungen in Narkose vornehmen mußte (1,4,5,16,20,25). Systematische klinisch-experimentelle Arbeiten über das Verhalten der regionalen Hirndurchblutung in Allgemeinnarkose liegen bisher nicht vor.

Die Bestimmung der örtlichen Hirndurchblutung in Narkose gewährleistet die Einhaltung konstanter, standardisierter Untersuchungsbedingungen. Bei einer dem diagnostischen Eingriff angepaßten leichten Allgemeinnarkose können die für die Hirndurchblutung wichtigen Größen von Herz, Kreislauf und Atmung auf einem, den individuellen Durchschnittswerten des Wachzustandes, entsprechenden Niveau eingestellt, fortlaufend kontrolliert und über den für die Untersuchung notwendigen Zeitraum (bis zu 1 Stunde) k o n s t a n t gehalten werden. Gleichzeitig lassen sich dabei jedoch alle Einflüsse von der psychischen Seite des Patienten her ausschalten. Durch maschinelle kontrollierte Beatmung des Patienten werden außerdem optimale Bedingungen für die Durchführung von Funktionsuntersuchungen geschaffen, die während der gesamten Meßzeit weitgehend konstante CO_2- und O_2-Partialdrucke im arteriellen Blut gewährleisten.

Die Einhaltung konstanter Untersuchungsbedingungen im Wachzustand stößt in mehrfacher Hinsicht auf Schwierigkeiten.

1. Est ist bekannt, daß Emotionen (Angst, Aufregung etc.) und geistige Tätigkeit sich auf die cerebrale Durchblutung auswirken können (14, 15,22). Bei Mehrfachmessungen der regionalen Hirndurchblutung im Wachzustand kann durch unterschiedliche Emotionslagen die Zirkulation verändert werden, die zu Fehlinterpretationen der Meßergebnisse führen kann.

2. Die für eine umfassende Beurteilung der Hirndurchblutung notwendigen Funktionsuntersuchungen, mit denen die Reaktionsfähigkeit der Gehirngefäße auf Veränderungen der arteriellen CO_2-Spannung und des Blutdruckes getestet werden, können das Allgemeinbefinden des Patienten in erheblicher Weise beeinträchtigen, so daß diese im Wachzustand nur wenige Minuten und oft gar nicht toleriert werden. Darüber hinaus ist die Aufrechterhaltung eines konstanten arteriellen CO_2-Partialdruckes im Blut durch aktive Hyperventilation oder Einatmung eines 5 bis 8 %igen CO_2-Luftgemisches über eine Atemmaske für eine Meßzeit von 10 Minuten nicht möglich.

3. Schließlich sind Hirndurchblutungsmessungen im Wachzustand bei bewußtseinsgestörten oder psychisch-neurologisch schwerkranken Patienten wegen der mangelnden Kooperationsfähigkeit und Kontaktaufnahme zum Arzt nur schwierig durchführbar.

Methodik

Die klinische Messung der örtlichen Hirndurchblutung wird nach der intraarteriellen Isotopen-Clearance mit ^{133}Xenon vorgenommen. Mehrere Typen von Apparaten wurden für die multilokale, mehr oder weniger automatische Bestimmung des regionalen cerebralen Blutflusses geschaffen (8,10,13,19,22,17). Von uns wird der 10-Kanal-Meßplatz der SIEMENS AG verwendet. Er ist an anderer Stelle ausführlich beschrieben (9 - 11). Er besteht aus einer aufeinander abgestimmten Einheit von nuklearmedizinischen und neuroradiologischen Untersuchungsgeräten. Der nuklearmedizinische Geräteanteil umfaßt die in einem Gehäuse untergebrachte Meßelektronik, einen Impulsbandspeicher, einen Lochstreifenstanzer und den an einem Deckenstativ befestigten Kollimatorblock mit 10 Szintillationszählern. Zur Bestimmung der Hirndurchblutung in der gegenseitigen Hirnhälfte und für simultane Durchblutungsmessungen in beiden Hirnhälften steht ein zweiter Kollimatorblock zur Verfügung, der am Deckenstativ spiegelbildlich zum ersten angebracht ist. Die neuroradiologische Geräteausstattung entspricht derjenigen eines Meßplatzes für die cerebrale Angiographie. Die Geräte sind so angeordnet, daß für den Übergang von der Hirndurchblutungsmessung zur Angiographie und umgekehrt keine oder nur eine geringfügige Umordnung erforderlich ist. Die Szintillationszähler sind in den Führungskanälen des Kollimatorblockes so angeordnet, daß die Meßfelder der 10 Sonden sich in der dem Kollimatorblock zugewandten Hirnhälfte nicht überlagern. Die Meßfelder sind zylindrisch geformt, haben einen Durchmesser von 2,5 cm und erreichen eine mittlere Gewebetiefe von 4 cm. Die Abb. 1 zeigt die Lage der Meß-

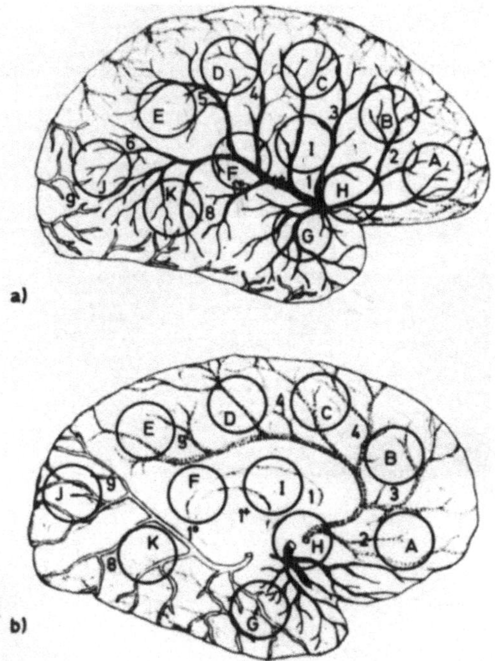

Abb. 1. Lage der Meßfelder auf der seitlichen Oberfläche und Medianfläche des Gehirns in Bezug zu den arteriellen Gefäßversorgungsbezirken
A. Cerebri media = schwarz; A. Cerebri anterior = gepunktet; A. Cerebri posterior = hell

felder auf der seitlichen Oberfläche und auf der Medianfläche des Gehirns in Bezug zu den arteriellen Gefäßversorgungsbezirken. Die Anordnung der Meßfelder wurde so gewählt, daß die Versorgungsbezirke aller
Hauptäste der A. cerebri anterior, media und posterior vollständig erfaßt werden. Die Abb. 2a gibt die Projektion der Meßfeldbegrenzungen
auf das seitliche Röntgenbild des Schädels und die Abb. 2b auf das seit-

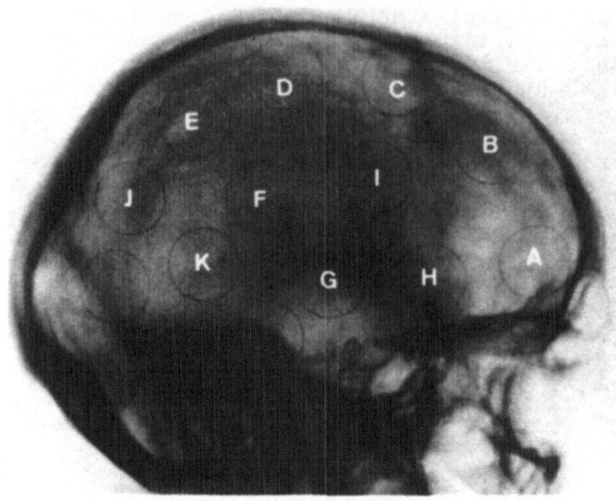

Abb. 2a. Darstellung der Meßfelder (Schablone) auf dem seitlichen Röntgenbild des Schädels

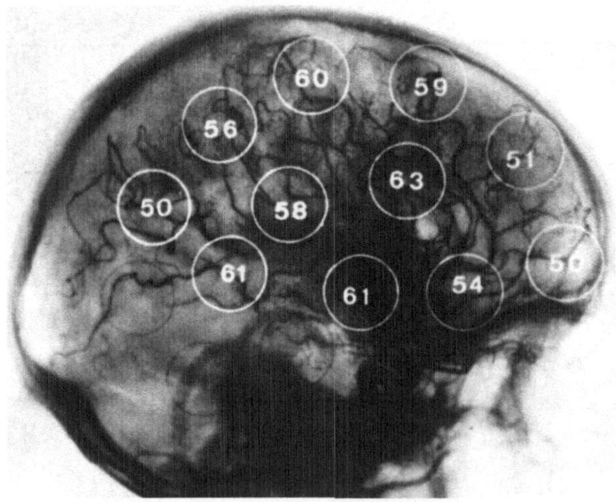

Abb. 2b. Projektion der Meßfelder auf das seitliche Carotisangiogramm.
Die Zahlen in den Meßfeldern geben die mittlere Gesamtdurchblutung
(ml/100 g/min) in dem betreffenden Areal wieder (stochastische Analyse-
rCBF ∞)

liche Carotisangiogramm wieder. Die Berechnung der regionalen Durchblutung erfolgte nach einem Computerprogramm (21,22), das für jedes Meßareal die Bestimmung der Hirndurchblutung in der grauen und weißen Substanz und die mittlere regionale Gesamtdurchblutung nach der 2-Funktionen-Analyse und nach der stochastischen Analyse erlaubt.

Anaesthesie

Die Untersuchungen werden in Kombinationsnarkose durchgeführt. Als Praemedikation erhalten die erwachsenen Patienten 30 Min. vor Einleitung der Narkose 0,5 mg Atropin sulfat i.m. Die Narkose wird mit Methohexital-Natrium in einer Dosierung von 5 mg/kg Körpergewicht in einer Injektionsgeschiwndigkeit von 30 bis 45 Sek. eingeleitet. Unter 50 mg Succinylbischolinchlorid werden die Patienten relaxiert, intubiert und kontrolliert maschinell im halboffenen System beatmet. Um eine Rückatmung weitgehend zu verhindern, benutzen wir das Ambu-E-Ventil (23). Die Fortführung der Narkose erfolgt mit einem N_2O/O_2-Gemisch (6 + 41) unter Zusatz von 0,1 - 0,4 Vol.% Halothane. Die Relaxation wird von einer 0,2 %igen Succinyl-Dauertropfinfusion aufrecht erhalten. Während der Narkose wird außer dem peripheren arteriellen Blutdruck und der Pulsfrequenz die endexperatorische CO_2-Konzentration mit dem Uras-M überwacht. Die Beatmungsfrequenz und der Beatmungsdruck werden auf einen Uras-Wert von 5,2 bis 5,6 Vol. % korrigiert. Die exakte Überwachung des arteriellen pCO_2, pO_2 und pH erfolgt aus dem arteriellen Blut mittels Blutgasanalyse nach der Methode von ASTRUP unter Verwendung direkter CO_2- und O_2-Elektroden. Die Blutproben werden unmittelbar vor sowie 3 und 5 Min. nach erfolgter Injektion des in 0,9 %iger NaCl-Lösung befindlichen [133]Xenon direkt aus der A. Carotis interna entnommen. Für die Berechnung der Durchblutung wird ein aus den $apCO_2$-Werten gebildeter Mittelwert eingesetzt.

Untersuchungsgang

Nach Einleitung der Narkose wird über einen Zeitraum von 15 Min. das Abklingen der Einwirkung von Methohexital-Natrium auf die cerebrale Durchblutung und das Eintreten konstanter Untersuchungsbedingungen abgewartet. Nach Punktion der A. carotis interna wurden 2 bis 3 mCi [133]Xenon, gelöst in körperwarmer, 0,9 %iger NaCl-Lösung, rasch in die A. carotis interna injiziert. Die Clearance des Isotops wurde regional mit 10 seitlich am Kopf des Patienten angelegten Szintillationszählern über einen Zeitraum von 10 Min. gemessen.

Ergebnisse

a) Normalwerte
Die Bestimmung der Normalwerte für die örtliche Hirndurchblutung erfolgte bei 22 gesunden Erwachsenen, die zum Ausschluß hirnorganischer Erkrankungen der Klinik zur Angiographie überwiesen wurden. Die mittleren Durchschnittswerte der cerebralen Gesamtdurchblutung betragen in der geschilderten Kombinationsnarkose für die verschiedenen Hirnsubstanzanteile:

$rCBF_{grau}$ = 106,5 ml/100 g/min.,S.D. 20,6
$rCBF_{weiß}$ = 24,4 ml/100 g/min.,S.D. 4,5
$rCBF_{gesamt}$ = 63,1 ml/100 g/min.,S.D. 12,9
2-Funktionen-Analyse

$rCBF_{gesamt}$ = 56,5 ml/100 g/min.,S.D. 11,5
stochastische Analyse

Die Mittelwerte betrugen für das Lebensalter 47,4 Jahre, für den arteriellen CO_2- bzw. O_2-Gehalt = 38,8 bzw. 113,2 mm Hg, für den arteriellen Mitteldruck 107,0 mm Hg und für die Herzfrequenz 76/min. Die
Normalwerte der regionalen Hirndurchblutung zeigen eine beträchtliche
interindividuelle Streuung. Bei den i n t r a - individuellen Doppel-
bestimmungen im zeitlichen Abstand von 15 Min. fanden sich dagegen nur
geringe Unterschiede (± 5 %). In Abb. 3 a-d sind von dem Patientenkol-

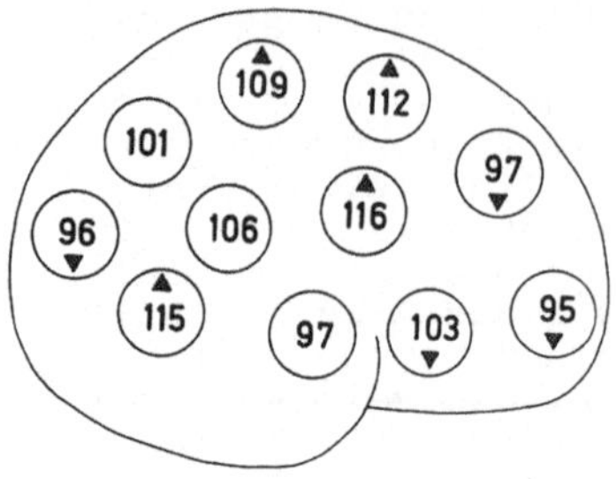

a
b

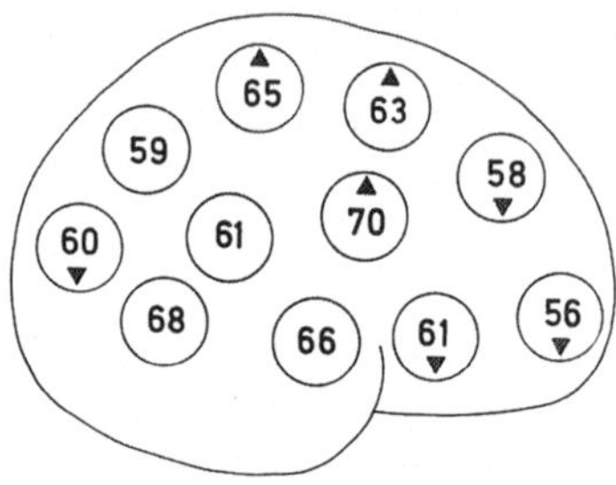

c
d

Abb. 3 a-d. Normalwerte der regionalen Hirndurchblutung
a) Durchblutung der grauen Substanz
b) Durchblutung der weißen Substanz

Die Dreiecksmarkierungen in den Meßfeldern symbolisieren statistisch
signifikante interregionäre Durchblutungsunterschiede, wobei die Drei-
ecke mit nach oben gerichteter Spitze im Vergleich zu den nicht bezeichneten Meßfeldern oder den mit nach unten gerichteter Spitze signifikant höhere Durchblutungswerte und die mit nach unten gerichteter
Spitze signifikant niedrigere Durchblutungswerte aufweisen

c) Mittlere regionale Gesamtdurchblutung (2-Funktionen-Analyse)
d) Mittlere regionale Gesamtdurchblutung (stochastische Analyse)

lektiv die Normalwerte der örtlichen Hirndurchblutung, bezogen auf 10
Regionen einer Großhirnhemisphäre, getrennt für die verschiedenen Hirnsubstanzanteile, dargestellt. Es zeigte sich, daß trotz der erheblichen interindividuellen Normalwertstreuung bei Verwendung von überla-
gerungsfreien Meßfeldern statistisch signifikante regionale Durchblutungsunterschiede in der Großhirnhemisphäre des Erwachsenen nachweisbar

sind. Auf den Verteilungsmustern der regionalen Hirndurchblutung ist dies durch ein Dreieck mit nach oben oder unten gerichteter Spitze kenntlich gemacht. Den Abbildungen 3a, 3c und d ist zu entnehmen, daß die Hirnrindendurchblutung und die mittlere Gesamtdurchblutung in der Praezentral-, Zentral- und den Temporal-Regionen, die gleichzeitig auch die Basalregionen erfassen, im Vergleich zu den übrigen Regionen statistisch signifikant höher und in der Frontal- und Occipital-Region statistisch signifikant niedriger liegen. Die Durchblutung der weißen Substanz war innerhalb einer Großhirnhemisphäre ziemlich einheitlich. Lediglich in zwei Regionen (frontal und fronto-basal) war die Durchblutung im Vergleich zu den übrigen Meßfeldern gering erniedrigt.

b) Reproduzierbarkeit

Bei 11 der 22 Probanden wurde die Reproduzierbarkeit des Untersuchungsverfahrens durch zwei Durchblutungsmessungen unter gleichen Untersuchungsbedingungen im Abstand von 15 Min. geprüft. Der mittlere Gesamtdurchschnittswert für die Durchblutung der grauen Substanz betrug für die erste Messung 119,5 und für die zweite Messung 116,7 ml/100 g/min. mit einer Standardabweichung der Differenzen von 6,4 und einem Variationskoeffizienten von 5,43 %. Der mittlere Gesamtdurchschnittswert für die Durchblutung der weißen Substanz betrug in der ersten Messung 26,1 und in der zweiten Messung 24,5 ml/100 g/min. mit einer Standardabweichung von 1,9 und einem Variationskoeffizienten von 7,5 %. Die Durchschnittswerte für die mittlere Gesamthirndurchblutung nach der 2-Funktionen-Analyse betrugen bei der ersten Messung 63,6 und nach der zweiten Messung 61,9 ml/100 g/min. mit einer Standardabweichung der Differenzen von 3,1 und einem Variationskoeffizienten von 4,97 %. Nach der stochastischen Analyse ergaben sich für die mittlere Gesamthirndurchblutung in der ersten Messung ein Durchblutungswert von 57,7 ml/100 g/min. mit einer Standardabweichung der Differenzen von 2,1 und einem Variationskoeffizienten von 3,8 %. Zwischen den Durchschnittsmittelwerten der ersten und zweiten Messung waren sowohl bei Bezug auf den einzelnen Patienten als auf das Gesamt-Kollektiv statistisch signifikante Unterschiede nicht nachweisbar. Eine detaillierte tabellarische Aufstellung der Untersuchungsergebnisse zur Reproduzierbarkeit der intraarteriellen Isotopen-Clearance ist an anderer Stelle veröffentlicht (9).

c) Das Verhalten der Hirndurchblutung in Abhängigkeit vom arteriellen pCO_2

Untersuchungen über die Reaktionsfähigkeit der Gehirngefäße auf Veränderungen des CO_2-Druckes im arteriellen Blut wurden bei 10 Patienten unseres Normalkollektives durchgeführt. Die erste CBF-Messung erfolgte bei arteriellen CO_2-Drucken zwischen 38 und 58 mm Hg. 10 min. nach Beendigung der ersten Messung nahmen wir unter gleichen Untersuchungsbedingungen die zweite CBF-Messung vor, wobei durch passive Hyperventilation der arterielle CO_2-Druck auf Werte zwischen 34 und 24 mm Hg gesenkt wurde. Die Untersuchungsergebnisse sind in den Abb. 5 bis 7 dargestellt. Eine Senkung des arteriellen CO_2-Drucks von 46,3 auf 28,6 mm Hg bewirkt eine Abnahme der Durchblutung in der grauen Substanz um 58,3 %, in der weißen Substanz um 42,7 %, für die mittlere Gesamtdurchblutung des Gehirns um 52,3 % (2-Funktionen-Analyse) bzw. 51,2 % (stochastische Analyse). In Abb. 4 - 6 sind die beobachteten Werte für die Durchblutung der verschiedenen Hirnsubstanzanteile zum $apCO_2$-Wert in Beziehung gesetzt. Über einen $apCO_2$-Bereich von 24 bis 56 mm Hg besteht zwischen der Hirndurchblutung und dem arteriellen CO_2-Druck ein lineares Verhältnis, das durch die Gleichung

$$CBF_{grau} = 4,31 \text{ x } apCO_2 - 81,40$$
$$CBF_{weiß} = 0,65 \text{ x } apCO_2 - 4,28$$
$$CBF_{stoch.} = 1,63 \text{ x } apCO_2 - 17,10$$

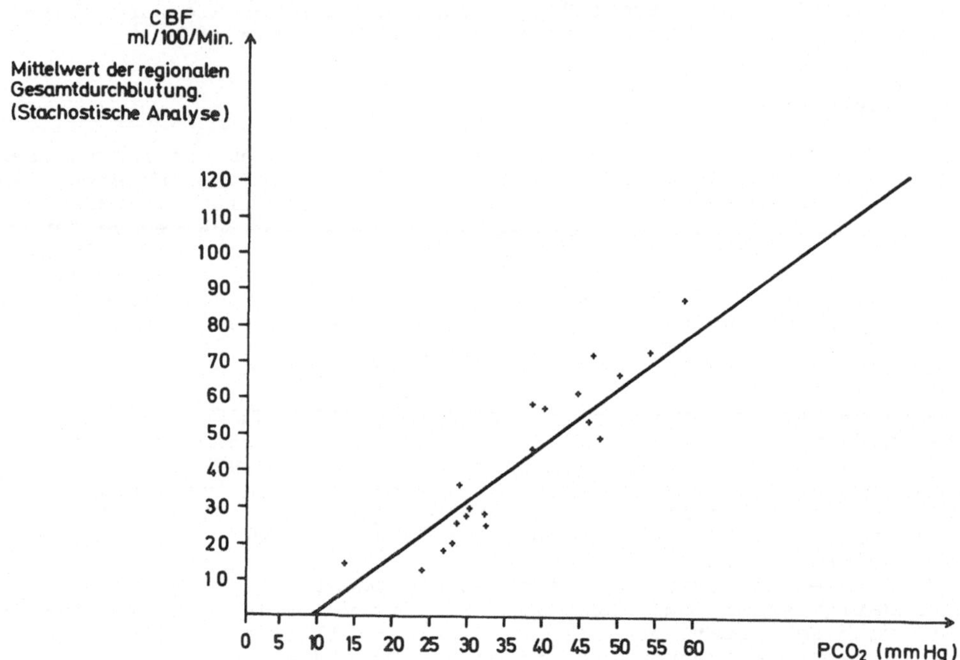

Abb. 4. Die Hirndurchblutung als Funktion des arteriellen PCO_2 in N_2O-Halothane-Narkose

bestimmt wird. Die Linearität dieser Beziehung ist statistisch signifikant ($p < 0,01$). Eine detaillierte tabellarische Aufstellung über das Verhalten der Hirndurchblutung bei passiver Hyperventilation in N_2O-Halothane-Analgesie ist an anderer Stelle publiziert ([9]).

Diskussion

Systematische Untersuchungen über die Größe der Hirndurchblutung in anatomisch definierten und gegeneinander scharf abgegrenzten Arealen einer Großhirnhemisphäre sind bisher nicht durchgeführt worden. Die gebräuchlichen Meßplätze mit 8 und mehr Detektoren lassen wegen der Überlagerung der Meßfelder und aus Mangel an einem festen Zuordnungsprinzip von Durchblutungswerten und Gehirnarealen eine regionale Differenzierung der cerebralen Durchblutung nur bedingt zu. Dementsprechend zeigen die von mehreren Autoren mit Multi-Detektor-Meßplätzen ermittelten Durchblutungswerte bei Normalkollektiven keine statistisch signifikante interregionären Unterschiede (8,12,17,19). Als Normalwerte werden von diesen Autoren die durchschnittlichen Gesamtmittelwerte verwendet. Ein Vergleich dieser Durchschnittsmittelwerte mit

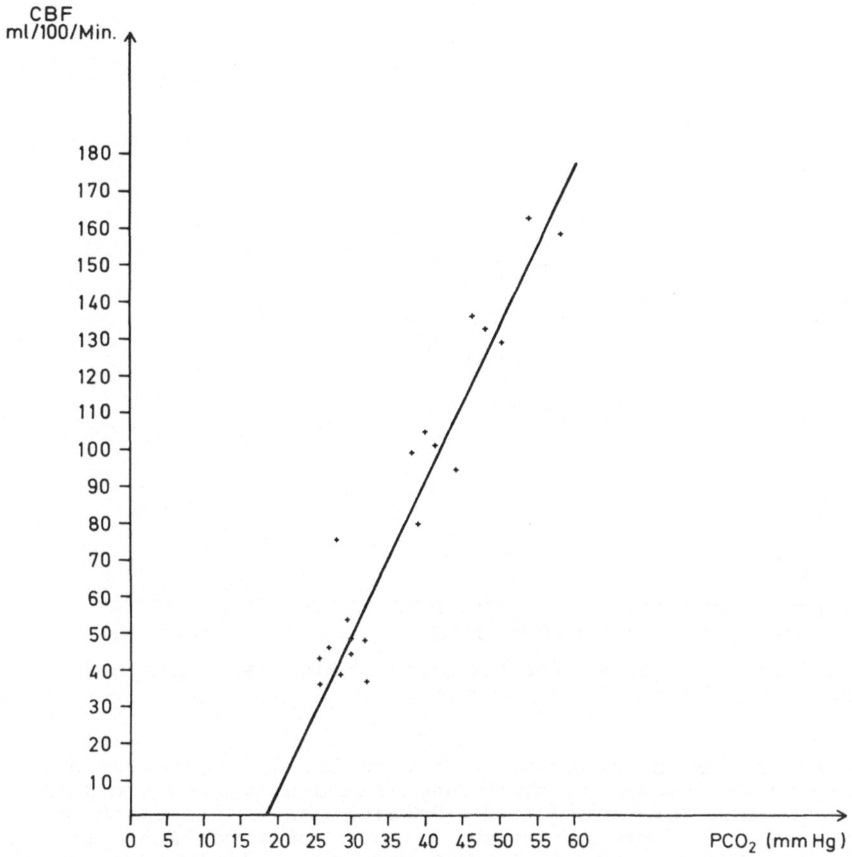

Abb. 5. Die Hirndurchblutung als Funktion des arteriellen PCO_2 in N_2O-Halothane-Narkose

den von uns bestimmten Durchblutungswerten zeigt für alle Hirnsubstanzanteile in der eigenen Untersuchungsreihe um 10 bis 15 % höhere Meßergebnisse. Diese Differenz ist im wesentlichen auf die Durchführung der
Untersuchung in Allgemeinnarkose unter Verwendung von Halothane zurückzuführen, wie an anderer Stelle ausführlich dargelegt (9,11). Die von
einigen Autoren vorgenommene zusätzliche regionale Differenzierung der
cerebralen Durchblutungswerte sind in Bezug auf die interregionären
und interindividuellen Unterschiede durch unsere Untersuchungsergebnisse bestätigt (13,24,27).

Die Meßungenauigkeiten bei der intraarteriellen Isotopen-Clearance-
Methode wurde von uns und anderen Autoren übereinstimmend aus der Standardabweichung der Differenz zweier aufeinanderfolgender Hirndurchblutungsmessungen bestimmt. Als Maß für den Meßfehler dient der aus der
Standardabweichung der Differenz berrechnete Variationskoeffizient. Die
Prozentwerte für den Meßfehler der eigenen Untersuchungsreihe liegen
größenordnungsmäßig im Bereich der bisher veröffentlichten Meßfehler-
berechnungen. Nach diesen liegt der Meßfehler für die Durchblutung der
grauen Substanz zwischen 5,3 und 12,2 %, für die Durchblutung der weis-
sen Substanz zwischen 5,1 und 13,6 % und für die mittlere Gesamtdurchblutung (stochastische Analyse) zwischen 4,6 und 13,8 % (12,17,19).

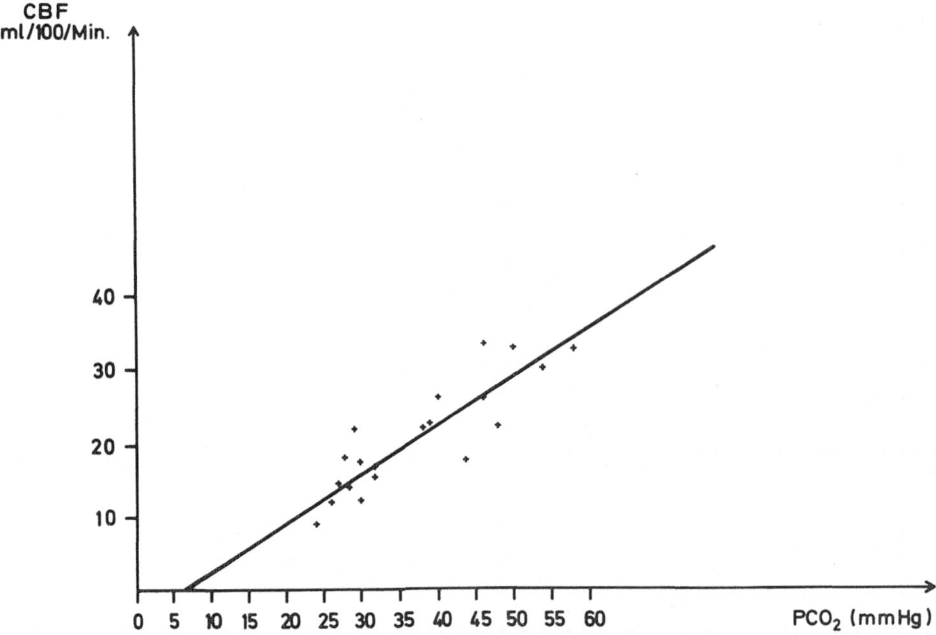

Abb. 6. Die Durchblutung der weißen Gehirnsubstanz als Funktion des arteriellen PCO$_2$ in N$_2$O-Halothane-Narkose

Nach den eigenen Untersuchungsbefunden besteht für die Beziehung apCO$_2$-CBF in N$_2$O-Halothane-Narkose bei normotonen Blutdruckwerten ein lineares Verhältnis in einem arteriellen CO$_2$-Bereich von 20 bis 60 mm Hg. Diese Befunde stehen in Übereinstimmung mit den zuvor von ALEXANDER et al. (2,3), CHRISTENSEN et al. (7) und WOLLMAN et al. (26) mitgeteilten Untersuchungsergebnissen.

Summary

Normal values of regional cerebral blood flow were estimated in 22 healthy volunteers, using the intra-arterial [133]Xenon clearance method and the multidetector equipment of Siemens. The equipment guarantees:

1. non-overlapping measurement in ten areas evenly distributed over a cerebral hemisphere.

2. accurate assignment of cerebral blood flow reading to the cylindrically shaped measurement spaces within a cerebral hemisphere, the size, position and blood supply of which are precisely determinable.

In order to exclude psychic factors and to maintain a steady state over a period of 30 minutes (double experiments), the examinations were carried out in flat nitrous oxide-halothane analgesia. rCBF values were calculated by a computer program which, by compartmental-analysis, delivers regional values for perfusion of gray matter (Fg), perfusion of white matter (Fw), the relative weight of gray matter in the measurement area (Wg) and the weighted mean flow value for the region (F). Moreover, the program gives the regional average CBF for a period of ten minutes and to infinity by the stochastic analysis (F_{10},F). The results were:

1. Total average flow value (ml/100 gm per minute):
   Fg = 106,5, SE 20,6; Fw = 24,4, SE 4,5; F comp. = 63,1, SE 12,9;
   F stoch. = 56,5, SE 11,5. ($PaCO_2$ = 40,0, PaO_2 = 113,2, MABP = 100,7
   mm Hg).

2. Normal values of regional cerebral blood flow varied considerably in
   the 22 persons, whereas the intra-individual rCBF changes of repeated tests at an interval of 15 minutes turned out to be very low
   (± 5%).

3. Interregional differences in CBF and in the distribution of gray
   and white matter were found which achieved statistical significance.

4. The perfusion of gray matter (Fg) was high in the precentral and
   central regions and in the region of basal ganglia, and low in the
   frontal and occipital regions. The regional weighted mean flow values (F) and the regional CBF values (F_{10},F) yielded on principle
   the same type of distribution.

5. The perfusion of white matter (Fw) was rather uniform. Only in the
   frontobasal region was it less perfused than elsewhere in the hemisphere.

6. The regional distribution of the gray matter was well shown by this
   method, with high values in the region of basal ganglia (55 %), low
   values over the corpus callosum and corona radiata (44 % to 46 %)
   and intermediate values in the rest of regions (50 % to 52 %).

Literatur

1. AGNOLI,A., FIESCHI,C., PRENCIPE,M., PISTOLESE,G.R., CITONE,G.,
   FARAGLIA,V., SEMPREBENE,L. und FIORANI,P.: rCBF studies during
   carotid surgery. In: "Brain and Blood Flow". Pitman Medical, London 346 (1971).

2. ALEXANDER,S.C., WOLLMAN,H., COHEN,P.J., CHASE,P.E., MELMAN,E. und
   DRIPPS,R.D.: Cerebral blood flow and metabolism during Halothane
   anaesthesia. In man.Fed.Proc. 22, 187 (1963).

3. ALEXANDER,S.C., WOLLMAN,H., COHEN,P.J., CHASE,P.E. und BEHAR,M.:
   cerebrovascular response to $apCO_2$ during Halothane anaesthesia in
   man. J.Appl.Physiol. 19, 561 (1964).

4. BOYSEN,G.: Cerebral blood flow measurement as a safeguard during
   carotid endarterectomy. Stroke 2, 1 (1969).

5. BROCK,M., HADJIDIMOS,A.A., SCHÜRMANN,K., ELLGER,M. und FISCHER,F.:
   Regional cerebral blood flow in cases of brain tumor. In: "Cerebral
   Blood Flow". Herausg. M.BROCK, C.FIESCHI, D.H.INGVAR, N.A.LASSEN
   und K.SCHÜRMANN, Berlin: Springer-Verlag 1969.

6. CHRISTENSEN,M.S., HØEDT-RASMUSSEN,K. und LASSEN,N.A.: The cerebral
   blood flow during Halothane anaesthesia. Acta Neurol.Scand.Suppl.
   14, 152 (1965).

7. CHRISTENSEN,M.S., HØEDT-Rasmussen,K. und LASSEN,N.A.: Cerebral vaso-
   dilation by Halothane anaesthesia in man and its potentiation by
   hypotension and hypercapnia. Brit.J.Anaesth. 39, 927 (1967).

8. FIESCHI,C., AGNOLI,A., BATTISTINI,N. und BOZZAO,L.: Regional cere-

bral blood flow in patients with brain infarcts: a study with the 85 Kr clearance technique. Arch.Neurol. $\underline{15}$, 653 (1966).

9. HERRSCHAFT,H. und SCHMIDT,H.: Die quantitative Messung der örtlichen Hirndurchblutung in Allgemeinnarkose unter Normo-, Hypo- und Hyperkapnie. Der Anaesthesist, im Druck.

10. HERRSCHAFT,H. und GLEIM,F.: Relationship between circulation time and regional blood flow in cerebral vascular disease. Neurocardiology $\underline{3}$, 199 (1972).

11. HERRSCHAFT,H., SCHMIDT,H., DUUS,P.: CBF in man under general anaesthesia with regard to several narcotics. European Neurology $\underline{6}$, 373 (1972).

12. HØEDT-Rasmussen,K.: Regional cerebral blood flow: The intra-arterial injection-method. Acta Neurol.Scand. 43, Suppl. $\underline{27}$, 1 (1967).

13. INGVAR,D.H., CRONQVIST,S., EKBERG,R., RISBERG,J. und HØEDT-Rasmussen,K.: Normal values of regional cerebral blood flow in man, including flow and weight estimates of gray and white matter. Acta Neurol.Scand. $\underline{14}$, 72 (1965).

14. INGVAR,D.H. und RISBERG,J.: Increase of regional cerebral blood flow during mental effort in normals and in patients with focal brain disorders. Exp. Brain Res. $\underline{3}$, 195 (1967).

15. KETY,S.S.: Circulation and metabolism of the human brain in health and disease. Amer.J.Med. $\underline{8}$, 205 (1950).

16. LADEGAARD-PEDERSEN,H.J., BOYSEN,G., HENRIKSEN,H. und ENGELL,H.C.: Relation of regional cerebral blood flow to distal internal carotid artery pressure during clamping of the carotid artery. In: "Brain and Blood Flow". Pitman Medical, London, 336 (1971).

17. LASSEN,N.A., HØEDT-RASMUSSEN,K., SØRENSEN,S.C., SKINHØJ,E., CRONQVIST,S., BODFORSS,B., ENG,E., INGVAR,D.H.: Regional cerebral blood flow in man determined by krypton ^{85}. Neurology $\underline{13}$, 719 (1963).

18. MC HENRY,L.C., SLOCUM,H.C., BIVENS,H.E., MAYES,H.A., HAYES,G.J.: Hyperventilation in awake and anaesthetized man. Effects on cerebral blood flow and cerebral metabolism. Arch.Neurol.Vol. $\underline{12}$, 270 (1965).

19. MC HENRY,L.C., JAFFE,M.E. und GOLDBERG,H.I.: Regional cerebral blood flow measurement with small probes. I. Evaluation of the method. Neurology (Minniap.) $\underline{19}$, 1198 (1969).

20. PALVÖLGYI,R.: Paradoxical rCBF reactions in intracranial tumors. In: "Cerebral Blood Flow". Herausg. M. BROCK, C.FIESCHI, D.H. INGVAR, N.A. LASSEN und K.SCHÜRMANN, Berlin: Springer-Verlag, 176 (1969).

21. SVEINSDOTTIR,E.: Clearance curves of Kr^{85} or Xe^{133} considered as a sum of monoexponential outwash functions. Acta Neurol.Scand. Suppl. $\underline{14}$, 69 (1965).

22. SVEINSDOTTIR,E., THORLÖF,P., RISBERG,J., INGVAR,D.H. und LASSEN,N.A.: Calculation of regional cerebral blood flow (rCBF): Initial-slope-index compared to heigh-over-total-area values. In: "Brain and Blood Flow". Pitman Medical, London, 85 (1971).

23. VOGEL,H., HAKIM,A. und PFLÜGER,G.: Rückatmung bei Verwendung von
    Ruben-Ventilen. Anaesthesist 18, 247 (1969).

24. WILKINSON,I.M.S., BULL,J.W.D., DU BOULAY,G.H., MARSHALL,J., ROSS
    RUSSELL,R.W., SYMON,L.: Regional blood flow in the normal cerebral
    hemisphere. J.Neurol.Neurosurg.Psychiatr. 32, 367 (1969).

25. WILKINSON,I.M.S., BROWNE,D.R.G.: The influence of anaesthesia and
    of arterial hypocapnia on regional blood flow in the normal human
    cerebral hemisphere. Brit.J.Anaesth. 42, 472 (1970).

26. WOLLMAN,H., ALEXANDER,S.C., COHEN,P.J., SMITH,T.C., CHASE,P.E.,
    van der MOLEN,R.A.: Cerebral circulation during general anaesthesia
    and hyperventilation in man. Thiopental induction to nitrous oxide
    and d-tubocurarine. Anaesthesiology 26, 3, 329 (1965).

27. ZINGESSER,L.H., SCHECHTER,M.M., DEXTER,J., KATZMAN,R. und SCHEIN-
    BERG,L.C.: Regional cerebral blood flow in patients with subarach-
    noid hemorrhage. Acta Radiol.Diagn.Vol. 6, 573 (1969).

Vortrag Nr. 21

UNTERSUCHUNGEN ZUR WIRKUNG VON HYPOXIE UND HYPEROXIE AUF DIE GEFÄSSE DES AUGENHINTERGRUNDES IN NARKOSE

Von W. Hauck und F. Hoffmann

Die Steuerung der cerebralen Zirkulation soll durch den Blut-CO_2-Spiegel, das pH der Cerebrospinalflüssigkeit oder den O_2-Druck des Hirngewebes ebenso erfolgen können wie durch Drosseln des regionalen Blutzustromes oder Senkung des systemischen Blutdruckes. In diesem Zusammenhang ist die Wirkung einer direkten Veränderung des arteriellen Sauerstoffpartialdruckes auf die retinale bzw. cerebrale Gefäßbahn von besonderem Interesse. Frühere Untersuchungen zur retinalen Zirkulation unter Halothaneapplikation (HAUCK, 1972) und mit CO_2-Atmung (HOFFMANN, 1972) in der klinischen Narkosepraxis haben uns ermutigt, zwei Versuchsreihen mit kurzfristiger Hypoxie und Hyperoxie unter ähnlichen Versuchsbedingungen anzustellen.

Material und Methode

Bei je 9 herz- und kreislaufgesunden Patienten wurden jeweils 2 Fluoreszenzangiographien im Liegen durchgeführt (Abb. 1). Die Narkoseeinlei-

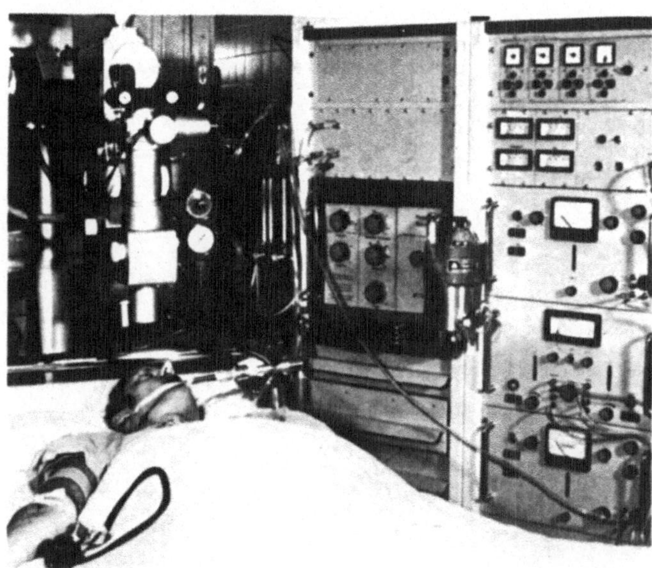

Abb. 1. Versuchsanordnung zur Fundusangiographie: Die Zeisskamera ist über das re. Auge des intubierten, spiromatbeatmeten Patienten montiert, URAS, Oxy- und Narkometer sind an die Exspiration angeschlossen

tung und die Narkoseführung waren in allen Fällen identisch. 30 - 40 min. nach Prämedikation mit 0,5 mg Atropin, 50 mg Dolantin und 50 mg Atosil wurden die Patienten mit 4 mg Penthotal, 1 mg Pantolax und 0,2 mg Alloferin pro kg Körpergewicht anästhesiert und relaxiert. Die Be-

atmung erfolgte mit einem Narkosespiromaten von Dräger nach dem Eng-
ström-Nomogramm bei einem Gasstrom von O,6 zu 1,8 1 O_2/N_2O und einer
Halothanedosierung von O,9 Vol %.

Etwa 10 min. nach Intubation wurde die erste Fluoreszein-Injektion in
die re. Cubitalvene vorgenommen und bei Injektionsende mit der über
das re. Auge des Patienten montierten Zeiss-Fundus-Kamera ein Foto ge-
schossen. 8 sec. später wurde die erste angiographische Fotoserie von
ca. 30 Aufnahmen angeschlossen. Die Auslösung des elektronischen Blitzes
und der Aufnahme erfolgte mittels einer zusätzlichen Adaptation puls-
wellensynchron durch die R-Zacke des Patienten-EKG's (Abb. 2).

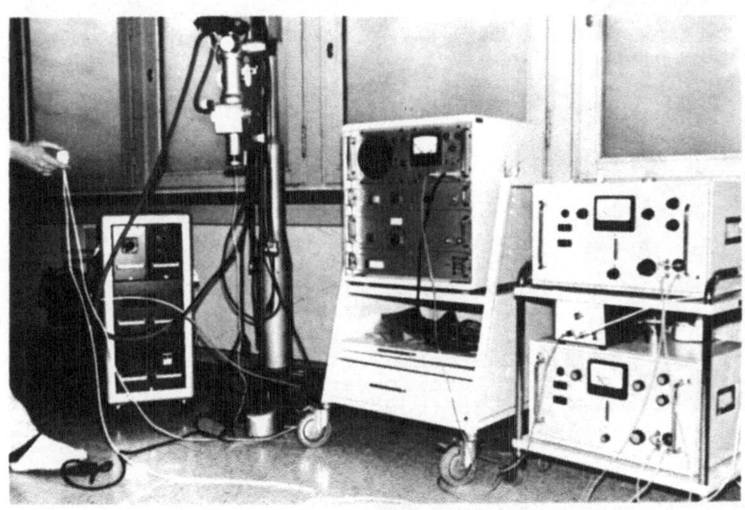

Abb. 2. Die Triggerung der Kamera erfolgt durch die R-Zacke des Patienten-EKG's. Die Automatik kann so geschaltet werden, daß wahlweise nur
jede 2., 3. oder 4. Herzaktion den Elektronenblitz auslöst. Die erste
Aufnahme erfolgt mittels Fußschalter

Nach Abschluß dieser Serie wurden die Patienten der ersten Versuchsreihe 3 - 4 min. mit einem Gemisch von reinem Sauerstoff und Halothane
und die der 2. Versuchsreihe mit einem Gemisch von 10 % Sauerstoff in
Lachgas und Halothane ohne Veränderung der Ventilationsgrößen weiter
beatmet, wobei URAS, Narko- und Oxymeter an die Exspirationsluft angeschlossen waren. Dann erneute Injektion und II. Serie.
Blutdruck, Puls und EKG-Kurven wurden laufend verfolgt. Am Ende jeder
Angiographie-Serie wurde arteriell Blut aus der Arteria femoralis zur
Blutgasanalyse entnommen. Die Hypoxiepatienten wurden danach kurzdau-
ernd mit reinem O_2 beatmet. Der zeitliche Abstand der einzelnen Bil-
der ließ sich durch eine auf jede Aufnahme eingeblendete Uhr registrie-
ren. Die Ausmessung des inneren Lumens der Netzhautgefäße erfolgte mit
einem Nonius aus ca. 25facher Vergrößerung der Fotographie (Abb. 3a u.
3b).

Sofort anschließend an diese Versuchsanordnung wurden die Patienten
auf dem OP-Tisch und die verschiedenen urologischen, HNO-, Augen-
und kieferchirurgischen Eingriffe begonnen. Am Vortag der Untersuchung
waren die Patienten und der Operateur um ihr Einverständnis gebeten
worden.

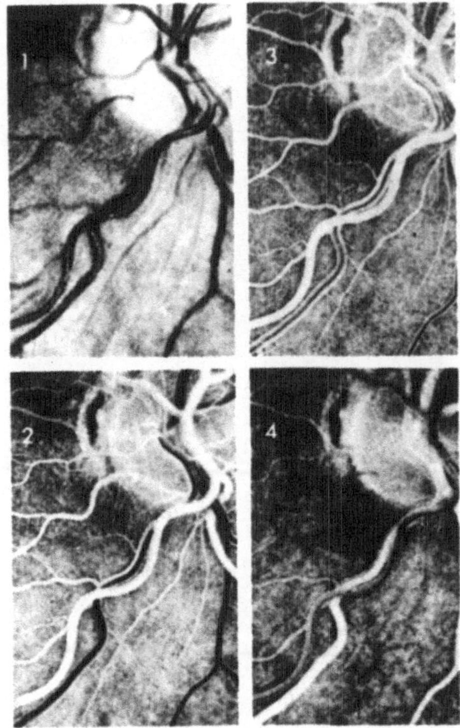

Abb. 3a. Die 4 Phasen der Fundusangiographie mit Fluoreszein an der
Papille:
1. Injektionsbeginn
2. Arterielle Phase
3. Arterio-venöse Phase
4. Spätvenöse Phase

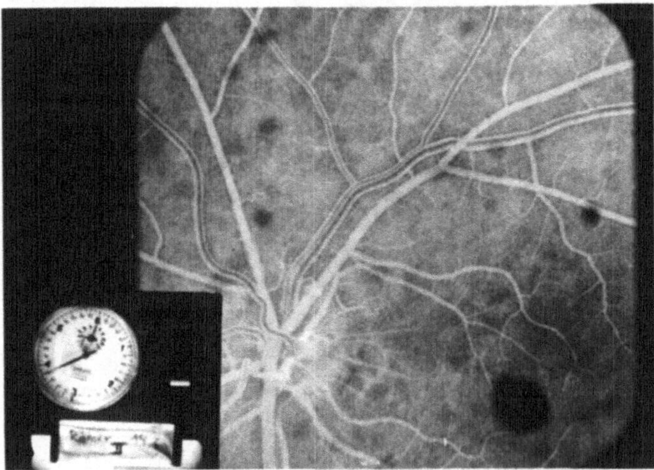

Abb. 3b. Arterio-venöse Phase mit Aufnahmenummer, Namensschild und
neuer Sekundenuhr

Ergebnisse

Auf eine Kasuistik wird bei unserer hiesigen Auswertung bewußt verzichtet.

Die Tabelle 1 (Abb. 4) zeigt die Werte der H y p o x i e - G r u p p e.

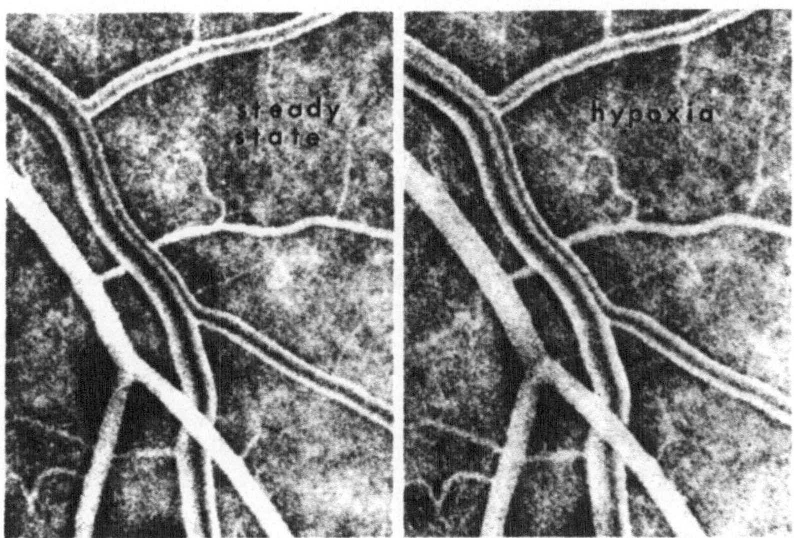

Abb. 4. Gegenüberstellung des gleichen Gefäßausschnittes mit identischer Vergrößerung bei Normoxie und Hypoxie und konstantem $PaCO_2$

Tabelle 1

O_2-Mangel (n = 9)	I Steady State Mittelwert ±Standardabweichung	II Hypoxie	%Abweichung II gegen I	P
Alter (Jahre)	35 ± 9			
Gewicht (kg)	81 ± 17			
RR syst. (mm Hg)	115 ± 13	111±14		
RR diast. (mm Hg)	76 ± 10	69± 9		
Pulsfrequenz/min.	89 ± 13	88±11		
$PaCO_2$ (mm Hg)	98 ± 30	40±10	−49%	<0,05
$PaCO_2$ (mm Hg)	35 ± 7	35± 5		
pH	7,43	7,45		
St. Bi. (mVal)	23,4	23,8		
Arterie (mm)	2,17 ± 0,35	2,32±0,32	+ 7%	<0,05
Vene (mm)	3,04 ± 0,64	3,18±0,56	+ 5%	<0,05
AR-Zeit (sec)	13,3 ± 2,2	11,9±2,4	−11%	<0,05

In dieser Gruppe lag das Alter zwischen 23 und 44 Jahren, das Gewicht zwischen 55 und 101 kg (Tab. 1). Während das $PaCO_2$ in der I. Serie 89 Torr betrug, ging es in der II. Serie um − 49% auf 40 Torr zurück, das

$PaCO_2$ ließ sich mit 35 Torr in I und II konstant halten, ebenso wie
das pH mit 7,43 und 7,45. Die Kreislaufwerte waren bei Vergleich der
Serie I und II kaum verändert. Der arterielle Blutdruck betrug systolisch 115 und 111, diastolisch 76 und 69 mmHg, die Pulsfrequenz 89 und
88 Schläge pro Minute. Auch bei dieser Versuchsanordnung konnten signifikante Gefäß-Lumen-Veränderungen beobachtet werden. Der mittlere
Arteriendurchmesser berbreiterte sich von 2,17 mm um 7 % auf 2,32 mm,
wodurch das p kleiner als 0,05 % wird. Die Venenlumina verbreiterten
sich von 3,04 auf 3,18 mm um 5 %, ebenfalls ein p kleiner als 0,05,
und die Arm-Retina-Zeit verminderte sich von 13,3 sec bei Normoxie,
auf 11,9 bei Hypoxie, was einer Verkürzung um 11 % entspricht und wiederum durch ein p von weniger als 0,05 ausgewiesen ist.

Die Tabelle 2 (Abb. 5) zeigt die Mittelwerte der V e r s u c h s -
r e i h e   H y p e r o x i e.

Tabelle 2

O_2-Atmung (n = 9)	I Steady State Mittelwert ±Standardabweichung	II Hyperoxie	%Abweichung II gegen I	P
Alter (Jahre)	42 ± 20			
Gewicht (kg)	73 ± 23			
RR syst. (mm Hg)	138 ± 32	136 ± 34		
RR diast.(mm Hg)	76 ± 16	79 ± 11		
Pulsfrequenz/min	101 ± 15	97 ± 13		
PaO_2 (mm Hg)	111 ± 69	289 ±111	>100%	<1%
$PaCO_2$ (mm Hg)	40,7± 7,7	37,5±8,5		
pH	7,41	7,45		
St.Bi.(mVal)	24,4	24,9		
Arterie (mm)	1,79± 0,26	1,70±0,30	− 5%	<1%
Vene (mm)	2,40± 0,65	2,21±0,74	−7,9%	<1%
AR-Zeit (sec)	9,6 ± 1,6	8,9 ±1,9		

In dieser Patientengruppe schwankte das Alter zwischen 27 und 62 Jahren,
das Gewicht zwischen 50 und 82 kg (Tab. 2). Während bei der I. Angiographie-Serie das $PaCO_2$ 111 und bei der II. 289 Torr betrug, das entsprach einer Zunahme von mehr als 100 %, ließen sich das $PaCO_2$ mit
40,7 Torr in der I. und 37,5 Torr in der II. Serie ebenso wie das pH
mit 7,41 und 7,45 nicht ganz konstant halten. Systolischer und diastolischer Blutdruck waren mit 138/136 und 76/79 mmHg kaum verändert. Die
Pulsfrequenz betrug in der ersten Serie 101 und in der zweiten 97 Schläge pro Minute. Die Ausmessung des inneren Arterienlumens ergab mit 1,79
zu 1,70 mm eine Abweichung von - 5 % und ein p, das kleiner war als
1 %. Bei den Venen änderte sich das innere Lumen von 2,40 auf 2,21 mm,
das entsprach einer Verminderung von 7,9 % und einem p von ebenfalls
weniger als 1 %. Die Arm-Retina-Zeit in der Serie I betrug 9,6, in der
II. 8,9 sec. und war nicht signifikant verändert.

Diskussion

Bei Betrachtung unserer Einzelversuchsergebnisse sind trotz starker
individueller Streuung und auch bei Fällen mit nicht identischem $PaCO_2$

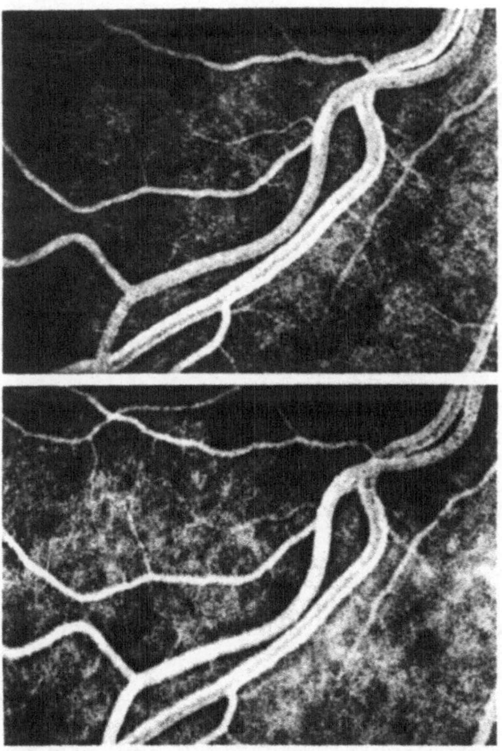

Abb. 5. Gegenüberstellung des gleichen Gefäßausschnittes mit identischer Vergrößerung bei Normoxie und Hyperoxie

die dargestellten Befunde im Einzelfall zu erkennen. Die Vergleichbarkeit des $PaCO_2$ war eine der Schwierigkeiten bei Durchführung der Versuche, was uns anfangs gelegentlich zur URAS-gesteuerten Änderung des Atem-Minuten-Volumens und des inspiratorischen Drucks veranlaßte. Aus den deutlichen Einzeltendenzen ließ sich jedoch die Berechtigung herleiten, der Übersichtlichkeit halber die Mittelwerte von zwei Kollektiven mit je 9 Patienten zu berechnen.

Unseres Wissens wird die Fluoreszenz-Angiographie in der klinischen Anaesthesie zur Beurteilung von Ventilations- und Narkosewirkung auf die retinale Strombahn bisher nicht angewendet. Darum haben frühere und histologische Untersuchungen auch bei Gefäßlumenbeurteilung häufig nur die Erythrozytensäule und nicht den Plasmarandstrom berücksichtigt. Die Sauerstoffmangelatmung ist ebenso wie die reine Sauerstoffatmung jedoch in vielfacher Hinsicht seit Jahrzehnten untersucht (PICHOTKA, 1957).

Aus den experimentellen und klinischen Ergebnissen der letzten Jahre läßt sich für viele Organe ein recht genaues Bild gewinnen: Die kleinen Gefäße des Fledermausflügels waren z.B. bei reiner O_2-Atmung nicht signifikant verändert und reagierten erst auf zusätzliche Halothaneapplikation mit einer leichten Erweiterung (LONGNECKER, 1972).

Der coronare Blutdurchfluß ist bei Andenhochlandbewohnern herabgesetzt, beim Anstieg von Flachlandbewohnern oder chronischer pulmonaler Obstruktions-Hypoxie jedoch bis 300 % gesteigert, wobei eine vasodilatatorische Substanz im hypoxischen Myocardgewebe diskutiert wird (GROVER, 1972).

An narkotisierten Katzen erhöhte reine O_2-Atmung den chorioidealen Gefäßwiderstand, verminderte den Blutdruck und senkte den Flow in der
Aderhaut. Erst bei CO_2-Zugabe ließ sich der Gefäßwiderstand senken und
die Durchblutung der Chorioidea stieg an (FRIEDMANN, 1972).

An der Retina konnte nachgewiesen werden, daß der O_2-bedingte Grad der
vasculären Engstellung umgekehrt proportional zur ursprünglichen Kali-
berweite sein soll (DOLLERY, 1964).

Die bei O_2-Anreicherung auftretende CO_2-Verminderung ist wiederholt
beobachtet worden. Die verstärkende vasokonstriktorische Wirkung auf
die Gefäße der Retina ist ebenso beschrieben (HADDAD, 1965), wie der
kompetitive Mechanismus von O_2-Mangel-bedingter cerebraler Vasodilatation und Hyperkapnie-bedingter Vasokonstriktion (SMITH, 1971).

Neuere Untersuchungen zur Hirndurchblutung betonen immer wieder die
Bedeutung hoher und niedriger CO_2-Spiegel und des pH der Cerebrospi-
nalflüssigkeit als Reguliergröße (RAICHLE, 1970). In diesem Zusammen-
hang konnte an Pavianen gezeigt werden, daß die auf vorübergehende
Okklusion der Arteria cerebri media folgende starke Hyperämie durch
Hyperventialtion reduziert wird (SYMON, 1972).

Bei klinischen Messungen des CBF an 10 Patienten unter Thalamonal konnten die Befunde von REIVICH bestätigt werden, daß pro Torr Anstieg des
$PaCO_2$ ein Blutflußanstieg von mindestens 1 ml/100 g/min zu verzeichnen
ist (SARI, 1972).

Im Hundeversuch stiegen bei einem mittleren $PaCO_2$ von 87 Torr der Druck
der Cerebrospinalflüssigkeit und der Hirnoberfläche stark an. Bei anschließender Hyperventilation mit reinem O_2 fiel jedoch nur der Druck
der Cerebrospinalflüssigkeit, während das Hirnödem fortbestand (SCHET-
TINI, 1972).

Bei neuen Versuchen mit drei freiwilligen wachen Versuchspersonen während 10%iger O_2-Mangelatmung schien die Größe der cerebralen gefäßer-
weiternden Antwort weitgehend vom gleichzeitigen $PaCO_2$ abhängig. Bei
$PaCO_2$ um 40 Torr und Normocarbie stieg der cerebrale Blutfluß auf 135%
des Ausgangswertes an. Er fiel auf 109 % ab, als die Versuchspersonen
durch Hyperventilation ein $PaCO_2$ von 27 Torr hatte (SHAPIRO, 1970).

Unsere vorliegende Resultate sind mit solchen Mitteilungen weitgehend
in Einklang zu bringen. Sie stimmen mit der Erkenntnis der medizinischen Physiologie überein, daß hohe O_2-Spannungen mit mäßiger Vasokonstriktion und niedrige O_2-Spannungen mit deutlicher Vasodilatation im
Gehirn verbunden sind (GANONG, 1972). Bei Hyperoxie fanden wir eine
signifikante arterielle und venöse Konstriktion und bei O_2-Mangel eine
signifikante arterielle und venöse Vasodilatation.

Während die Arm-Retina-Zeit bei Hyperoxie wenig verändert war, zeigte
sie sich bei Hypoxie und Vasodilatation deutlich verkürzt.

Unsere Groß-Kreislauf-Werte sind auffallenderweise kaum verändert. Systolischer und diastolischer Blutdruck, Pulsfrequenz und EKG waren fast
gleichbleibend.
Die signifikant verkürzte Arm-Retina-Zeit der Hypoxiephase ohne signifikante Steigerung der Pulsfrequenz ist dabei eine erstaunliche Beobachtung. Wir würden mit THRON die Ursache dafür in einer vermehrten
Muskeldurchblutung und in einer Steigerung des Venentonus mit Erhöhung
des venösen Rückflusses sehen. Dadurch kann es zur Schlagvolumenver-
mehrung gekommen sein.

Zur weiteren Erklärung können die kurze Dauer der Versuchsbedingungen, das Fehlen von organischer Vorschädigung der Patienten und die phenothiazinhaltige Pramedikation (MAROSKE, 1971) sowie die Narkose angeführt werden.

Abschließend läßt sich feststellen, daß unsere am Augenhintergrund gewonnenen Ergebnisse sich gut mit den anderswo bei Messung der Hirndurchblutung erzielten Resultaten decken und unsere Annahme bestätigen, durch die Fundusangiographie Fragen der täglichen Narkosepraxis klären zu können.

<u>Literatur</u>

1. DOLLERY,C.T., HILL,D.W., MAILER,C.M., RAMALHO,P.S.: High oxygen pressure and retinal blood vessels, Lancet <u>2</u>, 291 (1964).

2. FRIEDMANN,E., CHANDRA,S.R.: Choroideal blood flow. Effects of oxygen and carbon dioxide. Arch.Opht. <u>87</u>, 70 (1972).

3. GANONG,W.F.: Medizinische Physiologie, 2.Aufl. Berlin-Heidelberg-New York: Springer 1972.

4. GROVER,R.F., ALEXANDER,J.K.: Cardiac performance and the coronary circulation of man in chronic hypoxia, Cardiol. (Basel) <u>56</u>, 197 (1972).

5. HADDAD,H.M., LEOPOLD,J.H.: Effect of hyperbaric oxygenation on microcirculation: use in therapy of retinal vascular disorders. Invest. Opht. <u>4</u>, 1141 (1965).

6. HAUCK,W., HOFFMANN,F.: Fluoreszenzangiographie der Retina bei Halothane-Narkose, Anaesthesist <u>22</u>, Heft 9, -im Druck- (1972).

7. HOFFMANN,W., HAUCK,W.: Untersuchungen zur CO_2-Wirkung auf die retinale Gefäßbahn, Klin. Mbl. Augenheilk. <u>163</u>, Heft 10 - im Druck - (1972).

8. LONGNECKER,D.E., HARNS,P.D.: Dilatation of small arteries and veins in the bat during Halothane Anaesthesia, Anaesthesiology <u>37</u>, 423 (1972).

9. MAROSKE,D., OEHMIG,H., ARNDT,Ch.: Wirkung von Triflupromazin, Dimenhydrinat und Fluphenazin auf den Kreislauf bei gesteuerter Hypoxie und periodischen elektrischen Vagusreizungen in Narkose, Prakt. An. Wiederbel. <u>6</u>, 40 (1971).

10. MILLER,J.D., BAKER,J.: Thalamonal and cerebral circulation, Brit. J.Anaesth. <u>44</u>, 991 (1972).

11. PICHOTKA,J.: In Hdb. d. Allg. Pathologie, Der Stoffwechsel, Bd. IV, Berlin-Göttigen-Heidelberg: Springer 1957.

12. RAICHLE,M.E., POSNER,J.B., PLUM,F.: Cerebral blood flow during and after hyperventilation, Arch. Neurol. <u>23</u>, 394 (1970).

13. SARI,A., OKUDA,Y., TAKASHITA,H.: The effects of Thalamonal on cerebral circulation and oxygen consumption in man, Brit.J.Anaesth. <u>44</u>, 330 (1972).

14. SCHETTINI,A., Mc.KAY,L., MAHIG,J., MODELL,H.: The response of brain surface pressure to hypocapnic hypoxia and hyperventilation, Anaesthesiology $\underline{36}$, 4 (1972).

15. SHAPIRO,W., WASSERMAN,A.J., BAKER,J.P., PATTERSON,I.L.: Cerebrovascular response to acute hypocapnic and eucapnic hypoxia, J.Clin. Invest. $\underline{49}$, 2362 (1970).

16. SIEGENTHALER,W.: Klinische Pathophysiologie, 2. Aufl., Stuttgart, Thieme 1973.

17. SMITH,A.L., NEUFELD,G.R., OMINSKY,A.J., WOLLMANN,H.: Effect of arterial CO_2 tension on cerebral blood flow, mean transit time and vascular volume, J.Appl.Physiol. $\underline{31}$, 701 (1971).

18. SYMON,L., GANZ,J.C., DORSCH,N.W.C.: Experimental studies of hyperaemic phenomena in the cerebral circulation of primates, Brain $\underline{95}$, 265 (1972).

19. THRON,H.L.: Institut Klinische Physiologie FU Berlin, persönl. Mitteilung.

20. WILKINS,D.G., GREENBAUM,R., GRIFFITH,H.B., CUMMINS,B.H., STADDOR, G.: Intraoperative measurements of CBF in patients undergoing surgery for cerebral aneurysm, Brit.J.Anaesth. $\underline{44}$, 904 (1972).

Vortrag Nr. 22

TIEREXPERIMENTELLE UNTERSUCHUNGEN ZUM VERHALTEN DES LIQUORDRUCKES NACH GABE INTRAVENÖS APPLIZIERBARER NARKOSEMITTEL

Von H. Pflüger

Intravenös applizierbare Narkosemittel erfreuen sich uneingeschränkter
Beliebtheit. Um einer weitgehenden Psycheschonung des Patienten nach-
zukommen, um den subjektiv als unangenehm empfundenen Geruch eines In-
halationsnarkotikums und die durch die aufgesetzte Maske bedingte Er-
stickungsangst auszuschalten, wird von der intravenösen Narkoseeinleitung bevorzugt Gebrauch gemacht. Damit wird dem Kranken der langsame,
von der Geschwindigkeit der Anflutung des Inhalats abhängige Übergang
vom Wachzustand zum Bewußtseinsschwund erspart und dermaßen verkürzt,
daß man direkt von einem "Sturz" in die Narkose sprechen kann.

Wegen der fehlenden Steuerbarkeit intravenös eingebrachter Pharmaka
versucht man grundsätzlich, mit der individuell kleinstmöglichen Dosis
auszukommen und sich mehr und mehr sogenannter kurzwirkender Mittel
zu bedienen. Die dabei auftretenden Veränderungen der Atmungs- und Kreislaufparameter sind hinreichend untersucht, und es liegen zahlreiche
Mitteilungen darüber vor. Fast unberücksichtigt blieb jedoch bisher
die Frage nach der Reaktion des intrakraniellen Druckes, obgleich man
nicht annehmen konnte, daß dieser bei den beschriebenen Beeinträchti-
gungen der Atmung und des Herz-Kreislauf-Systems nicht tangiert oder
ausgeklammert würde.

Methode

Um den Liquordruck fortlaufend aufzeichnen zu könnem, wurden in sehr
flacher Chloralose-Narkose Hunde suboccipital punktiert. Die Druckauf-
nahme erfolgte mit Hilfe eines Statham-Elementes.

Die synchrone Registrierung verschiedener Kreislaufparameter wurde
über einzelne, intravasal eingelegte Katheter vorgenommen, die Atmung
mit Hilfe eines Pneumotachographen beobachtet.

Ergebnisse

Geht man von der unterschiedlichen Reaktionsweise der Spontanatmung
aus - nämlich barbituratbedingte, zentrale Atemdepression einserseits
und Atemstimulierung mit Hyperventilation nach Propanidid andererseits -
dann glaubt man, nach den primär gemachten Beobachtungen des Liquor-
druckverhaltens im Tierversuch, einen Zusammenhang zwischen beiden Parametern konstatieren zu können.

Während Abb. 1 nach Applikation von Thiopentalnatrium die Atemdepression und den typischen Abfall des peripheren arteriellen Blutdruckes
bei gleichzeitiger Senkung des Liquordruckes repräsentiert, weist Abb.
2 in der einer Propanididgabe folgenden Hyperventilationsphase eine
passagere - .etwa die Dauer der stimulierenden Wirkung anhaltende - Liquordrucksteigerung auf.

Um einer möglichen Wechselbeziehung żwichen Liquordruckverhalten und
Atmung in weitestem Sinne nachzugehen, wurden die Aufzeichnungen erneut vorgenommen, nachdem mit Hilfe eines Succinylcholin-Dauertropfes

die Spontanatmung ausgeschaltet und die intubierten Tiere mit dem Drä-
ger-Pulmomat beatmet wurden (Abb. 3). Der Propanididinjektion folgt -

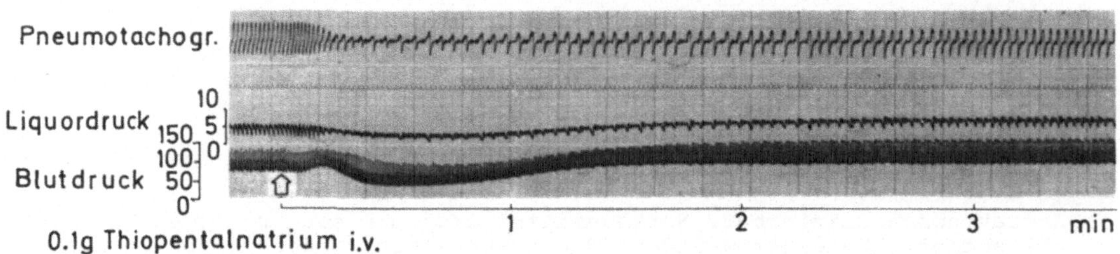

Abb. 1. Registrierung der Spontanatmung, des Liquordruckes und des
arteriellen Druckes. Reaktion auf eine einmalige Barbituratinjektion
(Pfeil)

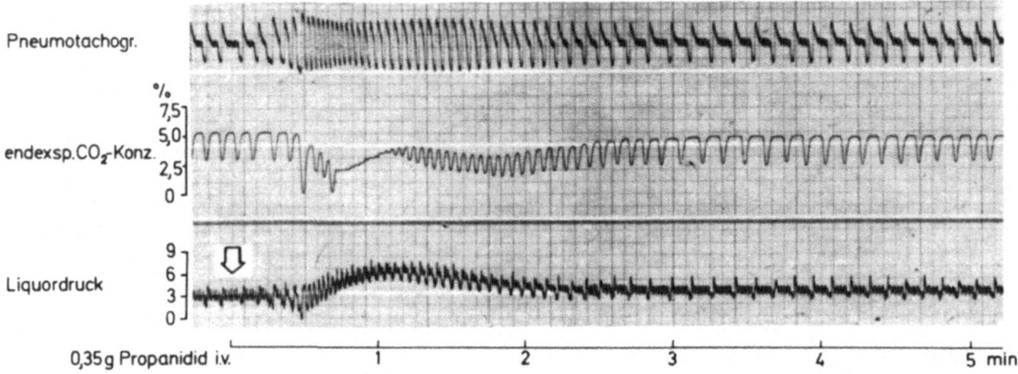

Abb. 2. Spontanatmung und Liquordruckverhalten nach intravenöser Propanididinjektion (Pfeil)

etwa wiederum für die Dauer der sonst auftretenden Hyperventilationsphase - ebenfalls ein vorübergehender Anstieg des Liquordruckes.

Da möglicherweise primär oder sekundär bedingte Reaktionen einer Hi-
staminliberation angelastet werden könnten, wurden die Tierversuche
mit ausgeschalteter Spontanatmung nach Vorgabe von Meclastin (Tavegil)
und extrem langsamer Injektionsgeschwindigkeit von Propanidid (Abb. 4)
wiederholt. Auch in diesen Fällen wurde die Propanididapplikation mit
einer vorübergehenden Liquordruckanhebung beantwortet.

Auf der Suche nach identisch reagierenden Substanzen waren uns im Zusammenhang mit der Prüfung hämodynamischer Veränderungen (7) ähnliche,
wenn nicht sogar völlig übereinstimmende Wirkungen auf einzelne Parameter aufgefallen. So kam es nach der Injektion von Methitural (Thio-
genal) ebenfalls zu einer kurzfristig anhaltenden Liquordruckerhöhung
(Abb. 5). Ob diese Reaktion auch für Thiamylal zu erwarten ist, GOLD-
BERG und Mitarbeiter (5) fanden eine solche für Kreislaufgrößen, kann
nicht gesagt werden, da uns das amerikanische Präparat nicht zugänglich
war.

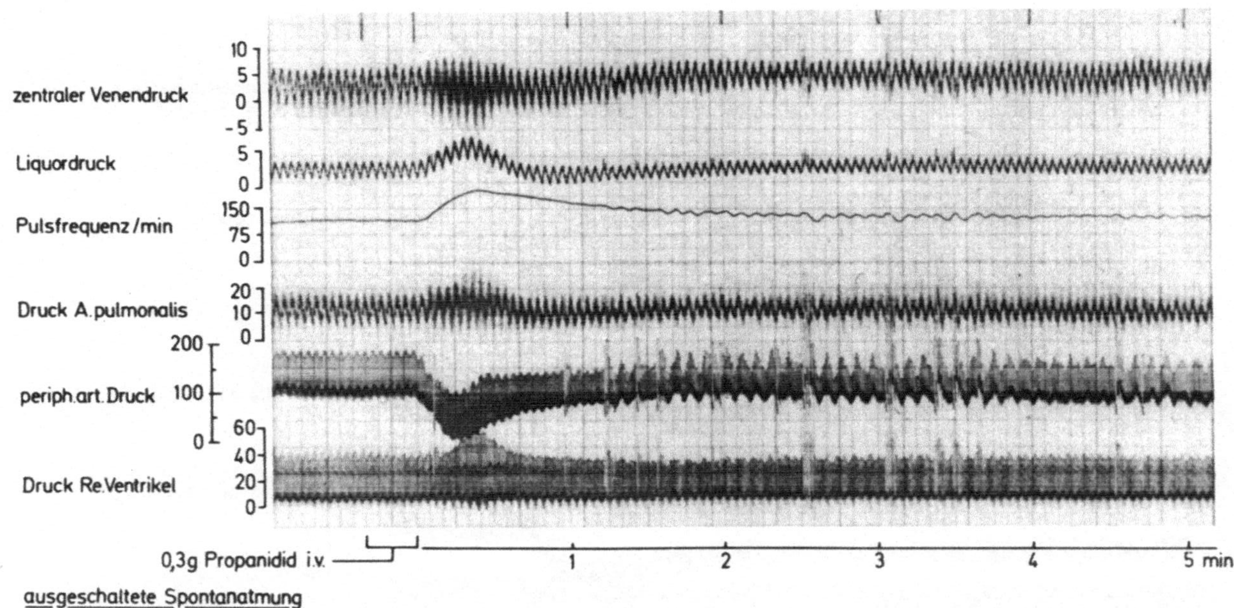

Abb. 3. Liquordruckverhalten (2. Kurve von oben) nach Propanididinjektion bei ausgeschalteter Spontanatmung (Succinylcholin und Dräger-Pulmonat-Beatmung)

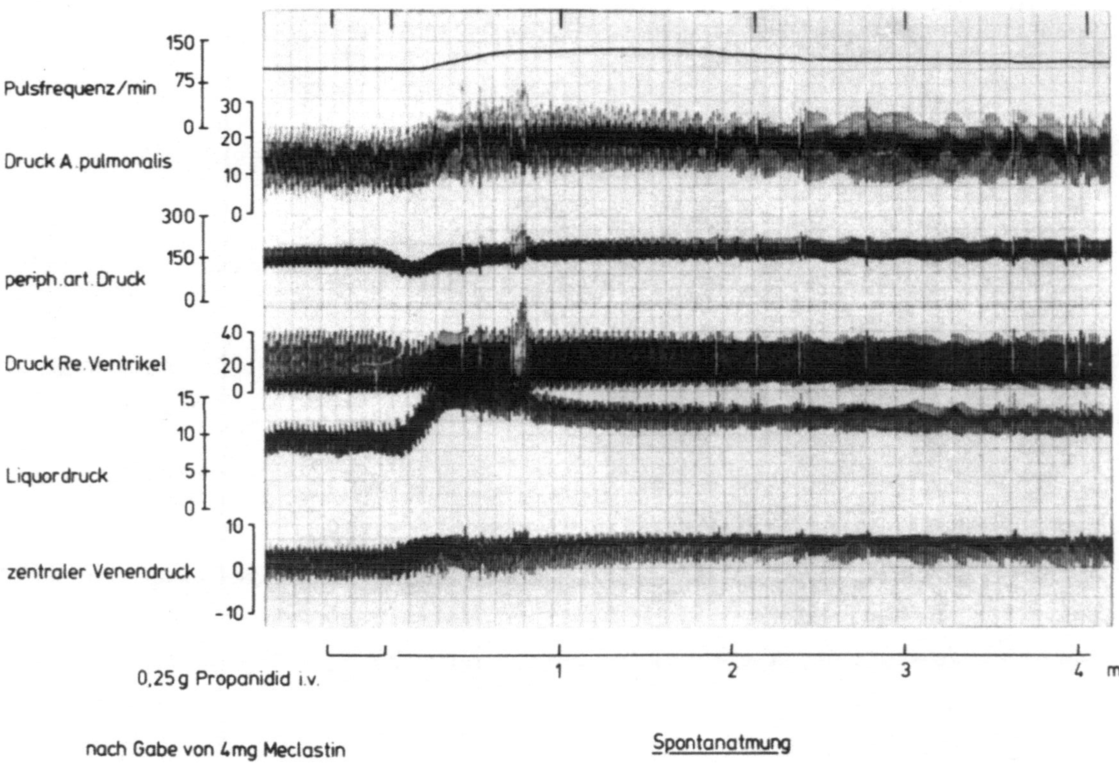

Abb. 4. Liquordruckverhalten (2. Kurve von unten) nach Propanididinjektion und Vorgabe von Meclastin

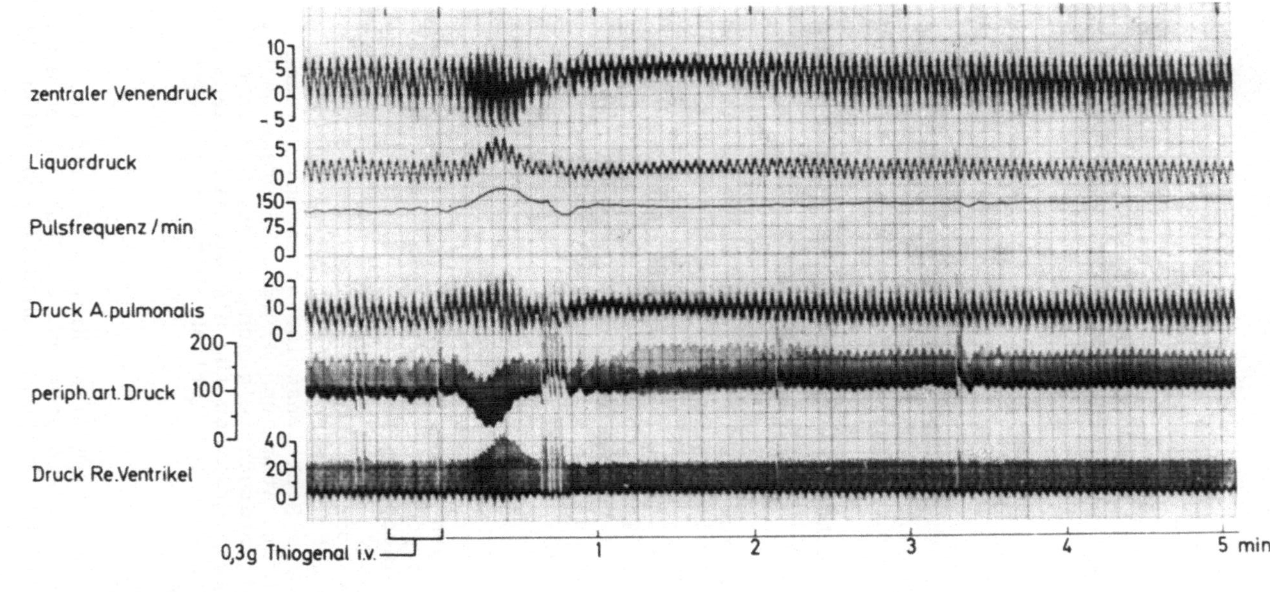

Abb. 5. Liquordruckverhalten (2. Kurve von oben) nach Methituralinjektion bei ausgeschalteter Spontanatmung (Succinylcholin und Dräger-Pulmonat-Beatmung)

Andere Barbitursäurederivate, die in die Untersuchungen mit einbezogen
wurden, verhielten sich wie das hier als Beispiel demonstrierte Thiopentalnatrium (Abb. 1) mit fallender Drucktendenz.

Schließlich haben wir noch Ketamine (Ketanest-Hydrochlorid) in die Prüfung mit einbezogen (Abb. 6). Nicht weil wir bereits veröffentlichte

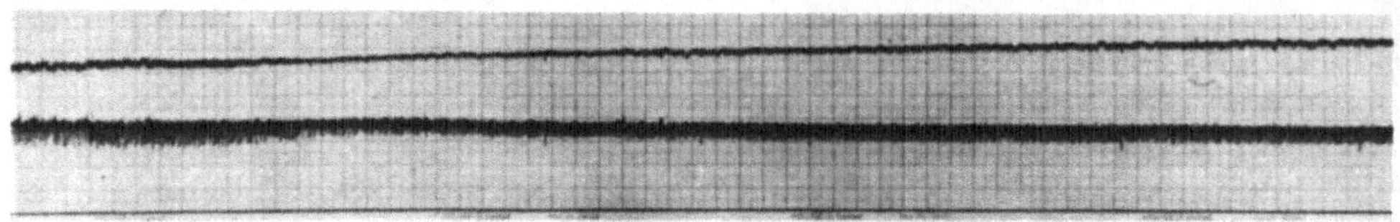

Abb. 6. Kontinuierlicher Liquordruckanstieg (obere Kurve) nach i.v.
Ketamineinjektion (Kurvenausschnitt)

Berichte (1,2,3,4,6,8,9) zur Liquordrucksteigerung unter Ketanest an-
zweifeln, sondern weil wir testen wollten, ob die Ergebnisse aus den
Tierversuchen auf den Menschen übertragbar sind. Da mit i.v. Ketaminegabe gleiche Reaktionen bei Mensch und Tier auszulösen sind, nämlich
ein kontinuierlicher, über längere Zeit anhaltender Liquordruckanstieg,
scheint die Übertragbarkeit der Ergebnisse aus den vorhergenannten
Tierversuchen mit Propanidid etc. auf den Menschen durchaus gerechtfertigt.

Diskussion

Die auf die Liquordruckveränderungen primär angenommenen Einwirkungen
der Spontanatmung, nämlich als Folge einer Hyperventilation eine Drucksteigerung und als Begleiterscheinung der barbituratbedingten Hypoventilation eine Drucksenkung, hat sich als nicht haltbar erwiesen, nachdem Versuche bei ausgeschalteter Spontanatmung nach Propanididinjektion
die gleiche Liquordruckerhöhung gezeigt haben. Auch die Vorgabe eines
Antihistaminikums ließ keine andere Reaktionsweise erkennen. Da auch
der Applikation von Methitural trotz Atem- und Blutdruckdepression keine Erniedrigung, sondern eine Liquordrucksteigerung folgt, muß angenommen werden, daß pharmakologische Ursachen für die Liquordruckanstiege
nach Propanidid- und Methituralgabe verantwortlich zu machen sind.

Schlußfolgerung

Keine Anwendung von Propanidid und Ketamine bei Krankheitsbildern, die
ohnehin mit einer Hirndrucksteigerung einhergehen, oder bei denen eine
auch nur vorübergehend provozierte Druckerhöhung absolut kontraindiziert
ist.

Literatur

1. EYRICH,K., BRACKEBUSCH,H.D. und P. SEFRIN: "Liquordruck unter Ketamin". Anaesthesie und Wiederbelebung 69, 209 (1973).

2. FESSL-ALEMANY,E., CLAR,H.E. und W. GOBIET: "Untersuchungen der intrakraniellen Druckverhältnisse des Kaninchens unter Ketamin". Anaesthesie und Wiederbelebung 69, 214 (1973).

3. GAFAROT,E.C., CRISTIA,J.C. und R.M. SALA: "Ketamina y presion del liquido cefalorraquideo". Rev. Espanola Anest. Rean. $\underline{18}$, 636 (1971).

4. GARDNER,A.E., OLSEN,B.E. und M. LICHTIGER: "cerebrospinal-fluid Pressure during Dissociative Anaesthesia with Ketamine". Anaesthesiology $\underline{35}$, 226 (1971).

5. GOLDBERG,S.J., LINDE,L.M., MOMMA,K. und A. KURRASCH: "Les barbituriques et la circulation pulmonaire". Med. et Hyg. $\underline{873}$, 648 (1969).

6. LIST,W.F. und H.F. CASCORBI: "Druckanstieg im Liquor cerebrospinalis unter Ketamin". Anaesthesie und Wiederbelebung $\underline{69}$, 218 (1973).

7. PFLÜGER,H.: "Hämodynamische Veränderungen bei intravenös applizierbaren Narkosemitteln". Fortschr. Med. $\underline{31}$, 1249 (1970).

8. TAUBE,H.-D., GOBIET,W., LIESEGANG,J. und W.J. BOCK: "Intrakranielle Druckverhältnisse unter Ketamin". Anaesthesie und Wiederbelebung $\underline{69}$, 223 (1973).

9. TSCHAKALOFF,Ch.: "Untersuchungen über das Verhalten des Hirnliquordruckes bei Ketaminnarkose im Säuglingsalter". Anaesthesie und Wiederbelebung $\underline{69}$, 228 (1973).

Vortrag Nr 23

EXPERIMENTELLE UNTERSUCHUNGEN ÜBER DEN EINFLUSS VERSCHIEDENER NARKOSEMITTEL UND NARKOSETECHNIKEN AUF DEN INTRACRANIELLEN DRUCK BEIM MENSCHEN

Von B. Niedermeier und W. Gobiet

Daß die Kenntnis der Wirkung einzelner Anaesthetica auf den intracraniellen Druck von großer Wichtigkeit ist, beweist die große Zahl von Arbeiten über dieses Thema. Hingewiesen sei nur auf MC DOWALL, ADAMS und ZATTONI.

Das Ziel unserer Untersuchungen war es, das Verhalten des intracraniellen Druckes während verschiedener Narkosen unter der Einleitung, während der Intubation, unter der anschließenden Beatmung mit Normo- oder Hyperventilation, mit positiv-negativer Druckbeatmung und bei Lagewechseln zu beobachten.

Wir untersuchten 43 neurochirurgische Patienten von 3 bis 65 Jahren. 10 von ihnen bekamen eine Neurolept-Anaesthesie, 9 eine Halothane-Narkose. 17 Patienten injizierten wir Ketamine und 7 Propanidid. Bei allen wurde der arterielle und der epidurale Druck fortlaufend gemessen. Im übrigen entsprach der Narkoseablauf während der Versuche unserer allgemein üblichen Methode.

Auf der Abb. 1 sind die Mittelwertskurven für Neurolept-Anaesthesie und Halothane aufgetragen. Der Perfusionsdruck ist errechnet. Alle Kurven weisen schon kurz nach der Einleitung leichte Veränderungen auf, beim epiduralen Druck im Sinne einer Steigerung, beim arteriellen Druck kommt es zu einem leichten Abfall. Während der Intubation steigen die Druckkurven steil an und erreichen bei der Neurolept-Anaesthesie etwas früher ihren Ausgangswert wieder als bei der Halothane-Narkose. Auffallend ist beim Halothane die Zweigipfeligkeit der epiduralen Druckkurve. Die scheint Ausdruck für die für Halothane bekannte drucksteigernde Wirkung zu sein, die bei den von uns verwandten Konzentrationen von 0,7-1 Vol% erst zu einem späteren Zeitpunkt als der Intubation voll einsetzt.

Abb. 2 zeigt 2 Originalkurven unter Neurolept-Anaesthesie. Im Gegensatz zur oberen Kurve, bei der bis zur Intubation keine wesentlichen Druckveränderungen aufgetreten sind, beobachtet man auf der unteren Kurve schon während der Narkoseeinleitung eine vorübergehende Druckerhöhung, besonders des epiduralen Druckes. In dieser Phase ließ sich die betreffende Patientin nur schwer assistiert beatmen. Der Beatmungswiderstand ließ erst nach Gabe von Succinyl nach, worauf sich auch die Druckwerte besserten.

Abb. 3 zeigt die für Ketamine und Propanidid typischen Mittelwertskurven des epiduralen Druckes. Die dazugehörende Blutdruckkurve verläuft beim Propanidid parallel, so daß man annehmen könnte, daß diese raschen intracraniellen Druckveränderungen Folge der allgemeinen Kreislaufsituation sind, d.h. daß sie dadurch zustande kommen, daß die dem Gehirn eigene Autoregulation keine Zeit hat, sich so raschen Durchblutungsveränderungen anzupassen. Daß diese Theorie nicht stimmen kann, zeigt Abb. 4. Es handelt sich um die Originalkurve eines Patienten, bei dem wir gleichzeitig den Flow in der Art. carotis interna gemessen haben. Trotz Blutdruckabfalls und -anstiegs bleibt bei genau parallel verlaufenden epiduralen Druck der Flow konstant.

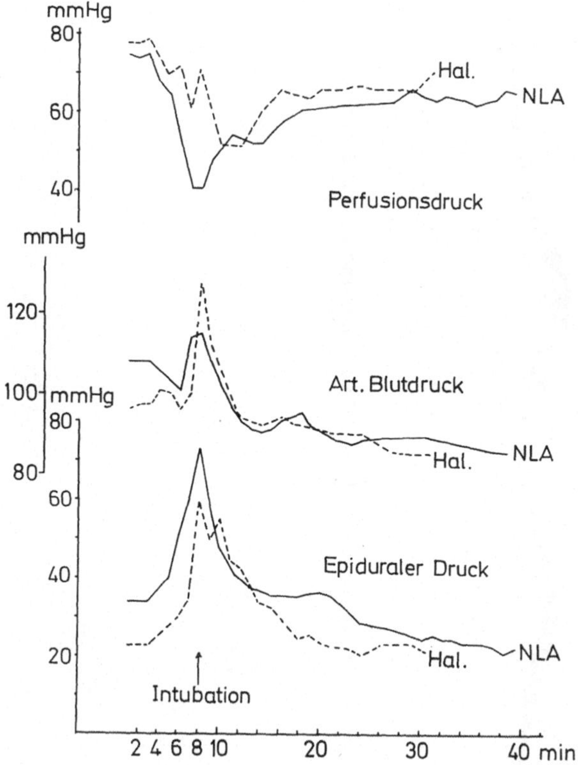

Abb. 1. Die Veränderungen von Blutdruck, epiduralem Druck und Perfusionsdruck unter Neurolept-Anaesthesie und Halothane-Narkose

Die Druckmessung unter verschiedenen Ventilationsmustern haben wir u.a.
durchgeführt, um der noch immer umstrittenen Frage nachzugehen, ob eine Beatmung mit positiv-negativem Druck einen günstigen Einfluß auf den
intracraniellen Druck ausübt oder nicht. Alle Patienten wurden zunächst
unter Kontrolle von Gasanalysen normoventiliert. In Abb. 5 sind die
Kurven mit den in dieser Zeit stärksten Veränderungen aufgetragen. Wir
beobachteten leichte Druckabfälle, aber auch -anstiege ohne Unterschied,
ob der Hirndruck primär erhöht war oder nicht. Im weiteren Verlauf der
Narkose gingen wir auf Hyperventilation bzw. Wechsel-Beatmung über. Die
pCO_2-Werte während der Hyperventilation lagen zwischen 27,5 und 30 mm
Hg.

Unter den Kurven während der positiv-negativen Druckbeatmung fallen
zwei besonders stark abfallende auf. In beiden Fällen handelt es sich
um jüngere Patienten.

Wie erwartet, fanden wir die stärksten Veränderungen während der Hyperventilation.

Die wenigen Fälle, in denen wir Lageveränderungen durch Neigen des
Kopfendes um 15 Grad durchführen, zeigten fast augenblicklich einen
nur geringfügigen Druckanstieg, der nach Normalisierung der Lage ebenso schnell wieder verschwand.

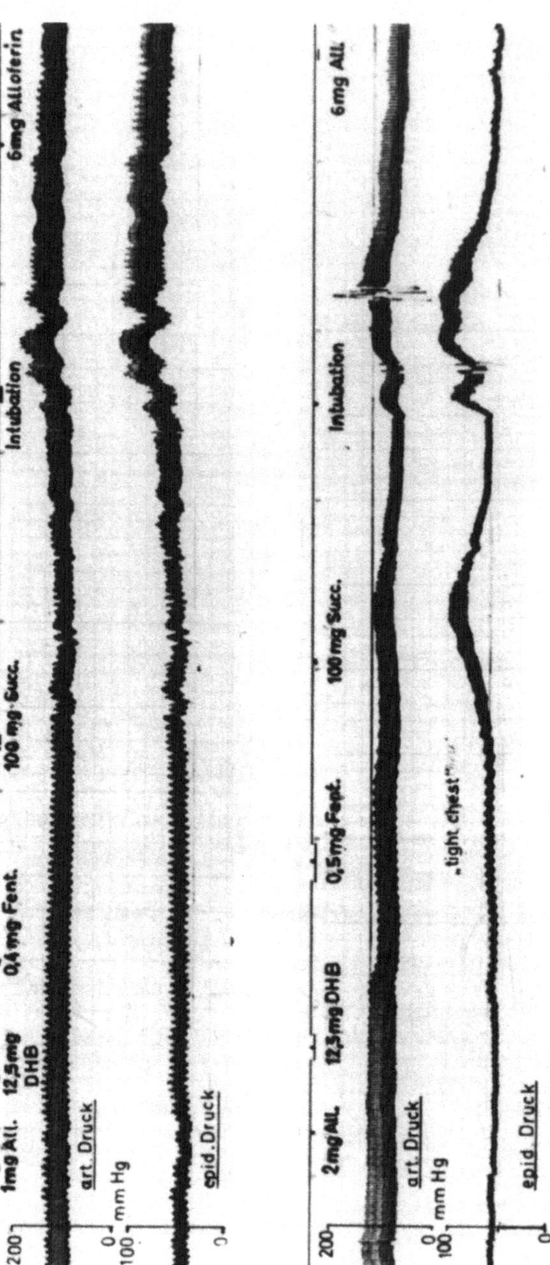

Abb. 2. Originalkurven unter Neurolept-Anaesthesie. Nähere Erläuterungen s. Text

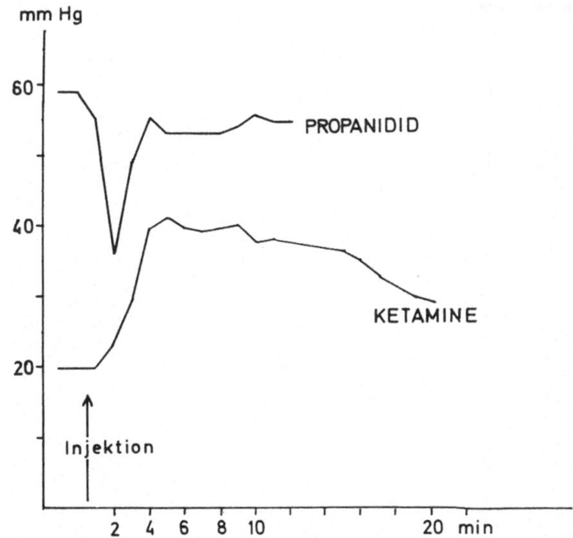

Abb. 3. Epidurale Druckveränderungen unter Ketamine und Propanidid

Zusammenfassend kann man sagen, daß die stärksten Anstiege des intracraniellen Druckes zum Zeitpunkt der Intubation festzustellen sind, ganz gleich, welches Narkosemittel angewandt wurde. Ursache dafür dürfte die durch den mechanischen Reiz der Intubation ausgelöste starke Blutdruckerhöhung sein. Das aber wiederum bedeutet, daß wir die Intubation möglichst schnell und schonend unter optimaler Relaxation durchführen müssen.

Für den weiteren Verlauf der Narkose zeigt sich, daß eine Hyperventilation mit pCO_2-Werten zwischen 27 und 30 mm Hg eine günstige Wirkung auf den intracraniellen Druck hat. Stärkere Hyperventilation würde die Gefahr einer Mangeldurchblutung hervorrufen.

Hinsichtlich des intracraniellen Druckes läßt sich bei diesem Vorgehen kein großer Unterschied zwischen Neurolept-Anaesthesie und Halothane-Narkose feststellen. Wie von uns früher schon mitgeteilt wurde, führt Ketamine zu einer raschen und langdauernden Drucksteigerung, während sich die Propanidid-Wirkung in einem starken Druckabfall und raschen Wiederanstieg zeigt.

Diese Untersuchungen erlauben den Schluß, daß im Hinblick auf den intracraniellen Druck kein festgelegtes Narkoseschema empfohlen werden kann, vielmehr sollte man die Wahl des Anaestheticums nach Grundkrankheit, Zustand des Patienten und Art des Eingriffes treffen.

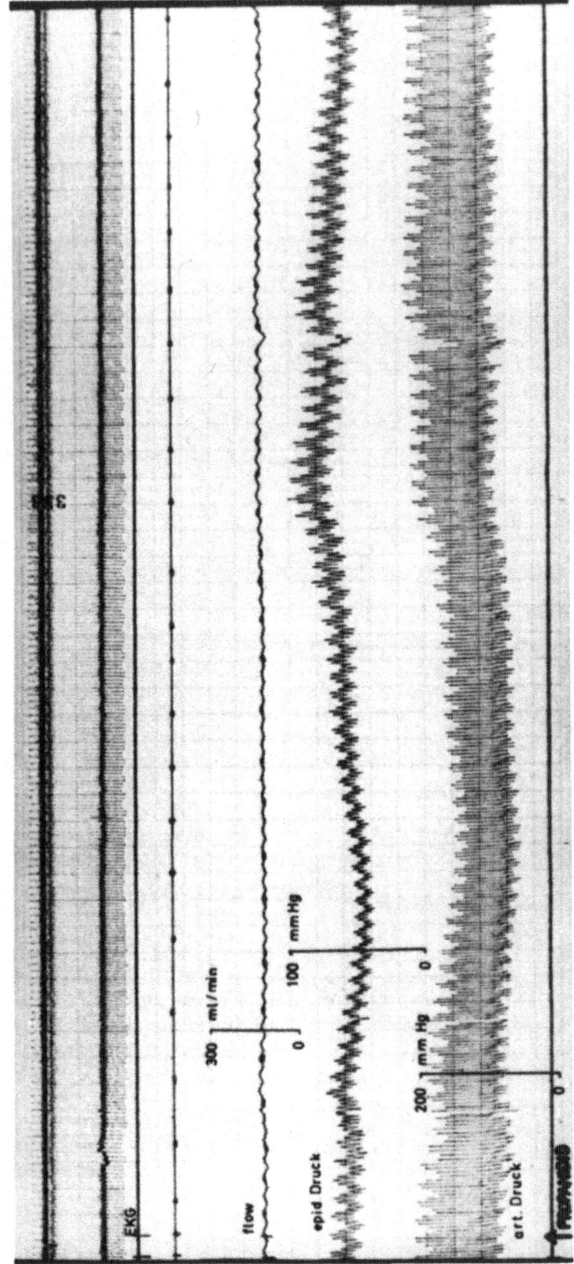

Abb. 4. Druckveränderungen unter Propanidid mit gleichzeitiger Flow-Messung

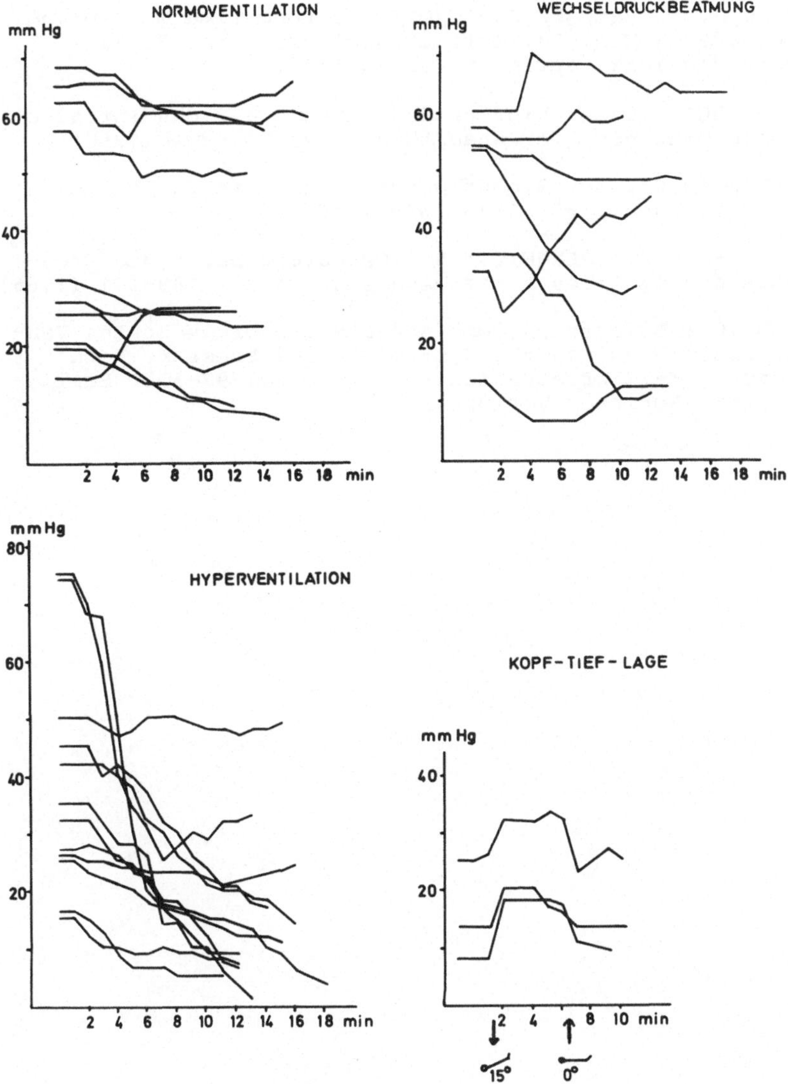

Abb. 5. Epidurale Druckveränderungen während Normo- und Hyperventilation, Wechseldruckbeatmung und Lageveränderung

Literatur

1. ADAMS,R.W., GRONERT,G.A., SUNDT,T.M., MICHENFELDER,J.D.: Halothane, Hypocapnia and Cerebrospinal Fluid Pressure in Neurosurgery. In: Intracranial Pressure, S. 320-325, Berlin-Heidelberg-New York: Springer-Verlag 1972.

2. BOCK,W.J., GOBIET,W., LIESEGANG,J., GROTE,W.: Intracranial Pressure during Anaesthesia with Ketamine. In: Intracranial Pressure, S. 295-296, Berlin-Heidelberg-New York: Springer-Verlag 1972.

3. GOBIET,W., BOCK,W.J., LIESEGANG,J., GROTE,W.: Long-Time Monitoring
   of Epidural Pressure in Man. In: Intracranial Pressure, S. 14 - 17,
   Berlin-Heidelberg-New York: Springer-Verlag 1972.

4. GROTE,W., WÜLLENWEBER,R.: Der Einfluß der Narkose auf den intrakraniellen Druck beim Menschen. Der Anaesthesist $\underline{9}$, 201-204 (1960).

5. GROTE,W., WÜLLENWEBER,R.: Zur Beeinflussung des intrakraniellen
   Druckes. Dtsch. med. Wschr. $\underline{85}$, 1646-1649 (1960).

6. MC DOWALL,D.G., BARKER,J., JENNETT,W.B.: Cerebrospinal Fluid Pressure Measurements during Anaesthesia. Anaesthesia $\underline{21}$, 189-201 (1966).

7. ZATTONI,J., SIANI,C.: Effects of Some Anaesthetic Drugs on the Ven-
   tricular Fluid Pressure and on the Systemic Blood Pressure Both
   Arterial and Venous. In: Intracranial Pressure, S. 297-302, Berlin-
   Heidelberg-New York: Springer-Verlag 1972.

Vortrag Nr. 24

Medikamentöse Beeinflussung der Ketamine-bedingten Hirndrucksteigerung

Von W.F. List, I. Knoetgen und H.J. Marsoner

In einer kürzlich veröffentlichten Studie (LIST et al.) konnten wir
Liquordrucksteigerungen nach Verabreichung von Ketamine feststellen.
Die Untersuchung erfaßte Hydrocephaluspatienten mit meist erhöhtem
Ausgangsdruck im Liquor cerebrospinalis. Die maximalen Hirndruckwerte
nach Ketamine-Gabe lagen bis zu 400 % über den Ausgangswerten. Aber
auch bei Patienten mit normalen Hirndruckverhältnissen konnten nach
Ketamine starke Liquordruckanstiege gesehen werden (GARDNER et al.).

Die blutdrucksteigernde Wirkung von Ketamine zusammen mit der fehlenden Atemdepression und der guten analgetischen Wirkung würde die Anwendung dieses Mittels bei neuroradiologischen Untersuchungen, neurochirurgischen Eingriffen und bei Unfallpatienten wünschenswert erscheinen lassen. Wegen der möglicherweise geänderten Hirndruckverhältnisse
bei raumfordernden Prozessen im Gehirn bzw. bei Schädelhirntraumen kann
Ketamine jedoch in diesen Fällen nicht verabreicht werden. Wir haben
daher in dieser Studie den Versuch unternommen, durch Praemedikation
ketaminebedingte Hirndruckerhöhungen zu verhindern.

<u>Methodik</u>
Bei 11 Patienten im Alter von 28 bis 51 Jahren bei denen Eingriffe we-
gen Discusprolaps im Lumbalbereich vorgesehen waren, wurde nach einer
Lumbalpunktion der Liquordruck in Seitenlage kontinuierlich gemessen.
Die Punktionen wurden zwischen den Segmenten L III und L IV mit einer
Nadel vom Kaliber 22 durchgeführt. Bei zwei weiteren Patienten (8 u.
13 Jahre) mit Bohrlöchern wegen Hirntumor bzw. Hydrocephalus wurde der
intraventrikuläre Druck nach Ventrikelpunktion registriert.

Den Patienten wurde dann Atropin 0,1 mg/10 kg i.v. verabreicht. Vor
der intravenösen Ketaminegabe von 3 mg/kg wurden die Patienten entweder mit Diazepam, Dehydrobenzperidol, Thiopental oder Dihydroergotamin
i.v. praemediziert. Die Blutdruckkontrolle erfolgte sphygmomanometrisch,
Blutgaswerte wurden vor und am Höhepunkt der Ketamine-Wirkung gemessen.

<u>Resultate</u>

Diazepam in einer Dosierung von 0,15 mg/kg und 0,3 mg/kg führte zu keiner Verhinderung der ketaminebedingten HD-Steigerung (Abb. 1).
Dehydrobenzperidol 0,1 mg/kg und 0,3 mg/kg unmittelbar vor Ketamine
konnte den Liquordruckanstieg ebenfalls nicht verhindern (Abb. 2).
Dihydroergotamin 1 mg zeigte keine Wirkung hinsichtlich des ketaminebedingten Liquordruckanstieges.
Thiopental-Praemedikation in der Dosierung von 1-2 mg/kg führte bei
den vier Patienten zu einem geringen Abfall des Hirndruckes und zu einer Verkleinerung der Amplitude vor Ketamine. Das eine Minute später
verabreichte Ketamine führte jedoch wiederum zu einem starken Druckanstieg im Liquor cerebrospinalis (Abb. 3 und Tabelle 1).

Wie die Tabelle zeigt, sahen wir bei allen Patienten eine signifikante
Drucksteigerung im Liquor cerebrospinalis, die vor allen bei den mit
DHB praemedizierten Patienten ein Mehrfaches des Ausgangswertes betrug.
Der systolische Blutdruck stieg nach der Ketaminegabe geringgradig, je-

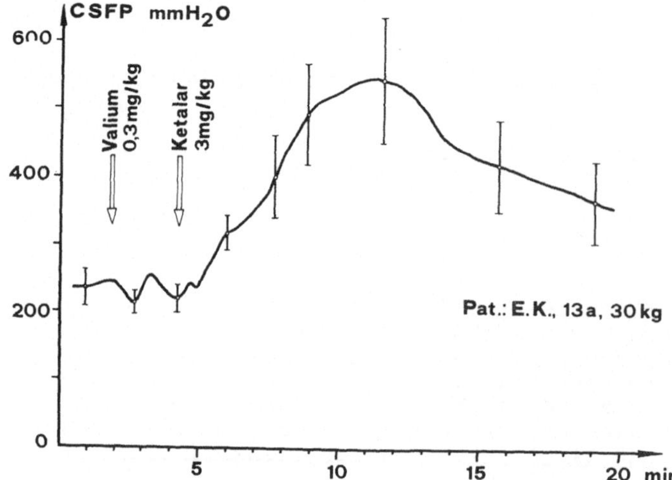

Abb. 1. Fehlende Senkung der ketaminebedingten Hirndrucksteigerung durch Diazepam (Valium)

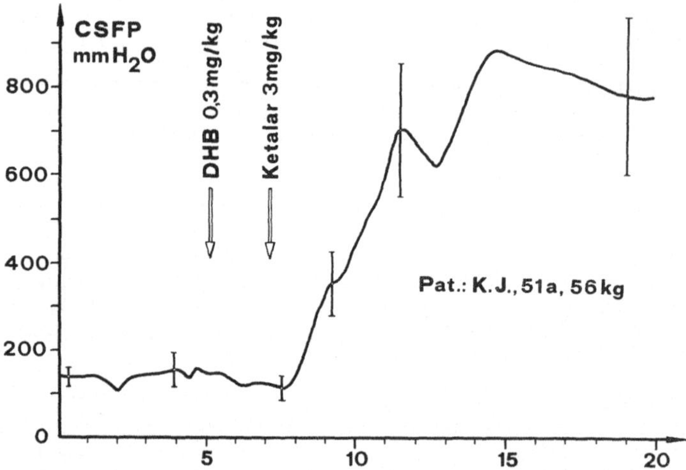

Abb. 2. Fehlende Senkung der ketaminebedingten Hirndrucksteigerung durch DHB

doch signifikant an: der pCO_2 und die pO_2 Werte blieben unverändert. Wie schon in anderen Arbeiten erwähnt (LIST, GARDNER), konnten wir auch in dieser Untersuchung keinen direkten Zusammenhang zwischen den Blutdruckerhöhungen, den pCO_2 Werten und den Liquordruckerhöhungen feststellen.

Fünf Patienten wurden nach Ketaminegabe bei steigendem Hirndruck oder am Höhepunkt des Anstieges mit Thiopental 1-3 mg/kg behandelt. In jedem Fall konnte eine kurzzeitige Rückkehr des Hirndruckes auf die Ausgangswerte oder sogar auf darunterliegende Werte erreicht werden. Etwa eine Minute später kam es dann zu einem neuerlichen Druckanstieg, der durch eine weitere Thiopentaldosis von 1 mg/kg wieder normalisiert werden konnte (Abb. 4). Das etwas länger wirksame Pentobarbital (Nembutal) hatte im Vergleich zu Thiopental keine so ausgeprägte Wirkung (Abb.5).

Die in früheren Studien festgestellten Hirndrucksteigerungen durch Ketamine konnten auch in der vorliegenden Untersuchung wieder festgestellt werden. Nach Untersuchungen von CRUMRINE und Mitarbeitern ist die Höhe

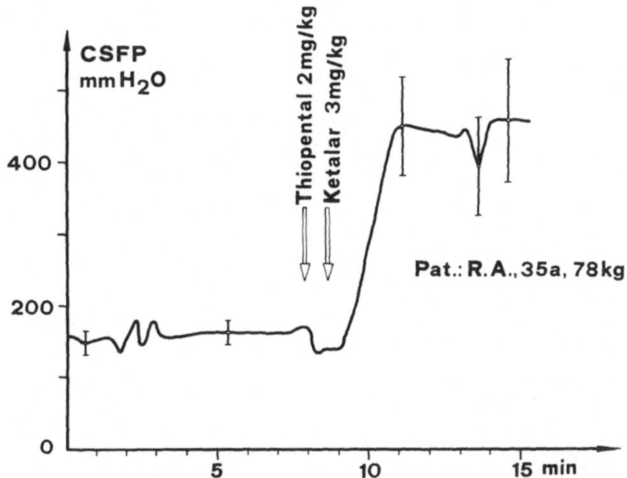

Abb. 3. Geringer Abfall der ketaminebedingten Hirndrucksteigerung durch Thiopental

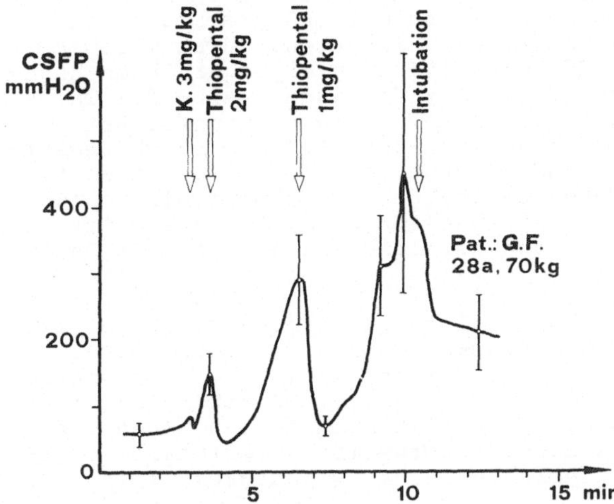

Abb. 4. Verhalten der ketaminebedingten Hirndrucksteigerung bei mehrfacher Thiopentalgabe

werden. Nach Untersuchungen von Crumrine und Mitarbeitern ist die Höhe des Liquordruckanstieges dosisabhängig, die Applikationsart (i.m. oder i.v.) spielt keine Rolle.

Durch die Praemedikationsmittel Diazepam, DHB und Thiopental konnten wir die ketaminebedingte Liquordrucksteigerung nicht verhindern. DAWSON et al. sahen bei Versuchen an Hunden nach Praemedikation mit 5 mg/kg Thiopental keinen Hirndruckanstieg durch Ketamine. Dies könnte durch Speciesunterschiede und die wesentlich höheren Thiopentalmengen erklärt werden. CRUMRINE et al. konnten auch bei Hunden einen signifikanten Liquordruckanstieg durch Ketamine zeigen, das Ausmaß war jedoch im Vergleich zum Menschen wesentlich geringer (im Mittel bei 25 % über den Ausgangswerten).

Die durch Ketamine ausgelöste Drucksteigerung im Gehirn dürfte, nach

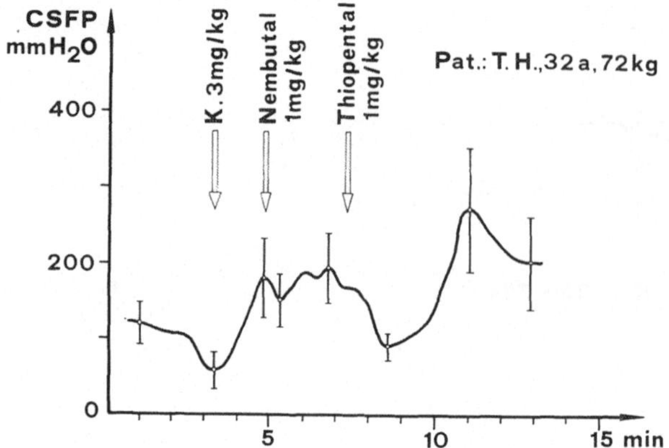

Abb. 5. Geringer Abfall der ketaminebedingten Hirndrucksteigerung durch Nembutal

Untersuchung von DAWSON et al. und TAKESHITA et al. durch eine Vasodilatation bei abnehmendem Gefäßwiderstand im Gehirn zustande kommen. Die starke Hirndrucksteigerung bei den beiden mit DHB praemedizierten Patienten könnte auf einen additiven Effekt hindeuten. Durch Thiopental konnten wir eine kurzanhaltende Normalisierung eines erhöhten Hirndruckes bewirken. Die kurze Wirkungszeit erklärt auch, warum die Thiopentalpraemedikation den Druckanstieg nicht verhindern konnte. Bei Pentobarbital war dieser den Liquordruck senkende Effekt jedoch wesentlich schwächer ausgeprägt. PIERCE und Mitarbeiter konnten einen deutlichen vasokonstriktorischen Effekt von Thiopental an menschlichen Gehirngefäßen nachweisen. WYTE et al. behandelten einen Patienten mit einer massiven Hirndrucksteigerung nach Ketamine erfolgreich mit Thiopental.

In dieser Studie haben wir also keine Möglichkeit gefunden, durch Praemedikation eine ketaminebedingte Hirndrucksteigerung zu verhindern. Die Anwendung von Ketamine ist daher bei Patienten mit möglicherweise gesteigertem cerebrospinalen Anfangsdruck nach wie vor kontraindiziert. Die hirndrucksenkende Wirkung von Thiopental könnte jedoch neben den anderen Maßnahmen wie Hyperventilation, Hypothermie, Hypotension, Entwässerung und Liquordrainage von therapeutischer Wichtigkeit sein.

Tabelle 1. Patientengut

Patient Alter	PRAEOP. WERTE			PRAEMED.	i.v. KETALAR 3 mg/kg			BEHANDLUNG
	Syst. RR Torr	pCO_2 Torr	CSFP mm H_2O		CSFP mm H_2O	syst. RR Torr	pCO_2 Torr	
1.L.A.37a	130	--	140	0,15 mg/kg Valium	300	160	--	
2.E.K.13a	110	37	270	0,3 mg/kg Valium	610	125	38	
3.R.J. 8a	115	33	55	DHB 0,1mg/kg	320	130	34	
4.K.J.51a	105	45	140	DHB 0,3mg/kg	670	125	40	
5.M.H.41a	130	35	55	1 mg/kg Thiopental	80	175	36	
6.W.E.36a	110	36	45	2 mg/kg Thiopental	260	110	38	
7.R.A.35a	140	40	160	2 mg/kg Thiopental	430	155	38	
8.J.M.45a	135	37	125	2 mg/kg Thiopental	530	165	38	Thiopental 3 mg/kg
9.K.E.51a	150	38	130	DHE 1 mg	350	180	37	Thiopental 2 mg/kg
10.W.S.34a	135	39	110		360	160	40	Thiopental 1 mg/kg
11.G.F.28a	135	42	60		740	135	41	Thiopental 2 mg/kg
12.R.A.47a	110	45	32		60	135	44	Thiopental 1 mg/kg
13.T.H.32a	125	36	120		190	145	34	Pentobarbital 1 mg/kg
Mittelwert	125	38,5	110		380	146	38,2	
Sign.					p>0,01	p>0,01	n.s.	

Literatur

1. LIST,W.F., CRUMRINE,R.S., CASCORBI,H.F., WEISS,M.H.: Increased cerebrospinal fluid pressure after ketamine. Anaesthesiol. 36, 98-99
   (1972).

2. GARDNER,A.E., OLSON,B.E., LICHTIGER,M.: Cerebrospinal fluid pressure
   during dissociative anaesthesia with ketamine. Anaesthesiol. 35,
   226-228 (1971).

3. CRUMRINE,R.S., WEISS,M.H., LORIG,R.J., NULSON,F.E.: Influence of
   ketamine on intracranial pressure dynamics. ASA Meeting, San Fran-
   cisco, October 1973.

4. DAWSON,B., MICHENFELDER,J.D., THEYE,R.A.: Effects of ketamine on
   canine cerebral blood flow and metabolism. Anaesth. Analg. Curr.
   Res. 50, 443-447 (1971).

5. TAKESHITA,H., OKUDA,Y., SARI,A.: The effects of ketamine on cerebral circulation and metabolism in man. Anaesthesiol. 36, 69-75
   (1972).

6. PIERCE,E.C., LAMBERTSEN,C.J., DEUTSCH,S. et al.: Cerebral circulation and metabolism during thiopental anaesthesia and hyperventilation in man. J. Clin. Invest. 41, 1664-1671 (1962).

7. WYTE,S.R., SHAPIRO,H.M., TURNER,P., HARRIS,A.B.: Ketamine induced
   intracranial hypertension. Anaesthesiol. 36, 174-176 (1972).

Vortrag Nr. 45

PROBLEME DER ANAESTHESIE BEI NEUROCHIRURGISCHEN EINGRIFFEN IN SITZENDER POSITION

Von E. Racenberg, K. Raman und K. Faulhauer

Die aufrechte Position bei Operationen im Bereich der hinteren Schädelgrube oder der Halswirbelsäule bietet dem Neurochirurgen einige erhebliche Vorteile: bessere Exposition des Operationsgebietes und relativ saubere Arbeitsbedingungen durch Abfluß des Blutes aus dem Wundbereich.

Die aufrechte Haltung des narkotisierten Patienten bringt jedoch einige Gefahren mit sich, die unter Umständen und bei Unkenntnis der Problematik zu schweren Folgen für den Patienten führen können. Die Furcht vor solchen Komplikationen hat einige Kliniken dazu veranlaßt, von der sitzenden Patientenlagerung Abstand zu nehmen.

Eine der Gefahren dieser Operationslagerung ist der orthostatische Blutdruckabfall. In den letzten Jahren jedoch konnte die Gefahr des orthostatischen Blutdruckabfalles durch sorgfältige Anaesthesieeinleitung, Volumenauffüllung und langsame vorsichtige Lagerung des Patienten wesentlich verringert werden.

In enger Relation zum Abfall des arteriellen Druckes und der Verminderung des zirkulierenden Blutvolumens steht die venöse Luftembolie als gefürchteste Komplikation bei sitzender Position.

Über Entstehung, Häufigkeit und Prävention dieser Komplikation soll der folgende Beitrag orientieren. Er stützt sich auf eigene Erfahrungen an 785 (Tabelle 1) Patienten aller Altersgruppen, die in sitzender Position operiert wurden.

Tabelle 1. Operationen in sitzender
Position (Zeitraum: 1.1.1962-1.4.1973)

Operationen der hinteren Schädelgrube :	409 Pat.
Operationen bei Trigeminusneuralgie :	279 Pat.
Cervikale Laminektomie:	97 Pat.
Insgesamt :	785 Pat.

Pathogenese der Luftembolie

Die anatomischen Verhältnisse der hinteren Schädelgrube sind für einen Lufteintritt in das venöse System insofern prädestiniert, weil hier eine große Zahl von Venen vorhanden sind, welche aufgrund ihrer festen Verbindung mit dem knöchernden Schädel nicht kollabieren können. Diese Tatsache gilt besonders für die Sinus der hinteren Schädelgrube.

Nach Ansicht von GUYTON und GANONG setzt der Einstrom von Luft in die Vene einen subatmosphärischen Druck in diesem Gefäß voraus. Die Ansicht, daß bei aufrechter Körperhaltung in den kranialen Venen ein negativer Druck vorliegt, entspricht zwar den Gesetzen der Hydrostatik, aber die hydrostatischen Kräfte sind nicht allein für die venösen Druckverhältnisse verantwortlich. So hat SHULMAN tierexperimentell eine direkte Abhängigkeit des Druckes in den venösen Sinus von dem Liquordruck nachgewiesen.

Druckmessungen in der Vena jugularis externa bei 0°, 20° und 45° Aufrichtung des Oberkörpers haben BARTH und Mitarbeiter durchgeführt. Sie fanden mit zunehmender Aufrichtung eine Steigerung des peripheren Venendruckes. In keinem Fall wurden negative Jugularisdrucke gemessen. Dagegen nahm die Druckdifferenz zwischen peripherem und zentralem Venendruck deutlich ab. BARTH gelangte daher zu der Schlußfolgerung, daß bei der Pathogenese der Luftembolie nicht der aktuelle Druck in der Halsvene, sondern das Druckgefälle von peripher nach zentral von Bedeutung ist.

Der zentrale Venendruck spielt eine entscheidende Rolle, und seine Erniedrigung schafft wesentliche Voraussetzungen für die Entstehung einer Luftembolie.

Häufigkeit der Luftembolie

Obwohl die Gefahr der Luftembolie bei sitzenden Operationen wohl bekannt ist, sind Häufigkeitsangaben in der Literatur relativ spärlich. VOURCH und Mitarbeiter beobachteten 7 Fälle von Luftembolie bei 424 Operationen an sitzend operierten Patienten; 5 davon starben an den Folgen dieser Komplikation. MARSHALL berichtete über 6 Luftembolien bei 218 Operierten, die in keinem Fall einen tödlichen Ausgang nahmen. MICHENFELDER hat bei 2002 sitzend operierten Patienten insgesamt 40mal eine Luftembolie beobachtet, was einer Häufigkeit von 2 % entspricht.

In unserem eigenen Krankengut von insgesamt 785 Operationen in sitzender Position haben wir lediglich vor 7 Jahren eine Luftembolie erlebt, deren Folgen beherrscht werden konnten.

Zur Vermeidung einer Luftembolie halten wir uns in jedem Falle an eine Reihe von Kautelen, die in erster Linie darauf abzielen, durch Auffüllung des Kreislaufes den arteriellen Systemdruck während und nach Aufrichtung stabil zu halten. Wir vermeiden deshalb vor Aufsetzen des Patienten eine Gabe vasodilatatorisch wirkender Anaesthetika, wie Halothane oder Droperidol. Diese Substanzen werden erst nach Kreislaufstabilisierung in sitzender Operationslagerung verabfolgt. Die Volumenauffüllung geschieht mit kristalloiden Lösungen unter Kontrolle des zentralen Venendruckes.

Grundsätzlich wird vor dem Aufsetzen des Patienten nicht entwässert, weil ein Verlust an Gehirnvolumen zu negativem Druck in den kranialen Venen führen und die Gefahr einer Luftembolie vergrößern kann.

Die Lagerung selbst wird so durchgeführt, daß orthostatische Einflüsse so wenig wie eben möglich wirksam werden. Eine senkrechte Aufrichtung des Oberkörpers mit waagerechter Lagerung der Beine, wie sie aus den Veröffentlichungen von GARDNER, MATSON u.a. bekannt ist, haben wir niemals praktiziert. Im Gegensatz dazu ziehen wir eine Schräglagerung mit seitlich anliegendem Kopf und Rumpf bei gleichzeitiger Hochlagerung der Beine vor, wie sie LOEW angegeben hat (Abb.1). Diese Lagerung bietet auf der einen Seite alle Vorzüge, die der Neurochirurg von einer sitzenden Position erwartet, auf der anderen Seite erlaubt sie in kritischen Situationen, etwa bei massiven Blutverlusten oder auch im Falle einer Luftembolie, einen mühelosen Übergang in die horizontale Lagerung des Oberkörpers, ohne die Sterilität zu gefährden.

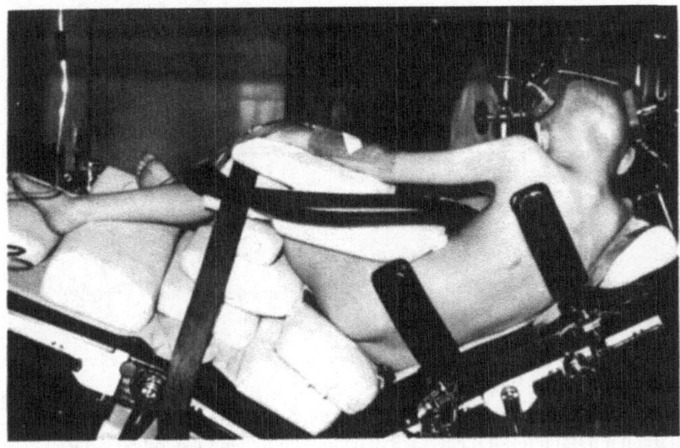

Abb. 1. Schräglagerung des Patienten mit seitlich anliegendem Kopf und Rumpf bei gleichzeitiger Hochlagerung der Beine (LOEW)

Der zentrale Venendruck wird auch vom intrathorakalen Druck beeinflußt, welcher im wesentlichen von der Atmung abhängt. Spontanatmung und alternierend positiv-negative Druckbeatmung erzeugen erhebliche Schwankungen mit Erniedrigung des zentralen Venendruckes. Der Druckgradient vom peripheren zum zentralen Venendruck vergrößert sich und die Gefahr der Luftembolie steigt. Demgegenüber hält die reine Überdruckbeatmung den intrathorakalen Mitteldruck hoch und senkt damit die Gefahr einer Luftembolie.

Der auffallende Widerspruch zwischen Häufigkeit der Luftembolie in unserem Krankengut (1 Luftembolie auf 785 Operationen) und den Angaben der Literatur hat uns dazu bewogen, den Einfluß von zwei Faktoren, und zwar der Lagerung und der Beatmungsform auf den zentralen Venendruck und den Sinus transversus-Druck zu überprüfen.

Eigene Untersuchungen

Wir haben Messungen des zentralen Venendruckes und gleichzeitig des Venendruckes in den Sinus cerebrales an 20 Operierten durchgeführt. Von den 20 Patienten befanden sich je 8 in steiler und in halb sitzender Position. Zur Kontrolle haben wir 4 liegend Operierte untersucht, wobei bei dieser Gruppe der Druck im Sinus sagittalis superior gemessen wurde. Simultan registrierten wir den Druck in der Vena cava. In die Sinus wurden intraoperativ eine Plastikkanüle eingeführt, und die Druckmessungen erfolgten entweder direkt mit einem Venotonometer oder über ein Druckelement.

Dabei wurden 4 verschiedene Beatmungsformen angewandt:

1. alternierend positiv-negative Druckbeatmung
2. intermittierend positive Druckbeatmung
3. Beatmung mit einem endexspiratorischen Druck von +4 und
4. mit einem Druck von +8 cm H_2O.

Bei diesen 20 Patienten wurden insgesamt 158 Einzelwerte gewonnen. Sie erlauben folgende Interpretation:

1. Änderungen des zentralen Venendruckes durch alternierend positiv-negative Druckbeatmung - intermittierend positive Druckbeatmung und Beatmung mit einem positiv endexspiratorischen Druck sind sehr aus-

geprägt, verlaufen bei allen Patienten praktisch identisch und entsprechen völlig den Angaben anderer Autoren (STOFFREGEN, WATSON, NUNN, LAVER-PONTOPIDAN, BARTH-MEYER) (Abb. 2).

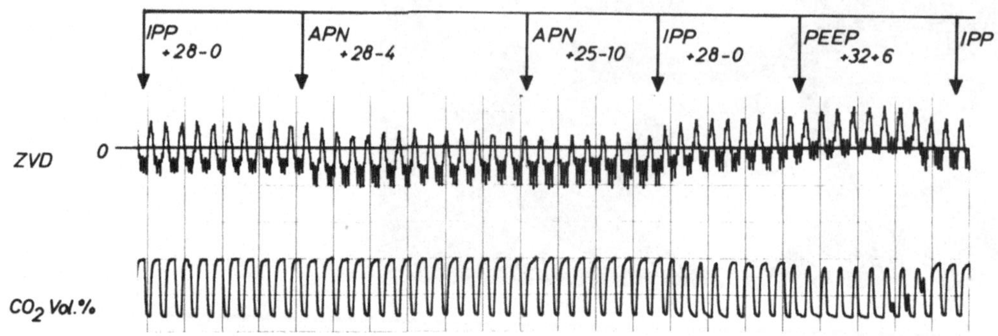

Abb. 2. Änderungen des zentralen Venendruckes durch intermittierend positive, alternierend positiv-negative Druckbeatmung und Beatmung mit einem positiv endexspiratorischem Druck

2. Die Sinusdrucke weisen deutliche individuelle Schwankungen auf. Sie bewegen sich bei steiler Position - d.h. bei senkrechter Oberkörperaufrichtung - meist um den Nullpunkt oder liegen im negativen Bereich. Bei halb sitzender Position liegen die Sinusdrucke etwas niedriger als der zentrale Venendruck, jedoch meistens im positiven Bereich (Abb. 3). Die Änderungen des zentralen Venendruckes durch die verschiedenen Beatmungsformen wirken sich auf den Sinusdruck nur in geringem Maße aus (Tabelle 2).

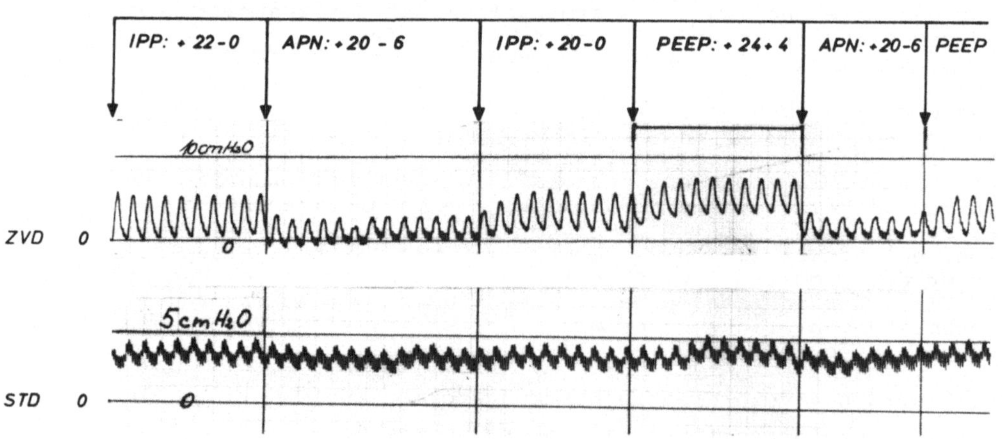

Abb. 3. Änderungen des zentralen Venendruckes durch die verschiedenen Beatmungsformen und ihre Auswirkungen auf den Sinusdruck

Die Analyse der unternommenen Messungen zeigt, daß die Gefahr einer Luftembolie hauptsächlich von der Operationslagerung bestimmt wird. Diese Auffassung wird insbesondere durch die durchschnittlich positiven Werte des Sinusdruckes in halb sitzender Position bestärkt.

Tabelle 2. Einfluß der Beatmung auf ZVD und Sinusdruck bei drei verschiedenen Operationslagerungen neurochirurg. Patienten (Durchschnittswerte von 158 Messungen an 20 Patienten)

Beatmungsart	APN			IPP		
in cm H_2O	ZVD	PVD	Gradient	ZVD	PVD	Gradient
Steile Position	+2	−6	8	+4	−4	8
Halbsitzende Position	+2	+1,5	O,5	+4,5	+2	2,5
Liegende Position	+3,5	+7	3,5	+5	+9	4
Beatmungsart	PEEP + 4			PEEP + 8		
in cm H_2O	ZVD	PVD	Gradient	ZVD	PVD	Gradient
Steile Position	+5,5	−1	6,5	+6	−1	7
Halbsitzende Position	+6,5	+3,5	3	+7,5	+4,5	3
Liegende Position						

Darüber hinaus kann die Form der Beatmung, vor allem eine endexspiratorische Druckerhöhung, beide Venendrucke zur positiven Seite verschieben.

Zusammenfassend darf festgestellt werden, daß in erster Linie die Anwendung der halb sitzenden Position und die Überdruckbeatmung in Verbindung mit sorgsamer Kreislaufauffüllung und -kontrolle in der Lage sind, einer Luftembolie bei neurochirurgischen Eingriffen im Bereich der hinteren Schädelgrube und der Halswirbelsäule entgegenzuwirken.

Vortrag Nr. 46

Beatmungsgesteuerte kontrollierte Hypotension in der Neurochirurgie

Von H. Brenner, H. Eisterer und G. Wöber

Obwohl die Vorteile hypotensiver Anaesthesietechniken gerade in der
Neurochirurgie auf der Hand liegen, schrecken auch heute noch viele
selbst bei zwingender Indikation vor ihrer Anwendung zurück. Dies mag
einerseits an der leider noch immer krassen Überbewertung des arteriellen Blutdrucks als Maß der Kreislauffunktion liegen, andererseits haf-
ten den "klassischen" Verfahren der "künstlichen Blutdrucksenkung" sicherlich einige Nachteile an, welche dazu führten, daß die "kontrollierte Hypotension" zwar in den Händen einiger Erfahrener hervorragende
Resultate lieferten, das Verfahren jedoch nie zu einer Routinetechnik
ausreifen ließ.

Die Wiederbelebung der kontrollierten Blutdrucksenkung in den letzten
Jahren zeigt auch in allen Teilen der Welt Tendenzen, die klassischen
Verfahren zu modifizieren - sei es durch Verwendung neuer Pharmaka,
sei es durch den Einsatz verstärkten Monitorings.

Wir haben nun versucht, ein Verfahren auszuarbeiten, welches ermöglicht,
in oberflächlicher Fluothannarkose die Hypotension mit der Beatmung zu
steuern. Dies gelingt unter Verwendung von Nepresol, welches unter Narkosebedingungen imstande erscheint, die vor allem von Barorezeptoren
ausgehende störende Vasoregulation soweit zu blockieren, daß eine Steuerung des Blutdruckes in Abhängigkeit von der arteriellen CO_2-Spannung
des Blutes erfolgen kann.

Methodik

Nach Einleitung der Narkose mit Barbiturat und Intubation unter Succi-
nylcholinchlorid wird die Anaesthesie mit N_2O-O_2-Fluothane nach Relaxation mit d-Tubocurin oder einem anderen langwirksamen Muskelrelaxans
unter kontrollierter Beatmung fortgesetzt. Zur Erreichung einer ausreichenden Narkosetiefe werden je nach Alter und Allgemeinzustand des
Patienten etwa 0,5 - 1 % Fluothane benötigt, das Verhältnis N_2O-O_2 wird
zur Sicherstellung einer Volloxygenierung des Blutes 1 : 1 gewählt. Nach
definitiver Lagerung des Patienten und Kontrolle des Kreislaufes - der
Blutdruck ist meist schon durch die Fluothanenarkose um etwa 25 % reduziert, werden 1 - 2 mg/kg Körpergewicht Nepresol verabreicht und mit
der Hyperventilation begonnen. Die arterielle CO_2-Spannung muß auf mindestens 25 mm Hg meist jedoch auf Werte von 20 und darunter gesenkt
werden, um eine ausreichende Hypotension zu erzielen. Dazu werden etwa das Doppelte bis 2 1/2-fache des normalen Atemminutenvolumens benötigt.
Der Blutdruck fällt hierbei binnen weniger Minuten auf systolische
Werte zwischen 50 und 60 mm Hg ab. Bei zu starkem Abfall ist das Be-
atmungsvolumen zu reduzieren. Ein plötzlicher Abfall weist auf eine
bestehende Hypovolämie, meist infolge Dehydratation hin. Ihm ist durch
adäquaten Volumenersatz zu begegnen. Bei ungenügendem Blutdruckabfall
ist primär die Suffizienz der Ventilation durch Blutgasanalyse zu kontrollieren. Erst dann kann versucht werden, durch Sympatikolytica die
Hypotensionseinleitung zu unterstützen. Wir verwenden bei hoher Pulsfrequenz Propanolol (Inderal), bei normaler Pulsfrequenz Phentolamin
(Regitin) in vorsichtiger einschleichender Dosierung. Diese seltene Re-

sistenz tritt vor allem bei hoher Aktivität des sympathicoadrenergen Systems auf, wie sie junge kräftige Patienten oder Patienten mit stark gesteigertem Hirndruck aufweisen. Sie läßt sich vermeiden, wenn in diesen Fällen die Nepresoldosierung großzügig gewählt wird und die Fluothanenarkose während der Einleitungsphase nicht zu flach gehalten wird.

Nach Beendigung des Eingriffes und erfolgter Blutstillung läßt man den Blutdruck durch schrittweise Reduktion des Beatmungsvolumens bei gleichzeitiger allmählicher Verflachung der Fluothanenarkose langsam ansteigen, da ein schnelles Ansteigen des Blutdruckes ein erhöhtes Risiko einer Nachblutung in sich birgt.

<u>Monitoring</u>

Auch heute erfolgt die Überwachung einer hypotensiven Anaesthesietechnik vorwiegend nach klinischen Gesichtspunkten, da die entscheidenden Parameter für die Beurteilung einer ausreichenden Kreislauffunktion wie Gewebsperfusion, Herzminutenvolumen, Druckgradient oder Sauerstoffdrucke in einzelnen Kapillargebieten einer direkten Messung nicht oder nur schwer zugänglich sind. Warme exanthemartig gerötete Extremitäten zeigen die erfolgte Dezentralisation des Kreislaufes an, die Rekapillarisierungsgeschwindigkeit der Akren gibt Aufschluß über die Gewebsperfusion und die Qualität des Pulses korreliert meist gut mit dem Schlagvolumen des Herzens. Ein schlecht palpabler Puls oder ein mit der Blutdruckmanschette schwierig zu messender Blutdruck sind Alarmsymptome, nicht jedoch ein leicht zu messender stark abgefallener Blutdruck bei spielend zu palpierendem Puls. Daneben liefert die Messung des Harnzeitvolumens ein gutes Maß für das Herzminutenvolumen. Auch die kontinuierliche Kontrolle des EKG mit einem Sichtgerät ist empfehlenswert, da es frühzeitig eine ungenügende Coronarperfusion - die Achillesferse jeder hypotensiven Anaesthesietechnik - anzeigt. Die Blutgasanalyse ist bei jeder langdauernden Hypotension sowie bei excessiven Hyperventilationen - zur Vermeidung extremer pH-Bereiche, welche vor allem zu kardialen Komplikationen führen können - unerläßlich. Bei kurzen Hyperventilationsphasen kann bei Erfahrung mit der Technik darauf verzichtet werden.

Als Vorteile unserer Hypotensiven Technik möchten wir anführen:
1. Drastische Verminderung der intraoperativen Blutung. Hierdurch meist keine Notwendigkeit zur Bluttransfusion. Keine Sichtbehinderung durch Blutung (entscheidender Vorteil vor allen in der Mikrochirurgie),
2. Idealer Zugang durch starke Verminderung des Hirnvolumens, auch bei bestehendem Hirnoedem,
3. Konsistenzzunahme des Gehirns. Dadurch geringere Traumatisierung zentralnervöser Substanz (durch Spateln, Sauger etc.),
4. Durch Verzicht auf Osmotherapie kann der Patient im Wasser- und Elektrolytgleichgewicht gehalten werden bzw. bestehende Defizite großzügig ausgeglichen werden,
5. geringere Nachblutungstendenz,
6. geringere Neigung zu reaktivem postoperativem Hirnoedem,
7. geringere Perforationsgefahr bei Aneurysmen. Möglichkeit der Operation während akuter Blutung,
8. ideale Steuerbarkeit,
9. pH-Ausgleich in geschädigten acidotischen Hirnbezirken durch Hypokapnie,
10. Möglichkeit eines Ausgleiches von Störungen der intracerebralen Blutverteilung durch gleichmäßige Vasodilatation unter Hypotension.

Die Kontraindikationen für hypotensive Anaesthesietechniken müssen naturgemäß beachtet werden.

Die Indikationsstellung ergibt sich aus den Vorteilen des Verfahrens. Besonders empfehlenswert erscheint uns die Anwendung dieser Technik für neurochirurgische Operationen von Aneurysmen, suprasellären Prozessen, Tumoren der hinteren Schädelgrube, hier vor allem des Kleinhirnbrückenwinkels, sowie stark vaskularisierten Tumoren an der Schädelbasis. Eine Übersicht über dieses spezielle Krankengut, welches unter dieser Technik operiert wurde zeigt Tabelle 1.
Tabelle 2 zeigt das während desselben Zeitraumes unter normotensiven Bedingungen operierte Kollektiv.

Tabelle 1

I. Hypotensionsfälle	Fälle	+bis 3.p.o.Tag	+bis 3.Wo.p.o.
1. Aneurysmen			
Communicans ant.	12	1	1
Communicans post.	3	–	–
A. cerebri med.	3	–	1
A. carotis	6	1	–
1. Suprasellare Prozesse			
Hypophysen	8	–	–
Kraniopharyngeome	4	–	1
Sonstige	11	–	–
3. Prozesse d. HSG			
Kleinhirnbrückenwinkel-Tumoren	15	–	1
Sonstige	13	2	–
4. Stark vasc. Prozesse mit anderen Lokalisationen	1	–	–
	76	4	4

Operationen vom 1.IV.1972-15.VIII.1973

Auf den Versuch eines statistischen Vergleichs wurde bewußt verzichtet, da die ursprünglich geplante Zuordnung nach Zufallswahrscheinlichkeit nicht mehr möglich war, da die Anwendung der hypotensiven Technik chirurgischerseits in vielen Fällen imperativ gefordert wurde und in manchen Fällen, wie z.B. bei Aneurysmen der A.communicans anterior, welche im akuten Blutungsschub operiert wurden, die Operation erst unter Hypotension ermöglicht wurde.

Diskussion

Es ist in diesem Rahmen nicht möglich auf die komplexe Problematik der kontrollierten Hypotension sowie der von uns gleichzeitig induzierten schweren Hypokapnie einzugehen. Aus gleichen Gründen müssen wir darauf verzichten, eindrucksvolle Kasuistiken oder erhobene Messungen und Labordaten wiederzugeben. Trotzdem möchten wir abschließend jene Aspekte zur Diskussion stellen, welche unseres Erachtens die Grundlagen der

Tabelle 2

II. Kontrollgruppe	Fälle	+bis 3.p.o.Tag	+bis 3.Wo.p.o.
1. Aneurysmen			
Communicans ant.	7	1	–
Communicans post.	–	–	–
A. cerebri med.	4	–	–
A. carotis	2	–	–
2. Suprasellare Prozesse			
Hypophysen	5	–	–
Kraniopharyngeome	2	–	2
Sonstige	8	–	1
3. Prozesse d. HSG			
Kleinhirnbrückenwinkel-Tumoren	6	–	–
Sonstige	1	–	2
4. Stark vasc. Prozesse mit anderen Lokalisationen	2	–	–
	47	1	5

Operationen vom 1.IV.1972–15.VIII.1973

positiven Effekte der hypotensiven Anaesthesietechniken darstellen
könnten.
Die beobachtete Volumsverminderung des Gehirns übertrifft bei weitem
das Blutvolumen des Gehirns. Es muß also zusätzlich eine Wasserverschiebung vom Gehirn in die Blutbahn stattfinden. Ausgehend von der Hypothese, daß bei Absinken des arteriellen und venösen Druckes auch der Ka-
pillardruck absinken muß und die Wasserverschiebung bei Verminderung
des "Filtrationsdruckes" in der Kapillare durch Überwiegen des osmotischen Druckgefälles zwischen Blut und Gewebe zustande kommt, haben wir
versucht, die so verursachte Hämodilution durch Hämatokritmessungen
zu objektivieren. Tatsächlich zeigt der Hämatokrit Tendenzen, unter Hypotension abzufallen, und steigt bei Wiederanstieg des Blutdruckes wieder auf den Ausgangswert oder sogar darüber an. Der Hämatokritabfall
korreliert nun keineswegs mit dem Grad der Volumsverminderung des Gehirns und der Blutungsneigung im Operationsgebiet sowie der Lagerung
des Patienten. Dies erklärt auch das von ENDERBY beschriebene Phänomen,
daß er in 10 % der Fälle trotz Blutdruckabfalls keine ausreichende
Blutungsverminderung erzielte und die bekannte Tatsache der Abhängigkeit des blutungsverminderten Effektes von der Lagerung des Operationsgebietes, da bei dilatierten Kapazitätsgefäßen der Venendruck im Operationsgebiet um das Produkt des Gewichtes der Blutsäule x dem Sinus
des Neigungswinkels gegenüber der Horizontalen tiefer liegen muß als
im rechten Vorhof. So befand sich auch die Patientin mit dem stärksten
Hämatokritabfall (nämlich von 43 % auf 32 %) in extremer "Neigungsla-
gerung", nämlich in sitzender Position. Welche erschreckenden Effekte
der extreme Abfall des Venendruckes hervorrufen kann, soll abschlies-
send ein Mikrophoto zeigen, welches bei der Patientin intraoperativ
gewonnen wurde, die wegen eines Meningeoms der hinteren Schädelgrube
in sitzender Position operiert wurde. Man sieht hier deutlich die praktisch blutleeren Venen, wobei in der tiefstgelegenen die Blutsäule wie
in einem Manometer zu stehen scheint.

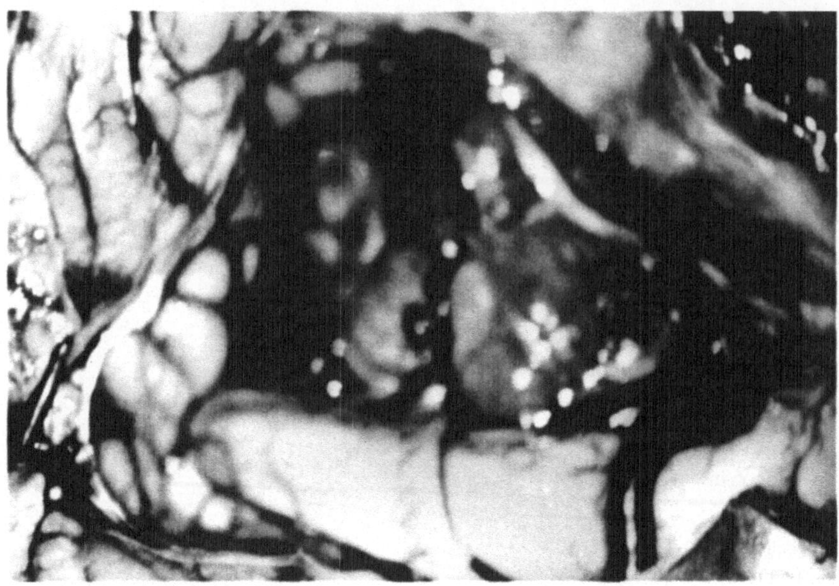

Abb. 1. Meningeom, zwischen Medulla oblongata und Kleinhirn gelegen.
"Blutleere Venen", scheinbar stehende Blutsäule in der großen Vene über
der Medulla oblongata

Literatur

1. ABLAD,B.: A study of the mechanism of the hemodynamic effects of
   hydralazine in man. Acta pharmac.tox. 20, Suppl.1.1 (1963).

2. ALEXANDER,S.C., LASSEN,N.A.: Cerebral circulatory response to acute
   brain disease. Implicationes to anaesthetic practice. Anaesthesiology 32, 60 (1970).

3. ASKROG,V., DAM,W.: Durchführung kontrollierter Blutdrucksenkung
   und Hypothermie mit Fluothane bei neurchirurgischen Eingriffen.
   Anaesthesist 14, 50 (1965).

4. BAYLISS,W.M.: On the local reaction of the arterial wall to changes
   of internal pressure. J.Physiol. 28, 417 (1961).

5. BECKER,F.: Gesteuerte Blutdrucksenkung durch Arfonad und Nierenfunktion. Anaesthesist 4, 201 (1965).

6. BOISSIER,J.R., GAULTIER,M., LARENG,L., NICOLAS,R., TILLEMENT,J.P.,
   VOURCH,G.: Les interférences médicamenteuses en anesthésie. Rapport
   du XXe Congrès national d'anesthésie - Réanimation. Strasbourg,
   le 16 mai 1970.

7. BRUNNER,H., HEDWALL,P.R., MAIER,M.: Influence of beta-receptor
   blockade on the acute cardiovascular effects of hydralazine. Br.J.
   Pharmac.Chemothera. 30, 123 (1967).

8. DIEMER,K.: Über die Sauerstoffdiffusion im Gehirn. I.Mitt.Räum-
   liche Vorstellung, Berechnung der Sauerstoffdiffusion. Pflügers
   Arch.ges.Physiol. 310, 99 (1965).

9. EISTERER,H., KOOS,W., WÖBER,G.: Experiences with a new modified technique of controlle hypotension in neurosurgical procedures (A preliminary report). Abstracta of International symposium of microsurgery. Vienna, 15th of Oct. 1972, p.15.

10. EISTERER,H., KOOS,W., WÖBER,G.: Erfahrungen mit einer modifizierten Technik kontrollierter Hypotension in der Mikroneurochirurgie (Ein vorläufiger Erfahrungsbericht). Anaesthesist, im Druck.

11. ENDERBY,G.E.H.: Controlled circulation with hypotensive drugs and posture to reduce bleeding in surgery. Lancet 1950 I, 1145.

12. ENDERBY,G.E.H.: Safety in hypotensive anaesthesia. Proc.World. Congr. 1955, 227.

13. ENDERBY,G.E.H.: Halothane and hypotension. Anaesthesia 15, 25 (1960).

14. ENDERBY,G.E.H.: Report on mortality and morbidity following 9107 hypotensive anaesthetics. Brit.J.Anaesth. 33, 109 (1961).

15. FAZIO,C.: Autoregulation des Hirnkreislaufes. Triangel 9, 244 (1970).

16. FREEMAN,J., INGVAR,D.H.: Elimination by hypoxia of cerebral blood-flow autoregulation and EEG relationship. Exp.Brain Res. 5, 61 (1968).

17. HAVERS,L., EGLI,H.: Effect of hypotensive anaesthesia on coagulation and fibrinolysis. Abstracts of papers presented on the Fifth World Congress of Anaesthesiologists. Kyoto 1972, S. 79.

18. HÄGGENDAL,E., JOHANSSON,B.: Effects of arterial carbon dioxide tension and oxygen saturation on cerebral blood flow. Acta physiol. scand. 66, Suppl. 258, 27 (1966).

19. HARPER,A.M.: The interrelationship between pCO_2 and blood pressure in the regulation of blood flow through the cerebral cortex. Acta neurol.scand. 41, Suppl. 14,94 (1956).

20. HARPER,A.M., McDOWALL,D.G.: Luxury perfusion. Scand.J.clin.Lab. Invest. 22, Suppl. 102 (1968).

21. KETY,S.S., SCHMIDT,C.F.: The effect of active and passive hyperventilation on cerebral blood flow, cerebral oxygen consumption, cardiac output and blood pressure of normal young men. J.clin.Invest. 25, 107 (1946).

22. KETY,S.S., SCHMIDT,C.F.: The effects of altered arterial tension of carbon dioxide and oxygen on cerebral blood flow and oxygen consumption of normal young men. J.clin.Invest. 27, 476 (1948a).

23. KLATZO,I.: Pathophysiological Aspects of Brain Edema. In: H.J. REULEN u. K.SCHÜRMANN: Steroids and Brain Edema. S.1 Berlin-Heidelberg-New York: Springer-Verlag 1972.

24. KOOS,W., BÖCK.F.: Microsurgery of cerebello-pontine angle processes. Abstracta of International symposium on microsurgery. Vienna 15th of Oct. 1972, p.10.

25. KUCHER,R.: Die künstliche Blutdrucksenkung, In: FREY,R., W.HÜGIN und O.MAYRHOFER: Lehrbuch der Anaesthesiologie, S. 503, Berlin-Göttingen-Heidelberg: Springer 1955.

26. KUCHER,R., EISTERER,H.: Die künstliche Blutdrucksenkung, In: FREY, R., W.HÜGIN und O.MAYRHOFER: Lehrbuch für Anaesthesiologie und Wiederbel., 2.Aufl. S.378 Berlin-Heidelberg-New York: Springer.

27. LARSON,C.P.: Anaesthesia and Control of the Cerebral Circulation. In: EHRENFELD,W.K. and E.J.WYLIE: Extracranial occlusive cerebrovascular disease. S. 152. Saunders Company Philadelphia. London, Toronto (1970).

28. LARSON,G.A.: Deliberate Hypotension. Anaesthesiology $\underline{25}$, S.682 (1964).

29. LASSEN,N.A.: Cerebral blood flow and oxygen consumption in man. Physiol.Rev. $\underline{39}$, 183 (1959).

30. LASSEN,N.A.: Luxury perfusion. Lancet 1966/II 1113.

31. LÜBBERS,D.W.: Physiologie der Gehirndurchblutung. In: GÄNSHIRT,H.: Der Hirnkreislauf. S. 214. Stuttgart: G.Thieme 1972.

32. LASSEN,N.A., PALVÖGLY,R.: Cerebral steal during hypercapnia and the inverse reaction during hypocapnia observed by the ^{133}Xe technique in man. Scand.J.Clin.Lab.Invest.Suppl. $\underline{102}$, 13 D (1968).

33. LUNDBERG,N., KJÄLLQUIST,A., BIEN,C.: Reduction of increased intracranial pressure by hyperventilation. A therapeutical aid in neurological surgery. Acta psych.neurol.scand.Suppl. $\underline{139}$, 34 (1959).

34. MITCHELL,R.A., HERBERT,D.A., CARMAN,D.T.: Acid-base constants and temperature coefficients for cerebrospinal fluid. J.appl.Physiol. $\underline{20}$, 27 (1965).

35. NILSSON,E., NIELSEN,K., SIESJÖ,B.: Some Considerations of Deliberate Hypotension. In: HODER,J., R.JEDLICKA, J.POKORNY: Advances in Anaesthesiology and Resuscitation. Vol.I. Proceedings of the third European Congress of Anaesthesiology held in Prague 1970, S.181 - Avicencum - Czechoslowak Medical Press (1972).

36. NOELL,W., SCHNEIDER,M.: Über die Durchblutung und die Sauerstoffversorgung des Gehirns im akuten Sauerstoffmangel. III.Mitt. Die arteriovenöse Sauerstoff- und Kohlensäuredifferenz. Pflügers Arch. ges.Physiol. $\underline{246}$, 207 (1942).

37. OPITZ,E., SCHNEIDER,M.: Über die Sauerstoffversorgung des Gehirns und den Mechanismus von Mangelwirkungen. Ergebn.Physiol. $\underline{46}$, 126 (1950).

38. PAULSON,O.B.: Restoration of autoregulation in hypocapnia. In: ROSS RUSSELL, R.W.: Brain and blood flow. Pitamn London (1971), p.313

39. PALVÖGLY,R.: Regional cerebral blood flow in patients with intracranial tumors. J.Neurosurg.$\underline{31}$, 149 (1969).

40. REIVICH,M., MARSHALL,W.J.S. and KASSELL,N.: Loss of Autoregulation produced by cerebral trauma. In: BROCK,M., FIESCHI,C., INGVAR,D.H., LASSEN,N.A. and SCHÜRMANN,K.: Cerebral blood flow.S.205. Berlin: Springer 1968.

41. ROLLASON,W.N.: Anaesthesia and the reduction of bloodloss. Anaesthesia $\underline{7}$, 10 (1952).

42. ROSOMOFF,H.L.: Adjuncts of neurosurgical anaesthesia. Brit.J.Anaesth. 37, 246 (1965).

43. SCHÖNBAUER,L., KUCHER,R., STEINBEREITHNER,K.: Prolongierte, kontrollierte Blutdurcksenkung. Ein Beitrag zur konservativen Behandlung intrakranieller Blutungen und akuter Hirndrucksteigerung. Wr.med. Wschr. 103, 185 (1953).

44. SCHUMANN,H.: Über die Wirkung der blutdrucksenkenden Substanz "Nepresol" (Ciba) auf Schlagvolumen und Gefäßwiderstand beim Hochdruckkranken. Klin.Wschr. 31, S.712 (1953).

45. SEVERINGHAUS,J.W., LASSEN,A.: Step hypocapnia to separate arterial from tissue pCO_2 in the regulation of cerebral blood flow. Circ. Res. 20, 272 (1967).

46. STEINBEREITHNER,K.: Untersuchungen zum Verhalten von Blutgasen und sauren Metaboliten im Liquor bei schweren Schädelhirntraumen. Proc. 5th International Anaesthesia Postgraduate Course. Vienna (Sept. 1971) S. 179.

47. STEINBEREITHNER,K., WAGNER,O.: Untersuchungen über das Verhalten des Säurebasenhaushaltes und der Atemgase im Liquor und arteriellem Blut bei schweren Schädelhirntraumen mit besonderer Berücksichtigung des Hyperventilationssyndroms. Klin.Wschr. 45, 126 (1967).

48. WALTHER,W.W., SLACK,W.K., CHEW,H.E.R.: The Cardiac Output during Halothane Anaesthesia. Lancet 2, 1266, (1964).

49. WOLFF,J.R.: Der Astrocyt als Verbindungsglied zwischen Capillare und Nervenzelle. Triangel 9, 153 (1970).

Vortrag Nr. 47

INTRA- UND POSTOPERATIVE KOMPLIKATIONEN BEI EINGRIFFEN IN DER HINTEREN SCHÄDELGRUBE AUS ANAESTHESIOLOGISCHER SICHT

Von U. Swozil und R. Enzenbach

Eingriffe in der hinteren Schädelgrube gehören auch heute noch zu den risikoreichsten Operationen der Neurochirurgie. Die Literaturangaben über die intra- und postoperative Letalität schwanken zwischen 25 % und 45 % (1,3,7,8). An der Neurochirurgischen Klinik der Universität München haben wir in den vergangenen 8 Jahren 258 Eingriffe in der hinteren Schädelgrube ausgeführt, über deren Indikation und histologische Diagnosen Tabelle 1 Auskunft gibt.

Tabelle 1. Histologische Diagnosen bei 258 Eingriffen in der hinteren Schädelgrube

HISTOLOG. DIAGNOSE	n	%
NEURINOME - N. AKUSTIKUS-TRIGEMINUS	53	21
SPONGIOBLASTOME - BERGSTRAND-Tu.	34	13
HAEMANGIOBLASTOME	28	12
MENINGIOME	19	7
EPENDYMOME	17	7
MEDULLOBLASTOME	16	6
CEREBELL. SARKOME	13	5
ASTROCYTOME	10	4
DYSEMBRYOME-EPIDERMOIDE	6	2
PLEXUSPAPILLOME	3	1
INOPERABLE INVASIV-GEW. TUMOREN	14	5
METASTASEN	16	6
MISSBILDUNGEN-ENTZÜNDL. VERÄND! -SONDERFÄLLE	29	11
GESAMT	258	100%

Gutartige Tumoren: Neurinome - Meningiome - Dysembryome machen mit den prognostisch günstigen Bergstrand-Tumoren, Angioblastomen und Plexuspapillomen, sowie den Mißbildungen und entzündlichen Veränderungen mehr als die Hälfte der Fälle aus.

Der Schwierigkeit des Eingriffs, vor allem der in diesem Material enthaltenen 72 im Kleinhirnbrückenwinkel gelegenen Tumoren entspricht eine relativ hohe Zahl von intra- und postoperativen Komplikationen. Am bekanntesten sind die Beziehungen zwischen der Operationslagerung und dem intraoperativen Blutverlust. (s. Tabelle 2).

In Bauchlagerung, die wir bis 1967 noch verwendeten, betrug der mittlere

Tabelle 2. Mittlerer Blutverlust und Schwankungen bei Eingriffen in
der hinteren Schädelgrube in Abhängigkeit von der Operationslagerung

JAHR	FALLZAHL	LAGERUNG	MITTL. BLUTVERLUST
bis 1967	n = 78	BAUCHLAGERUNG	1080 ml (250-6000 ml)
1971/72	n = 12	SEITLICH	2480 ml (350-9700 ml)
ab 1968	n =170	SITZEND	490 ml (100-3500 ml)

Blutverlust 1080 ml (mittlere Schwankungsbreite 250 ml - 6000 ml). Er
war in Seitenlagerung mit meist nur leicht erhöhtem Oberkörper - 12
Fälle aus den Jahren 1971 und 1972 mit 2480 ml (mittlere Schwankungsbreite 350 ml - 9700 ml) mehr als doppelt so hoch als in Bauchlagerung.
Dieser außerordentlich hohe Wert kommt bei der geringen Fallzahl durch
kombinierte Eingriffe mit dem Otologen bei Kleinhirnbrückenwinkeltumoren zustande. Dagegen belief sich der Blutverlust in sitzender Position nur auf 490 ml (Schwankungsbreite 100 ml - 3500 ml), sodaß in
der Mehrzahl der Fälle hier keine Transfusion erforderlich war. Im Hinblick auf die Hepatitisübertragung - nach GRUBER (5) 7%-12% und in der
prospektiven Studie von WAHLS et al. (10) bei einem ausgesuchten Spen-
derstamm immer noch 2% - davon etwa 10% tödlich verlaufend - ist allein
schon aus diesem Gesichtspunkt heraus betrachtet die Überlegenheit der
sitzenden Lagerungsform eindeutig zu beweisen. Der etwas vermehrte Zeit-
aufwand erscheint bei den ohnehin meist 3-4-stündigen Eingriffen dagegen bedeutungslos.

Eine wesentliche Gefahr bringt die sitzende Position jedoch mit sich,
die der Luftembolie. Wir haben sie bei Einführung dieser Position 2x
erlebt: Einmal bei Durainzision über einen eröffneten Sinus, beim 2.
Mal während der Trepanation über eine Knochenvene. Während wir im ersten Fall fälschlicherweise mit Wechseldruck beatmeten - diesen Patienten haben wir intraoperativ am Herzstillstand verloren - trat das zweite Ereignis bei intermittierend positiv eingestellten Beatmungsdrucken
von +20 und 0 cm Wassersäule auf. In abführenden Venen waren Luftbläs-
chen zu erkennen, kurzzeitig kam es zu einem Bigeminus. Durch Erhöhung
des endexspiratorischen Druckniveaus und Jugulariskompression ließ
sich ein Teil der Luft auspressen. Die weitere Operation verlief unge-
stört und der Patient bot postoperativ keine Komplikationen mehr.

Die physikalischen Zusammenhänge wurden von BARTH und RICHTER (2) sys-
tematisch untersucht und dabei auf die Bedeutung des Druckgradienten
zwischen Kopf- und Halsvenen und dem intrathorakalen Druck hingewiesen.
Seit wir durch planmäßige praeoperative Erhöhung des Venendrucks durch
Dextraninfusion und ausschließlich endexspiratorischem Niveau vom Haut-
schnitt an bis zum Beginn der Tumorpraeparation beatmen und erst dann
auf Wechseldruckbeatmung umstellen, haben wir keinerlei Luftembolie
mehr beobachtet. Wir können damit die praktischen Erfahrungen von FUCH-
SIG (4) bestätigen. Mit den von HEWER (6) angegebenen Sicherheitsmaß-
nahmen - aufblasbare Raumanzüge und deren Steuerung über das Beatmungs-
system - haben wir keine eigenen Erfahrungen.

Eine jahrelange und vielleicht auch heute noch nicht überall beendete
Diskussion zwischen den Neurochirurgen und Anaesthesisten geht um die
Frage: Künstliche Beatmung oder Spontanatmung während der Tumorpraepa-
ration, vor allem in Hirnstammnähe.

Bei Spontanatmung haben wir auch in sitzender Position Anstiege des endexspiratorischen Kohlensäuregehaltes auf dem URAS bis zu 8 Volumen % gemessen, die zwangsläufig zu einer massiven Steigerung der Hirndurchblutung führen müssen. Sie rufen eine intrakranielle Druckerhöhung hervor und können damit der Hirnoedem-Entstehung Vorschub leisten. Die manuelle Assistenz der Spontanbeatmung ist wegen der Erhöhung des intrathorakalen Druckes ein nur problematischer Kompromiß. Zum anderen hat OROSZ (9) schon vor vielen Jahren darauf hingewiesen, daß in seinem Material vom Hirnstamm ausgehende Störungen des Kreislaufs denen des Atemantriebs generell zeitlich vorausgehen. Letztere scheinen also wenig geeignet, das präparative Vorgehen des Chirurgen zu leiten. Das entspricht auch unserer Erfahrung. Wir haben intraoperativ nie isolierte Störungen der Atmung ohne vorangehende Kreislaufsymptome gesehen. Daher wurde im letzten Jahr während der Gesamtdauer der Tumorpräparation kontrollierte Beatmung ausgeführt mit intermittierend positiv-negativen Drucken. Der Kontrolle des Herzrhythmus haben wir während des gesamten Eingriffs mit Hilfe des Oscilloskopes und der akustisch angezeigten R-Zacken-gesteuerten Pulsfrequenz, sowie dem arteriellen und zentralvenösen Druck besonders Beachtung geschenkt.

Tatsächlich waren Bradycardien und Herzrhythmusstörungen die meist beobachteten intraoperativen Komplikationen, die in 70 Fällen kombiniert mit einer Blutdruckveränderung, meist mit einem Blutdruckabfall einhergingen (siehe Tabelle 3). Unter diesen Rhythmusstörungen, die alle

Tabelle 3. Intraoperative Kreislaufstörungen bei 258 Eingriffen in der hinteren Schädelgrube

STÖRUNG		n	%
BRADYCARDIE		86	34
TACHYCARDIE		50	20
ARRHYTHMIE		81	32
	SINUSARRHYTHMIE	5	5
n=102	BIGEMINIE	14	14
	EXTRASYSTOLIE	28	27
HERZSTILLSTAND		6	2
BLUTDRUCKABFALL		85	33
BLUTDRUCKANSTIEG		44	17
ARRHYTHMIE + RR↑↓ (komb.)		70	27

während der Phase der Tumorpräparation in Hirnstammnähe, also erst im 2. oder 3. Drittel der Operation auftraten waren am häufigsten die Bradycardien (86x).

Weniger häufig und sicher auch weniger schwerwiegend waren Tachycardien (50x). Extrasystolien registrierten wir nur in 5 von 102 Fällen als Sinusarrhythmien, meist aber als ventrikuläre Extrasystolen (28x) und als Bigeminie (14x), letztere oftmals ineinander übergehend (siehe Abb. 1).

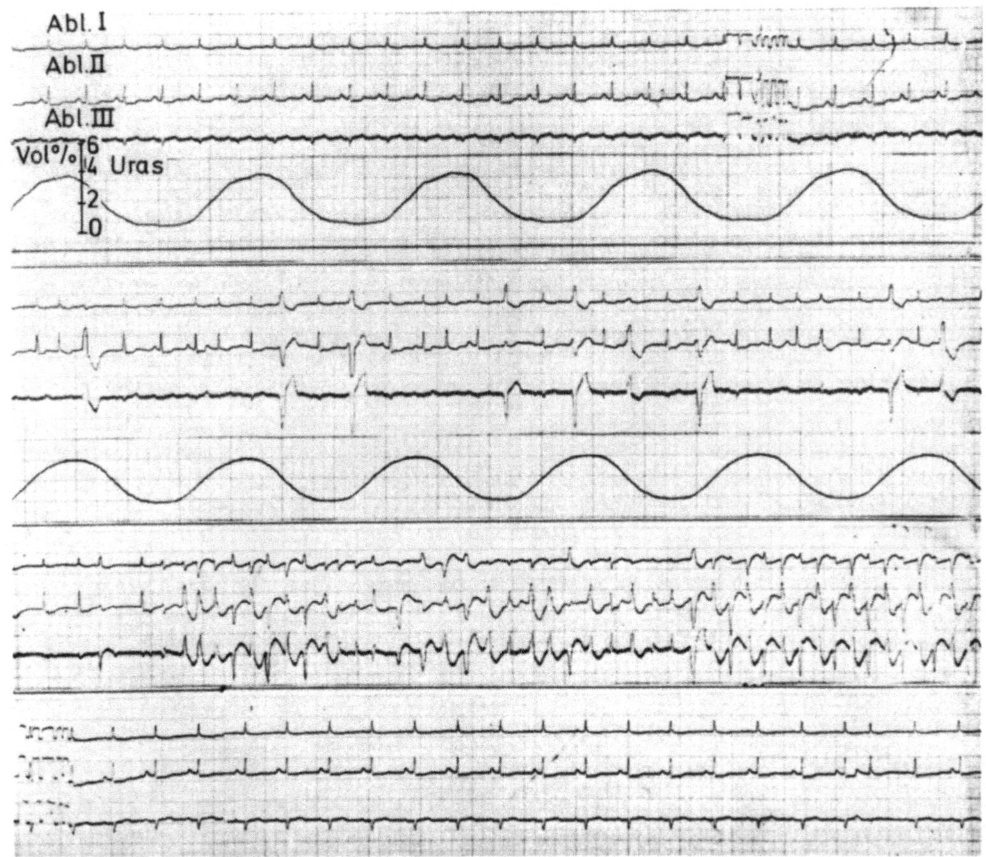

Abb. 1. Intraoperative Verlaufskontrolle während der Entfernung eines
Akustikusneurinoms bei einem 40-jährigen Mann. EKG-Standardableitungen
I, II und II und exspiratorische CO_2-Messung mit URAS. Auftreten einzelner ventrikulärer Extrasystolen bei Tumorpräparation (2. R. von
oben) und Übergang in polytope totale Irregularität (3. R.) wahrscheinlich durch Hirnstammirritation bedingt. Spontaner Rückgang nach Entfernung des Tumors aus dem Kleinhirnbrückenwinkel (unterste R.)

Die Arrhythmien ließen sich mit einer einzigen Ausnahme gegen Ende der
Operation beheben, meist normalisierte sich die Herzschlagfolge nach
Entfernung des Tumors selbständig wieder oder konnte medikamentös be-
herrscht werden. Traten in den ersten Tagen auf der Wachstation erneut
Rhythmusstörungen auf - meist Tachycardien - so war dies allerdings
ein Signum mali ominis.

Von den in der Tabelle 3 aufgezeigten 6 intraoperativen Herzstillstän-
den gelang es uns einen Patienten mit einem Akustikusneurinom mit Erfolg wiederzubeleben, der 64-jährige Mann konnte am 25. Tag nach Hause entlassen werden.

Im Vergleich zu den intraoperativ häufig auftretenden herz-kreislauf-
bedingten Komplikationen sind Störungen des Atemantriebs relativ selten zu beobachten. Wir haben, solange wir die Spontanatmung noch assis-
tierten, unter 72 Kleinhirnbrückenwinkeltumoren nur 3 kurze Atemstill-
stände registriert. Einmal bei einem 8-jährigen Jungen mit einem Klein-
hirnspongioblastom, den wir postoperativ noch 6 Tage beatmen mußten,
aber nach 20 Tagen in einem relativ guten Zustand verlegen konnten.
Bei einem 64-jährigen Patienten mit Akustikusneurinom, der postopera-

tiv gut spontan atmete und den wir am 33. Tag nach Hause entlassen haben. Die 3. Patientin allerdings, eine 31-jährige mit einer Platten-
epithel-Ca-Metastase verloren wir nach einer Nachblutung am Hirnoedem
am 3. postoperativen Tag.

Ganz spezifische Probleme des Eingriffs in der hinteren Schädelgrube
jedoch stellen diejenigen postoperativen Komplikationen dar, die auf
einen partiellen oder totalen - meist vorübergehenden - Ausfall von
Funktionen der basalen Hirnnervengruppe zu beziehen sind. Mit dem vorwiegend kosmetisch interessanten Facialisausfall, seiner technischen
Vermeidung und der Facialiswiederherstellung befaßten sich auf dem dies-
jährigen Neurochirurgenkongress allein 3 Vorträge. Den Anaesthesisten
dagegen interessieren im Rahmen der Nachbehandlung besonders Komplikationen, die durch eine Funktionsstörung oder den Ausfall des N. vagus
bedingt sind.

Unter den postoperativen Störungen stellen nämlich die durch Schluck-
parese (13%) und Sensibilitätsverlust von Glottis und Trachea - also
vagusbedingte schwere Aspirationspneumonien (78 Fälle = 30%) das Haupt-
problem der Nachbehandlung dar (siehe Tabelle 4). Sie haben zusammen

Tabelle 4. Postoperative Störungen der Atmungs- und Lungenfunktion und
Therapie bei 258 Eingriffen in der hinteren Schädelgrube

STÖRUNG	n	%
ATEMANTRIEBSSTÖRUNG ATEMINSUFFIZIENZ	64	25
ATEMSTILLSTAND	40	16
PNEUMONIE	78	30
LUNGENOEDEM	26	10
SCHLUCKPARESE	34	13
THERAPIE	n	%
LANGZEITINTUBATION >24 h	72	28
TRACHEOTOMIE	68	26
ASSISTORBEATMUNG	59	23

mit zentral ausgelösten Atemantriebsstörungen in einem 1/4 unserer
Fälle zur Ateminsuffizienz geführt.

Viele der im Bereich der hinteren Schädelgrube operierten Patienten
tolerieren wegen eines Ausfalls der Glottis- und Tracheasensibilität
auch nach Halothanenarkose postoperativ den endotrachealen Tubus ohne
weiteres über längere Zeit. Wir geben aus Sicherheitsgründen diese
Patienten mit liegendem Tubus im Sinne einer prolongierten Intubation
auf die Wachstation. Erst wenn die Patienten kontaktfähig sind und sie
der Tubus stört, wird er im Verlaufe des Nachmittags entfernt. Dabei
haben wir nie starkes Würgen oder Pressen erlebt, was wir wegen der
Gefahr der Provokation einer Nachblutung besonders fürchten würden. Für
mindestens den 1. Tag wird auch eine halbsitzende Lagerung im "HERZ-
BETT" aufrechterhalten, die die Spontanatmung erleichtert, der Aspiration entgegenwirkt und die Gefahr venöser Nachblutungen vermeidet.

In 72 Fällen haben wir wegen des postoperativen Zustandes der Patienten die prolongierte Intubation über mehr als 24 Std., in einem Fall bis zu 6 Tagen fortgesetzt.

In insgesamt 68 Fällen erschien uns die Tracheotomie angezeigt, die wir bei komplizierten Verläufen meist am 1. postoperativen Tag, seltener im Verlauf der ersten Woche im Anschluß an die Dauerintubation ausführten. Künstliche Beatmung war in der postoperativen Phase bei 59 Patienten wegen gestörter Lungenfunktion erforderlich. Sie wurde meist in assistierter Form mit dem Bird-Respirator ausgeführt. Wir haben sie zwischen 1 und 34 Tagen - im Mittel über 12 Tage - aufrechterhalten müssen.

Eine weitere schwerwiegende Komplikation war ein im Anschluß an die Extubation auftretender Stridor, den wir bei 2 Patienten beobachtet haben.

Zugrunde lag dem im ersten Fall, einem 47-jährigen Patienten, der wegen eines pflaumengroßen Akustikusneurinoms links operiert worden war, eine am 4. Tag festgestellte doppelseitige Recurrensparese. Das linke, der Operationsseite entsprechende Stimmband stand völlig unbeweglich in Paramedianstellung, das rechte ebenfalls in Paramedianstellung zeigte nur ganz geringfügige Impulse. Die Stimmritze öffnete sich inspiratorisch lediglich um 1,5-2 mm. Sofortige nasale Intubation, am 9. Tag Tracheotomie, anschließend Beatmung für 20 Tage. Im Verlaufe von 2 Monaten bildete sich die Rekkurensparese erst auf der gegenüberliegenden, später auch auf der Operationsseite wieder zurück, der Patient konnte am 44. Tag dekanüliert werden. Nachdem er am 50. Tag eine Lungenembolie rasch überstand und selbständig essen und trinken gelernt hatte, konnte er gegen Ende des 2. Monats aufstehen und wurde in gutem Zustand am 72. Tag verlegt.

Die andere, 49-jährige Patientin war ebenfalls an einem daumengliedgroßen Akustikusneurinom rechts operiert worden (siehe Abb.2). Gegen Abend des Operationstages konnten wir die wache Patientin extubieren. Sie entwickelte gegen Morgen einen zunehmenden Stridor, weshalb sie um 4 Uhr früh nasal intubiert und beatmet werden mußte. Am nächsten Morgen erfolgte die Feststellung einer doppelseitigen Rekürrensparese mit einem Glottisspalt von nur 0,5 mm durch den HNO-Konsilarius und anschließend sofortige Tracheotomie. Bei der Patientin bahnte sich der Rückgang der Rekurrensparese auf der contralateralen linken Seite gegen Ende der 2. Woche an. Die Parese der rechten Seite ging nach 2 Monaten allmählich zurück. Nach mühevoller Intensivpflege, erste Mobilisation der Patientin nach 50 Tagen, Dekanülement nach 111 Tagen, Verlegung mit guter beiderseitiger Stimmbandfunktion am 139. Tage. Ein EMG des M. sternocleidomastoideus ergab auf der rechten Seite keine Willküraktivität und Fibrillieren +++, also Zeichen einer Accessoriusparese. Die Gegenseite zeigte ein normales Interferenzbild.

Nach diesem Befund muß man eine intraoperative Läsion des intrakraniellen Vagus nach Austritt aus dem Hirnstamm, wo er mit dem Accessorius verläuft, auf der Operationsseite annehmen. In der postoperativen Schwellungsphase kommt dazu möglicherweise eine Irritation des Vagus der Gegenseite, zurückzuführen auf eine Verschiebung des Hirnstammes, wodurch dann erst der Stridor klinisch manifest wird.

Ein Querschnitt durch den Hirnstamm einer 50-jährigen Patientin, die nach einer Kleinhirnbrückenwinkeltumor-Entfernung verstarb, zeigt, welche Ausmaße Verschiebungen am Hirnstamm annehmen können (siehe Abb.3).

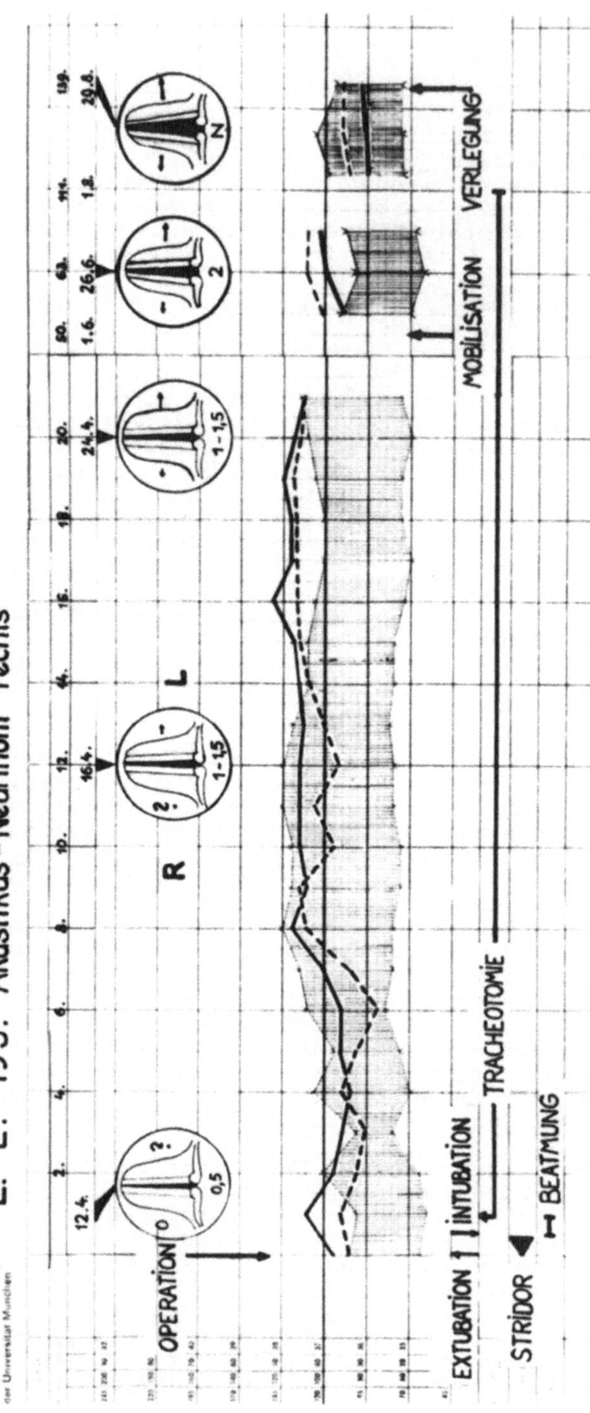

Abb. 2. Postoperativer Verlauf nach Exstirpation eines Akustikus-Neurinoms bei einer 49-jährigen Patientin. Doppelseitige Rekurrensparese mit Stridor. Rückbildung der Stimmbandlähmung zuerst auf der contralateralen Seite, später auch auf der Operationsseite

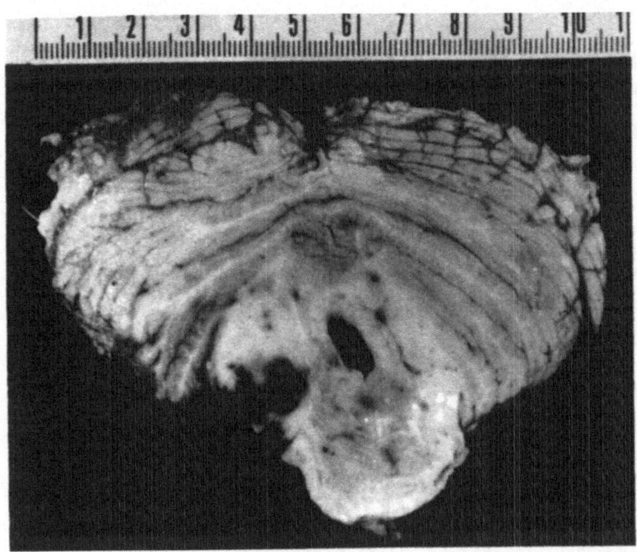

Abb. 3. Sektionspräparat nach Kleinhirnbrückenwinkeltumor-Entfernung bei einer 54-jährigen Patientin. Man beachte die Hirnstammverschiebung nach der gesunden Seite.
*Ich danke Herrn Professor STOCHDORPH für die freundliche Überlassung des Präparates

Tatsächlich weisen beide intraoperativen Anaesthesie-Protokolle der Patienten mehrfache längerdauernde Bradycardien auf, die zwar auf Atropin-Dosen rasch zurückgehen (siehe Abb. 4), vom postoperativen Verlauf her gesehen, müssen diese Bradycardien jedoch auf den sich bemerkbar machenden Vagusausfall als Erstsymptom bezogen werden.

Zusammenfassung

Die Vorteile der Operation in sitzender Position sind weitgehend bekannt. Mir kam es darauf an, auf die postoperativen Komplikationen hinzuweisen, die auf einer Läsion der basalen Hirnnervengruppe beruhen. Mit Hilfe von Langzeitintubation, vor allem aber frühzeitiger Tracheotomie evtl. kombiniert mit assistierter Beatmung lassen sich diese verlaufsbestimmenden Komplikationen beherrschen.

Sowohl prae- als auch postoperative Kontrollen der Funktion der caudalen Hirnnervengruppe erscheinen uns im Interesse einer zielgerechten und frühzeitigen Therapie der respiratorischen Störung bei Eingriffen in der hinteren Schädelgrube von ausschlaggebender Bedeutung zu sein.

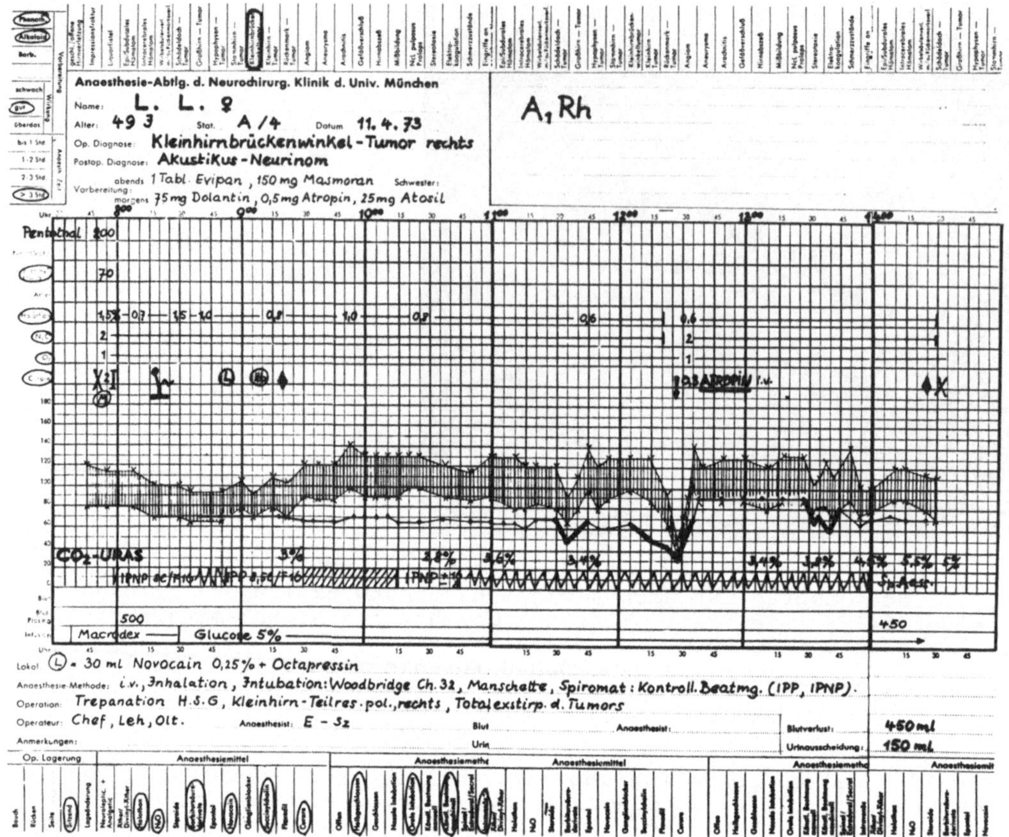

Abb. 4. Anaesthesieprotokoll der in Abbildung 2 gezeigten Patientin
(49 Jahre). Man beachte die Bradycardien im 2. und 3. Drittel der Operation während der Tumorexstirpation, die durch Atropin-Gabe behoben
werden können

Literatur

1. BAILEY,P.: "Die Hirngeschwülste". Stuttgart: F. Enke 1951.

2. BARTH,L., RICHTER,J.: "Untersuchungen zum Mechanismus der Luftembolie im Bereich der Halsvenen des Menschen". Anaesthesist 20,
   430-437 (1971).

3. CUSHING,H.: "Intracranial Tumors. Notes upon a serie of 2000 veri-
   fied cases with surgical mortality, percentages". Springfield,
   Thomas 3, 150 (1932).

4. FUCHSIG,P.: "Schlußwort zum Beitrag von L. BARTH und J.RICHTER:
   Untersuchungen zum Mechanismus der Luftembolie im Bereich der Halsvenen des Menschen". Anaesthesist 21, 315, 316 (1972).

5. GRUBER,U.F.: "Blutersatz". Berlin-New York: Springer-Verlag 1968.

6. HEWER,A.J.H., LOGUE,V.: "Methods of increasing the safety of neuroanaesthesia in the sitting position". Anaesthesia 17, 476 (1962).

7. HORWITZ,H.N., RIZZOLI,H.V.: "Postoperative complications in neurosurgical practice". Baltimore: The Williams and Wilkins Company 1967.

8. OLIVECRONA,H., TÖNNIS,W.: "The surgical treatment of intracranial tumors". Handbuch der Neurochirurgie, Bd. 4. Berlin-Göttingen-Heidelberg: Springer 1967.

9. OROSZ,E.: "Anaesthesiologische Probleme bei Operationen in der hinteren Schädelgrube". Anaesthesist 14, 297,298 (1965).

10. WAHLS,E. et al.: "Untersuchungen über die Häufigkeit der Transfusionshepatitis unter besonderer Berücksichtigung postoperativer Enzymerhöhungen". Anaesthesist 21, 12-22 (1972).

Vortrag Nr. 48

WANDEL DER ANAESTHESIEVERFAHREN BEI EINGRIFFEN AM INTRAKRANIELLEN GEFÄSS-SYSTEM

Von R. Enzenbach

Eingriffe am intrakraniellen Gefäßsystem werden seit etwa 15-20 Jahren ausgeführt. Ursprünglich auf wenige Einzelfälle beschränkt, nimmt heute die Chirurgie der Hirngefäße einen wesentlichen Teil unseres neurochirurgischen Krankengutes ein. So haben wir an der Neurochirurgischen Klinik der Universität München in den vergangenen 8 Jahren insgesamt 295 typische Hirngefäßeingriffe ausgeführt, (siehe Tabelle 1). Ausgenommen sind hier die kleineren Gefäßoperationen wie z.B. intrakranielle Carotisunterbindungen oder Ausschaltung von Mikroangiomen.

Tabelle 1. Eingriffe am intrakraniellen Gefäßsystem bei 295 Patienten (1965-1973)

ANEURYSMEN	n = 192	65 %
ANGIOME	n = 57	19 %
ANASTOMOSEN	n = 46	16 %
GESAMT	n = 295	100 %

Die Aneurysmen stehen dabei mit 65 % an erster Stelle, die Shunt-Operationen zwischen Externa- und Internakreislauf, die wir erst seit 1970 ausführen, haben mit 16 % die Angiomrate mit 19 % inzwischen schon fast erreicht.

Während wir bis etwa 1960 mit Pentothal-Curare-Lachgas, Trichloraethylen und teilweise auch noch mit Äther die Narkosen leiteten und die kontrollierte Blutdrucksenkung mit Ganglienblockern steuerten, wurde in den folgenden Jahren ausschließlich Halothane verwendet. Das erniedrigte Blutdruckniveau und die durch bessere Hautdurchblutung um mindestens ein Drittel verkürzten Abkühlungs- und Wiedererwärmungszeiten bei Anwendung von Hypothermie erwiesen sich als wesentliche Vorteile des Halothane's.

Bei großen Angiomen und risikoreichen Aneurysmen erreichten wir eine tiefe Drucksenkung bis systolisch 60 mm Hg durch Kombination von Halothane-Hyperventilation mit kontrollierter Hypotension durch Oberflächen-Hypothermie zwischen 28° und 30° C (siehe Abb. 1).

Abb 1 zeigt aus dem Jahr 1960 den Verlauf einer Angiom-Exstirpation bei einer 37-jährigen Frau in Halothane-Narkose. Arfonadgesteuerte Drucksenkung bis 60 mm Hg systolisch über etwa 1 Stunde. Die Oesophagus- und Rektaltemperatur betrug 28°. Der Blutverlust erreichte insgesamt 500 ml. Die erforderliche Narkose- und Überwachungszeit war 8 Stunden. Also ein sehr aufwendiges Verfahren für besondere Risikofälle, doch haben wir auch bei diesem Vorgehen bei 2 Aneurysmen durch Gefäßeinriß an der Carotis unstillbare Blutungen erlebt.

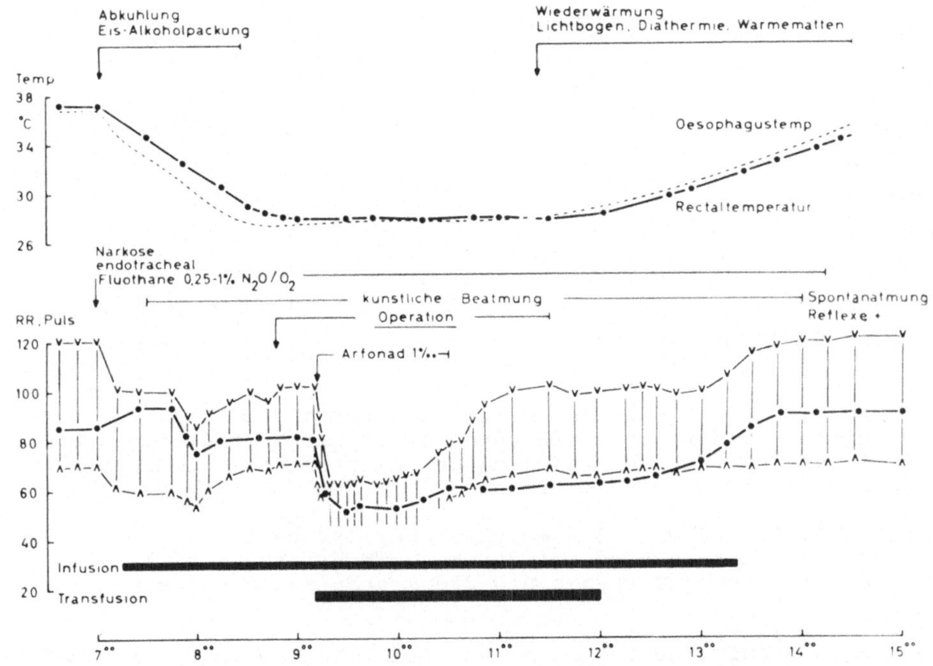

Abb. 1. Anaesthesieprotokoll der Operation eines handtellergroßen,
links fronto-temporalen Haemangioms bei einer 37-jährigen Patientin
mit kombinierter Anwendung von Hypotension und Oberflächenhypothermie.
Erläuterung siehe Text

Ein systolisches Druckniveau unter 60 mm Hg zu unterschreiten haben
wir nur für wenige Minuten gewagt, doch wurden in den letzten Jahren
über gute Ergebnisse mit noch tieferer Hypotension berichtet. OPITZ,
MEIER-BURGDORFF und MEYER 1969 (9) senkten z.B. durch Hyperventilation
mit bis 4%-igen Halothane-Gemischen auf systolisch 40 Torr für 40 Minuten in Hypothermie; HUGOSSON und HÖGSTRÖM (6) 1973 in einer Serie mit
200 Patienten mit 4- und höherprozentigen Halothane-Gemischen bis systolisch 40-60 mm Hg für 45 Minuten in Normo- und 50 Minuten in Hypothermie.

Durch folgende Überlegungen und Fakten haben wir unser Vorgehen der
letzten Jahre in anderer Richtung modifiziert:

1. Die Ergebnisse der LITTLE Studie aus der Zeit der kontrollierten
   Hypotension mit Ganglienblockern (siehe Tabelle 2): die Komplikationsrate von seiten der Niere, des Gehirns und des Herzens war bei Drucksenkungen unter 80 mm Hg signifikant erhöht.

2. Ein extremer Blutdruckabfall unter 60 mm Hg ist immer mit einer
   starken Reduktion des Herzzeitvolumens verbunden, deren Folge eine
   Strömungsverlangsamung ist (2,3). Hierdurch wächst die Gefahr der
   Ausbildung von Abscheidungsthromben, vor allem dann, wenn an der
   Clip-Stelle durch Lumenveränderung des Gefäßes Strömungswirbel entstehen. Möglicherweise wird intraoperativ so der Ausgangspunkt für
   sekundäre Gefäßverschlüsse in der postoperativen Phase geschaffen.

Tabelle 2. Kontrollierte Hypotension-Komplikationsrate bei 6.805 Patienten. Nach LITTLE 1956 (gekürzt) (8)

KOMPLIKATIONEN	UNTER 80 mm Hg	ÜBER 80 mm Hg	
ANURIE	7	O	signifikant
OLIGURIE	17	5	
HIRNTHROMBOSE	9	O	signifikant
RETINATHROMBOSE	1	O	
CORONARTHROMBOSE	2	1	
HERZSTILLSTAND	14	1	hoch signifikant
CARDIOVASKULÄRER KOLLAPS	25	O	hoch signifikant
REAKTIVE NACHBLUTUNG	71	7	hoch signifikant
FORTDAUERNDE HYPOTENSION	53	7	hoch signifikant

3. In den vergangenen 4 Jahren ist durch Einführung der Mikro-Chirur-
   gie und Ausführung der Operation unter 16-facher Mikroskopvergrös-
   serung bei wesentlicher Verbesserung der Cliptechnik die Ruptur-
   quote bedeutend verringert worden.

Anhand einer Übersicht über 195 Aneurysmen bei 192 Patienten der letzten
8 Jahre - der Zahlenunterschied ist durch die Mehrfachaneurysmen bedingt - lassen sich unser Vorgehen und die Ergebnisse schildern (siehe
Tabelle 3).

Die Verteilung der Aufgliederung nach der Lokalisation in unserem Material entspricht etwa den Häufigkeitsangaben in der Literatur, wobei
die risikoreicheren Communicans-Anterior- und Carotisaneurysmen mit
zusammen 64 % überwiegen. Fast 95 % aller Aneurysmen wurden direkt mit
Clip verschlossen - nur in 10 Fällen, vorwiegend Carotisaneurysmen -
war dies nicht möglich. Sie wurden mit Plastikmasse, Dura oder Musku-
latur umscheidet.

Von 43 Aneurysmen wurden etwa 1/4 (einfache Fälle) in Normotension an-
gegangen, 3/4 in Halothane-Hyperventilation mit Atemminuten-Volumina
von 9-14 l/Minute (vorwiegend intermittierend positiv-negative Druckbeatmung, seltener reine Überdruckventilation). Halothanekonzentrationen über 2,5 Volumen % im Gemisch haben wir wegen der negativ-inotropen Wirkung höherer Konzentrationen nie verwendet. Ließ sich bei jüngeren Patienten trotz Anti-Trendelenburg-Lagerung der Blutdruck nicht
auf das gewünschte Niveau absenken, so kombinierten wir mit Arfonad
und hatten damit immer Erfolg.

Bei der Hypotension haben wir eine Senkung des Ausgangsblutdrucks um
etwa 1/3 angestrebt, systolische Druckwerte unter 70 mm Hg aber nicht
unterschritten und waren vorsichtig bei starker Verkleinerung der Amplitude. Dieses Plateau haben wir für die erforderliche Operationsdauer aufrechterhalten.

Ein Teil unserer Patienten kam mit zentral bedingt überhöhten Blut-
drucken, die durch raumfordernde Haematome oder Hirnoedem im Gefolge
einer Subarachnoidalblutung bedingt waren, zur Operation. Hierbei haben wir den Blutdruck auch um 50 %, aber nie unter 70 Torr gesenkt.

Eine zusätzliche, zeitlich genau steuerbare Herabsetzung der Gefäß-
wandspannung erreichten wir für die Zeit der Clipsetzung an Aneurysma-
hals oder -basis durch einseitige oder doppelseitige manuelle Carotis-

Tabelle 3. Anaesthesieverfahren und operative Behandlung bei 195 Aneurysmen (192 Patienten) des intrakraniellen Gefäßsystems, aufgegliedert nach deren Lokalisation. (1965-1973). Erläuterung s. Text

	n	%	NORMO-TENSION	HYPOTENSION HALOTHANE	+ ARFONAD
A. COMM. ANT.	86	44	18	60	8
A. CAROTIS	38	20	11	26	
A.C. MEDIA	33	16	2	27	2
A.C. POSTERIOR	22	11	8	11	2
A.C. ANTERIOR	6	3	1	5	
A. BASILARIS	7	3,5	2	5	
MEHRFACH-ANEURYSMEN	3	1,5	1	2	
GESAMT (PAT.)	192	(100%)	43(22%)	136(71%)	12(6%)

	n	%	HYPO-THERMIE	OPERAT. AUSSCH. (CLIP)	UM-SCHEIDUNG	INTRAOP. +
A. COMM. ANT.	86	44		85	1	
A. CAROTIS	38	20	1	31	7	1
A.C. MEDIA	33	16		32	1	
A.C. POSTERIOR	22	11	1	21	1	
A.C. ANTERIOR	6	3		6		
A. BASILARIS	7	3,5		7		1
MEHRFACH-ANEURYSMEN	3	1,5		3		
GESAMT	192	(100%)	2(1%)	182(95%)	106&%)	2(1%)

kompression am Hals. Die Zeit wurde dabei mit der Stoppuhr genau registriert und bei Überschreitung von 30 Sekunden jeweils alle 10 Sekunden angesagt. Länger als eine Minute wurde nicht komprimiert und bei mehrfach erforderlichen Kompressionen die jeweils 2-3 fache Zeit als Erholungspause dazwischengeschaltet. Im Moment der Carotiskompression haben wir zwar mehrmals Bradycardien, jedoch nie Rhythmusstörungen ernster Art erlebt. - Dieses Verfahren war auch bei der Auffindung und beim Verschluß von Einrissen am Aneurysmasack hilfreich.

In dieser Serie verloren wir insgesamt 2 Patienten (knapp 1 %) wegen unbeherrschbarer Blutungen aus der eingerissenen A. Carotis oder A. Basilaris.

Eine kurze Bemerkung zur Prognose: Als entscheidend für die postoperativen Ergebnisse hat sich uns die Zeitwahl des Eingriffes nach der letzten akuten Subarachnoidalblutung erwiesen, worauf BECK (1) an unserer Klinik vor kurzem aufmerksam gemacht hat. Eine Operation im akuten Blutungsstadium hat kaum Aussicht auf Erfolg. Über ein gutes Langzeitergebnis verfügen wir bei einem 8-jährigen Jungen, den wir in bewußtlosem Zustand operiert haben und der sich nach schwierigster wochenlanger Intensivpflege wieder völlig erholt hat. Der günstigste Zeitpunkt liegt bei einem Abstand von 10 Tagen nach der Subarachnoidalblutung, wenn sich die Engstellung der Gefäße zurückgebildet hat.

Tabelle 4. Anaesthesieverfahren bei 57 arterio-venösen Angiomen des intrakraniellen Gefäßsystems (1965-1973)

	n	%	NORMO-TENSION	HYPOTENSION HALOTHANE + ARFONAD	
SUPRATENTORIELL	53	93%	14	37	4
INFRATENTORIELL	4	7%	1	3	
GESAMT	57	(100%)	15(26%)	40(70%)	4(7%)

	n	%	HYPOTHERMIE	INTRAOP. +	
SUPRATENTORIELL	53	93%	4	1	
INFRATENTORIELL	4	7%			
GESAMT	57	(100%)	4(7%)	1(2%)	

Nun soll noch kurz auf die Ergebnisse unserer Angiom-Operationen eingegangen werden (s. Tabelle 4). Von 57 intrakraniellen Angiomen, davon waren 4 infratentoriell, die restlichen 53 supratentoriell gelegen, wurden alle total reseziert. Das jeweilige Anaesthesieverfahren wurde in 1/4 der Fälle in Normotension, bei 3/4 in Halothane-Hypotension ausgeführt. In 7 % wurde zusätzlich Arfonad und weiterhin 4x Hypothermie angewandt. Insgesamt fand sich 1 intraoperativer letaler Ausgang.

Dazu ein typisches Protokoll einer 57-jährigen Angiom-Patientin (s. Abb. 2) mit Halothane-Hyperventilation und zusätzlicher Arfonadgabe. Die Drucksenkung unterschreitet 70 mm Hg nicht. Gesamtblutverlust 800 ml. Eine Transfusion war nicht erforderlich.

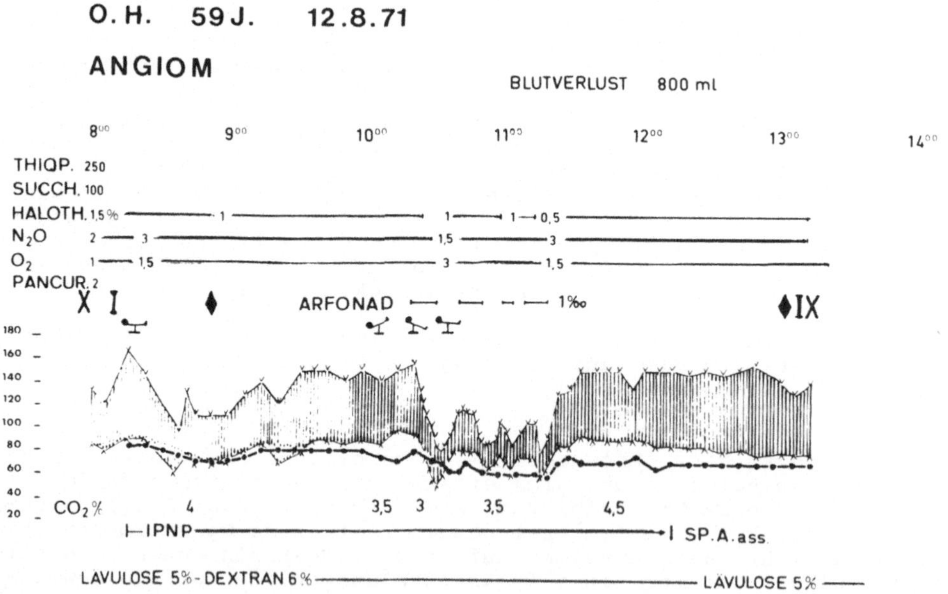

Abb. 2. Anaesthesieprotokoll der Exstirpation eines Angioms unter Halothane-Hyperventilation und kontrollierter Hypotension mit Arfonad

Weiterhin wurden auf dem Oscilloskop das EKG und die R-zackengesteuerte
Pulsfrequenz während des ganzen Eingriffs überwacht. Während der Hypo-
tensionsphase von 75/50 mm Hg fand sich ein völlig ungestörter Herzrhythmus (s. Abb. 3).

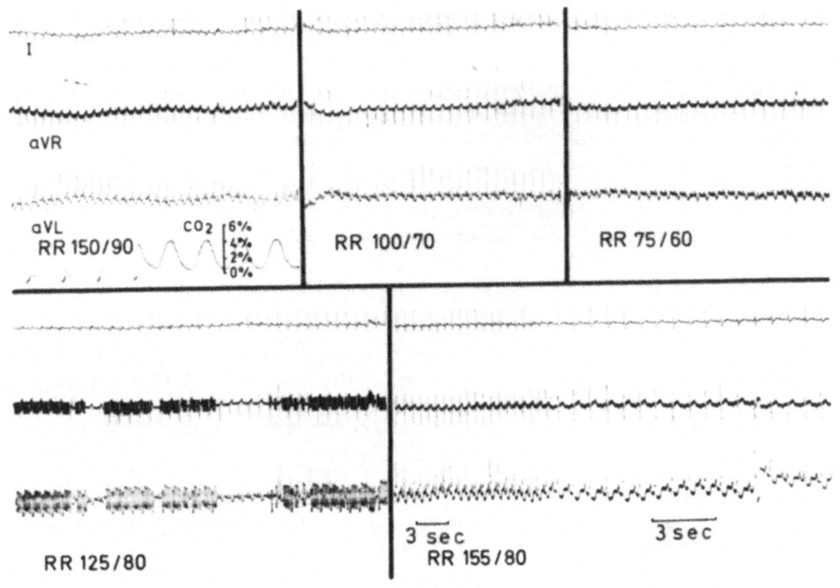

Abb. 3. Intraoperative EKG-Registrierung bei der in Abbildung 2 gezeigten Hypotension

Eine völlig neue Dimension für Eingriffe bei bisher inoperablen Mißbildungen des Gefäßsystems eröffnet sich mit einer Kombination von Hae-
modilution und tiefer Hypothermie unter Einsatz des Bypass, wie LAVER
und BUCKLEY (7) am Haemodilutions-Symposion in Rottach 1971 mitgeteilt
haben. Sie behandelten erfolgreich einen Patienten mit einem ausgedehnten Angiom in der hinteren Schädelgrube, wobei der Haematokrit auf
6,5% gesenkt und zum Verschluß der arteriellen Gefäßzuflüsse ein 48-
minütiger Herzstillstand bei 11°C Oesophagustemperatur erforderlich
war. Über eigene Erfahrungen mit dieser Methode verfügen wir nicht.

Gegenüber den Aneurysmen und Angiomen bieten die mit zunehmender Frequenz ausgeführten Shunt-Operationen zwischen intra- und extrakraniel-
lem Gefäßsystem geringere anaesthesiologische Probleme. An unserer
Klinik wurden bisher 46 Anastosomen - meist zwischen A. temporalis su-
perficialis und einem Ast der A. cerebri-media - hergestellt (4,5).
Die Indikation für diesen Eingriff ist bei intermittierenden Ischaemien
ohne bleibende neurologische Ausfälle meist aufgrund von Carotis- oder
Mediastenose bzw. -verschlüssen gegeben.

Die Aufrechterhaltung gleichbleibend guter Hirndurchströmungsverhält-
nisse durch Erhaltung eines dem Patienten individuell angepaßten Sys-
temdrucks, bei Halothane-Narkose mit ensprechender Hypervolämie oder
Neuroleptanalgesie, und die Vermeidung vasokonstriktorisch wirkender
Pharmaka sind besonders zu berücksichtigen. Durch Infusion niedermo-
lekularer Dextrane wird bei Öffnung der Gefäßklemmen und Einschaltung

der Anastomose in den Hirnkreislauf für eine rasche Durchströmung der
vorübergehend abgeklemmten Gefäßgebiete gesorgt. Die Blutverluste betrugen während der Operation nur zwischen 100 und 300 ml, Bluttransfusionen waren in keinem unserer Fälle erforderlich.

Zusammenfassung: Die Anaesthesie bei Eingriffen am intrakraniellen Gefäßsystem ist von verschiedenartiger Problematik und erfordert die
Anwendung differenzierter Verfahren. Unter der Entwicklung moderner
mikrogefäßchirurgischer Technik vermeiden wir im Hinblick auf postoperative Spätkomplikationen derzeit die Erzielung extremer Hypotension
und Hypothermie, da weder die Rupturgefahr noch die tatsächlich akut
eingetretenen Blutverluste eine Korrelation zum absoluten Blutdruckniveau gezeigt haben.
Eine enge Koordination zwischen den Anaesthesisten und dem Operateur
sind unumgängliche Voraussetzung für den operativen Erfolg.

<u>Literatur</u>

1. BECK,O., WIESEN,H.X.: "Die Bedeutung des Vasospasmus für die Prognose der Subarachnoidalblutung". Zentralbl. Neurochir. 1973 im Druck.

2. ENZENBACH, R.: "Haemodynamik der Ganglienblockade". Proc. I[th] Europ.
   Kongr. Anaesthesiolog. Wien, 2231-2235 (1962).

3. ENZENBACH,R.: "Haemodynamik bei pharmakologischer Ganglienblockade".
   4. Freiburger Colloquium, Kreislaufmessungen 1-15 (1963) Banaschew-
   sky-Verlag-München-Gräfelfing.

4. GRATZL,O., SCHMIEDEK,P., STEINHOFF,H., ENZENBACH,R.: "Microneurosurgical anastomoses for cerebral ischemia in 39 patients - Clinical results, angiography and regional cerebral blood flow." First
   Intern. Sympos. Microneurosurgical Anastomoses For Cerebral Ischemia. (Im Druck).

5. GRATZL,O., STEUDE,U., SCHMIEDEK,P.: "Indications for extra-intra-
   cranial anastomoses between the superficial temporal artery and a
   branch of the middle cerebral artery in man." In I. FUSEK u. Z.
   KUNC, Present Limits of Neurosurgery. Proceed. of 4th Europ. Congr.
   Excerpta Med. Amsterdam, 375-379 (1972).

6. HOGOSSON,R., HÖGSTRÖM,S.: "Factors disposing to morbidity in surgery of intracranial aneurysms with special regard to deep controlled
   hypotension." J. Neurosurg. <u>38</u>, 561-567 (1973).

7. LAVER,M.B., BUCKLEY,M.J.: "Extreme Hemodilution in the Surgical Patient." Hemodilution, Proceed. Intern. Sympos. Rottach-Egern. Basel:
   S. KARGER, 215-222 , 1971.

8. LITTLE,D.M.Jr.: "Controlled hypotension in anesthesia and surgery."
   Monographie CH.C.THOMAS, Springdield Illinois 1956.

9. OPITZ,A., MEYER-BURGDORFF,Chr., MEYER,E.: "Kontrollierte Fluothane-
   Hypotension zur operativen Versorgung intrakranieller Aneurysmen".
   Anaesthesist <u>19</u>, 260-263 (1970).

Vortrag Nr. 49

NARKOSE – EEG UND KONTINUIERLICHE EEG-FREQUENZ-ANALYSE (EISA) BEI NLA-, HALOTHANE- UND ETHRANE-NARKOSEN

Von B. Gies, K.L. Scholler und K. Wiemers

Zusammenfassung

An Hand routinemäßig abgeleiteter EISAgramme (EEG-Intervall-Spektrum-
Analysen mittels des EISA-Gerätes von TÖNNIES) wird demonstriert, wie
sich verschiedenen Narkosetypen und -abschnitte im EEG-Frequenzspek-
trum niederschlagen. Die intraoperativen EISA-Ableitungen wurden ergänzt durch große EEG-Ableitungen bei Probanden-Narkosen mit teilweise
parallel laufender EISA-Registrierung.

Unsere Pilotstudie brachte 2 wesentliche Ergebnisse:
a) die routinemäßige intraoperative EEG-Kontrolle in Form der EISA-
   Ableitung liefert eine, auch dem mit dem EEG nicht vertrauten Anaesthesisten, wichtige zusätzliche Informationen. Sie ist nützlich zur
   Steuerung der Analgesie und Narkosetiefe, kann Hypoxiezustände aufzeigen und ist in der Praxis genau so schnell und einfach durchzuführen wie die EKG-Kontrolle.
b) Die bei Ethrane bekannten erheblichen EEG-Veränderungen in Form von
   Krampfpotentialen bis hin zum postparoxysmalen isoelektrischen EEG
   lassen sich regelmäßig herbeiführen, sofern nur die Narkose tief
   genug geführt wird. Dabei handelt es sich um ein Narkosestadium, das
   bei Routine-Narkosen nicht erreicht wird. Diese mögliche zentralnervöse Nebenwirkung von Ethrane sollte dennoch in der Praxis bedacht
   werden.
Beim heutigen Stand der Elektrotechnik stellt das EEG eine einfache
Methode dar, um Funktionsänderungen des Gehirns zu objektivieren. Umso verwunderlicher ist es, daß nur selten von der Möglichkeit Gebrauch
gemacht wird, die Narkose durch das EEG zu überwachen.

Methodik EISA

Wir bedienten uns zu insgesamt 38 routinemäßigen intraoperativen EEG-
Ableitungen bei verschiedenen Anaesthesie-Verfahren des EISA-Gerätes
von TÖNNIES, über das erste Erfahrungsberichte aus dem Bereich der Anaesthesie von DOENICKE und KUGLER (5,6,10) sowie von TÖNNIES selbst (15)
vorliegen*. Das Gerät führt eine 1Kanal-on-line-Frequenzanalyse durch,
wobei EISA für EEG-Intervall-Spektrum-Analyse steht. EEG-Kurve und Fre-
quenzspektrum werden auf einem Speicherschirm dargestellt und können
z.B. mit einer Polaroid-Kamera dokumentiert werden. Zur Ableitung brauchen lediglich 2 Nadelelektroden am Kopf und eine Ohrclip-Elektrode
angelegt zu werden. Wechselstromprobleme gibt es praktisch nicht, Be-
wegungsartefakte werden vom Gerät erkannt und nicht berücksichtigt.

Ergebnisse EISA

Die Abb. 1 zeigt die EISA-Ableitung eines Patienten in Spinalanaesthe-

---

*Wir danken der Fa. Labor Dr. Ing. TÖNNIES, Freiburg i. Br. für die
freundliche leihweise Überlassung des EISA-Gerätes.

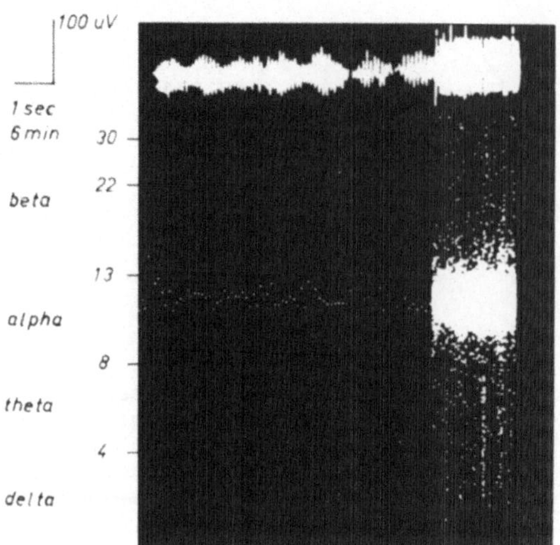

Abb. 1. Alpha-Spindeln eines wachen Patienten in Spinalanaesthesie.
Bipolare Ableitung fronto-occipital paramedian links gegen linkes Ohr.
Erklärung im Text

sie, Registrierung von links nach rechts, zuerst schnelle, dann langsame Registrierung, oben Original-EEG, in diesem Falle alpha-Spindeln,
darunter das Analyse-Ergebnis Welle für Welle, wobei am linken Bild-
rand die Aufteilung in die bekannten Frequenzbänder angegeben ist. Jede Welle wird durch einen Leuchtpunkt im zugehörigen Frequenzband repräsentiert.

Für das EEG in Narkose kann verallgemeinernd gesagt werden, daß nach
einem anfänglichen Einleitungsstadium mit Frequenzbeschleunigung und
Amplitudenverkleinerung die tiefere Narkose mit stetiger Frequenzab-
nahme und zunächst Amplitudenzunahme einhergeht. In sehr tiefen Narkosestadien kann die EEG-Tätigkeit bis hin zum Null-Linien-EEG unter-
drückt werden (1,8,16).
In Abb. 2 ist eine Inhalationsnarkose mit Ethrane und Halothane dargestellt. Deutlich sind verschiedene Abschnitte der Narkose entsprechend
den verschiedenen Narkotika bzw. narkotikumfreien Intervallen sichtbar. Bei Betrachtung der Amplitude fällt zunächst eine Amplitudenzunahme
unter Halothane und noch ausgeprägter unter Ethrane auf. Die Frequenz-
muster der verschiedenen Phasen sind deutlich voneinander abgesetzt. Sie
sind beim selben Patienten beliebig reproduzierbar und korrelieren eindeutig mit der Narkosetiefe. An- und Abflutgeschwindigkeit sind leicht
ablesbar. Die EEG-Veränderung geht dabei der klinischen Feststellung
der Narkosetiefe zeitlich stets voraus.
Diese Monitor-Funktion ist wichtig bei hypoxischen Komplikationen.
Abb. 3 zeigt die Ausleitungsphase einer Ethrane-Narkose mit einwand-
freier Beendigung der Narkose nach dem EEG. Nach dem Übergang von kontrollierter Atmung auf Spontanatmung treten delta-Wellen als Zeichen
von Hypoxie und Hyperkapnie auf, da der Patient - klinisch unauffällig -
nachrelaxiert war.
In Abb. 4 ist die Einleitungsphase einer Neuroleptanalgesie wiedergegeben. DHB läßt das EEG praktisch unverändert, während Fentanyl in der
sog. initialen narkotischen Phase (7) zum Auftreten langsamer Zwischen-
bis delta-Wellen hoher Amplitude führt. Lorfan führt mit einer Latenz
von 2 Minuten zu schlagartiger Rückbildung des EEG-Bildes, verbunden
mit Aufhebung der Analgesie.

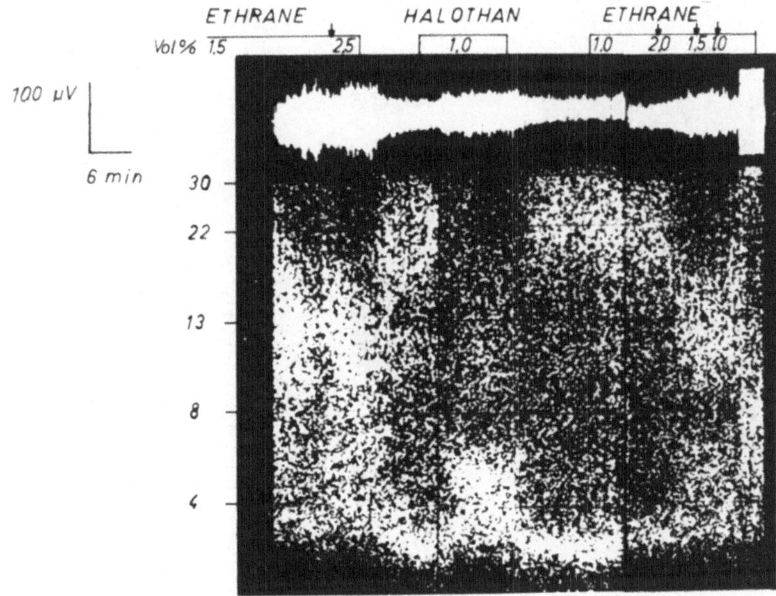

Abb. 2. Verschiedene Narkose-Abschnitte während Tibiaosteosynthese-Operation

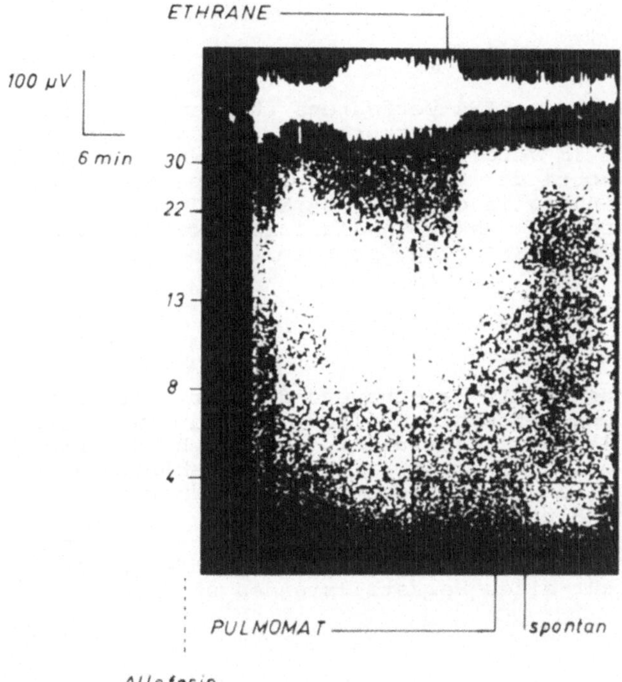

Abb. 3. Hypoxie/Hyperkapnie bei einem nachrelaxierten Patienten (siehe Text)

124

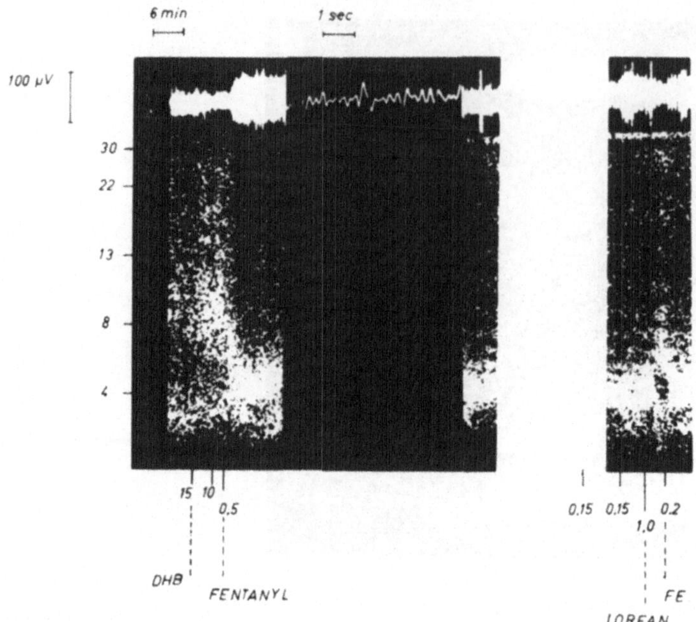

Abb. 4. NLA bei einem 67-jährigen Patienten, Antagonisierung mit Lorfan

Methodik EEG

Zur Testung der Zuverlässigkeit dés EISA-Verfahrens führten wir bei
insgesamt 10 Probanden-Narkosen (davon 8 Narkosen mit Ethrane bzw.
erstmals Ethrane und Halothane im Vergleich in derselben Narkose) 8-
Kanal-EEG-Ableitungen durch, wobei der Kanal 7 des EEG-Apparates über
eine Parallel-Schaltung als Eingang in das EISA-Gerät geführt wurde.
Die Narkosen waren reine Sauerstoff-Masken-Inhalationsnarkosen unter
kontrollierter Beatmung. Die EEG-Auswertung besorgte unser neurologischer Kollege Dr. P. GERKING.*

Ergebnisse EEG

Abb. 5 zeigt eine Narkose zunächst mit Halothane und - kurz vor Erwachen des Probanden - Fortführung mit Ethrane. Trotz der häufigen Bewe-
gungartefakte sind deutlich die Amplitudenzunahme und die beiden Fre-
quenztäler unter den beiden Narkotika sichtbar. Das dazugehörige Nar-
koseprotokoll (Abb. 6) zeigt eine nahezu deckungsgleiche Übereinstimmung von Frequenzverhalten und Blutdruckverhalten.
Wir haben bei weitgehend horizontaler Lagerung des Patienten die Nar-
kotikum-Zufuhr unter Halothane bei einem systolischen Blutdruck von
55 beeendet, um nicht die Gefahr eines Herzstillstandes oder cerebra-

---

* Die Ableitungen wurden im EEG-Labor der Neurologischen Klinik mit
Abtlg. für Neurophysiologie der Universität Freiburg (Prof. Dr. R.
JUNG) durchgeführt. Die Befunde sind Gegenstand eines gesonderten ge-
meinsamen Beitrages (9).

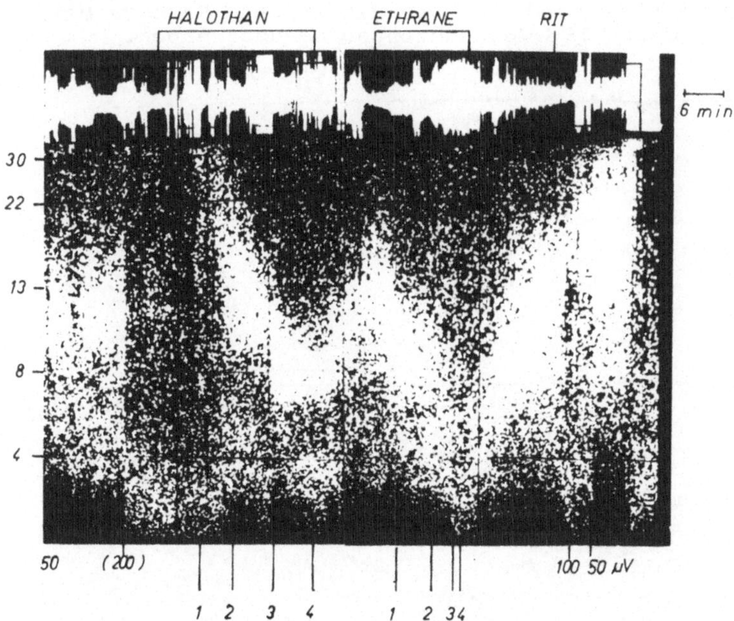

Abb. 5. Probanden-Narkose mit Halothane und Ethrane. Die Markierungen
1–4 korrespondieren mit den EEG-Ausschnitten der Abb. 7 und 8. Geringere Verstärkung (200µV am 8-Kanal-Gerät) führt zu einer relativen
Mehrbeachtung langsamer Frequenzen und umgekehrt

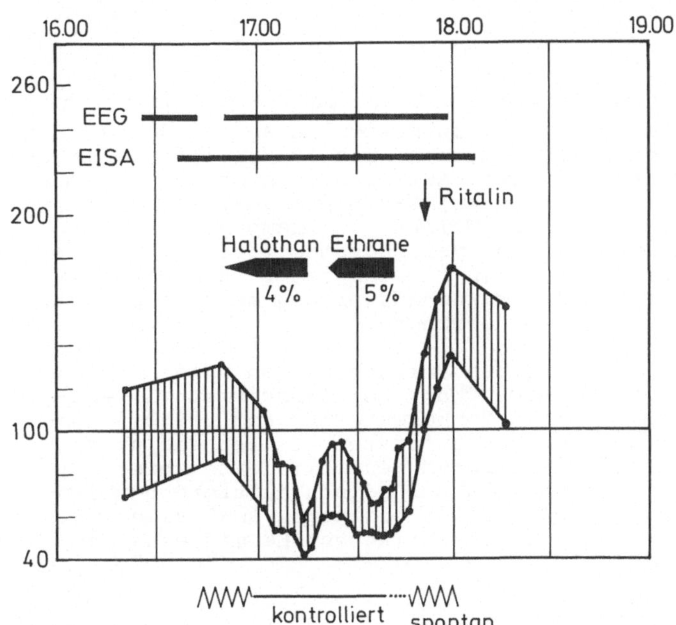

Abb. 6.Protokoll der in Abb. 5 represäntierten Narkose. Das Weckamin
Ritalin (40 mg i.v.) konnte das postnarkotische Erwachen nicht beschleunigen

ler Minderperfusion hervorrufen, während wir die Ethrane-Narkose bei
65 mm Hg aufgrund der schweren EEG-Veränderungen beendet haben.

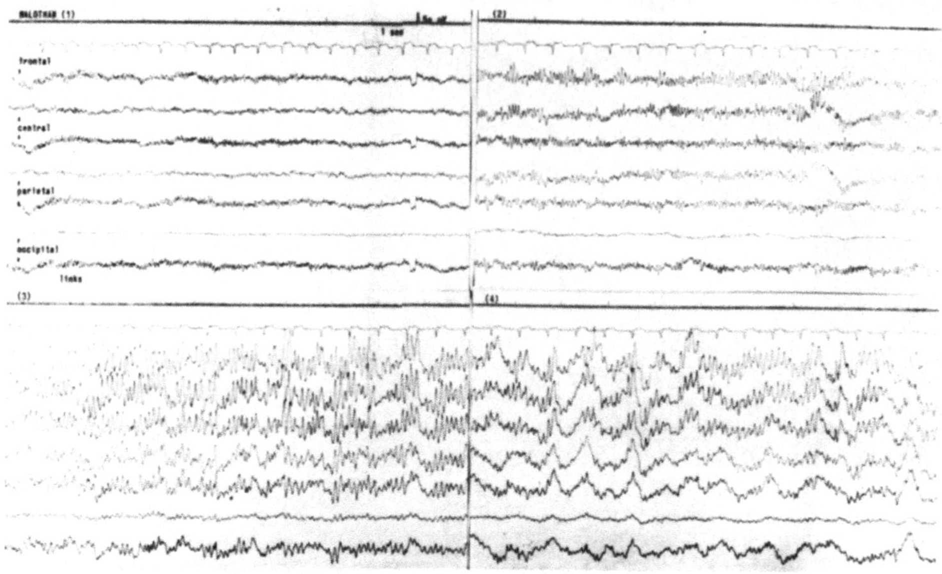

Abb. 7. Halothane-Original-EEG zu Abb. 5 (unipolare Längsreihen, Ableitung zum ipsilateralen Ohr). Kanal 1 EKG. Kanal 7 (occipital rechts)
wurde als EISA-Eingang verwandt und zur Vermeidung einer Übersteuerung
des EISA-Gerätes geringer verstärkt

In Abb. 7 ist das dazugehörige Original-EEG zunächst unter Halothan
wiedergegeben. Die Bezeichnungen 1 - 4 korrespondieren mit den entsprechenden Markierungen auf dem EISAgramm. Man sieht unter (I) das Exzitationsstadium mit vorherrschender beta-Aktivität, unter (2) eine all-
mähliche Frequenzverlangsamung, unter (3) 9-9,5 pro Sek.-alpha-Wellen
hoher Amplitude mit einzelnen steilen Wellen von Krampfpotentialcha-
rakter und unter (4) noch etwas weiter verlangsamte Tätigkeit mit periodisch wiederkehrenden steilen Wellen mit langsamer Nachschwankung
(spike-wave). Im Sinne neurologischer EEG-Auswertung handelt es sich
hierbei um schwer pathologische Veränderungen.

Abb. 8 zeigt das Original-EEG derselben Versuchsperson unter Ethrane,
wieder mit korrespondierender Nummerierung. Der Ausschnitt (I) entspricht einem noch nicht sehr tiefen Narkosestadium und zeigt alpha-
Aktivität sehr hoher Amplitude und das Auftreten steiler Wellen mit
langsamer Nachschwankung, unter (2) treten generalisierte spikes mit
langsamer Nachschwankung im Übergang zu periodisch auftretendem iso-
elektrischem EEG und unter (4) schließlich postparoxysmal alle 3 Sek.
auftretendes und 6 Sek. dauerndes isoelektrisches EEG mit einstreu-
endem EKG (burst suppression).

Diskussion

Die gerade skizzierte EEG-Beobachtung konnten wir regelmäßig auch bei
unseren anderen mit Ethrane allein narkotisierten Probanden machen.

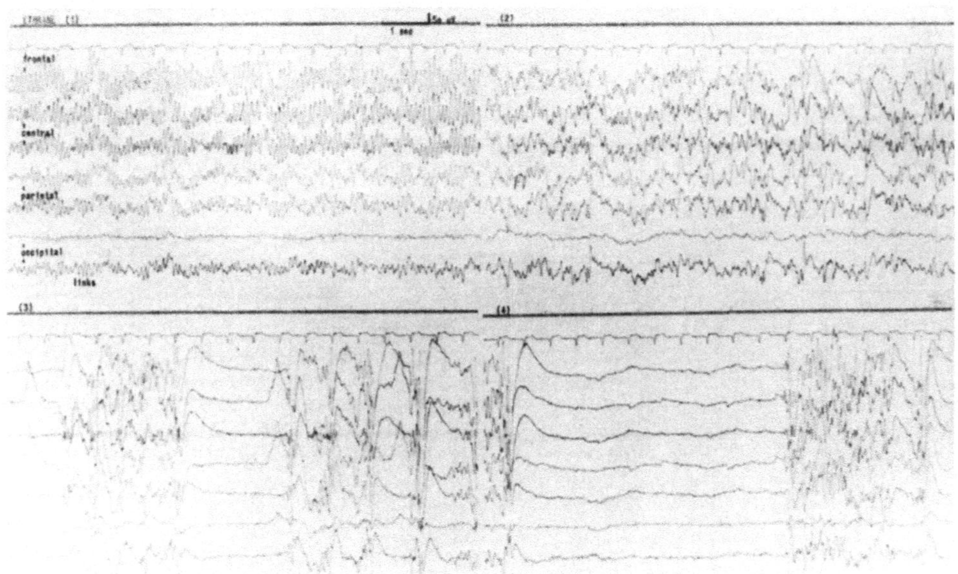

Abb. 8. Ethrane-Original-EEG (Ableitung wie bei Abb. 7)

Die Befunde sind narkotikumspezifisch und primär nicht mit einer möglicherweise gestörten Autoregulation der Hirndurchblutung zu erklären
(17).
Besteht bei Ethrane-EEG-Befunden lediglich eine formale Ähnlichkeit
mit Krampfpotentialen, oder handelt es sich um echte Krampfpotentiale
im neurologischen Sinne?
Eine Reihe amerikanischer Autoren berichtet über klinische Krampfab-
läufe während Ethrane-Narkosen. Demgegenüber konnte in unserem Institut eine ausgezeichnete antikonvulsive Wirkung geringer Ethrane-Konzen-
trationen im Tierversuch nachgewiesen werden (3). Das braucht allerdings kein Widerspruch zu sein, da sich narkotische und konvulsive Wirkung eines Anaesthetikums sowohl neurophysiologisch als auch chemisch
in enger Nachbarschaft befinden können (siehe Beitrag STUMPF Seite
(14), sowie 2,4). Auch lassen sich aus dem EEG-Bild eines Narkotikums
keine Rückschlüsse auf seine klinische Verwendbarkeit ziehen.
Hinzu kommt, daß die Exzitationsphänomene bei Ethrane wesentlich mitbeeinflußt werden vom arteriellen pCO_2 (11,13). Dennoch bleibt zu beobachten, ob Ethrane in hoher Konzentration über die reine Narkosewirkung hinaus für die zentralnervöse Funktion indifferent ist. Ob sich
daraus Kontraindikationen für die Anwendung im Bereich z.B. der Neurochirurgie ergeben, wird die weitere klinische Erfahrung erbringen.
Die ausgezeichnete Übereinstimmung von konventioneller EEG-Auswertung
und EISAgramm ermöglicht es, daß auch EEG-ungeübte Anaesthesisten sich
der Information des EEG's mit Gewinn bedienen können. Gegenüber dem
bisher üblichen I- oder 2-Kanal-Kontroll-EEG ermöglicht dieses Analyse-
verfahren mit seiner zeitlich gedrängten Speicherdarstellung eine sehr
übersichtliche Verlaufskontrolle. Gegenüber computerbetriebener Spek-
tral-Analyse mittels Fourier-Transformation (2,12) zeichnet es sich
durch seinen minimalen technischen Aufwand aus. Einfachheit und Sicherheit der Methode lassen uns eine breitere klinische Anwendung des EEG-
monitoring im Bereich der Anaesthesie nachdrücklich empfehlen.

Summary

With EISAgrams (EEG-Interval-Spectrum-Analysis by means of the EISA - instrument by TÖNNIES) it is demonstrated, how different types and stages of anaesthesia influence the EEG frequency spectrum. The results obtained from intraoperative EISAgrams were completed by EEG recordings from anaesthetized volunteers with parallel EISA registration.

Our pilot - study had two main results:
a) The intraoperative routine EEG - control by means of the EISA recording renders important additional information to the anaesthesist who is not familiar with EEG recordings. It is helpful for the control of analgesia and the depth of anaesthesia, is capable of detecting hypoxic states and is as fast and easy as EEG - monitoring.
b) The major EEG changes known from Ethrane anaesthesia in the form of spiking activity up to burst suppression pattern can be seen regularly as long as sufficiently deep anaesthesia is provoked. This plane of anaesthesia is not reached in anaesthetic routine. The possible central nervous side-effect of Ethrane should however be considered in anaesthetic practice.

Literatur

1. BARK,J.: Wirkung von Sauerstoffmangel und Narkosemitteln auf die Hirnrinde. Anaesthesist 6, 60-64 (1957).

2. BART,A.J., HOMI,J., LINDE,H.W.: Changes in power spektra of electroencephalograms during anaesthesia with Fluroxene, Methoxyflurane and Ethrane. Anaesthesia and Analgesia 50, 53-63 (1971).

3. BUZELLO,W., JANTZEN,K., SCHOLLER,K.L.: Der Einfluß von Ehtrane auf den Elektro- und Pentylentetrazol-Kampf der Maus. Ethrane-Symposium Nov. 1973 in Hamburg. Anaesthesiologie und Wiederbelebung (in Vorbereitung).

4. CASCORBI,H.F., LOECHER,C.K.: Antagonism and synergism of six volatile anaesthetic agents and flurothyl, a convulsant ether. Anaesthesia and Analgesia 46, 546-550 (1967).

5. DOENICKE,A., KRUMEY,I., KUGLER,J., KLUMPA,J.: Experimental studies of the breakdown of Epontol. Brit.J.Anaesth. 40, 415-429 (1968).

6. DOENICKE,A., KUGLER,J., LAUB,M.: EEG-Untersuchungen während Epontol-Methoxyfluran-Narkose. Z.prakt.Anaesth.Wiederbeleb. 3, 213-227 (1968).

7. ETSCHENBERG,E.: Anaesthesie mit Droperidol und Fentanyl. Arzneimittel-Forschg. 23. Beiheft, Editio Cantor, Aulendorf 1973 (S. 121-123).

8. FAULCONER,A., BICKFORD,R.G.: Electroencephalography in Anaesthesiology. Charles C. Thomas Publisher, Sprinfield, Illinois 1960.

9. GIES,B., GERKING,P., SCHOLLER,K.L.: Das EEG bei Probanden-Narkosen und kontinuierliche EEG-Frequenz-Analyse (EISA) während Operationen unter Ethrane. Ethrane-Symposium Nov. 1973 in Hamburg. Anaesthesiologie und Wiederbelebung (in Vorbereitung).

10. KUGLER,J., LÖSEL,G., SPIEGEL,L., DOENICKE,A.: Bandspeicherung und automatische Analyse von EEG-Kurven bei Schlaf und Narkose. Elektromedizin Sonderausgabe Sept. 1969 (S.109-115).

11. LEBOWITZ,M.H., BLITT,C.D., DILLON,J.B.: Enflurane-induced central nervous system excitation and its relation to carbon dioxide tension. Anaesthesia and Analgesia $\underline{54}$, 355-363 (1972).

12. MYERS,R.R., STOCKARD,J.J., FLEMING, N.L., FRANA,C.J., BICKFORD,R.G.: The use of on-line telephonic computer analysis of the e.e.g. in anaesthesia. Brit.J.Anaesth. $\underline{45}$, 664-670 (1973).

13. NEIGH,J.L., GARMAN,J.K., HARP,J.R.: The electroencephalographic pattern during anaesthesia with Ethrane: effects of depth of anaesthesia, $paCO_2$ and nitrous oxide. Anaesthesiology $\underline{35}$, 482-487 (1971).

14. STUMPF,C.H.: Neuropharmakologie der Narkotika. Anaesthesie-Kongreß Sept. 1973 in Linz, Anaesthesiologie und Wiederbelebung (in Vorbereitung).

15. TÖNNIES,J.F.: Automatische EEG-Intervall-Spektrum-Analyse (EISA) zur Langzeitdarstellung der Schlafperiodik und Narkcse. Arch.Psychiat.Nervenkr. $\underline{212}$, 423-445 (1969).

16 WIEMERS,K., PUPPEL,H.: Praktische Bedeutung der EEG-Registrierung im Operationssaal. In: Heilmeyer, Weber, Klepzig (Hrsg.) - Kreislaufmessungen 2. Freiburger Kolloquium 1959. München-Gräfelfing 1960.

17. WOLLMANN,H., SMITH,A.L., HOFFMAN,J.G.: Cerebral blood flow and oxygen consumption in man during electroencephalographic seizure patterns induced by anaesthesia with Ethrane. Internat. CBF (Cerebral Blood Flow) Symp. April 1969 in Mainz. WOLLMAN, H., SMITH, A.L., NEIGH,J.L. in: BROCK M. et al. (ed.) - CBF (Cerebral Blood Flow) Clin.a.exp. results. S. 246-248. New York: Springer-Verlag 1969.

Vortrag Nr. 50

Therapeutische Massnahmen bei zentralen Störungen der Temperaturregulation nach Hirnoperationen und schweren Schädelhirnverletzungen

Von G. Lausberg

Zentrale Störungen der Temperaturregulation nach Verletzungen und operativen Eingriffen im Bereich des Zentralnervensystems unterscheiden sich von nicht zentral bedingten Temperaturabweichungen durch den Temperaturkurvenverlauf, durch das Temperaturmaximum, durch begleitende Veränderungen der übrigen vegetativen Parameter und durch den begleitenden neurologischen und psychischen Befund, um nur die wesentlichsten Faktoren zu nennen, die isoliert oder kombiniert nachweisbar sein können. Durch dauerregistrierende Temperaturmessungen in Körperkern und -schale konnte erstmals der Temperaturverlauf analysiert werden, der für bestimmte zentralnervöse Störungen spezifisch ist. Steht der zentralen Hyperthermie das nicht zentral bedingte Korrelat Fieber in grosser Häufigkeit gegenüber, so wird für die erst im Gefolge der Intensivierung der klinischen Therapie beobachtete zentrale Hypothermie das nicht zentral bedingte Korrelat einer spontanen Untertemperatur - von physikalischen Unterkühlungen abgesehen - ausgesprochen selten beobachtet. Auch die nach langdauernden Operationen öfters beobachtete Hypothermie kann nicht als nicht zentrales Korrelat gelten; denn das entscheidende Kriterium der zentralen Hypothermie ist die fehlende oder mangelnde Tendenz zur Normalisierung der Körpertemperatur, wodurch sich diese Temperaturabweichung als Ausfallsymptom ausweist.

Die zentrale Hyperthermie nach Hirnverletzungen und Hirnoperationen kann in qualitativ drei unterschiedlichen Formen auftreten, deren Ursachen humoral, herdfunktionell oder herdläsionell sein können.

Diese drei Formen sind

1. eine funktionelle liquorabhängige Hyperthermieform,

2. die Hyperthermie bei Störungen im hypothalamisch-hypophysären Bereich und

3. die Hyperthermie beim akuten Mittelhirnsyndrom - der Dezerebration.

Die erste Form als funktionelle und unkomplizierte zentrale Hyperthermie tritt unmittelbar im Anschluß an Operationen des Zentralnervensystems mit Eröffnung der großen Liquorräume, d.h. der Hirnventrikel, der basalen Zisternen oder der spinalen Subarachnoidalräume, auf. Die Temperaturverlaufskurve dieser Hyperthermie entspricht in ihrem Anstieg im Regelfall einer Sinuskurve, die jedoch in ihrem Verlauf Änderungen der Steilheit aufweisen kann (Abb. 1). Nach Erreichen des Temperaturgipfels, der immer oberhalb 39°C, aber nur in seltenen Fällen oberhalb 40°C gelegen ist und der selten länger als einige Stunden auf dem Maximum gehalten wird, erfolgt ein im Vergleich zum Anstieg flacherer Abfall der Temperaturkurve bis in den Bereich der unspezifischen postoperativen Temperaturerhöhung um etwa 38°C. Die Dauer bis zum Erreichen des Temperaturgipfels hängt u.a. von der Kerntemperatur bei Operationsende ab, die wiederum in direkter Korrelation zu Operationsdauer, Anaesthesietiefe und Anaesthesienachwirkung steht, sie liegt als Mittelwert bei 61 untersuchten Fällen bei rd. 270 Minuten. Die Abb. 2 zeigt die entsprechenden Beziehungen zwischen Anaesthesietiefe, postoperativer Kerntemperatur und Verlaufsdauer bis zum Erreichen des Temperaturmaximums.

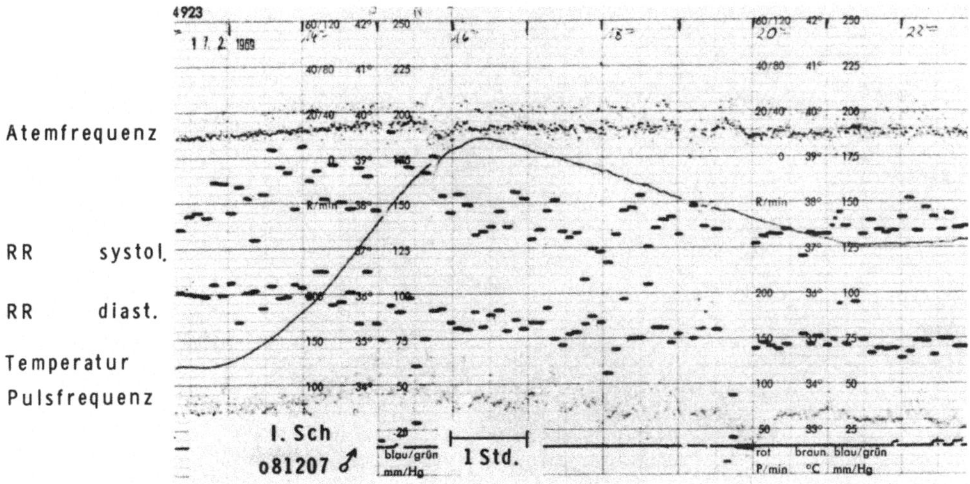

Abb. 1. Postoperative Hyperthermie nach Eröffnung der basalen Cisternen (tiefe Anaesthesie, direkt P.O. WACH)

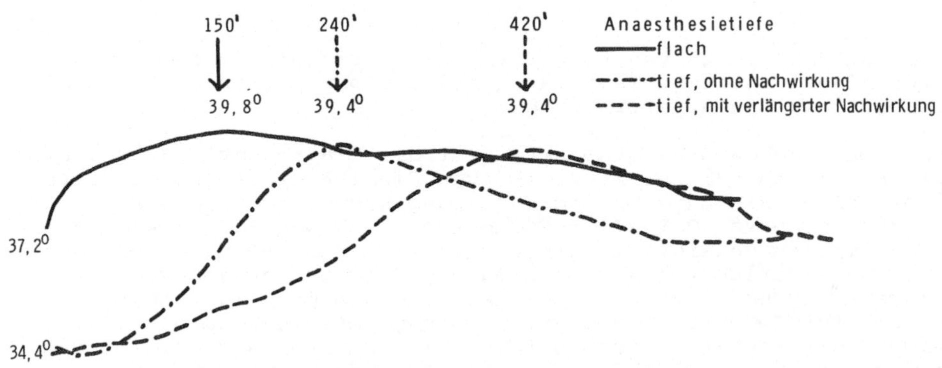

Abb. 2. Korrelation zwischen Anaesthesietiefe, postoperativer Kerntemperatur und Dauer bis zum Erreichen des p.o. Temperaturmaximums

Bei dieser Hyperthermieform laufen die Mechanismen der Temperaturregulation gemäßigt ab, daran erkennbar, daß weder während des Temperaturanstiegs Kältezittern, noch während des nachfolgenden Absinkens der Temperatur Schwitzen auftritt. Die übrigen vegetativen Parameter sind lediglich in Form einer leichten Pulsfrequenzbeschleunigung, manchmal einer leichten Atembeschleunigung beteiligt. Insofern unterscheidet sich diese Hyperthermieform von der Begleitsymptomatik eines akuten pyrogenen Fieberanfalls (Abb. 3), der mit Schüttelfrost und Beteiligung der Atmungs- und Kreislauffunktion stärker reagiert. Die identische geometrische Form beider Temperaturverlaufskurven läßt eine qualitativ gleichartige, nur quantitativ unterschiedliche Ursache vermuten, die in einer Verstellung des zentralen Thermostaten der Temperaturregulation im Hypothalamus zu suchen ist. Nach tierexperimentellen Untersuchungen erfolgt diese Verstellung des zentralen "Set-point" offenbar unter dem Einfluß einer Monoaminverschiebung infolge Bluteintritts in die Liquor-

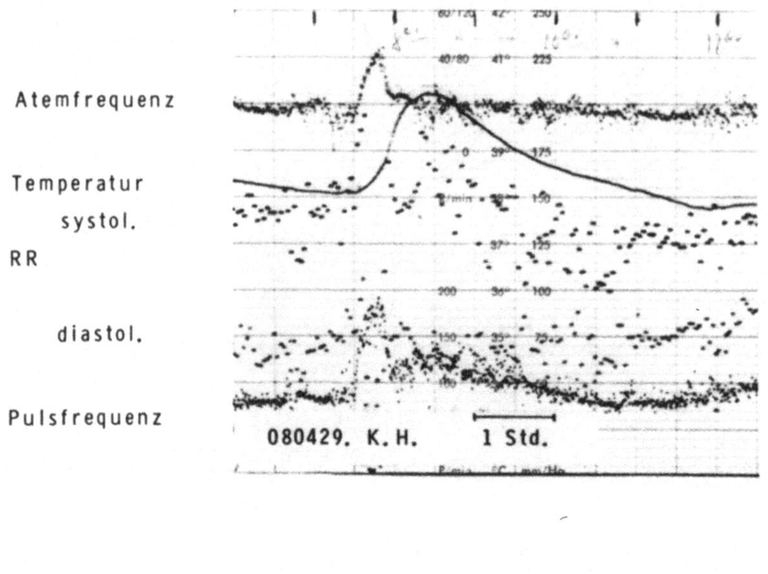

—————▶ Registrierrichtung —————▶

Abb. 3. Verlauf der vegetativen Parameter im pyrogenen Fieberanfall

räume während des operativen Eingriffs. Die Vermutung dieser Genese
wird durch eine identische Temperaturverlaufsform bei traumatischen
Subarachnoidalblutungen unterstrichen.

Unter therapeutischen Gesichtspunkten ist die Stärke der Regelung dieser Hyperthermie an dem nur kurzfristigen Einfluß einfacher antipyretischer Maßnahmen wie physikalische Kühlung und Pyracolonpräparate erkennbar. Nur bei etwa 50 % aller Fälle kommt es, wie in der Abb. 4 an
3 Einzelbeispielen gezeigt, zu einer kurzfristigen Beeinflussung des
Temperaturkurvenverlaufs bis zu maximal 60 Minuten, danach verläuft der
Temperaturanstieg so lange umso steiler, bis die durch den zentralen
Thermostaten der Temperaturregulation vorgegebene Temperaturverlaufskurve wieder erreicht ist, der weitere Temperaturverlauf erfolgt danach
bis zur vorgegebenen Gipfelhöhe. Die Konstanz des Temperaturverlaufs
dieser Hyperthermieform wird auch daran erkennbar, daß aus dem Temperaturkurvenverlauf der ersten Stunde nach Beginn des Temperaturanstiegs
der Temperaturgipfel mit einer Genauigkeit von ±0,1° vorausberechenbar
ist, wie in eigenen Untersuchungen zusammen mit O. HOFFMANN nachgewiesen werden konnte.

Erweist sich somit diese funktionelle postoperative Hyperthermieform
einschließlich der nach leichten Subarachnoidalblutungen nicht als the-
rapiebedürftig, so ist der Temperaturverlauf bei schweren - besonders
posttraumatischen - Subarachnoidalblutungen bei gleichem Temperaturan-
stiegsverhalten durch eine oft tagelang anhaltende Kontinua gekennzeichnet, die offenbar durch anhaltende Sickerblutungen aus dem Ver-
letzungsbereich unterhalten wird (Abb. 5). Auch hierbei sind von therapeutischen Maßnahmen der besprochenen Art nur kurzdauernde Effekte
ohne dauerhafte Beeinflussung der Kontinua zu erwarten.

Im Gegensatz zu der bisher besprochenen rein funktionellen Hyperthermie
stehen nach Verlauf und klinischer Symptomatik zwei andere postoperative Hyperthermieformen, die ausschließlich nach offenen frontobasalen
Eingriffen bei größeren supra- oder präsellär gelegenen Tumoren oder

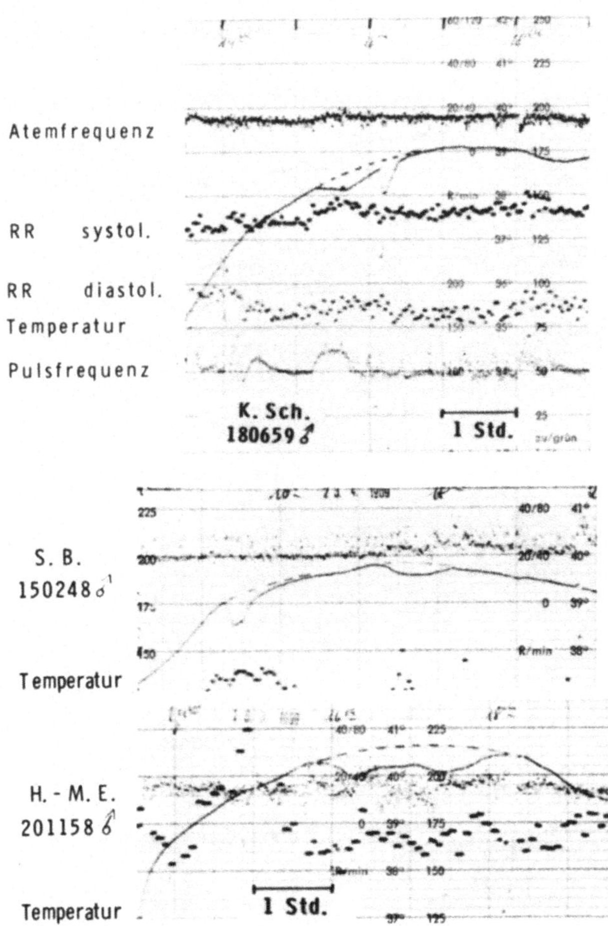

Abb. 4. Einfluß antipyretischer Maßnahmen auf den Temperaturverlauf bei postoperativer Hyperthermie

großen, nach suprasellär dorsal reichenden Hypophysenadenomen vorkommen und ihre Ursache in einer direkten oder fortgeleiteten Alteration der Hypothalamusregion oder der hypothalamisch-hypophysären Verbindungen haben.

Die benigne Form dieser Hyperthermie zeigt einen postoperativen Temperaturanstieg wie in der unspezifischen Form beschrieben. Nach Erreichen des Temperaturgipfels (Abb. 6) bleibt die Temperatur über 48 – 72 Stunden auf Werten zwischen 39°C und 40°C, ehe die Normalisierung erfolgt. Die begleitenden vegetativen Parameter sind ebenfalls nur gering verändert in Form einer mäßigen Pulsbeschleunigung, einer geringen Blutdruckerhöhung und einer leichten Atembeschleunigung. Es fehlen alle Hinweise auf zentrale Glukosetoleranzstörungen oder eine Polyurie. Die Kranken sind bewußtseinsklar.

Im Gegensatz zu dieser prolongierten Form der postoperativen funktionellen Hyperthermie steht die "läsionelle" Hyperthermie, die in gleicher Symptomatik auch nach schweren gedeckten Schädelhirntraumen beobachtet

134

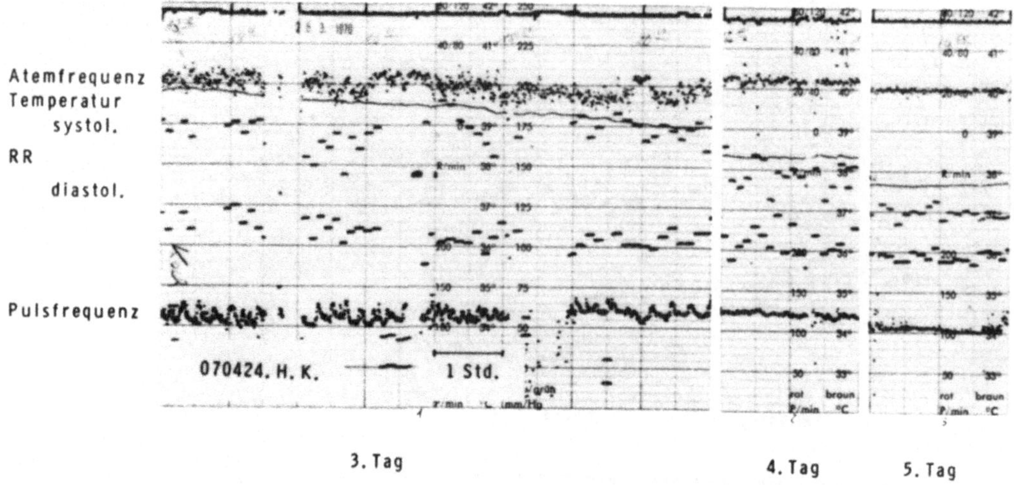

Abb. 5. Traumatische Subarachnoidalblutung

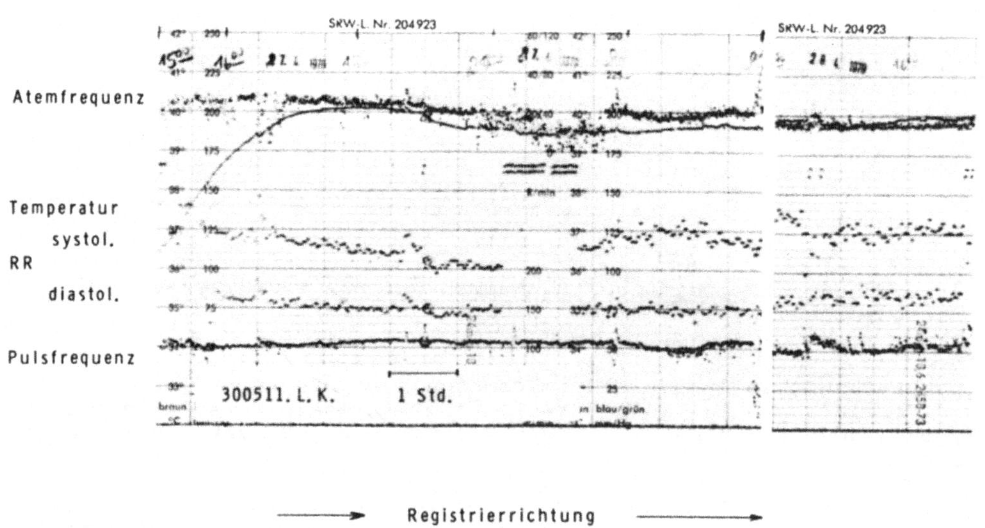

Abb. 6. Postoperative Hyperthermie nach hypothalamusnahen Eingriffen

werden kann. Der Temperaturverlauf kann doppelgipflig sein, der Anstieg erfolgt steil, auch sinusförmig moduliert (Abb. 7). Das Temperaturni-

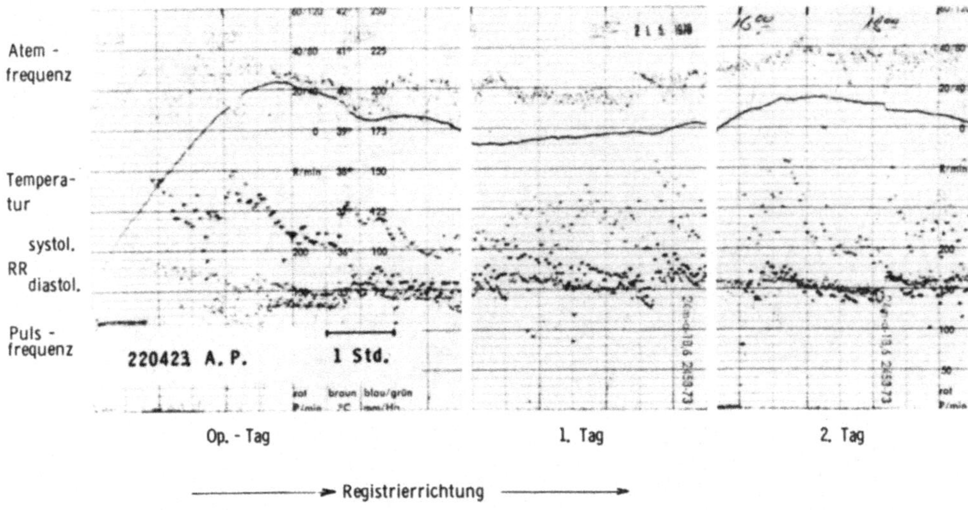

Abb. 7. Verlauf der vegetativen Parameter nach hypothalamusnahen Eingriffen (prognostisch ungünstige Form)

veau bleibt primär hoch oder steigt nach vorübergehendem Abfall auf Werte bis etwa 40°C. Die begleitenden vegetativen Parameter sind im Sinne einer ergotropen bzw. sympathikotonen Reaktionslage verändert. Entsprechend finden sich Pulsbeschleunigungen bis zu 180/min, Atemfrequenzsteigerungen und Blutdruckschwankungen mit hypertoner Tendenz. Kennzeichen der hypothalamischen Störungen sind schwere insulinrefraktäre zentrale Glukosetoleranzstörungen mit Blutzuckerwerten bis 1000 mg % und darüber. Häufig findet sich isoliert oder kombiniert eine Polyurie mit Tagesurinmengen bis 7000 ml. Der klinische Befund ist durch Bewußtseinsstörungen bis zum Koma gekennzeichnet. Der Verlauf dieser Fälle ist trotz therapeutische Maßnahmen jeglicher Art ausnahmslos letal.

Die dritte Form der zentralen Hyperthermie findet sich beim akuten Mittelhirnsyndrom sowohl traumatisch wie infolge einer hirndruckbedingten Einklemmung im Tentoriumschlitz. Das mit Koma und spontanen oder reaktiven Strecksynergismen der Extremitätenmuskulatur - oft unter dem Begriff zerebrale Anfälle mißdeutet - ablaufende akute Syndrom ist neben der Hyperthermie durch eine allgemeine Dysregulation der übrigen vegetativen Vitalfunktionen gekennzeichnet. Die Hyperthermie erreicht Werte bis 42°C und führt unbehandelt schon in der Frühphase zum tödlichen Ausgang, wie in Abb. 8 an 16 Fällen einer Serie vor der Ära der Intensivtherapie dargestellt ist. Der Temperaturverlauf erfolgt aus der Normaltemperatur in Form eines raschen Einschwenkens in eine steile Progredienz (Abb. 9). Erst im Bereich von etwa 40°C wird offenbar ein aufgeschalteter Notfallregelkreis der Temperaturregulation wirksam, ehe in unbehandelten Fällen die Hyperthermie bis in vitale Grenzbereiche weiter ansteigt. Ursächlich spielt für diese Hyperthermieform eine Störung der Wärmeabgabe die entscheidende Rolle, wodurch die Regulation nach oben nicht mehr gewährleistet ist. Die Erhöhung des Strecktonus und die spontanen Streckautomatismen bewirken über die Muskelarbeit eine zusätzliche Stei-

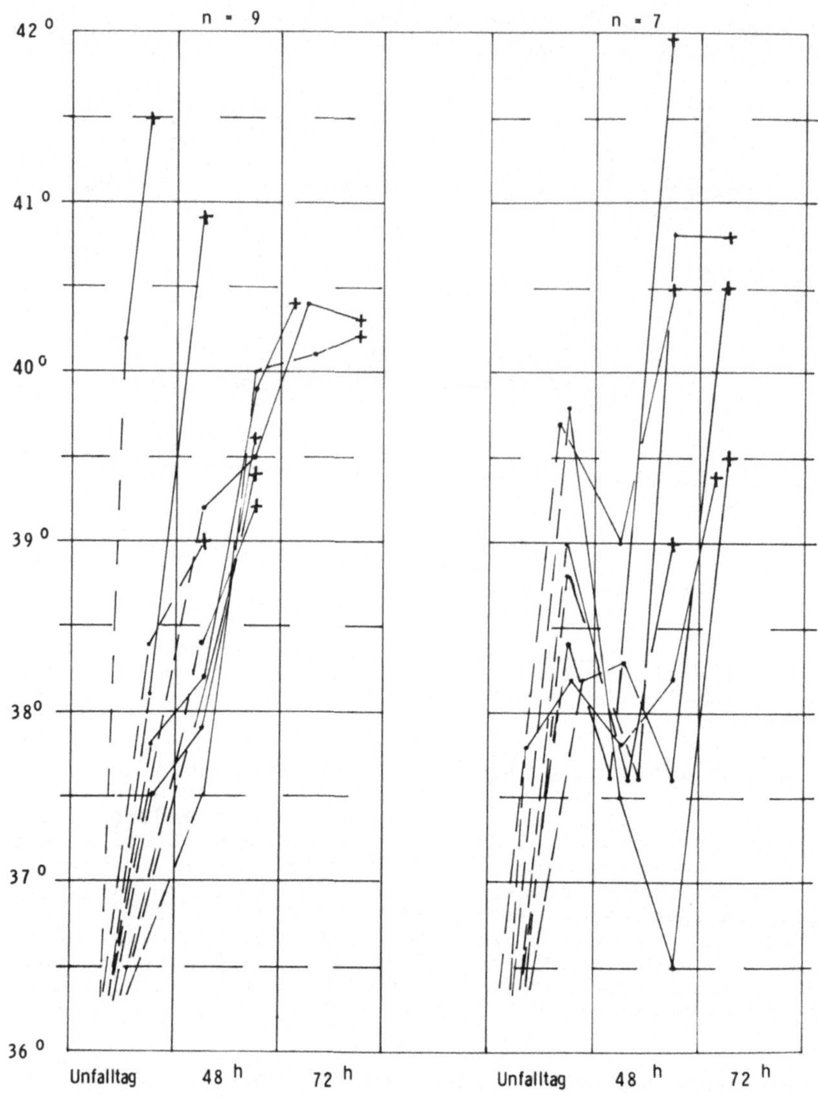

Abb. 8. Verlaufsformen posttraumatischer Dezerebration mit tödlichem Ausgang innerhalb der ersten 72 Stunden

gerung der Wärmeproduktion, wodurch die Temperaturregulation weiter belastet wird. Eine energische antipyretische Therapie, die einerseits die Verbesserung der Wärmeabgabe und andererseits die Verminderung der Wärmeproduktion zum Ziele hat, ist Voraussetzung für das Überleben der Kranken in dieser Phase. Dementsprechend kommen physikalische Kühlmaßnahmen, reichliche Flüssigkeitszufuhr unter Elektrolytbilanzierung und antikonvulsive Medikamente zur Unterbrechung der wärmeproduzierenden Streckautomatismen sowie stoffwechseldrosselnde Maßnahmen zur Anwendung.

Der Einfluß dieser Therapie auf das Temperaturverhalten ist in Abb. 10 dargestellt, die die Finaltemperaturen eines Kollektivs von 112 Fällen mit tödlichem Verlauf innerhalb der ersten Woche nach schweren gedeck-

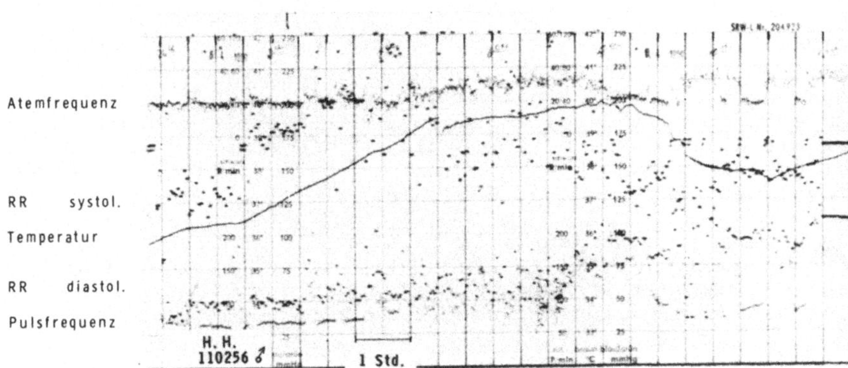

Abb. 9. Verhalten der vegetativen Funktionen bei akuter Dezerebration

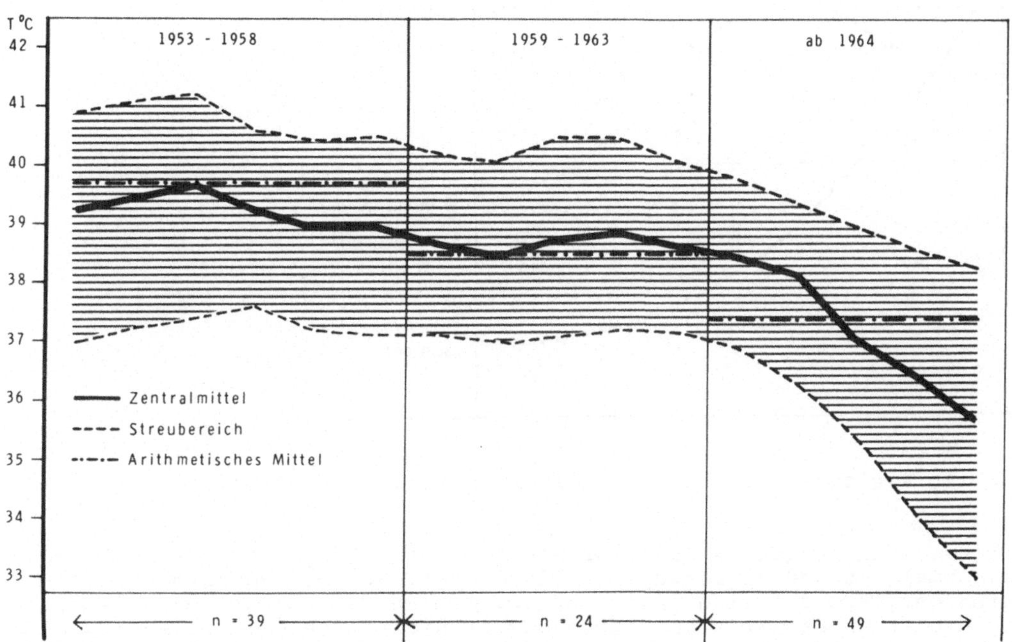

Abb. 10. Finaltemperaturen bei tödlichem Verlauf innerhalb der 1. Woche nach gedeckten Schädelhirntrauma 1953-1968 (Gleitende Mittelwerte aus Zentralmittel und Streubereich)

ten Schädelhirnverletzungen zeigt. Aufgetragen sind die Zentralmittelwerte der Finaltemperatur (stark gezeichnet), der Streubereich der Finaltemperatur (gestrichelt gezeichnet) und das arithmetische Mittel (quer eingetragen) der Finaltemperaturen. Während des Zeitraumes 1953-1958 erfolgte die Therapie antipyretisch-medikamentös und mit Ganglienblockern. Wegen der Befürchtung, ein bestehendes Hirnödem zu verstärken, war die Flüssigkeitszufuhr auf 1000 - 1500 ml pro Tag beschränkt. Der

Mittelwert der Finaltemperaturen lag bei 39,8°C. Die zweite Therapie-
phase 1959 - 1963 zeigt unter Stoffwechseldrosselung durch anorganisches
Jod bei einer Flüssigkeitszufuhr bis etwa 2500 ml pro Tag eine deutlich
erniedrigte Finaltemperatur von 38,7°C. Schließlich wurde ab 1964 die
Flüssigkeitszufuhr unter Elektrolytbilanzierung bis auf 4000 ml pro Tag
erhöht, außerdem erfolgte vom Unfalltag an die parenterale Ernährung,
wodurch zusammen mit Klimatisierung der Umgebung das erhöhte Tempera-
turniveau weiter gesenkt werden konnte. Die Finaltemperaturen in diesem
letzten Kollektiv lagen etwas über 37°C als Mittelwert.

Die gegenteilige zentrale Temperaturverlaufsform, die spontane Hypothermie, tritt - von querschnittserfassenden Halsmarkverletzungen abgesehen - ausschließlich nach schweren Schädigungen des Hirnstammes
in querschnittserfassendem Ausmaß auf und verläuft in drei Hauptfor-
men (Abb. 11).

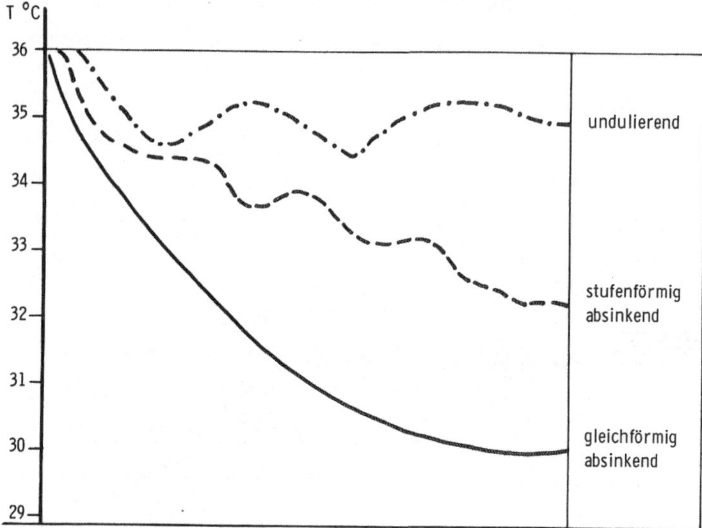

Abb. 11. Verlaufsformen der spontanen zentralen Hypothermie

1. Als undulierender Verlauf auf einem um etwa 1°C niedrigerem Niveau
als normal, so daß geradezu eine Tieferstellung des zentralen Thermostaten der Temperaturregulation angenommen werden könnte, eine Bestäti-
gung dieser These hat sich jedoch bisher nicht erbringen lassen. Das
neurologisch-klinische Korrelat zu dieser Hypothermieform ist die Prä-
finalphase eines Mittelhirnsyndroms als Ausdruck eines latenten Bulbärhirnsyndroms.

Die zweite Form als Ausdruck einer stärkergradigen Störung der Temperaturregulation mit stufenförmigem Absinken der Kerntemperatur auf
Finalwerte um 32°C, die sich vorwiegend beim neurologischen Befund des
inkompletten bis kompletten Bulbärhirnsyndroms findet. Die dritte Form
mit steilem und kontinuierlichem Absinken der Kerntemperatur ist dem
Verlust der Temperaturregulation gleichzusetzen und kommt praktisch nur
beim Syndrom des zentralen Todes zur Beobachtung. Nach eigenen Erfahrungen stellt diese Temperaturverlaufsform ein zusätzliches Kriterium
zur Sicherung des Hirntodes dar. Das Temperaturverhalten dieser Fälle

ist, wie durch eigene Temperaturbelastungsuntersuchungen nachgewiesen werden konnte, poikilotherm.

Zusammengefaßt ergeben sich unter dem Gesichtspunkt der Therapie und der Prognose für die verschiedenen zentral bedingten Abweichungen der Körpertemperatur:

1. Die funktionelle postoperative oder durch eine Subarachnoidalblutung hervorgerufene Hyperthermie bedarf keiner Therapie und ist prognostisch absolut günstig.

2. Die Hyperthermie als Ausdruck einer Schädigung im hypothalamisch-hypophysären Bereich - posttraumatisch oder postoperativ - ist nur als Symptom eines in allen Fällen ungünstig verlaufenden ergotropen Syndroms zu sehen, das keiner erfolgreichen Therapie zugänglich ist.

3. Die Hyperthermie beim akuten Mittelhirnsyndrom bedarf einer frühen intensiven Therapie, um Todesfälle - insbesondere in der Frühphase - infolge der Hyperthermie - zu verhindern.

4. Die zentralen Hypothermieformen als Ausdruck querschnittserfassender Funktionsstörungen in den verschiedenen Ebenen des Hirnstammes sind keiner erfolgversprechenden Therapie zugänglich, die Prognose ist ausnahmslos schlecht.

<u>Literatur</u>

LAUSBERG,G.: Der Verlust der Temperaturregulation beim zentralen Tod - reversibel? Dtsch. Med. Wschr. <u>24</u>, 1301 - 1303 (1970).

LAUSBERG,G.: Posttraumatische zentrale Hyperthermie und Hypothermie. Aktuelle Chirurgie <u>5</u>, 353 - 358 (1970).

LAUSBERG,G.: Disorders of Central Temperature Regulation in H.W. PIA, E.GROTE, F. MUNDINGER and J.R.W. GLEAVE Modern Aspects of Neurosurgery Vol 1 - 2, p. 111 - 115 Excerpta Medica Amsterdam: 1971.

LAUSBERG,G.: Signification des troubles de la thermo-régulation chez les polytraumatisés à lésion cranienne prédominante. Cahiers d'Anestesiologie <u>19</u>, 315 - 324 (1971).

LAUSBERG,G.: Das Temperaturverhalten im Schock aus neurochirurgischer Sicht. Z. Wiederbelebung - Organersatz - Intensivmedizin Supplement <u>2</u>, 96 - 101 (1971).

LAUSBERG,G.: Zentrale Störungen der Temperaturregulation. Acta Neurochirurgica Supplement 19. Wien - New York: Springer 1972.

LAUSBERG,G., HOFFMANN,O.: Die Stärke der Regelung bei der postoperativen zentralen Hyperthermie. Unveröffentlicht 1970.

Vortrag Nr. 51

Therapeutische Ganzkörperhyperthermie - Anaesthesieprobleme und Kontraindikation

Von C. Tschakaloff, A. Priesching, J. Euler-Rolle, H. Jantsch, P. Porges, B. Riahi und M. Voill

Gestützt auf der von OTTO WARBURG entdeckten aeroben Glycolyse der Krebszellen, entwickelte ARDENNE sein Krebsmehrschritttherapiekonzept, das im Wesentlichen aus zwei Momenten besteht:
1. Durch Erhöhung der Blutglucosekonzentration und somit durch künstliche Stimulierung der Gärung und Übersäuerung der Tumorzellen kann ein nutzbares Element hoher Selektivität zwischen Krebs- und Normalgewebe hervorgerufen werden. Mit der Krebszellenübersäuerung erreicht man nach diesem Autor dreierlei Wirkungen: Labilisierung der Krebszellen - insbesonders ihrer lysosomalen Membran, Erhöhung der Freisetzungsrate lysosomaler Enzyme sowie hohe Steigerung ihrer Aktivität.
2. Ein zweites Moment der Krebszellenbekämpfung stellt die Überwärmung dar. Wie mehrere Forschungsgruppen nachweisen konnten, ist auch hier ein Unterschied in der Wirkung zwischen Krebs- und Normalgewebe. Hier handelt es sich um eine direkte zellmembranlabilisierende Wirkung, die wahrscheinlich durch die Erhöhung des Stoffwechsels und somit durch eine zusätzliche Übersäuerung der Tumorzellen potenziert wird. Auch soll die Überwärmung eine allgemeine Steigerung der Körperabwehr hervorrufen.

Das ARDENN'sche Konzept wurde an der I. Chir. Universitätsklinik durch unsere Arbeitsgruppe überprüft. Das Verfahren stellte uns vor verschiedene Anaesthesie- und Nachbehandlungsprobleme, über die wir hier kurz berichten möchten.

Patientengut

Es handelt sich um 15 Patienten im Alter zwischen 27 und 60 Jahren mit metastasierenden Carcinomen verschiedener Lokalisation. Bei drei dieser bestand eine feuchte carcinosis pleurae. Es wurden insgesamt achtzehn Hyperthermien gemacht, das Verfahren wurde bei drei Patienten wiederholt.

Zur Methodik

Über die Methodik der Durchführung haben wir am vierten Fortbildungskurs für klinische Anaesthesie in Wien ausführlich berichtet, so daß wir die Interessenten auf diese Arbeit verweisen möchten. Es sei nur erwähnt, daß die Anaesthesie mit Dehydrobenzperidol und Fentanyl in etwa der doppelten bis dreifachen Dosis induziert und volle Relaxation mit d-Tubocurarin erzielt wurde.

Resultate

Die therapeutische Hyperthermie geht mit einer Reihe von Veränderungen einher, die für den Organismus alles andere als belanglos sind. Sie stellt den Anaesthesisten vor eine Fülle von Problemen, die wir anhand der Resultate der durchgeführten Untersuchungen schlagwortartig wiedergeben möchten. Wir wollen zu Beginn die Resultate der ersten dreizehn Hyperthermien weitergeben, da die letzten fünf anders therapeutisiert wurden und entsprechend andere Ergebnisse brachten.

Kreislauf

Bei allen Patienten konnte man unter Temperaturanstieg eine Blutdrucksenkung mit Verminderung der Amplitude beobachten, die sich jedoch unter Auffüllung des Kreislaufes mit Expandern und Elektrolytlösungen
als korrigierbar erwies. Erst bei fortschreitender Hyperthermie war
der Blutdruckabfall therapieresistent. Die systolische Drucksenkung
betrug im Mittel 30 mm Hg. Es kamen jedoch Drucksenkungen bis 70 mm Hg
zur Beobachtung.
Die Pulsfrequenz und der Zentralvenendruck zeigten trotz passagärer
Schwankungen eine unverkennbare Tendenz zum Anstieg und bei Erreichen
von Temperaturen von 42 Grad stellten sich hochpathologische Werte ein.
Der maximale mittlere Pulsanstieg betrug 55/min, der maximale Venen-
druckanstieg 10 cm H_2O. Außerdem sei erwähnt, daß wir bei hohen Temperaturen oft Tachyarrhythmien beobachten konnten, die in zwei Fällen
in Kammerflimmern übergingen.

Blutgase

Schon zu Beginn der Überwärmung beobachteten wir einen vom CO_2-Anstieg
begleiteten Abfall der pO_2-Werte. Diese Veränderungen nahmen unter der
Temperaturerhöhung zu, so daß wir mehrmals das Atemvolumen auf das
Eineinhalb bis Zweifache vergrößern mußten, und bei Temperaturen von
42 Grad auf reine Sauerstoffatmung übergehen mußten. Zu diesem Zeitpunkt sank auch das Standardbikarbonat bei allen Probanden im Sinne
einer metabolischen Acidose ab.
Der Anfall von sauren Valenzen am Ende der Hyperthermie lag zwischen
80 und 400 mval. Besonders ausgeprägt waren diese Veränderungen bei
den drei Fällen mit feuchter carcinosis pleurae. Erwähnt sei, daß ein
Abpunktieren des Exsudats die Situation in keiner Weise besserte, auch
konnte man unter der Hyperthermieeinwirkung eine starke Zunahme des
Pleuraergusses beobachten. Bei einem dieser Fälle konnte trotz frühzeitigen Abbruchs der Hyperthermie und einer Reihe therapeutischer Maßnahmen die Situation nicht beherrscht werden, so daß der Patient nach
Herzflimmern an einem nicht reversiblen Herzstillstand verstarb.

Kalium

Bei allen Fällen war eine Verschiebungstendenz des Kaliums in Richtung
des extrazellulären Raumes zu bemerken, die in enger Korrelation mit
der Acidoseentwicklung stand. Die Ery-Kaliumwerte zeigten einen signifikanten Abfall (im Mittel 11 mval/l).
Bei allen Probanden fielen die Thrombozyten ab, in drei Fällen waren
die Fibrinogenwerte vermindert.
Besondere Aufmerksamkeit möchten wir der cerebralen AVD - pO_2 widmen,
die unter der Hyperthermie deutlich zunahm, was durch den Abfall des
pO_2 im Bulbus venae jugularis charakterisiert war. Wenn wir diese Tatsache auf die Untersuchungen von KREUSCHER über den Sauerstoffverbrauch
des Gehirns unter Neuroleptanalgesie beziehen, so glauben wir zu erkennen, daß dieser unter Einwirkung der Hyperthermie, trotz extrem
tiefer Narkose beträchtlich ansteigt.
Allerdings konnten wir bei keinem der untersuchten Patienten einen
venösen pO_2-Abfall bis in die Nähe des kritischen O_2-Druckes des Ge-
samtgehirns beobachten.
Wie schon oben erwähnt, wurden bei der therapeutischen Hyperthermie
Arrhythmien mit ungünstiger Prognose festgestellt. Ähnliche Beobachtung
finden wir bei EICHLER und Mitarbeiter.

In Analogie zu den Arrhythmien nach Myocardinfarkt ist auch bei der
Hyperthermie eine ursächliche höhere Katecholaminausschüttung denkbar.
Aus diesem Grund, sowie auf Grund der günstigen Erfahrungen bei Ein-
setzung von Betablocker in solchen Fällen, wendeten wir diese bei den
letzten Fällen von therapeutischer Hyperthermie an. Die Wirkung fiel
äußerst günstig aus. Der Blutdruck blieb stabil auf seinem Ausgangswert,
der Pulsfrequenz-, sowie Zentralvenendruckanstieg hielten sich in to-
lerablen Grenzen, die metabolische Acidose war nicht so stark ausgeprägt, auch waren die pO_2- und pCO_2-Werte im arteriellen Blut wenig
verändert.
Bei einem Patienten (s. Abb. 1 und 2) wurden im Abstand von 10 Tagen
zwei Hyperthermien durchgeführt - bei der zweiten wurden Betablocker
angewendet. Es ergab sich ein besonders prägnanter Unterschied in der
Therapieverträglichkeit:

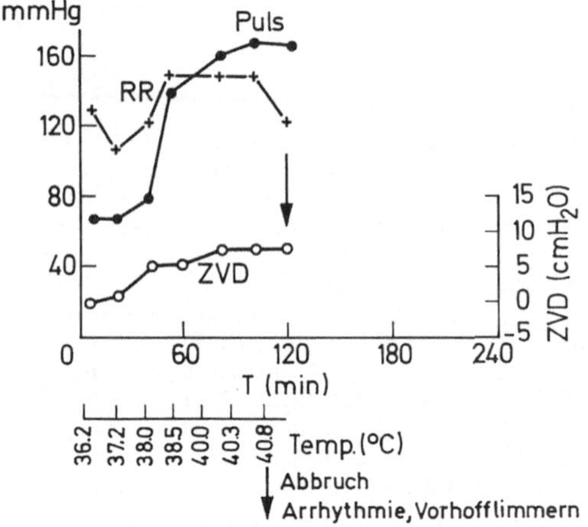

Abb. 1. Therapeutische Ganzkörperhyperthermie ohne Betablocker

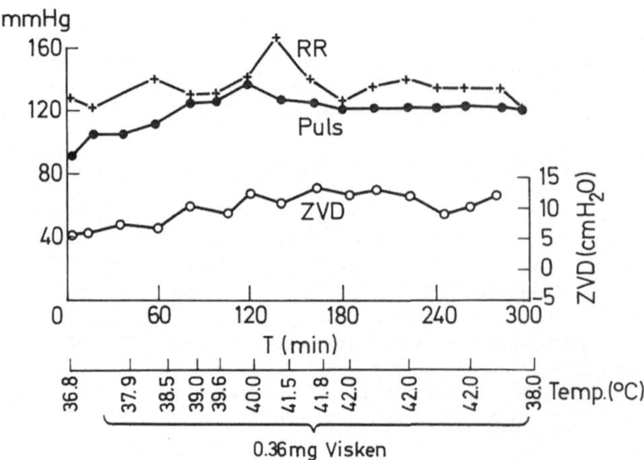

Abb. 2. Therapeutische Ganzkörperhyperthermie mit Betablocker

Kontraindikationen

Da das Hyperthermieverfahren von uns erprobt wird, haben wir schon
primär alle Fälle mit Herz-Kreislaufdekompensation, Hypertonie, schweren Diabetes mellitus sowie Patienten im Alter von über 65 Jahren ausgeklammert.
renden Krebsgewebes nach durchgeführter Hyperthermie, stellt ein echtes
Gefahrenmoment dar. Aus diesem Grund wenden wir das Verfahren erst nach
der operativen Entfernung der Hauptmasse des Tumors an.
Kontraindiziert ist die therapeutische Hyperthermie beim Vorhandensein
von Gehirnmetastasen, deren Einschmelzung zu intracraniellen Blutungen
führen kann. Letzteres gewinnt umsomehr an Bedeutung, wenn man bedenkt,
daß die Diagnose in tiefer Narkose und Vollrelaxation besonders erschwert ist. Wir selber haben einen Patienten verloren, bei dem die
Obduktion diese Ursache erbrachte.
Der Verlauf der therapeutischen Hyperthermie bei Vorhandensein von
feuchter carcinosis pleurae ist, wie unsere eigenen Erfahrungen zeigen,
besonders ungünstig. Ob diese eine echte Kontraindikation darstellt,
ist schwer zu beurteilen. Der Grad der Veränderungen der Blutgase, deren wiederholte Bestimmung zum rechtzeitigen Abbruch des Verfahrens
verhelfen kann, soll hier den Ausschlag geben.

Schlußbemerkung

Die Anwendung der therapeutischen Hyperthermie stellt den Anaesthesisten vor eine Fülle von Problemen. Mit der Anwendung von Beta-Blockern
glauben wir eine echte Verbesserung des Verlaufes herbeigeführt zu
haben, allerdings sind wir weit davon entfernt die auftretenden pathophysiologischen Veränderungen in all ihren Zusammenhängen gänzlich zu
überschauen. Einige, uns wichtig erscheinende Aspekte, sowie Kontraindikationen konnten wir aufzeigen. Bei zahlreichen anderen muß das Ergebnis weiterer Untersuchungen abgewartet werden.

Literatur

ARDENNE,M.V.: Theoretische und experimentelle Grundlagen der Krebs-
Mehrschritt-Therapie.

ARDENNE,M.V.: Über die Lösung des Selektivitätsproblems Normalgewebe-
Krebsgewebe bei der Krebs-Mehrschritt-Therapie. VEB Berlin 20.1.1971.

EICHLER,J., HUTSCHENREUTER,K., ROSENBLADT,L.: Das Verhalten biologi-
scher Konstanten bei experimenteller Überwärmung. Der Anaesthesist
18, 7, S. 210 1969.

KOCHSIEK,K.: Beta-Rezeptorenblockade in Klinik und Experiment, S.222.
Wien, Hollinek: 1968.

KREUSCHER,H.: Die Hirndurchblutung unter Neuroleptanaesthesie. Anaesthesiologie und Wiederbelebung, Berlin-Heidelberg-New York: Springer
1967.

LAMPERT,H.: Überwärmung als Heilmittel. Stuttgart: Hippokrates-Verlag
1948.

MOESCHLIN,S.: Therapiefibel. Stuttgart: G.Thieme 1961.

POMP,H., IPACH,R., JUNG,K.: Veränderungen des Säure-Basen-Haushalts unter der Anwendung von Hyperthermie. Klin.Wschr. $\underline{50}$, 383-385 (1972).

WARBURG,O.: The metabolism of tumors. London: Constoble & Co. 1930.

Vortrag Nr. 52

Anaesthesiologische Risiken und Erfahrungen bei diagnostischen Eingriffen in der Neurochirurgie

Von I. Mammitzsch und A.V. Meer

Namhafte Neuroradiologen sind heute noch geteilter Ansicht: Soll man
die diagnostischen Eingriffe in Lokalanaesthesie oder Allgemeinnarkose
ausführen? - Für letzteres spricht neben dem Wunsch vieler Patienten
eine Reihe von Argumenten: Bessere Bildqualität durch Ausschaltung von
Abwehrreaktionen, verminderte Reflexerregbarkeit, Erleichterung der
Punktionstechnik und bessere Kontrastmittelverträglichkeit. Die Befür-
worter der Lokalanaesthesie dagegen befürchten eine Steigerung der
Komplikationsrate durch Summation der Risiken von Eingriff und Narkose.

So stellten zum Beispiel PERRET und NISHIOKA (17) in einer Studie mit
mehr als 5000 Patienten eine Komplikationshäufigkeit von nur 5,7 % bei
Lokalanaesthesie und 8,2 % bei Vollnarkose fest. Dagegen stehen FOR-
LANI (11), MAUS (15), TÖNNIS und SCHIEFER (18) auf dem Standpunkt, daß
eine gut durchgeführte Allgemeinnarkose das Risiko der Angiographie
auf ein Minimum beschränkt.

An der Neurochirurgischen Klinik der Universität München führen wir
seit 1965 die cerebrale Angiographie fast ausschließlich in Vollnarkose
durch. Dabei verwenden wir die übliche Praemedikation mit Dolantin,
Atosil, Atropin und führen eine Halothanenarkose mit Barbiturateinlei-
tung aus. Ob wir über Maske oder Endotrachealtubus assistiert beatmen,
richtet sich nach der Art des Eingriffes und dem Zustand des Patienten.
Bei den Vertebralis- und Aortenbogenangiographien - in Kathetertechnik -
werden unsere Patienten grundsätzlich intubiert, ebenso Unfallpatienten mit schweren Schädel-Hirntraumen, die aufgrund ihrer Bewußtseinstö-
rung Aspirationen aufweisen und meist zentrale oder periphere Atem-,
sowie Kreislaufstörungen haben.

Bei den Untersuchungen wird ausschließlich Urografin 60 verwendet, von
dem in Durchschnitt insgesamt 20 ml beim Erwachsenen, bzw. 12 ml bei
Säuglingen und Kleinkindern injiziert werden. Zur besseren Kontrast-
mittelausscheidung erhalten die Patienten Infusionen von 5 % Ringer-,
5 % Laevulose - oder 6 % Dextran-Lösung bis zu 1000 ml pro Untersuchung.

Wir konnten innerhalb von 8 Jahren bei den nahezu 4000 Fällen nur ein
einziges Mal eine Kontrastmittelreaktion beobachten.

Hierbei handelte es sich um ein 9-jähriges, auffallend hellblondes,
blauäugiges Mädchen, das wegen Anfällen zum Ausschluß eines Angioms
oder Tumors angiographiert wurde. Die Narkose verlief anfangs völlig
normal. Unmittelbar nach der Kontrastmittelinjektion kam es plötzlich
zur Tachycardie mit Blutdruckabfall, zu Erbrechen und zu einer Urti-
caria an Händen und im Gesicht, die sich später über den ganzen Körper
ausbreitete. Das akute Schocksyndrom ließ sich durch Macrodexinfusion,
O_2-Beatmung und Injektion von Calcium und Solu-Decortin beherrschen.
Nach einem etwas verzögerten Erwachen hatte das Kind außer heftigem
Juckreiz keinerlei Beschwerden mehr (s. Abb. 1).

Über weitere Komplikationen bei den mehr als 2000 Carotis- und Verte-
bralisangiographien der letzten 3 Jahre im Rahmen unseres Routineprogramms gibt Tabelle 1 Auskunft. In beiden Gruppen traten Blutdruckabfälle am häufigsten auf. Meist nach Injektion des Kontrastmittels

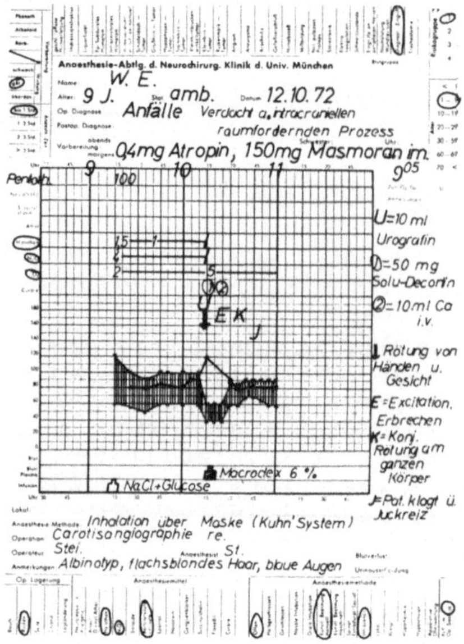

Abb. 1. Anaesthesie-Protokoll eines 9-jährigen Mädchens bei Carotis-angiographie - Kontrastmittelallergie - Erläuterungen siehe Text

Tabelle 1. Komplikationen bei 2050 cerebralen Angiographien im Rahmen des Routineprogramms (Januar 1970 - August 1973)

Komplikationen	Carotisangiografie n = 1.753		Vertebralisangiographie n = 297	
	n	%	n	%
Atmung	2	0,11	1	0,34
Blutdruckabfall	5	0,29	9	3,03
Herzrhythmusstörung	2	0,11		
Herzstillstand	2	0,11	1	0,34
Neurologie	2	0,11		
Erbrechen	1	0,06		
Hämatom	1	0,06		
Allergie Kontrast.	1	0,06		
Allergie Barbiturat	1	0,06		
Exitus	1	0,06		
GESAMT	18	1,03	11	3,71

sank der Blutdruck in diesen Fällen kurzfristig um 40-50 % ab, ließ
sich aber rasch mit Kreislaufmitteln (z.B. Effortil) ohne jegliche
Folgekomplikation regulieren.

In 3 Fällen kam es jedoch während der Narkose zu einem Herzstillstand,
den wir aber immer mit Erfolg beheben konnten.

Unter unseren Komplikationen ist besonders eine 32-jährige Hypertoni-
kerin mit systolischen Blutdruckwerten von 250 mm Hg zu erwähnen. Bei
ihr kam es nach einer beiderseitigen Carotisangiographie wegen eines
Anfallsleidens zu einem Haematom in die Halsweichteile. Das Haematom
nahm ein derartiges Ausmaß aus, daß die Atmung erheblich behindert wurde und eine Notintubation unumgänglich war.

Bei dem in der Tabelle aufgeführten Exitus letalis handelte es sich
um einen 65-jährigen Patienten, der in einem schweren Schockzustand,
bereits moribund mit intracerebralem Kreislaufstillstand auf den Rönt-
gentisch kam. Der während der Untersuchung aufgetretene Atem- und
Kreislaufstillstand muß daher weniger den diagnostischen Maßnahmen,
als der Grunderkrankung - einer Aneurysmablutung - zur Last gelegt werden.

Wenn wir in unserem Gesamtmaterial von über 3500 Eingriffen in 8 Jahren, die Zwischenfälle getrennt nach Routineuntersuchungen und Unfall-
diagnostik betrachten, fällt auf, daß die Komplikationsrate bei den
Unfällen um ein Vielfaches höher liegt als bei den Routinefällen (s.
Abb. 2). Dieses Ergebnis ist keinesfalls überraschend, da bei den Rou-

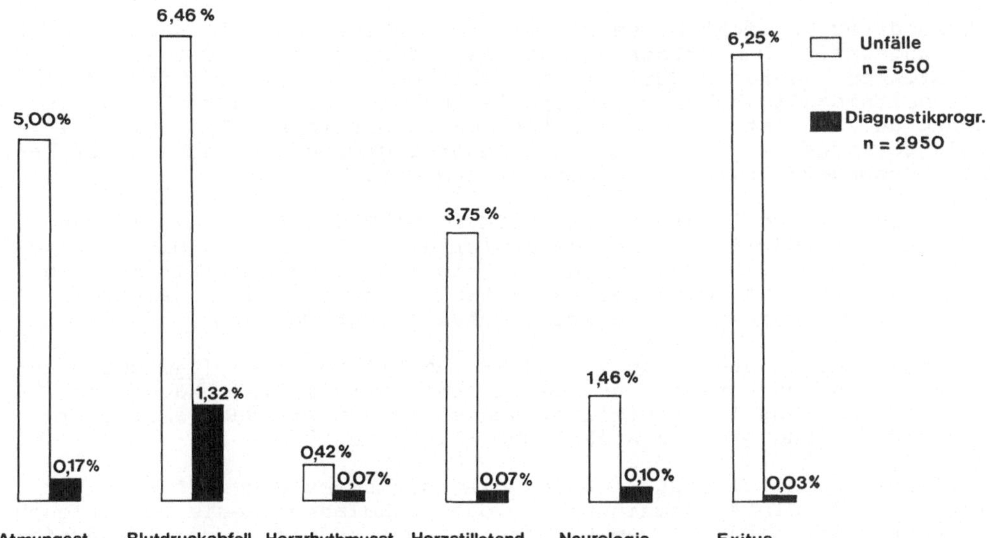

Abb. 2. Komplikationsrate bei 3500 cerebralen Angiographien (Januar
1965 - Juni 1973) im Rahmen des Routine-Diagnostikprogramms - schwarze
Säulen; und bei Unfällen - weiße Säulen

tineuntersuchungen durch unsere Vorbehandlung für die notwendige Kreislaufstabilität und ausreichende Lungenbelüftung gesorgt werden kann.

Bei den Unfallpatienten dagegen besteht meist der Verdacht auf eine raumfordernde intrakranielle Blutung, so daß wir in diesen Fällen keine Zeit haben, optimale Ausgangsbedingungen zu schaffen.

Trotz der relativ guten Ergebnisse, die wir mit Barbiturat-Halothane-Narkosen erzielten, haben wir uns immer wieder bemüht, auch andere Anaesthesieverfahren anzuwenden. Nicht zuletzt deswegen, um der Gefahr häufig wiederholter Halothanenarkosen und der inzwischen von JENNET und JANSEN nachgewiesenen Erhöhung des Schädelinnendruckes durch Halothane zu entgehen.

Als gute Möglichkeit schien uns eine Neuroleptanalgesie zu verwenden. Wie u.a. F. BÖHMERT, AEBERT und PLASS (3) in ihren Studien berichten, hat diese Methode speziell in der Neurochirurgie unentbehrliche Vorteile wie: Kreislaufstabilität, vegetative Stabilisierung, Analgesie und durch optimale Sauerstoffverbesserung des Gehirns ein verlängertes hirnanoxisches Toleranzstadium, bzw. Herabsetzung des Hirndrucks.

Bei dieser Arbeit ist jedoch zu beachten, daß die Autoren bei ihren 464 Arteriographien nur Eingriffe auswählten, die voraussichtlich länger als 1 Std. dauerten.

Bei unseren Untersuchungen erweist sich als nachteilig, daß, je nach technischen Schwierigkeiten und der notwendigen Anzahl der Bilderserien, die Untersuchungsdauer sehr unterschiedlich und nicht vorhersehbar ist. So kann der zeitliche Aufwand bei Carotisangiographien 15-120 Min. und bei Vertebralis- und Aortenbogenangiographien sogar 30-180 Min. betragen. Deswegen waren wir bemüht ein Narkosemittel zu verwenden, das uns erlaubte, jederzeit die Narkose kurzfristig zu beenden

Mit besonderer Vorsicht haben wir in einer Reihe von Fällen auch Ketamine angewandt. Die Erfahrung hat uns jedoch gelehrt, daß auch dieses Pharmakon unseren Bedürfnissen nicht voll entspricht. Wir mußten mit verhältnismäßig hohen Dosen operieren, ohne eine ausreichende Entspannung und Ruhigstellung der Patienten zu erreichen. Die zum Teil sehr lange Aufwachzeit hat sich bei unserer großen Zahl ambulanter Patienten besonders ungünstig bemerkbar gemacht.

Als weiterer Nachteil ist die von BOCK, GOBIET und LIESEGANG (2) und CORSSEN und GROVES (5) beschriebene starke intrakranielle Drucksteigerungs- und Krampfneigungswirkung der Ketamine zu nennen. Wir konnten trotz sorgfältiger Auswahl der Patienten bezüglich Krampfanamnese, wiederholt tonisch-chronische Krampfanfälle beobachten.

Allerdings scheint die schon von LOERS und Mitarbeitern (147 empfohlene Kombination von Ketamine und Dehydrobenzperidol diese Nachteile auszuschalten. Endgültige Stellung nehmen können wir dazu aber erst, wenn wir über eine größere Anzahl von Fällen verfügen.

Die anfangs gestellte Frage, ob bei diagnostischen Eingriffen in der Neuroradiologie die Allgemeinnarkose oder Lokalanaesthesie vorzuziehen sei - können wir nach unseren Erfahrungen nur zugunsten der Allgemeinanaesthesie beantworten, obwohl uns sicher heute noch kein optimales Verfahren zur Verfügung steht.

<u>Literatur</u>

1. BENSON,F.: "Anaesthesia for Diagnostic Procedures" in "The child and anaesthesia", Panel Discussion at the 6th Congress of the Scandinavia Society of Anaesthesiologists. Act. Anaesth. Scand. <u>8</u>, 36-38 (1961).

2. BOCK,W.J., GOBIET,W., LIESEGANG,J.: "Intracranial Pressure during
   Anasthesia with Ketamine". Intracranial Pressure, 295-296 Berlin-
   Heidelberg-New York: Springer-Verlag 1972.

3. BÖHMERT,F., AEBERT,K., PLASS,N.: "Erfahrungen mit der Neuroleptanalgesie in der Neurochirurgie". In: "Neuroleptanalgesie. Klinik
   und Fortschritte" - Bericht über das III. Bremer NLA-Symp. am
   21.-22. Mai 1966.

4. BOSOMWORTH,P.P.: "Ketamine Symp. Comments by Moderator". Anaesth.
   Analg. Curr. Res. 50, 471-479 1971.

5. CORSSEN,G., GROVES,E.H., GOMEZ,S., ALLEN,R.J.: "Ketamine: Its
   Place on Anaesthesia for Neurosurgical Diagnostic Procedures".
   Anaesth. and Analg. Curr. Res. Vol. 48, 2, March-April 1969.

6. DALLAS,S.H., MOXON,C.P.: "Controlled Ventilation for Cerebral Angiography". Brit. J. Anaesth. 41, 597-602 (1969).

7. DAWSON,B., MICHENFELDER,J.D., THEYNE,R.A.: "Effects of Ketamine
   canine cerebral blood flow and metabolism and modif. by prior administration of thiopental". Anaesthesiology 50, 443-447 (1971).

8. DECKER,K.: "Klinische Neuroradiologie". Gg. Thieme Verlag Stuttgart (1960).
   a) "Zwischenfälle nach cerebralen Angiographien". S. 55-58
   b) "Narkose bei neuroradiologischen Untersuchungen - Zwischenfalls-
      bekämpfung". S. 73-75
   c) "Angiographie bei Kindern, Pneumencephalographie". S. 367-369.

9. DECKER,K.: "Komplikationen bei Angiographie der Hirngefäße - eine
   Übersicht nach 24 000 Untersuchungen - ". Zbl. Neurochir. 30,
   299-302 (1969).

10.FEILD,J.R., ROBERTSON,J.T., De SAUSSURE: "Complications of cerebral
   angiographie in 2000 consecutive cases". J. Neurosurg. 19, 775-
   781 (1962).

11. FORLANI,I.: "Neue Narkosemethoden in der Kinder-Neurochirurgie".
    Anaesthesist II, 162 (1962).

12. HOHMAN,G.: "Über eine Verwendungsmöglichkeit von Ketamin bei Ri-
    sikopatienten". Z. prakt. Anaesth. 8, 223-227 (1973). Stuttgart:
    Gg. Thieme V.

13. HUBER,P., HANDA,J.: "Effect of Contrast Material, Hypercapnia,
    Hyperventilation, Hypertonic Glukose and Papaverine on the Diame-
    ter of the cerebral Arteries" - "Angiographic Determination in
    man". Invest. Radiology 2, 17-32 (1967).

14. LOERS,F.J.: Ketamine-Dehydrobenzperidol- und Ketamine-Diazepam-
    Kombinationsnarkose in der Neuroradiologie". Der Anaesthesist
    22. Bd., Heft 3 (1973).

15. MAUS,H., LOENNECKER,S.J.: "Zentrale Angiographie und Narkose".
    Fortschr. A. Neurol. Psych. 30, 155-165 (1960).

16. PATTERSON,R.H., GODELL,H., DUNNING,H.S.: "Complications of caro-
    tid Arteriographie". Arch. Neurol. 10, 513-520 (1964).

17. PERRET,G., NISHIOKA,H.: "Cerebral Angiography - An Analysis of

the Diagnostic value and complications of carotid and vertebral Angiography in 5484 Patients". In: "Report on the cooperative Study of Intracranial Aneurysmas and Subarachnoid Hemorrhage". J. Neurosurgery $\underline{24}$, 779-781 (1966).

18. TÖNNIS,W., SCHIEFER,W.: "Die Komplikationen bei Angiographie der Hirngefäße". Fortsch. Neurol. Psych. $\underline{26}$, 265-287 (1958).

19. WENDE,S., SCHULZE,A.: "Die zerebrale Angiographie und ihre Komplikationen. Ein Bericht über 2864 Untersuchungen". Fortschr. Röntgenstr. $\underline{94}$, 494-505 (1961).

Vortrag Nr. 53

ANAESTHESIEPROBLEME BEI CEREBRALEN ANGIOGRAPHIEN

Von H. Schmidt und H. Herrschaft

Die von EGAS MONIZ 1927 inaugurierte Kontrastmitteldarstellung der
Hirngefäße ist zu einem wesentlichen Bestandteil der neuroradiologischen Diagnostik geworden. (2,10,21) Für die praktische Durchführung
der Untersuchung werden unterschiedliche Anaesthesieverfahren angewandt (13,17,30). Gegenüber der bei cerebralen Angiographien vieler-
orts praktizierten Lokalanaesthesie bietet die von uns dazu bevorzugte
Allgemeinnarkose eine Reihe von Vorteilen:

1. Sie garantiert absolute Schmerzfreiheit und ermöglicht den diagnostischen Eingriff auch bei Kindern, ängstlichen, bewußtseinsge-
   trübten und motorisch unruhigen Patienten.

2. Neurovegetative und abnorme psychische Reaktionen während der Untersuchung bleiben aus.

3. Gegebenenfalls notwendige Repunktionen oder die Kontrastmitteldarstellung mehrerer Hirnarterien können in einer Sitzung vorgenommen
   werden.

4. Die völlige Muskelentspannung erleichtert dem Untersucher die Punktion der extrakraniellen Arterien und gestattet einen störungsfreien
   Ablauf des Untersuchungsganges.

Von diesen Vorzügen abgesehen, ist die cerebrale Angiographie in Allgemeinnarkose jedoch mit Risiken behaftet, die sich sowohl aus dem
Krankheitsgeschehen, den Begleiterkrankungen und dem Lebensalter der
Patienten als auch aus den angewandten Untersuchungs- und Anaesthesieverfahren ergeben können (17).

An unserer neurologischen Klinik wurden von 1964 -1972 insgesamt
3.346 Narkosen bei 2.345 Patienten zu cerebralen Angiographien durchgeführt (Abb. 1). Die Altersverteilung der Patienten ist in Abb. 2
wiedergegeben. 342 Patienten (14,6%) waren älter als 65 Jahre.

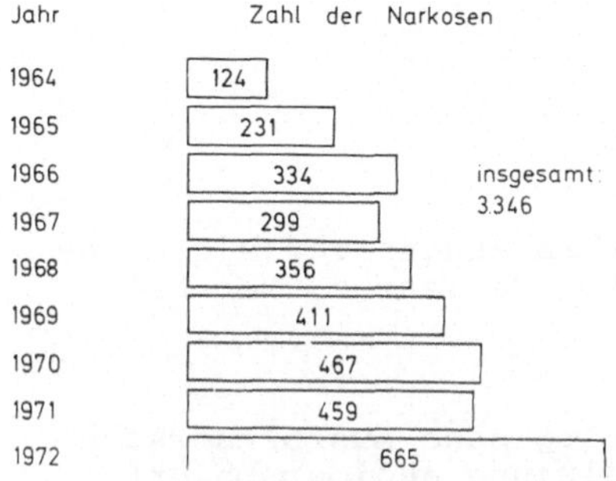

Abb. 1. Zahl der Narkosen zu cerebralen Angiographien. Der Beobachtungszeitraum umfaßt 9 Jahre (I/1964 - XII/1972)

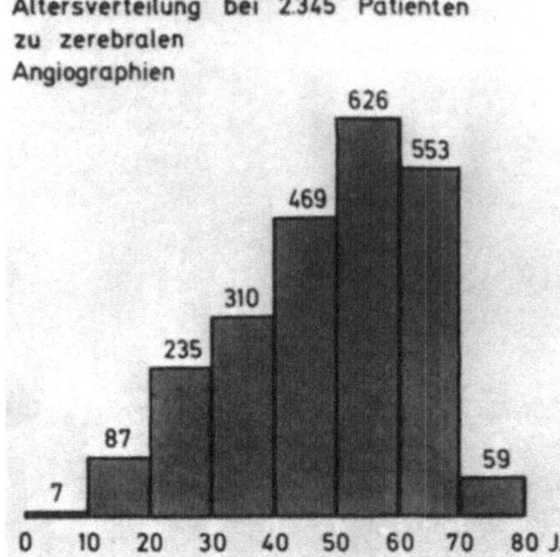

Abb. 2. Altersverteilung bei 2.345 Patienten zu cerebralen Angiographien. Der Beobachtungszeitraum umfaßt 9 Jahre (I/1964 - XII/1972)

Eigene Erfahrungen beziehen sich auf 801 Narkosen bei 561 Patienten und umfassen den Zeitraum von 1968 bis 1972.

338 Patienten wurden wegen cerebro-vasculärer Erkrankungen angiographiert, 76 litten an Hirntumoren oder Hirnmetastasen, 48 an hirnorganischen Anfällen. Die relative Häufigkeit neurologischer Erkrankungen bei 561 Patienten zu cerebralen Angiographien ist der Zusammenstellung in Abb. 3. zu entnehmen.

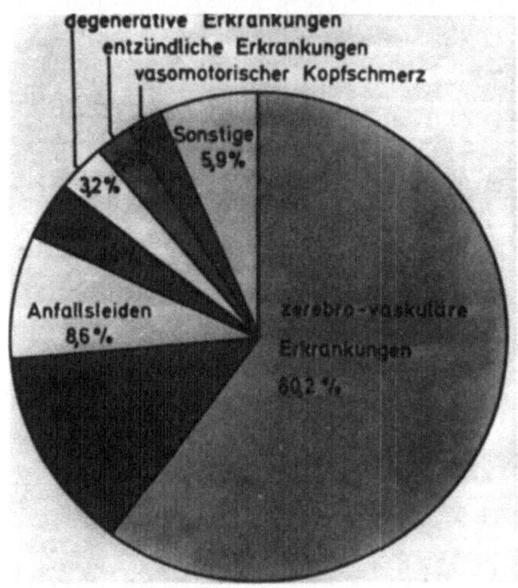

Abb. 3. Relative Häufigkeit neurologischer Erkrankungen von 910 cerebralen Angiographien bei 561 nicht ausgewählten Patienten. Der Beobachtungszeitraum umfaßt 5 Jahre

Bei 311 der Patienten fanden sich grobe neurologische Ausfallserscheinungen, 37 wurden wegen einer Subarachnoidalblutung angiographiert, in 26 Fällen konnte klinisch eine Hirndrucksteigerung diagnostiziert werden.

Darüberhinaus waren 80% der Kranken mit einer oder mehreren Begleiterkrankungen behaftet (Abb. 4). Unter den an erster Stelle rangierenden

Begleiterkrankung	Zahl der Patienten
Hypertonie	256 = 57,1%
Hypotonie	23 = 5,0%
Cardiale Störungen	207 = 46,2%
Periph. art. Verschlüsse	17 = 3,8%
Diabetes mellitus	106 = 23,6%
Respirat. Störungen	72 = 15,1%

Abb. 4. Art und Häufigkeit von Begleiterkrankungen bei 561 neurologischen Patienten zu cerebralen Angiographien

Störungen des kardiovasculären Systems kommt der arteriellen Hypertonie
eine besondere Bedeutung zu. Tödlich verlaufende Verschlußerkrankungen
extra- und/oder intrakranieller Hirngefäße sind häufig mit einem Hyper-
tonus vergesellschaftet (McGEE 1960) (16).

Für die Zusammenstelleung kardialer Störungen wurden nur solche Herz-
erkrankungen berücksichtigt, die einer medikamentösen Dauertherapie
bedurften.

Neben den Erkrankungen des Herz- und Kreislaufsystems fand sich bei
106 Patienten ein Diabetes mellitus, 72 litten unter respiratorischen
Störungen unterschiedlicher Genese. Ordnet man unser Patientenkollektiv den von der Am. Soc. of Anaesthesiologists angegebenen 7 Risiko-
gruppen zu, dann gehören lediglich 106 Patienten (18,8%) den Gruppen
I und II, 455 Kranke (81,1%) dagegen den Gruppen III, IV, VI und VII
an.

Art und Durchführung des diagnostischen Eingriffs bergen zusätzliche
Risiken für den Patienten in sich (4,19,20). Die Verschleppung von
thrombotischem Material aus der punktierten Arterie in die Hirnstrom-
bahn, eine an der Punktierstelle entstehende Thrombose und vor allem
eine fehlerhafte Untersuchungstechnik - wie die versehentliche Injektion von Luft in die Hirngefäße, die Verwendung großer Mengen Kontrastmittel und hohe Injektionsdrucke - können zu temporären oder dauernden
neurologischen Ausfallserscheinungen führen. Gefäßspasmen und Vagusre-
flexe, die sowohl durch die Punktion als auch durch die Injektion ausgelöst werden können, vermögen ähnliche Komplikationen hervorzurufen.
Nach Angiographien unter Verwendung älterer Kontrastmittel (Thorotrast,
Diodrast) sind häufiger Hirndurchblutungsstörungen beschrieben worden (4,10).

Durch Injektion der für die cerebrale Angiographie heute gebräuchlichen
trijodierten Präparate (Urografin, Angioconray, Angiografin) wird dagegen die cerebrale Durchblutung für die Dauer von 5-10 min. in nennens-
wertem Umfang beeinträchtigt (HERRSCHAFT).

Carotis- und Vertebralisserienangiographien in 2 Ebenen werden in der
neurologischen Klinik unseres Hauses ausschließlich in Allgemeinanaesthesie durchgeführt.

Zur Carotisangiographie werden nach perkutaner Punktion der A. carotis
communis oder der A. carotis interna 12 ml körperwarmes Angiografin
unter Verwendung des Hochdruck-Arteriographie-Apparates nach HETTLER
injiziert. Die Injektionszeit beträgt 1,5 - 2 sec., der Injektionsdruck
1,5 - 2,0 atü (Abb. 5 und 6). Die Vertebralisangiographie wird im Ge-

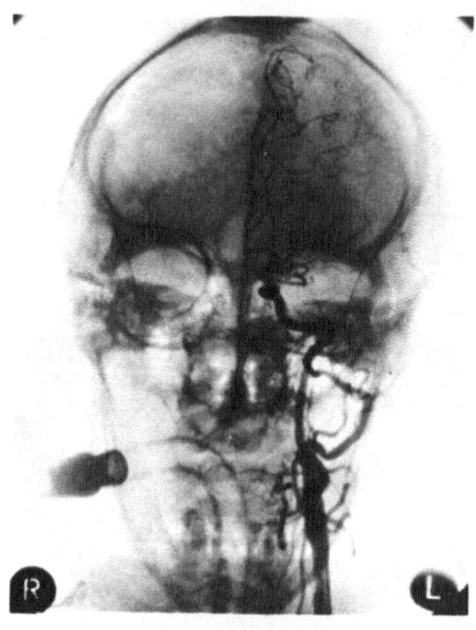

Abb. 5. Carotisangiogramm nach
Punktion der A. carotis communis
li.

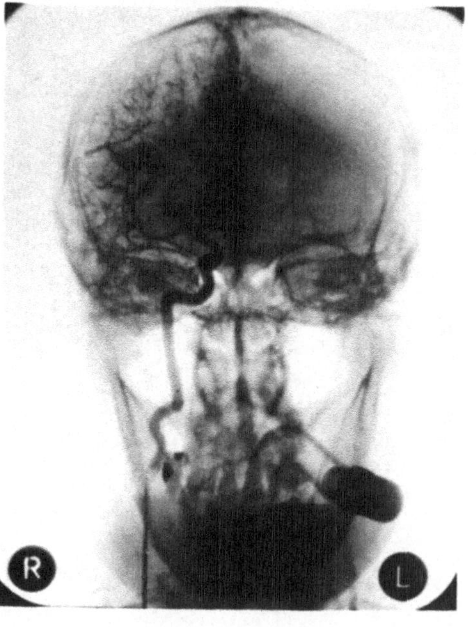

Abb. 6. Carotisangiogramm nach
Punktion der A. carotis interna
re.

genstromprinzip vorgenommen. Dazu werden nach perkutaner Punktion der
A. brachialis oder der A. axillaris mit Hilfe des oben beschriebenen
Injektionsapparates 45 ml des Kontrastmittels appliziert. Die Injektionszeit beträgt 5 sec., der Injektionsdruck in Abhängigkeit vom peripheren arteriellen Druck zwischen 4 und 5 atü (Abb. 7 und 8).

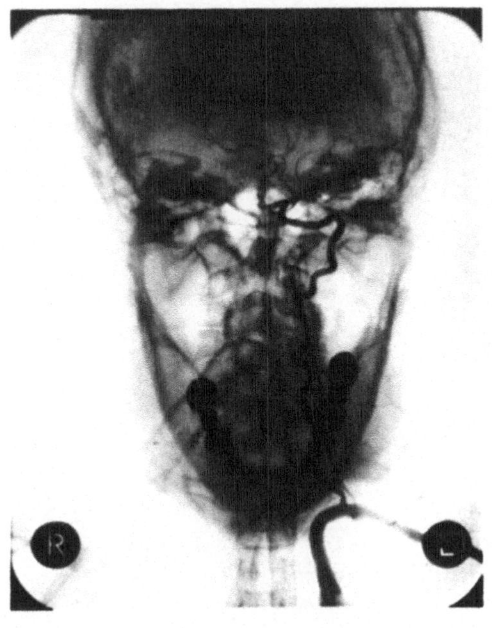

Abb. 7. Angiogramm der A. verte-
bralis li. im Gegenstromprinzip
nach Punktion der li. A. brachialis

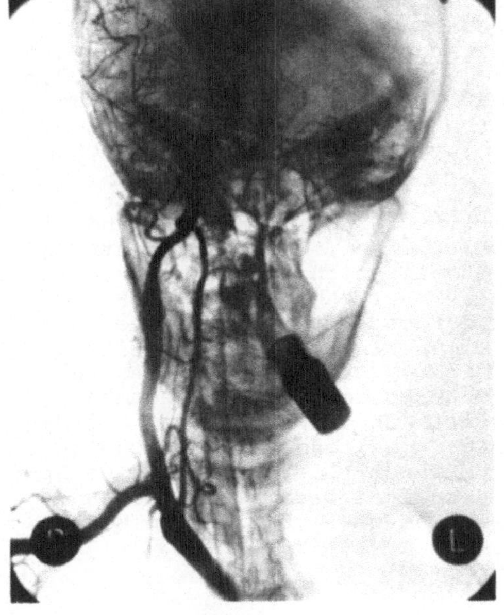

Abb. 8. Angiogramme der A. verte-
bralis re. und der A. carotis communis re. durch Kontrastmitteldarstellung im Gegenstromprinzip nach
Punktion der A. brachialis

Art und Dauer des diagnostischen Eingriffs bei 910 Angiographien sind
in Abb. 9 zusammenfassend dargestellt.

Diagnostischer Eingriff	Anzahl	Dauer der Narkose (min.)
Carotisangiographie re./li.	307	$15,5 \pm 4,2$
Carotisangiographie re.+li.	74	$32,4 \pm 3,6$
Vertebralisangiographie re./li.	240	$17,9 \pm 5,8$
Vertebralisangiographie re.+li.	1	35,0
Carotisangiographie li. +Vertebralisangiographie re.	25	$39,2 \pm 4,7$
Carotisangiographie re./li. + Xenonclearance (1 Messung)	58	$29,3 \pm 6,3$
+ Xenonclearance (2 Messungen)	85	$44,2 \pm 3,2$
Carotisangiographie re.+li. + Xenonclearance (1 Messung)	5	53,6
+ Xenonclearance (2 Messungen)	1	72,0
Carotisangiographie li. + Lumbalpunktion	1	33,0

Abb. 9. Art und Häufigkeit sowie Narkosedauer bei 910 cerebralen Angiographien ohne und mit Messung der Hirndurchblutung

Um den Patienten durch das angewandte Narkoseverfahren nicht zusätzlich
zu gefährden, muß der Anaesthesist der Aufrechterhaltung vitaler Funktionen besondere Aufmerksamkeit widmen (11,13,17,25). Obwohl der cerebrale O_2-Verbrauch in Narkose deutlich herabgesetzt ist (2,12,15,24),
müssen drastische Senkungen des arteriellen Blutdruckes und wesentliche Steigerungen des zentralvenösen Druckes, die immer mit einer Verminderung des cerebralen Perfusionsgradienten einhergehen, ebenso vermieden werden wie erhebliche Schwankungen des arteriellen O_2- und CO_2-
Partialdruckes. Darüberhinaus können pharmakologisch bedingte intrakranielle Drucksteigerungen und eine durch Narkosemittel induzierte,
länger anhaltende cerebrale Minderdurchblutung zur cerebralen Hypoxie
führen.

Das Anaesthesieverfahren sollte hinsichtlich der Steuerbarkeit und
der erforderlichen Narkosetiefe so gewählt werden, daß die Beeinträchtigung vitaler Funktionen tolerierbare Grenzen nicht überschreitet.
Dazu hat sich uns das folgende Vorgehen bewährt (Abb. 10): Zur Prämedikation erhalten die Patienten wegen der oft unterschiedlichen medikamentösen Therapie vor dem diagnostischen Eingriff ausschließlich
0,5 mg Atropin i.m. Die Einleitung der Narkose wird mit Methohexital
in einer Dosierung von 0,5 bis 1,0 mg/kg Körpergewicht vorgenommen.
Thiopental wird von uns wegen seiner negativ-inotropen Wirkung auf den
Herzmuskel und der über mindestens 10 min. anhaltenden Hirndurchblut-
ungsminderung um nahezu 50% nicht mehr verwandt. Die routinemäßige Applikation von Propanidid oder Ketamine verbietet sich allein wegen
des liquordrucksteigenden Effektes dieser Pharmaka (EYRICH und Mitarbeiter, LIST und CASCORBI, PFLÜGER, TAUBE und Mitarbeiter) (3,14,18,
19,23).

I. Prämedikation: Atropin 0,5 mg i.m./0,25 mg i.v.

II. Einleitung der Narkose:

    Methohexital 0,7 - 1,0 mg/kg KG i.v.
    Succinylcholin 50 mg i.v.
    Intubation

    oder: N_2O-O_2-Halothane per inhalationem

III. Narkoseführung: Kontrollierte Beatmung mit
    N_2O-O_2-Halothane-Gemisch
    Succinylcholin im Dauertropf

IV. Ausleiten der Narkose:

    Drosselung der Relaxanzien- und
    Halothanezufuhr - Extubation

Abb. 10. Narkoseschema zu cerebralen Angiographien. Gegebenenfalls notwendige Abweichungen sind hervorgehoben

Nach Relaxation mit 50 mg Succinylcholin und Intubation werden die Patienten mit einem Stickoxydul-Sauerstoff-Gemisch im Verhältnis 1 : 1 unter Zusatz von 0,2 - 0,7 Vol. % Halothane maschinell beatmet. Die Relaxation wird im Bedarfsfall mit einem 0,2%igen Succinyl-Dauertropf aufrechterhalten.

Da unter flacher Halothanenarkose die Autoregulation der cerebralen Durchblutung nicht aufgehoben wird, sollte zur Vermeidung einer Hirndurchblutungssenkung infolge Hyperventilation vor allem bei länger dauernden Eingriffen die endexspiratorische CO_2-Konzentration mit dem URAS-M gemessen und gegebenenfalls auf 4,5 - 5,0 Vol.% korrigiert werden (7,8,9).
Zusätzlich ,üssen arterieller Druck und Pulsfrequenz fortlaufend überwacht werden.

Zur absoluten Ruhigstellung der Patienten wird während der Serienangiographie die Beatmung unterbrochen. Die daraus resultierende Apnoe dauert nach eigenen Beobachtungen nie länger als 20 - 25 sec. Die Ausleitung der Narkose erfolgt durch Drosselung der Relaxantien- und Halothanezufuhr. Patienten mit Aneurysmata der Hirnarterien und Subarachnoidalblutungen werden unter Halothanenarkose extubiert, da durch den Extubationsreiz ausgelöstes Husten, Pressen und Würgen Rezidivblutungen provozieren können.

Bei Narkoseende sollte eine orientierende neurologische Untersuchung des Patienten vorgenommen werden. Sie dient dem unverzüglichen Erkennen grober Veränderungen gegenüber dem pränarkotischen Befund. Während über Komplikationen bei cerebralen Angiographien in Lokalanaesthesie umfangreiche Mitteilungen vorliegen (TÖNNIS und SCHIEFER, TAVERAS und WOOD, FIELDS und Mitarbeiter) (4,20,22), fehlen derartige Angaben über Kontrastmitteldarstellungen der Hirngefäße in Allgemeinanaesthesie. Die eigenen Beobachtungen sind in Abb. 11 wiedergegeben.

Bei 801 Narkosen zu 910 cerebralen Angiographien konnten temporäre Komplikationen in einer Häufigkeit von 6,2 % registriert werden, die

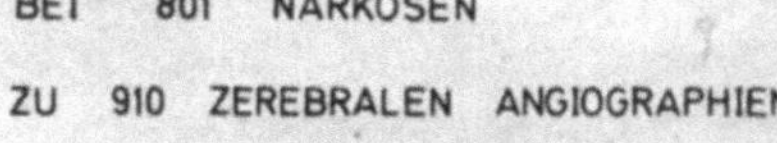
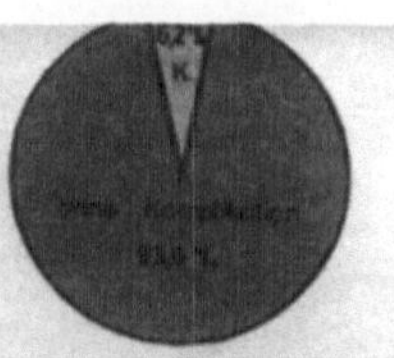

Komplikationen	n	%	Therapie
I. kardio-vaskulär			
1. Blutdruckabfall >20 mm Hg	5	0,6	1-2 ml Akrinor i.v.
2. Rhythmusstörungen			
a) Arrhythmie	7	0,9	(25-50 mg Isoptin i.v.)
b) Tachykardie > 120/min.	1	0,1	(2 - 4 mg Practolol i.v.)
c) Bradykardie < 60/min.	8	1,0	(0,25 mg Atropin i.v.)
3. Blutdruckanstieg > 40 mm Hg + Bradykardie < 60/min.	12	1,5	-
II. respiratorisch			
1. Obstruktion	2	0,2	0,24g Euphyllin i.v.
2. Succinylabbaustörung	1	0,1	90 mg Serumcholinest.
III. Erbrechen	4	0,5	(50 mg DHB i.v.)
IV. Kontrastmittelallergie	4	0,5	100 mg Ultracorten H
V. Jackson-Anfälle	6	0,7	5-10 mg Valium i.v.

Abb. 11. Komplikationen und ihre Therapie bei 801 Narkosen zu 910
cerebralen Angiographien

einzeln oder kombiniert auf Narkose- und/oder Untersuchungsverfahren
zurückzuführen waren.

Dem Abfall des arteriellen Blutdruckes kommt dabei eine besondere Bedeutung zu, da Patienten mit cerebralen Durchblutungsstörungen auf eine
Blutdrucksenkung mit neurologischen Ausfallserscheinungen reagieren
können (11). Rhythmusstörungen des Herzens bedürfen nur dann einer
Therapie, wenn sie länger als 5 min. anhalten. Unmittelbar nach Carotisangiographien kommt es gelegentlich infolge eines mechanischen
Reizes des Carotissinus zu kurzdauerndem Blutdruckanstieg und gleichzeitiger Bradycardie. Eine Therapie dieser Veränderungen ist nicht
erforderlich.

Die selten beobachteten respiratorischen Störungen und ihre Behandlung
sind der Abb. 11 zu entnehmen.
Anhaltendes postnarkotisches Erbrechen kann durch intravenöse Applikation von 5 mg DHB günstig beeinflußt werden. Patienten mit bekannten
Kontrastmittelallergien erhalten zusätzlich zur Atropinprämedikation
2 mg Neclastinum und Glukokortikoide. Unvorhergesehene Unverträglich-
keitsreaktionen auf Kontrastmittelinjektion werden mit den gleichen
Präparaten behandelt.

Jackson-Anfälle treten offenbar bevorzugt nach rechtsseitigen, im Gegenstromprinzip vorgenommenen Brachialisangiographien auf, bei denen
es zu einer simultanen Kontrastmitteldarstellung des Vertebralis- und
des homolaterlaen Carotisstromgebietes kommt. Mit der intravenösen Gabe
von 5 - 10 mg Diazepam sind derartige Anfälle zu durchbrechen. Die
Patienten verbleiben für mindestens weitere 30 - 60 min. in der Obhut
des Anaesthesisten.

Exitus in tabula und dauernde neurologische Ausfallserscheinungen konnten wir bei unserem Patientenkollektiv nicht beobachten.

Einer anderen bisher nicht publizierten Zusammenstellung konnten wir
entnehmen, daß bei 6 von insgesamt 1.785 Patienten postangiographisch
bleibende neurologische Ausfälle aufgetreten waren. Ursächlich dafür
mußte in 2 Fällen eine länger anhaltende Blutdrucksenkung während der
Narkose in Betracht gezogen werden, bei 4 Patienten war eine erkenn-
bare Ursache nicht zu eruieren.

Zusammenfassend ist zu sagen, daß Komplikationen bei Kontrastmitteldarstellungen der Hirngefäße in Allgemeinnarkose weitgehend vermieden
werden können, wenn eine technisch fehlerfreie Durchführung der Untersuchung von Seiten des Neuroradiologen und die sorgfältige Auswahl
und Anwendung des Narkoseverfahrens durch den Anaesthesisten garantiert
sind. Nur ein eingearbeitetes Team vermag den ohnehin oft schwerkranken Patienten vor zusätzlichen Schäden durch diagnostische Eingriffe
zu bewahren.

<u>Literatur</u>

1. BERNSMEIER,A., GOTTSTEIN,E.: Die Sauerstoffaufnahme des menschlichen Gehirns unter Phenothiazinen, Barbituraten und in der
   Ischämie. Pflügers Arch. ges. Physiol. <u>263</u>, 102 (1956).

2. DECKER,K., BACKMUND,H.: Angiographie des Hirnkreislaufs. Stuttgart:
   Thieme 1968.

3. EYRICH,K., BRACKEBUSCH,H.D., SEFRIN,P.: Liquordruck unter Ketamin.
   Anaesthesie und Wiederbelebung <u>69</u>, 209 (1973).

4. FIELDS,J.R., ROBERTSON,J.T., DE SAUSSURE,R.L.jr.: Complications
   of cerebral angiography in 2000 consecutive cases. J. Neurosurg.
   <u>19</u>, 775 (1962).

5. HERRSCHAFT,H.: Die quantitative Messung der örtlichen Hirndurchblutung. Ihre Bedeutung für Diagnostik und Therapie der cerebralen
   Durchblutungsstörungen. Habilitationsschrift Frankfurt/Main 1972.

6. HERRSCHAFT,H., GLEIM,F.: Relationship between circulation time
   and regional cerebral blood flow in cerebral vascular disease.
   Neuroradiology <u>3</u>, 199 (1972).

7. HERRSCHAFT,H., SCHMIDT,H.: Der Einfluß von Ketamin auf die Hirndurchblutung beim Menschen. In: Anaesthesiologie und Wiederbelebung <u>69</u>, 187 (1973).

8. HERRSCHAFT,H., SCHMIDT,H.: Die quantitative Messung der örtlichen
   Hirndurchblutung in Allgemeinnarkose unter Normo-, Hypo- und
   Hyperkapnie (im Druck).

9. HERRSCHAFT,H., SCHMIDT,H.: Das Verhalten der globalen und regionalen Hirndurchblutung unter dem Einfluß von Propanidid, Ketamin
   und Thiopental-Natrium (im Druck).

10. KRAYENBÜHL,H., YASSARGIL,M.G.: Die zentrale Angiographie. Stuttgart:
    Thieme 1965.

11. KREUSCHER,H.: Komplikationen und Kontraindikationen der Narkose
    bei cerebralen Gefäßverschlüssen. In: HERRSCHAFT, H.(Hrsg.): Diag-
    nostik und Therapie der cerebralen Gefäßverschlüssen. Stuttgart:
    Thieme 1971.

12. KREUSCHER,H., GROTE,J.: Die Hirndurchblutung und cerebrale Sauer-
    stoffaufnahme in Narkose. In: BETZ,W., WÜLLENWEBER,K.(Hrsg.):
    Pharmakologie der lokalen Gehirndurchblutung, S. 120-124. München:
    Werk-Verlag Dr. E. Banaschewski 1969.

13. LEE,A., ATKINSON,R.S.: A synopsis of anaesthesia. John Wright &
    Sons Ltd., Bristol 1968.

14. LIST,W.F., CASCORBI,H.F.: Druckanstiege im Liquor cerebrospinalis
    unter Ketamin. Anaesthesie und Wiederbelebung 69, 218 (1973).

15. McDOWALL,D.G., HARPER,A.M.: Cerebral oxygen uptake and cerebral
    blood flow during the action of certain anaesthetic agents. In:
    BETZ,E., WÜLLENWEBER,R.(Hrsg.): Pharmakologie der lokalen Gehirn-
    durchblutung, S. 108-110. München: Werk-Verlag Dr. E. Banaschewski
    1969.

16. McGee,D.A., McPHEDRAN,R.S., HOFFMANN,H.J.: Carotid and vertebral
    artery disease. Neurology 12, 848 (1962).

17. MICHENFELDER,J.D., GRONERT,G.A., REHDER,K.: Neuroanaesthesia.
    Anaesthesiology 30, 65 (1969).

18. PFLÜGER,H.: Tierexperimentelle Ergebnisse über das Verhalten des
    Liquordruckes nach Applikation intravenöser Narkosemittel (im
    Druck).

19. TAUBE,H.D., GOBIET,W., LIESEGANG,J., BOCK,W.J.: Intrakranielle
    Druckverhältnisse unter Ketamin. Anaesthesie und Wiederbelebung
    69, 223 (1973).

20. TAVERAS,J.M., WOOD,E.H.: Complications of angiography in diagnostic
    Neuroradiology. The Williams and Wilkins Company 1, 486 (1964).

21. TERRY,H.R., DAW,E.F., MICHENFELDER,J.D., BAKER,H.L.Jr., HOLMAN,
    C.B.: The evolution of anaesthesia for neuroradiologic procedu-
    res. Surg.Clin.N.Amer. 45, 907 (1965).

22. TÖNNIS,W., SCHIEFER,W.: Zirkulationsstörungen des Gehirns im Se-
    rienprogramm. Berlin: Springer 1959.

23. WILSON,G., FOTIAS,N., DILLON,J.: Ketamin: A new anaesthetic for
    use in pediatric neuroroentgenologic procedures. Amer. J. Roent-
    genol. XVI, 434 (1969).

24. WOLLMAN,H., SMITH,A.L., ALEXANDER,S.C.: Effect of general anae-
    sthetics in man on the ratio of cerebral blood flow to cerebral
    oxygen Consumption. In: BROCK,M., FIESCHI,C., INGVAR,D.H., LASSEN,
    M.A., SCHÜRMANN,K. (Ed.): Cerebral Blood Flow, S. 242, Berlin-
    Heidelberg-New York: Springer 1969.

25. WYLIE,W.D., CHURCHILL-DAVIDSON,H.C.: A Practice of Anaesthesia.
    London: LLoyd-Luke 1960.

Vortrag Nr. 54

ANAESTHESIEPROBLEME BEIM TRAUMATISCH QUERSCHNITTSGELÄHMTEN

Von G. Schlag

Die Probleme der Anaesthesie beim traumatisch querschnittsgelähmten Patienten betreffen die Gefahren der Notfallsituation und die speziellen Komplikationen des rückenmarkgeschädigten Patienten.

Es sollen hier nur die Probleme der Anaesthesie besprochen werden, die sich auf Grund der Querschnittslähmung ergeben können.

Darunter verstehen wir:

1. Intubation
2. Aspiration - Regurgitation
3. Spinalen Schock
4. Autonome Hyperreflexe
5. Hyperkaliämie - Herzstillstand
6. Respiratorische Insuffizienz
7. Störungen der Thermoregulation
8. Störungen des hämopoetischen Systems
9. Störungen des Eiweißstoffwechsels
10. Störungen des Elektrolyt-Wasserhaushaltes

Von den hier angeführten Problemen sind die ersten 3 Punkte von besonderer Bedeutung für die Durchführung einer Allgemeinanaesthesie.

1. Intubation

Die Gefahren der Intubation sind bei der Halswirbelfraktur von besonderer Bedeutung, da einerseits durch den Intubationsvorgang ein inkompletter Querschnitt in einem kompletten übergeführt und andererseits auch eine plötzliche Apnoe mit eventuellem Exitus ausgelöst werden kann.

Bei der Laryngoskopie und anschließender Intubation soll das Atlanto-Occipitalgelenk nicht überstreckt werden. Bei einer instabilen Luxationsfraktur der Halswirbelsäule kann durch Überstreckung des Atlanto-Ocipitalgelenkes eine weitere Kompression des Halsmarkes sowohl durch das Frakturelement als auch durch einen prolabierten Discus entstehen.

2. Aspiration - Regurgitation (2,11,12,13)

Beim querschnittsgelähmten Patienten ist die 5 - 6stündige Wartezeit vor Durchführung einer Allgemeinanaesthesie oft ohne Effekt, da sehr häufig eine Magenatonie vorliegt und die Magenentleerungszeit deutlich verlängert wird.

Auch in den ersten Tagen nach dem Trauma besteht eine ausgeprägte Hypomotilität und Atonie des Magen-Darm-Traktes, die vorwiegend den flüssigen Mageninhalt betrifft. Gerade der flüssige Mageninhalt ist für das Aspirationssyndrom von MENDELSON von Bedeutung.

In der Notfallsituation kann bei verkehrter Trendelenburg-Lage und Anwendung des Cricoiddruckes nach SELLICK (16) unter Verwendung eines Inhalationsanaesthetikums z.B. Halothane intubiert werden.

Nach den ersten Tagen sollte immer eine Magensonde eingelegt werden und unter Dauerdrainage stehen. Auch postoperativ soll die Drainage fortgesetzt werden, da besonders der halsmarkgeschädigte Patient am Drehbett durch Regurgitation ein Mendelson'sches Syndrom ausbilden kann.

Im vorliegenden Fall kam es bei einem 23-jährigen Patienten, der eine Subluxationsfraktur C6 mit einer Paraplegie der unteren und Paraparese der oberen Extremitäten erlitt, postoperativ zu einer Regurgitation, die ein massives Mendelson'sches Syndrom zur Folge hatte, wie aus dem Röntgenbild der Lunge (Abb. 1) zu erkennen ist.

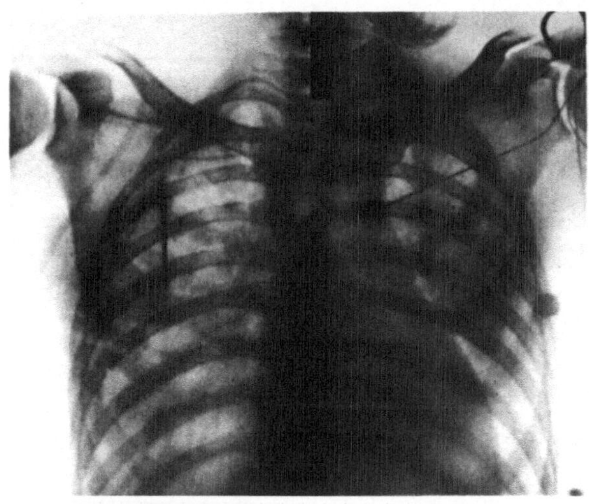

Abb. 1. Mendelson'sches Syndrom - Lunge: 23-jähriger Patient - Fractura verteb. C6 cum Paraplegia Extremit. inferior

3. Spinaler Schock

Die sympathische Versorgung zur Erhaltung des Blutdruckes ist durch die Segmente D_1-D_{12}, sowie L_1/L_2 bedingt. Bei Läsionen des Halsmarkes, also oberhalb dieser Segmente, kann der Blutdruck beträchtlich gesenkt sein, da der tonische Vasokonstriktor-Impuls vom Vasomotorenzentrum zu den Verbindungszonen des Nervus sympathikus im lateralen Horn des Rückenmarkes gestört ist.

Besteht außerdem noch durch Begleitverletzungen eine Hypovolämie, wird der spinale Schock besonders ausgeprägt sein und zu schwersten Komplikationen Anlaß geben. Schon der Lagewechsel des Patienten kann zu einem akuten Blutdruckabfall führen und als Folge zu einem Herzstillstand (9). Es muß daher jeder Blutverlust sorgfältigst ausgeglichen werden, bevor eine Allgemeinanaesthesie eingeleitet wird.

So ist auch die postoperative Lagerung des Patienten auf einem Drehbett in den ersten Tagen mit der Gefahr des akuten Blutdruckabfalls während des Drehvorganges in die Bauchlage verbunden. Eine kontinuier-

liche Überwachung des EKG und des Blutdruckes sind unbedingt erforderlich. Nach einigen Tagen hat sich der Patient an die orthostatische
Hypotension soweit adaptiert, vorausgesetzt, daß die Hypovolämie ausgeglichen wurde.

4. Autonome Hyperreflexie (4,14)

Nach 4 - 6 Wochen der Markschädigung kommt es zum Abklingen des spinalen Schocks und zur Ausbildung von hyperaktiven Reflexen der unteren
Regionen des Rückenmarkes. Beim querschnittsgelähmten Patienten mit
Läsionen oberhalb D5 kann es zur Ausbildung eines autonomen Hyperre-
flexiesyndroms kommen.

Dieses besteht aus:
a) Hypertension (- 160 mm Hg über dem Ausgangswert)
b) starken Kopfschmerzen
c) Bradycardie
d) Cutis anserina

Das Syndrom kann durch Manipulation im Beckenbereich bei Stauungen
in der Blase und im Rectum ausgelöst werden.

Als Folge des akuten Blutdruckanstiegs kann es zu einer cerebralen und
subarachnoidealen Blutung kommen. Die hypertonen Krisen wurden bei bis
zu 42 % der Patienten beobachtet (4).

Als effektive Prophylaxe dient die kontrollierte Hypotension (z.B. mit
Arfonad, Regitin), die spinale Anaesthesie und die Allgemeinanaesthesie mit Halothane (8).

Die spinale Anaesthesie ist beim traumatisch Querschnittsgelähmten oft
mit einer erschwerten Punktion und einer mangelnden Kontrolle der Anae-
sthesiehöhe verbunden. Aus diesem Grund sollte eher die spinale Anaesthesie nicht angewendet werden.

Hyperkaliämie - Herzstillstand

Durch die Anwendung von Succinylcholin kommt es besonders bei Verbren-
nungen (1,21), nach einem massiven Trauma (10) und beim Tetanus (15)
zu einer gesteigerten myokardialen Sensitivität. Die Ursache liegt vorwiegend in einem raschen Anstieg der extracellulären Kaliumkonzentration. Auch nach Rückenmarkverletzungen wurden excessive Kaliumanstiege
im Serum in Verbindung mit der Verabreichung von Succinylcholin beobachtet (17,20). Es wurden dabei mehrere Herzstillstände beschrieben
(6,7,20). Auch wir konnten einen Fall beobachten, der am 9. posttraumatischen Tag bei Einleitung der Allgemeinanaesthesie nach Verabreichung von 40 mg Succinylcholin einen Herzstillstand erlitt und voll reanimiert werden konnte. Die dabei beobachtete Kaliumkonzentration im
Serum kann aus der folgenden Abbildung (Abb. 2) entnommen werden.

Als Voraussetzung zur Hyperkaliämie ist die Denervation des Skelett-
muskels, welche sich innerhalb einiger Wochen entwickelt, anzusehen.
Nach der Denervation werden die Muskelfasern auf Acetylcholin empfindlich. Das pharmakologische Rezeptorgebiet wird im denervierten Muskel vergrößert, in dem die Fasermembran miteingeschlossen wird. Die
gesamte Muskelfaser wirkt dann als motorische Endplatte, wodurch der
massive Kaliumefflux erklärbar ist. Die Empfindlichkeit auf depolari-
sierende Relaxantien wird auf das 10.000 - 100.000-fache gesteigert,
wobei jeder Punkt der Muskelfasermembran bestroffen ist (3).

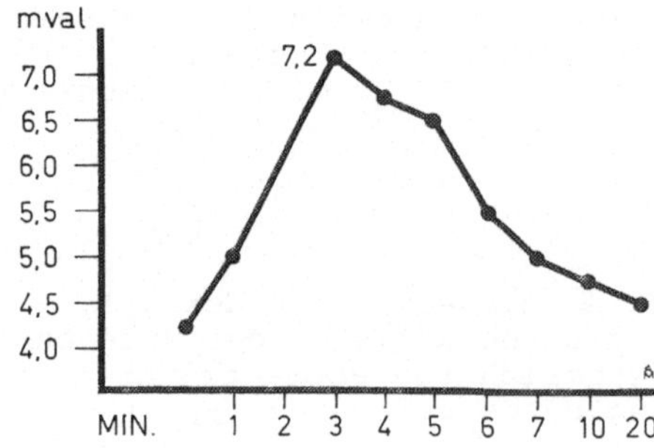

Abb. 2. Serum - Kalium - Konzentration nach Succinylcholin (40 mg):
32-jähriger Patient - Fract.verteb.
C7 et Sublux.C6 cum Paraparesis Ex-
tremit.inferior

Begleitend dazu kann eine Hypocalcämie und Hypomagnesiämie beobachtet
werden (7). Beide Elektrolyte spielen bekanntlich in der Regulation
der Ionenpermeabilität der Zellmembran eine wichtige Rolle. Die Muskel-
zellmembran wird gegen die Depolaristation stabilisiert (5). Als Be-
weisführung der Hyperkaliämie können die Untersuchungen von TOBEY und
Mitarbeitern verwendet werden, die Kalium in einer gelähmten Extremität isoliert gegenüber der gesunden Extremität bestimmten. Es kam dabei
nach Anwendung von Succinylcholin zu einem signifikanten Anstieg des
Kaliums im venösen Blut der gelähmten Extremität. Die Quelle des Kaliums
muß daher in dem abnormen Muskel - dem denervierten Muskel - distal
der neuralen Läsion gelegen sein (18).

Als prophylaktische Maßnahme zur teilweisen Verhinderung des akuten
Kaliumanstieges kann man vor Verabreichung von Succinylcholin d-Tubocurarin injizieren (22). Wir intubierten die querschnittgelähmten Patienten immer in Allgemeinanaesthesie mit Halothane ohne Relaxantien.

Die restlichen Möglichkeiten einer Ursache für Komplikationen bei der
Anaesthesie querschnittgelähmter Patienten, wie die respiratorische
Insuffizienz, Störungen der Thermoregulation, Störungen des hämopoe-
tischen Systems und des Eiweißstoffwechsels sowie des Elektrolyt- und
Wasserhaushaltes sind allgemeiner Natur und als bekannt vorauszusetzen.
Diese Möglichkeiten einer Komplikation sollen jedoch nicht unterschätzt
und vernachlässigt werden.

Ich hoffe, mit den Ausführungen einen kurzen Einblick in die Gefahren
und Komplikationen der Anaesthesie beim traumatisch-querschnittsgelähm-
ten Patienten gegeben zu haben. Das Schicksal der Querschnittsgelähmten
hat sich im letzten Jahrzehnt auf Grund einer intensiven Beschäftigung
und Behandlung so verändert, daß auch das Leben eines Querschnittsgelähmten noch lebenswert erscheint.

Literatur

1. ALLAN,C.M., CULLEN,W.G., GILLIES,D.M.: Canad.Med.Ass.J. 85, 432
   (1961).

2. AWE,W.C., FLETSCHER,W.S., JACOB,St.W.: Surgery 60, 232 (1966).

3. AXELSSON,I., THESLEFF,S.: J.Physiol. 149, 178 (1957).

4. CILIBERTI.B.J., GOLDFINE,J., ROVENSTINE,E.A.: Anaesthesiologie 15,
   273 (1954).

5. CONSTANTIN,L.L.: J.Physiology 195, 119 (1968).

6. COOPERMAN,L.H.: J.Amer.Med.Ass. <u>213</u>, 1867 (1970).

7. COOPERMAN,L.H., STROBEL,G.E., KENNEL,E.M.: Anaesthesiology <u>32</u>, 161 (1970).

8. DRINKER,A.S., HELRICH,M.: Anaesthesiologie <u>24</u>, 399 (1963).

9. GODE,G.R.: Canad.Anaesth.Soc.J. <u>17</u>, 452 (1970).

10. MAZZE,R.I., ESCUE,H.M., HOUSTON,J.B.: Anaesthesiology <u>31</u>, 540 (1969).

11. McCORMICK,P.W., HAY,R.G., GRIFFIN,R.W.: Lancet 1966, 1127.

12. MENDELSON,C.L.: Amer.J.Obst.& Gynec. <u>52</u>, 191 (1946).

13. PERRET,C.I., GARDIOL,D., ENRICO,J.F., POLI,S.: Anesth.Analg.Rean. <u>29</u>, 731 (1972).

14. RISKIN,A.M., SEMERARO,D., ROBERT,R.W.: Anaesthesiology <u>15</u>, 262 (1954).

15. ROTH,F., WUTHRICH.H.: Brit.J.Anaesth. <u>41</u>, 311 (1969).

16. SELLICK,B.A.: Lancet <u>II</u>, 404 (1961).

17. STONE,W.A., BEACH,Th.B., HAMELBERG,W.: Anaesthesiology <u>32</u>, 168 (1970).

18. STONE,W.A., BEACH,Th.B., HAMELBERG,W.: Anaesth. <u>32</u>, 515 (1970).

19. TOBEY,R.E., JACOBSEN,P.M., KAHLE,C.T., CLUBB,R.J., DEAN,M.A.: Anaesthesiology <u>37</u>, 332 (1972).

20. TOBEY,R.E.: Anaesthesiology 32, 359 (1970).

21. TOLMIE,J.D., JOYCE,T.H., MITCHELL,G.D.: Anaesthesiol. <u>28</u>, 467 (1967).

22. WEINTRAUB,H.D., HEISTERKAMP,D.V., COOPERMAN,L.H.: Brit.J.Anaesth. <u>41</u>, 1048 (1969).

Vortrag Nr. 55

Spezielle Probleme Halsmark-Verletzter in der Intensiv-Therapie

Von R. Conradi und J. Menzel

Der bis vor zwei Jahrzehnten noch vorherrschende Pessimismus in Bezug
auf die Behandlungserfolge hoher Querschnittsgelähmter ist nicht mehr
gerechtfertigt. Während im I. Weltkrieg 80% der Patienten mit einem
kompletten cervikalen Querschnitts-Syndrom verstarben, überleben heute
80% (VERKUYL, GUTTMANN). Dabei ist noch zu berücksichtigen, daß die
absolute Zahl der Halsmark-Verletzungen von Jahr zu Jahr zunimmt. Die
erste Abbildung (Abb. 1) zeigt die Häufigkeit von Rückenmarksverletzungen und ihre Aufschlüsselung nach Läsionshöhe, Geschlecht und Alter.
Auf die große Zahl jugendlicher Tetraplegiker sei besonders hingewiesen. Daß viele dieser Patienten trotz der Schwere ihres Leidens ein
sinnvolles Leben führen, konnte COUVÉE in einer Langzeitstudie nachweisen. Danach waren von 54 komplett und inkomplett Halsmark-Verletzten
5 Jahre nach dem Unfallereignis 40 ganz oder halbtags arbeitsfähig.

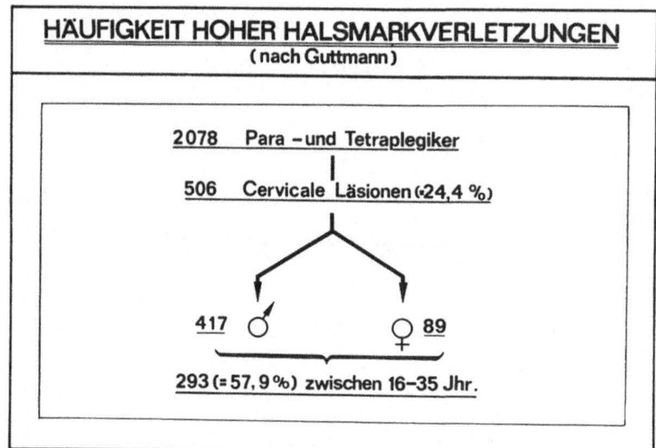

Abb. 1. Häufigkeit hoher Halsmarkverletzungen (nach GUTTMANN)

Dieser Wandel in den Behandlungserfolgen war nur möglich durch eine
enge Integration aller medizinischen Fachrichtungen, unter denen der
Intensiv-Therapie im Frühstadium der Verletzung eine zentrale Bedeutung zukommt.

Die Behandlung Halsmark-Verletzter setzt zunächst die Kenntnis der
Pathophysiologie und des morphologischen Substrates bei medullären
Verletzungen voraus (PETERS, JELLINGER). Grundsätzlich ist eine Unter-
scheidung in die anatomische oder dauernde Zusammenhangsdurchtrennung
des Markes einerseits und in die funktionelle oder passagere Leitungs-
unterbrechung andererseits zu treffen. Während diese Differenzierung
klinisch häufig Schwierigkeiten bereitet, ist sie vom anatomischen
Substrat her immer möglich. Die Kontinuitätsaufhebung zeigt die folgende Abbildung (abb. 2). Nach einer Kompressionsfraktur des 5. Halswirbelkörpers mit Abscherung eines Knochenfragmentes in den Spinal-

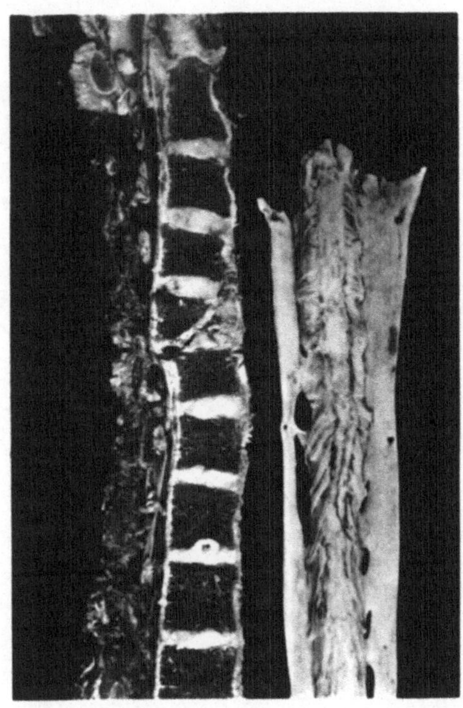

Abb. 2. Kompressionsfraktur des 5.
Halswirbelkörpers mit Abscherung
eines Knochenfragmentes in den Spi-
nalkanal und irreversibler Schädigung des Halsmarkes in diesem Bereich

kanal ist das Halsmark in dieser Höhe irreversibel geschädigt. Dieser
Patient verstarb 20 Stunden nach dem Trauma im Atemstillstand. Die
dafür verantwortlichen myelomalazischen und ödematösen Veränderungen
reichen von C3 bis C7.

Das anatomische Substrat bei einem Schleudertrauma der Halswirbelsäule
mit Kompressionsfraktur des 5. Halswirbelkörpers ist aus der nächsten
Abbildung ersichtlich (Abb. 3). Die Hämatomyelie erstreckt sich über
das gesamte Halsmark bis in das obere Brustmark. Die Myelomalacie ist
im unteren Halsmark am deutlichsten ausgeprägt. Diese Veränderungen
sind ebenso wie die Kontinuitätsaufhebung irreversibel und therapeutisch unbeeinflußbar. Reversible Rückenmarkschäden sind die Commotio
spinalis als Krankheitsbild sui generis ohne anatomisches Substrat und
das peritraumatische Ödem, das jede offene und geschlossene Rücken-
marksverletzung begleitet. Aus tierexperimentellen Untersuchungen ist
bekannt, daß das peritraumatische Ödem rasch nach dem Trauma einsetzt,
sich über mehrere Segmente ausdehnt und wegen der festen Piaumhüllung
des Markes eine Ausweitungstendenz in kranialer und kaudaler Längs-
richtung aufweist (JELLINGER). Eine Progredienz klinischer Ausfälle
wird dadurch verständlich. Erreicht das Ödem die Phrenikuskerne, kommt
es zur Atemlähmung.

Neurologische Anhaltspunkte für die rasche Erkennung der Höhe der Läsion sind aus Abbildung 4 ersichtlich.

Klinisch unterscheidet man drei Phasen im Verlauf einer Querschnittslähmung (PAESLACK). Die _Primärphase_, die auch als spinaler Schock
bezeichnet wird, ist gekennzeichnet durch die schlaffe Lähmung und
durch den völligen Zusammenbruch aller vegetativen Funktionen unterhalb
der Verletzungsstelle. Nach drei bis acht Wochen setzen in der _Sekun-_

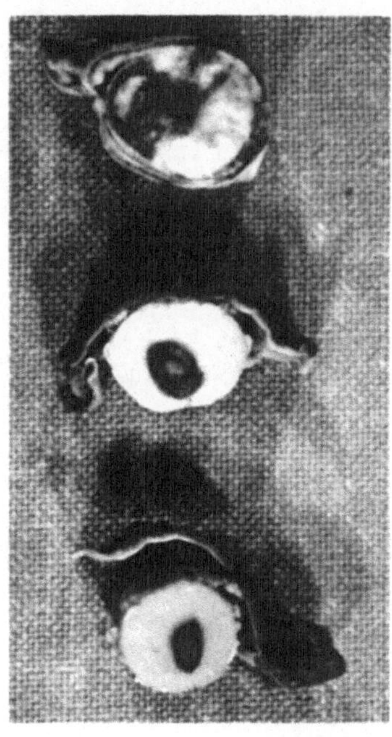

Abb. 3. Hämatomyelie des gesamten Halsmarkes bei Schleudertrauma der Halswirbelsäule mit Kompressionsfraktur des 5. Halswirbelkörpers

Segmentale und periphere Innervation der wichtigsten Muskeln von C2–Th1									
MUSKEL / HWK Segm.	C2	C3	C4	C5	C6	C7	C8	Th1	NERV
M. sternocleidomastoideus	■	■							N. accessorius
Diaphragma		■	■	■					N. phrenicus
M. deltoideus			■	■	■				N. axillaris
M. biceps brachii				■	■				N. musculocutaneus (manchmal auch N. medianus)
M. triceps brachii					■	■	■		N. radialis
M. opponens pollicis						■	■		N. medianus
M. adductor pollicis							■	■	N. ulnaris

Abb. 4. Segmentale und periphere Innervation der wichtigsten Muskeln von C2–Th1

<u>därphase</u> neben zunehmend spastischen Lähmungszeichen sogenannte spinale Automatismen ein, die die Steuerungsmechanismen von Blase, Mastdarm und Gefäßtonus zumindest teilweise übernehmen. Das <u>dritte Stadium</u> ist das der relativen Stabilität und wiedergewonnenen Leistungsmöglichkeit.

Zwischen 1967 und 1972 wurden im Chirurgischen Zentrum Heidelberg 34 Patienten mit traumatischen Halsmark-Verletzungen behandelt, 27 Männer und 7 Frauen. 24 dieser Querschnittsgelähmten waren jünger als

40 Jahre, 4 älter als 60 Jahre. In 22 Fällen handelte es sich um die
Folgen eines Verkehrsunfalles, in 6 Fällen um einen Badeunfall und in
6 Fällen um einen Arbeits- bzw. häuslichen Unfall. 6 Patienten oder
17,6 % hatten neben der Halsmarkläsion weitere schwere Nebenverletzungen.
Von den 34 Patienten verstarben 10, das entspricht einer Gesamtmorta-
lität von 29,4 %. Unmittelbare Todesursache waren Pneumonie, Lungenödem
und Hirnödem.

In Tabelle 1 wurde eine Aufschlüsselung der Kasuistik nach Läsionshöhe,
neurologischem Bild und Mortalität vorgenommen. Von den definitiv komplett Gelähmten starben 8 oder 61,5 %, von den inkomplett Gelähmten 2

Tabelle 1. Aufschlüsseluna von 34 Halsmarkverletzungen nach Läsionshöhe,
neurologischem Bild und Mortalität

Höhe der Läsion	Gesamt- zahl	defin.kompl. Querschnitt	davon verstorben	def.inkompl. Querschnitt	davon verstorben
$C_1 - C_4$	14	5	3	9	1
unter C_4	5	2	2	3	0
unter C_5	9	5	2	4	1
unter C_6	5	0	0	5	0
unter C_7	1	1	1	0	0
Summe:	34	13	8	21	2

oder 10,5 %. 14 Patienten mußten beatmet werden, davon verstarben 5 in
der ersten Woche nach dem Unfall, 4 in der zweiten und dritten Woche.
5 Patienten überlebten und konnten zur weiteren Rehabilitation verlegt
werden.

Die Behandlung richtete sich nach den von GUTTMANN festgelegten Prinzipien. Die Richtlinien der Sofortbehandlung sind in der Tabelle 2

Tabelle 2. Richtlinien der Erstbehandlung Halsmarkverletzter

1	Behandlung der Kreislaufstörungen	: Schockbehandlung,Prophylaxe von Schäden durch Poikilo- thermie,Embolieprophylaxe
2	Behandlung der Ateminsuffizienz	: großzüg.Indikation zur kün- stlichen Beatmung
3	Frakturenbehandlung	: Lagerung, Extension
4	Behandlung des spinalen Ödems	: Dexamethason, Mannitol
5	Decubitusprophylaxe	: Schaumgummimatratze,Lagewech- sel
6	Behandlung der gelähmten Blase	: Katheterisierung, Antibiotica- schutz
7	Behandlung der Magen-Darmatonie	: Prostigmin,Magensonde,Laxan- tien
8	Krankengymnastische Behandlung	: beginnt mit dem ersten Tag
9	Stoffwechseltherapie	: Bluttransfusion
10	Psychische Betreuung	

stichwortartig aufgeführt. Die Beeinträchtigung von Kreislauf und Atmung beim frischen Halsmark-Verletzten steht naturgemäß im Vordergrund.
Schwerwiegende Komplikationen resultieren in der Primärphase aus dem
Zusammenbruch der vasomotorischen Regulation unterhalb der Verletzungsstelle. Der Organismus ist in diesem Bereich nicht mehr im Stande, den
Blutdruck zu steuern und den jeweiligen Bedürfnissen anzupassen. Die
Zeichen der Vasomotorenlähmung treten am deutlichsten nicht direkt nach
dem Trauma, sondern meistens einige Tage danach in Erscheinung. Durch
den extremen Abfall des elastischen und peripheren Widerstandes kommt
es zur hypotonen Störung. Kompensationsversuche sind eine Steigerung
des Schlag- und Minutenvolumens. Diese Phase ist durch eine Tachycardie
und eine große Blutdruck-Amplitude gekennzeichnet, wobei der systolische Druck meist nur gering, der diastolische Druck aber erheblich erniedrigt ist. Im Vordergrund steht die Schocktherapie. Der Patient muß
horizontal gelagert und der Lagewechsel vorsichtig vorgenommen werden.
Bei Bedarf müssen Sympathikomimetika appliziert werden. Dabei ist jedoch zu beachten, daß die Ansprechbarkeit des Gefäßsystems auf diese
Pharmaka in den ersten Wochen stark herabgesetzt ist (MERTENS).

Stehen in der Frühphase die hypotonen Störungen im Vordergrund, so
kommt es im weiteren Verlauf zu hypertonen Entgleisungen infolge einer
überschießenden Vasokonstriktion. Als kompensatorische Gegenregulation
ist die begleitende Bradycardie zu werten. Starke Drucksteigerungen
können zur Überbelastung des Herzens mit akuter Dilatation führen. Derartige Zustände können durch eine akute Druckerhöhung in der Blase und
eine Überdehnung der Abdominalorgane ausgelöst werden.

Nicht minder bedrohlich kann sich der Ausfall der Thermo-Regulation
auswirken. Ein Halsmarkgeschädigter verhält sich weitgehend poikilotherm. Parallel zur Gefäßerweiterung kommt es zur Lähmung der Schweiß-
sekretion. Daraus erklärt sich die Entwicklung deletärer Hyperthermien.

Die Gefahr einer thrombo-embolischen Komplikation ist bei Patienten
mit Rückenmarksschädigung bedeutend größer als bei Frischoperierten
(ROSSIER). Eine Antikoagulantien-Therapie sollte deshalb vom ersten
Tage an erwogen werden.

Die Beeinträchtigung der Atmung kann die sofortige künstliche Beatmung
notwendig machen. Auch bei zwar noch ausreichenden Zwerchfellexkursio-
nen muß in den ersten Tagen und Wochen nach dem Trauma stets mit schweren Atemfunktionsstörungen gerechnet werden. Auf einen plötzlichen
Atemstillstand muß man immer gefaßt sein. Entsprechend sollte die Indikation zur künstlichen Beatmung nicht zu lange hinausgeschoben werden. Die Beatmung selbst sollte zunächst über einen nasal gelegten
Tubus durchgeführt werden, da eine ausreichende Spontanatmung in manchen Fällen in kurzer Zeit erreicht werden kann. Erst danach sollte
die Tracheotomie durchgeführt werden (BALZEREIT).

Pneumonien treten gehäuft auf, begünstigt durch eine unzureichende Ventilation, die allgemeine Immobilisierung des Patienten, die Minderung
der Infektresistenz und die intrapulmonalen Kreislaufstörungen infolge
der Vasomotorenlähmung. Ebenso werden andere Komplikationen, wie Atelektasen und Spontanpneumothorax vermehrt beobachtet.

Die Sofortmaßnahmen in der Frakturbehandlung bestehen in der Lagerung,
in Hyperextension der Halswirbelsäule. Bei Luxationen und Luxations-
frakturen sollte immer eine Extension nach CRUTCHFIELD angelegt werden.
Die Frage nach einer neurochirurgischen Intervention in der Frühphase
der Verletzung im Sinne einer Entlastung des Halsmarkes durch Laminek-
tomie ist noch nicht einheitlich beantwortet. Grundsätzlich gelten folgende Richtlinien (Tabelle 3). Danach ist der primär komplette Quer-

Tabelle 3. OP-INDIKATION BEI HALSMARKVERLETZUNGEN

<u>keine</u>	<u>primär kompletter Querschnitt</u>
<u>absolute</u>	1. <u>primär inkompletter progredienter Querschnitt</u> 2. <u>sekundär auftretender Querschnitt</u>

schnitt keine Operationsindikation. Eine absolute Indikation zur Entlastungslaminektomie stellt der primär inkomplette, progrediente und der sekundär auftretende Querschnitt dar. Das traumatische spinale Ödem wird mit hohen Dosen Dexamethason (RANSOHOFF, CAMPBELL) und Mannitol oder Sorbit behandelt.

Die Patienten werden auf Schaumgummi-Matratzen gelagert, und von mindestens drei Pflegepersonen zunächst alle zwei, später alle drei Stunden Tag und Nacht vorsichtig und sozusagen in einem Stück gedreht.

Die Lähmung der Blase erfordert in den ersten Wochen die Entleerung mittels Katheter. Die Prophylaxe und Therapie der Harnwegserkrankungen kann nicht umfassend genug betrieben werden (PAESLACK). An ihr entscheidet sich das Schicksal der meisten Querschnittsgelähmten. In der Phase des spinalen Schocks sollte intermittierend zwei- bis dreimal täglich mit weichen Kathetern unter streng aseptischen Bedingungen katheterisiert werden. Wenn dieses Verfahren nicht durchführbar ist, muß ein Dauer-Katheter gelegt werden. Dieser birgt vermehrt die Gefahr einer Infektion und der Entstehung von Harnröhren-Fisteln in sich. Bei Beachtung bestimmter Regeln können aber aseptische Urinverhältnisse aufrecht erhalten werden, und zwar durch Blasenspülungen, Instillation von Harn-Desinfizientien, Anwendung weicher Katheter und Verwendung eines geschlossenen, sterilen Ableitungs-Systems, das täglich gewechselt wird. Ziel aller Maßnahmen ist die Vermeidung einer Pyelonephritis und ihres Endstadiums, der pyelonephritischen Schrumpfniere.

Durch Störungen im Bereich des Magen-Darm-Traktes können ebenfalls Gefahren für die Patienten entstehen. In der Phase des spinalen Schocks kann sich ein paralytischer Ileus und eine Magenatonie entwickeln. Die Behandlung erfolgt durch Absaugen des Mageninhaltes, Prostigmin-Gabe und Infusionen. Die Darmentleerung wird anfangs mit Einläufen, später mit Laxantien durchgeführt.

Die Stoffwechselstörungen in der Primärphase sind erheblich. Der Eiweißabbau ist gesteigert und es resultiert eine negative Stickstoff-Bilanz. Auf eine solche Störung im Eiweißhaushalt ist auch die häufig zu beobachtende Anämie zurückzuführen. Sie wird entsprechend mit Vollblut-Transfusionen behandelt.

Die krankengymnastische Behandlung beginnt mit dem ersten Tag nach dem Unfall (MEINECKE).

Der Wert der psychischen Betreuung des Patienten kann nicht hoch genug veranschlagt werden. Ihr Ziel ist die psychosomatische Wiedereingliederung des Kranken in Familie und Beruf.

Auf zwei bemerkenstwerte Verläufe der eigenen Kasuistik soll besonders hingewiesen werden:

Im ersten Fall handelt es sich um einen 4-jährigen Knaben, der sich bei einem Badeunfall eine Densfraktur mit ventralem Abgleiten des Atlas

zuzog, das besonders deutlich durch die Funktions-Diagnostik der Halswirbelsäule zur Darstellung kommt (Abb. 5). Primär bestand eine kom-

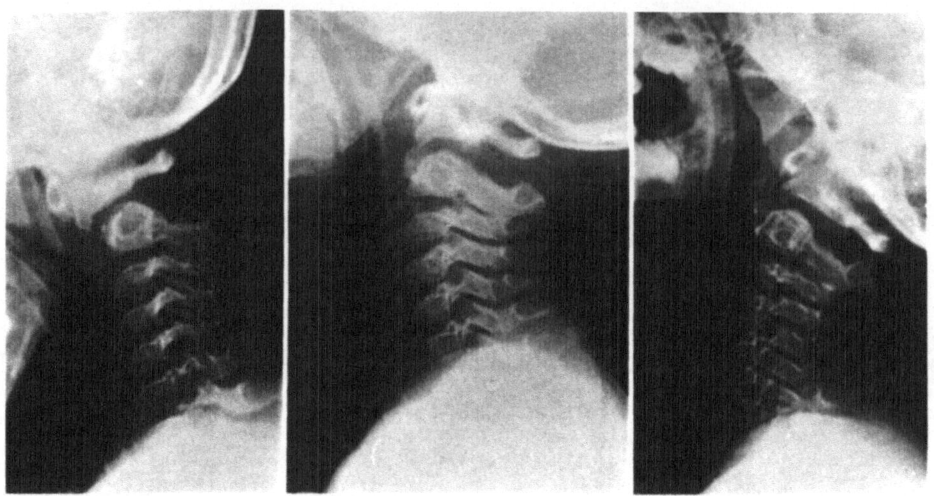

Abb. 5. Röntgenologische Darstellung einer Densfraktur mit ventralem
Abgleiten des Atlas mittels Funktions-Diagnostik der Halswirbelsäule
bei einem 4-jährigen Knaben

plette beidseitige Phrenikus-Parese. Sekundär trat eine inkomplette
Tetraparese auf. Wegen dieser Progredienz lag eine zwingende Operationsindikation vor, und der hintere Atlasbogen wurde durch eine Drahtcerclage nach McLAURIN am Dorn des Epistropheus fixiert (Abb. 6). Postoperativ mußte der Patient weiterhin 8 Wochen kontrolliert beatmet werden.
Im weiteren Verlauf konnte auf eine intermittierende assistierte Beatmung übergegangen werden. Zur Zeit ist der Patient respiratorunabhängig,
und seine Tetraparese äußert sich nur noch in einer Gangunsicherheit,
gesteigerten Muskel-Eigenreflexen und pathologischen Reflexen der Ba-
binski-Gruppe.

Bemerkenswert an dieser Beobachtung ist, daß sich eine primär komplette
nukleäre beidseitige Phrenikus-Parese vollständig zurückgebildet hat.

Im zweiten Falle handelt es sich um einen 38-jährigen Türken, der sich
bei einem Verkehrsunfall eine hohe Halsmark-Verletzung mit Tetraplegie
und eine schwere Thorax-Kontusion mit Rippenserienfrakturen und Hämato-
thorax zuzog. Nach 5-wöchiger kontrollierter Beatmung kehrte eine ausreichende Spontanatmung wieder. Gleichzeitig kam es zu einer geringeren
Willkürinnervation der linken Schulter und der linken Hand, die ortho-
pädischerseits soweit ausgenutzt werden konnte, daß der Patient jetzt
selbständig in seiner Fortbewegung und in der Verrichtung sogar differenzierter Vorgänge, wie Schreiben und ähnlichem ist.

In beiden Fällen konnten unter konsequenter Einhaltung aller genannten
intensiv-therapeutischer Maßnahmen Komplikationen weitgehend vermieden und, unter Maßgabe dessen, was nicht irreversibel geschädigt war,
eine völlige Rehabilitation erzielt werden.

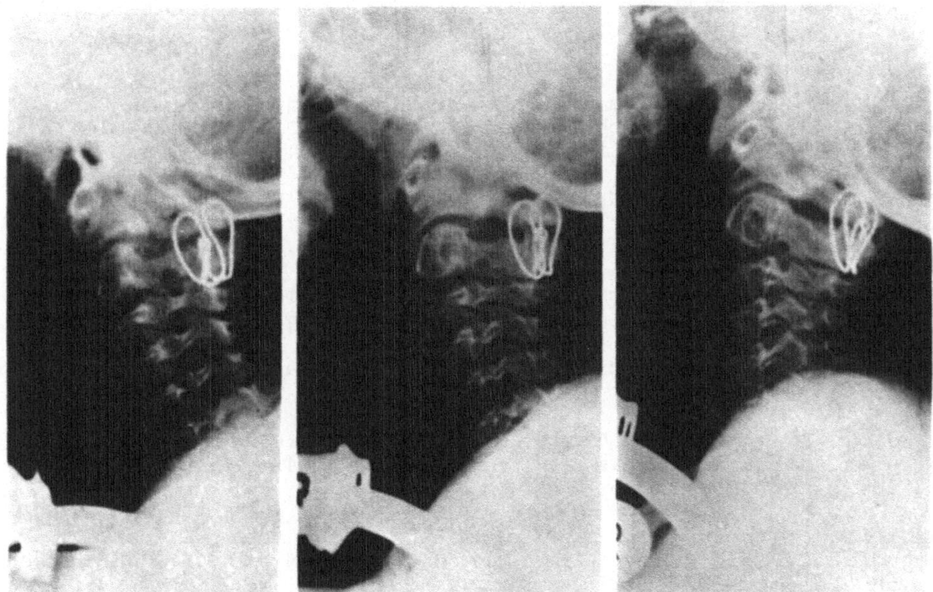

Abb. 6. Zustand nach Fixierung des hinteren Atlasbogens am Dorn des
Epistropheus mit einer Drahtcerclage nach McLAURIN beim gleichen Fall

Zusammenfassend können wir anhand der eigenen Kasuistik feststellen,
daß die Gesamt-Mortalität bei Halsmark-Verletzten 29,4 % beträgt. Wesentlicher als diese absolute Zahl und somit entscheidend ist jedoch
die Erkenntnis, daß die meisten der Überlebenden, trotz ihres schweren
Leidens, ein sinnvolles Leben in Beruf und Familie führen. Diese doch
recht günstige Prognose macht die optimistische Aussage GUTTMANNs verständlich, nach der es heute nicht mehr die Frage ist, ob ein Paraplegiker oder Tetraplegiker lange leben und zu einem nützlichen Mit-
glied der menschlichen Gesellschaft rehabilitiert werden kann, sondern
nur, wie schnell dies möglich ist.

Literatur

1. BALZEREIT,F., EWERWAHN,W.J.: Traumatische Rückenmarksschäden
   (Querschnittslähmungen) In: Praxis der Intensivbehandlung. v. P.
   LAWIN. Stuttgart: Thieme 1971.

2. CAMPBELL,J.B., GOODKIN,R.: Sequential pathological changes in
   spinal cord injury: a preliminary report. Surg.Forum (55th Annual
   Clin. Con). 20, 430 (1969).

3. COUVÉE,L.M.J.: Zit. in VERKUYL,A.

4. GUTTMANN,L.: Die initiale Behandlung von Querschnittslähmungen
   nach Frakturen der Wirbelsäule. In: Die Wirbelsäule in Forschung
   und Praxis, B. 42; Stuttgart: Hippokrates 1969.

5. JELLINGER,K.: Zur Morphologie und Pathogenese spinaler Läsionen
   bei Verletzungen der Halswirbelsäule. Acta Neuropath. (Berl.) 3,
   451 (1964).

174

6. McLAURIN,R.L., VERNAL,R., SALMON,J.H.: Treatment of fractures of the atlas and axis by wiring without fusion. J. Neurosurg. 36, 773 (1972).

7. MEINECKE,F.-W.: Zur Frage der konservativen und operativen Frühbehandlung bei traumatischen Paraplegien. In: Die Wirbelsäule in Forschung und Praxis, Bd. 42. Stuttgart: Hippokrates 1969.

8. MERTENS,H.G., HERMS,S., HERMS,H., JUNGMANN,H.: Die Kreislaufregulation bei Querschnittslähmungen des Halsmarkes. Dtsch. med. Wschr. 85, 180 (1960).

9. PAESLACK,V.: Internistische Aspekte der Rehabilitation, dargestellt am Beispiel der Paraplegie. Fortschr.Med. 82 Jg. 125, Nr. 4 (1964).

10. PAESLACK,V.: Internistische Störungen beim Paraplegiker. Stuttgart: Thieme 1965.

11. PETERS,G.: Die gedeckten Gehirn- und Rückenmarksverletzungen. In: Hdb. spez. path. Anat. Histol., Band XIII/3, 84. Berlin-Göttingen-Heidelberg: Springer 1955.

12. RANSOHOFF,J.: The effects of steroids on brain edema in man. In: Steroids and Brain Edema. Edited by H.J. REULEN and K. SCHÜRMANN. Berlin-Heidelberg-New York: Springer 1972.

13. ROSSIER,A., BRUNNER,U.: Zur initialen Behandlung der frischen traumatischen Querschnittsläsion. Schweiz.med.Wschr. 94, 362 (1964).

14. VERKUYL,A.: Problems and results of rehabilitation of patients with cervical cord lesions. Acta Neurochirurgica 22, 269 (1970).

Vortrag Nr. 56

Intensivbehandlung schwerer Schädelhirntraumen

Von J. Kontokollias, J. Teichmann, E. Meyer und Th. Schaake

Die vorwiegend zentral bedingte Atemdysregulation beim schweren Schädelhirntrauma (SHT) zwingt den Anaesthesisten, sofort eine Intensivbehandlung einzuleiten. Dem Patienten droht infolge Bewußtseineintrü-
bung neben der Aspirationsgefahr vor allem eine durch Hypoxie bewirkte Zunahme der Hirnödems (8,9,13). Nach Abschluß der therapeutischen
bzw. präventiven sowie diagnostischen Erstmaßnahmen bedarf der Patient
intensivtherapeutischer Obhut, deren Beginn schon in der präoperativen
Phase liegen muß und für die Prognose von entscheidender Bedeutung ist
(2,3,4).

Auf unserer Anaesthesiologischen Intensivbehandlungsstation wurden im
Laufe der letzten 2 1/2 Jahre insgesamt 46 SHT-Patienten behandelt.
Das SHT wurde nach TÖNNIS und LOEW in Grad I bis III bestimmt (s. Ta-
belle 1), Danach waren 32 Patienten (69,5 %) dem SHT III. Grades zu-

Tabelle 1. Übersicht des Krankengutes

	SHT I	SHT II	SHT III	
Gesamt-Pat.-Zahl	5 (10,86%)	9 (19,57%)	32 (69,57%)	46 (100%)
Isolierte SHT	-	4	14	18 (39,2%)
Mehrfach-traumen	5	5	18	28 (60,8%)
Beatmete Patienten	4	6	32	42 (91,4%)
Behandlung -konserva-tiv-	5	5	23	33 (71,7%)
Behandlung -operativ-	-	4	9	13 (28,2%)
Verstorben	1	4	16	21 (45,6%)

zuordnen. 60,8 % waren Mehrfachverletzte, die gegenüber den isolierten
Hirntraumen (39,2 %) überwogen. Die Mehrzahl der Patienten, nämlich
42 = 91,4 %, wurde zunächst kontrolliert, später assistiert beatmet.
13 Patienten (28,2 %) wurden post operationem wegen atemdysregulato-
rischer Störungen auf unserer Beatmungsstation aufgenommen. 21 Patienten (45,6 %) verstarben. Bei den Schädelhirntraumen III. Grades betrug die Mortalität 50 %, nämlich 16 von insgesamt 32 Patienten (s.
Tabelle 2).

Als Todesursache überwiegen die kardiopulmonalen Komplikationen mit
42,8 %. Herzinfarkt war die Todesursache des Patienten aus Gruppe 1.
7 Patienten verstarben an einem dissoziierten Hirntod.

Tabelle 2. Todesursachen bei 21 Patienten (100%)

	SHT I	SHT II	SHT III
Kardiopulmonale Komplikation	1	3	5 (42,8%)
Hirntod	–	–	7 (33,3%)
Nierenkomplikationen	–	–	2 (9,5 %)
Magen-Darm-Komplikationen	–	–	1 (4,7 %)

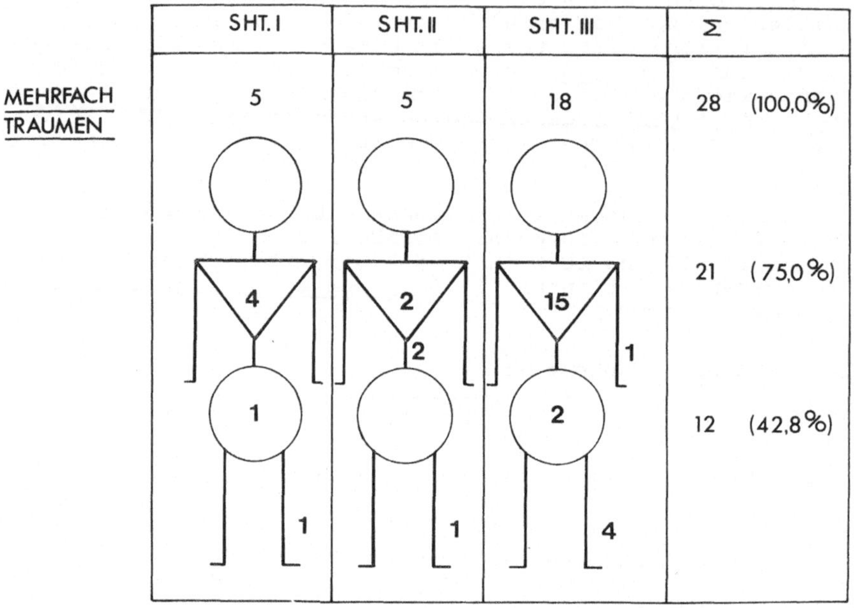

Abb. 1. Einteilung der Mehrfachverletzten in Schädelhirntraumakategorien, Thoraxtraumen und sonstige Verletzungen

In Abb. 1. sind die Mehrfachtraumatisierten in Schädelhirntraumakategorien geordnet zusammengefaßt. Bei 21 dieser Patienten (75,0 %) lag eine schwerwiegende Thoraxverletzung mit kombinierter Ateminsuffizienz vor.

Von den Überlebenden (s. Abb. 2), die 54,4 % des Krankengutes ausmachen, waren 88 % beatmet worden. Der relativ hohe Anteil kombinierter Verletzungen, auch bei den überlebenden Patienten, ist ersichtlich.

In unserem Institut wird seit 1968 die nasotracheale Langzeitintubation mit dem Portex-Tubus auch bei merhwöchiger Intubationsdauer mit guten Resultaten angewandt (4,5,12). Von dem gezeigten Krankengut wurde nur 1 Patient wegen komplizierter Ober- und Unterkiefertrümmerfraktur primär tracheotomiert. 45 Patienten = 97,9 % waren nasotracheal intubiert;

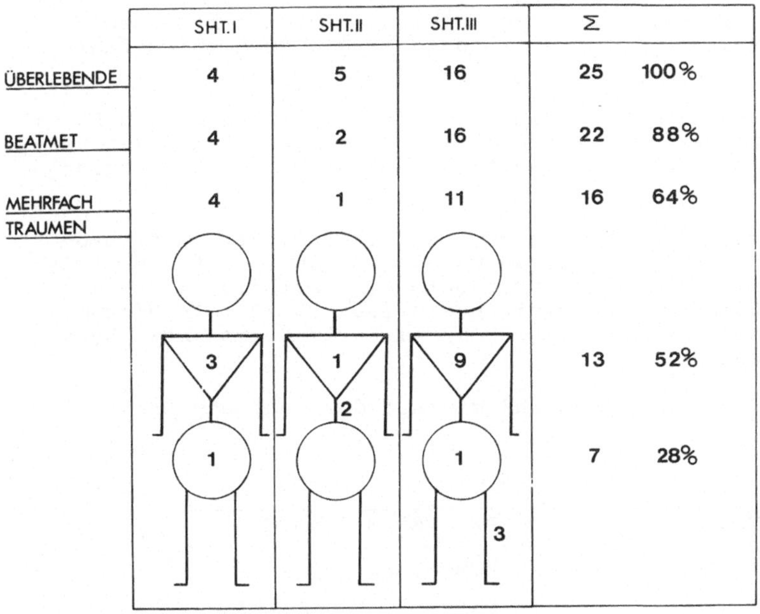

	SHT.I	SHT.II	SHT.III	Σ	
ÜBERLEBENDE	4	5	16	25	100%
BEATMET	4	2	16	22	88%
MEHRFACH TRAUMEN	4	1	11	16	64%
	3	1	9	13	52%
	1	2	1	7	28%
			3		

Abb. 2. Überlebende Patienten, aufgeschlüsselt nach Art der Traumen

die mittlere Intubationsdauer betrug 17,2 Tage pro Patient, die längste betrug bei 2 Patienten 54 bzw. 55 Tage. Die Intubation wurde von beiden folgenlos überstanden.

Die Indikation zur Intubation (s. Tabelle 3) wird bei uns weit gestellt.

Tabelle 3. INDIKATION ZUR INTUBATION

BEATMUNG
BEWUßTLOSIGKEIT
(ASPIRATIONSVORBEUGUNG   TRACHEOBRONCHIALE VERSORGUNG)

SOG.PRESSATMUNG
     (VERMEIDUNG DES INTRATHORAKALEN
     DRUCKANSTIEGS DURCH PRESSEN)

STARKE SEDIERUNG
"MASCHINENATMUNG"
HYPOXIE

Sie ist gegeben, wenn 1. der Patient beatmet werden muß, und 2., wenn eine Bewußtlosigkeit vorliegt bzw. eine starke Sedierung des Patienten vorgenommen wurde, wobei gerade bei neurochirurgischen Patienten die Gefahr der Aspiration bzw. wegen der Unfähigkeit zu husten, die Gefahr der Primärpneumonie gegeben ist. Permanente Vernebelung, endo-

tracheales Absaugen, regelmäßiger Lagewechsel, Blähen der Lungen und
gegebenenfalls künstliches Abhusten reduzieren die Pneumoniegefahr
auf ein Minimum.

Ferner gilt die sog. Preßatmung, die über einen intrathorakalen Druckanstieg mit nachfolgender Erhöhung des venösen Mitteldruckes zur Verstärkung des Hirnödems führt, als weitere Indikation zur Intubation
(4).

Die "Maschinenatmung", die eine Gleichmäßigkeit in ihrer inspiratorischen und exspiratorischen Phase aufweist, hat durch diffuse Atelektasenbildung und damit auch von Mikroshunts eine arterielle Hypoxie
zur Folge, die das Hirnödem ungünstig beeinflußt (9,13). In diesem Fall
wird durch die offenen Atemwege eine kontrollierte Normo- bzw. Hyperoxie leicht ermöglicht.

Aus Tabelle 4 sind die Indikation und die Art der Beatmung ersichtlich.

Tabelle 4.

INDIKATION ZUR BEATMUNG	ART DER BEATMUNG
DYSFUNKTION DES ATEMZENTRUMS	KONTR.BEATMUNG
BEI ISOLIERTEM SHT	PNPB
KOMBIN.ATEMINSUFF.	KONTR.BEATMUNG
(MEHRFACH TRAUMEN)	IPPB BEI 35-45° STEL- LUNG DES OBERKÖRPERS
ARTERIELLE HYPOXIE UND HYPOXÄMIE	ASS.-KONTR.BEATMUNG
NACH SCHWEREM SHT UND CHRON.	BZW.ASS.SPONTANATM.
HIRNDRUCKSTEIGERUNG	IPPB
PERIPHERE ATEMINSUFFIZIENZ	KONTR.IPPB BZW.CPPB

Jeder intracranielle Druckanstieg kann bekanntlich zu einer Dysfunktion
des Atemzentrums führen, die eine kontrollierte Beatmung erfordert.
Wir benutzen den Terminus Dysfunktion statt Depression des Atemzentrums,
weil die Patienten mit intracraniellem Druckanstieg - gleich welcher
Ursachen - meist hyperventilieren und eine entsprechende respiratorische Alkalose (4,13) aufweisen.

Die Indikation zur kontrollierten Beatmung ist auch dann gegeben, wenn
ein Kombinationstrauma vorliegt, wie Hirn- und Thoraxverletzungen sowie multiple Knochenfrakturen mit traumatischem Schock vor allem bei
manifester Fettembolie (5,6).

Beim schweren Schädelhirntrauma kommt es zu einer sog. zentrogenen
Lungenverteilungsstörung mit nachfolgender arterieller Hypoxämie (9),
die von einem geschädigten Gehirn weniger tolerierbar ist als von einem gesunden. Deshalb sehen wir auch darin eine Indikation zur Beatmung, in der Regel assistiert-kontrolliert. Ein arterieller Sauerstoffpartialdruck unter 70 Torr bedeutet für uns eine klare Indikation zur
Beatmung, auch dann, wenn klinisch der Eindruck einer normalen Atmung
besteht, und zwar mit kontrollierter Sauerstoffkonzentration in der
Einatmungsluft. Das kann durch einen dem Respirator vorgeschalteten

flow-unabhängigen Oxyblender erreicht werden. Dabei wird unter häufigen
Blutgaskontrollen der Sauerstoffgehalt der Einatmungsluft so reguliert,
daß der arterielle Sauerstoffpartialdruck möglichst zwischen 100 und
120 Torr liegt. Neben der mäßigen Hyperoxie wird eine kontrollierte
Hypokapnie von einem arteriellen CO_2-Partialdruck zwischen 25 und 35
Torr angestrebt, um die regionale Durchblutung in den Ödemarealen zu
fördern (1,8,11).

Während wir die isolierte pulmonale Ateminsuffizienz mit kontrollierter
IPP (intermittent positive pressure) - bzw. CPP (constant positive pressure) - Beatmung behandeln, messen wir der Wahl des mittleren Beatmungsdruckes im Hinblick auf das Hirnödem große Bedeutung bei (4,6,10,14),
weil der mittlere intrathorakale Druck über den venösen Rückfluß zum
Herzen den Schädelinnendruck beeinflußt. Beim Hirnödem wird über diesen
Mechanismus mit niedrigerem Mitteldruck eine wesentliche Verbesserung
der Situation erzielt. Deshalb müssen diese Patienten mit einer negativen Exspirationsdruckphase beatmet werden. Der hämodynamische Vorteil
der positiv-negativen Überdruckbeatmung ist bei der Langzeitrespirator-
behandlung mit der Tendenz zur Atelektasenbildung und damit Verteilungs-
störungen in der Lunge belastet. Wir verfahren so, daß in der akuten
Phase der Erkrankung diese Patienten mit positiv-negativem Überdruck
beatmet werden, allerdings mit regelmäßigen, sich über 5 Atemzyklen er-
streckenden Phasen der Lungenblähung. Später wählen wir die einphasi-
sche Überdruckbeatmung bei einer Aufrichtung des Oberkörpers um 45°,
um das Hirnödem günstig zu beeinflussen. Ebenso verfahren wir auch bei
Kombinationsverletzungen (6).

Abb. 3 demonstriert das Verhalten der arteriellen Blutgase während
und nach der Beatmung bei einem 56-jährigen Patienten mit schwerem
Schädelhirntrauma, multiplen, teilweise in die Basis hineinziehenden
Schädelfrakturen, multiplen Kontusionen und einer pflaumengroßen Kon-
tusionshöhle mit intracerebralem Hämatom an der Mantelkante rechts
unter der Kranznaht. Unmittelbar nach dem Trauma und nach Einlieferung
in die Klinik wurde der Patient nasotracheal intubiert. Nach Abschluß
der ersten diagnostischen und therapeutischen Maßnahmen erfolgte die
Craniotomie. Mit der hyperoxischen und hyperventilatorischen Beatmung
wurde bereits schon präoperativ begonnen. Der weitere Verlauf zeigt
die gewünschte mäßige Hyperoxie in Abhängigkeit vom Sauerstoffangebot.
Dazu genügten hier Sauerstoffkonzentrationen von 25 - 30 %. Die kontrollierte Hypokapnie wird durch die untere Kurve verdeutlicht (s.
Abb. 3).

Ist bei Hirntraumatisierten ein Hämatom auszuschließen, geben wir im
Abstand von 6 - 8 Stunden 250 ml Mannit 20 %. Auf diese Weise läßt sich
auch der sog. Rebound-Effekt umgehen, bei dem es 8 - 12 Stunden nach
der Gabe von hochprozentiger Mannit-Lösung erneut zur Steigerung des
intracraniellen Druckes kommt (7).

Das diffuse posttraumatische Hirnödem läßt sich leider mit Steroiden
nicht ähnlich erfolgreich bekämpfen, wie das Hirnödem als Folge von
Hirntumoren oder entzündlichen Hinrprozessen. Wir führen eine Dexame-
tason-Behandlung nur bei Patienten durch, deren Schädelhirnverletzung
nicht länger als 6 Stunden vor dem Behandlungsbeginn stattfand. Nach
den experimentellen Untersuchungen von LONG (1972) hat ein Behandlungsbeginn mit Dexametason 24 Stunden nach Traumatisierung des Gehirns
keinerlei Erfolg mehr.

Zusammenfassung

In den letzten 2 1/2 Jahren sind auf der Intensivbehandlungsstation

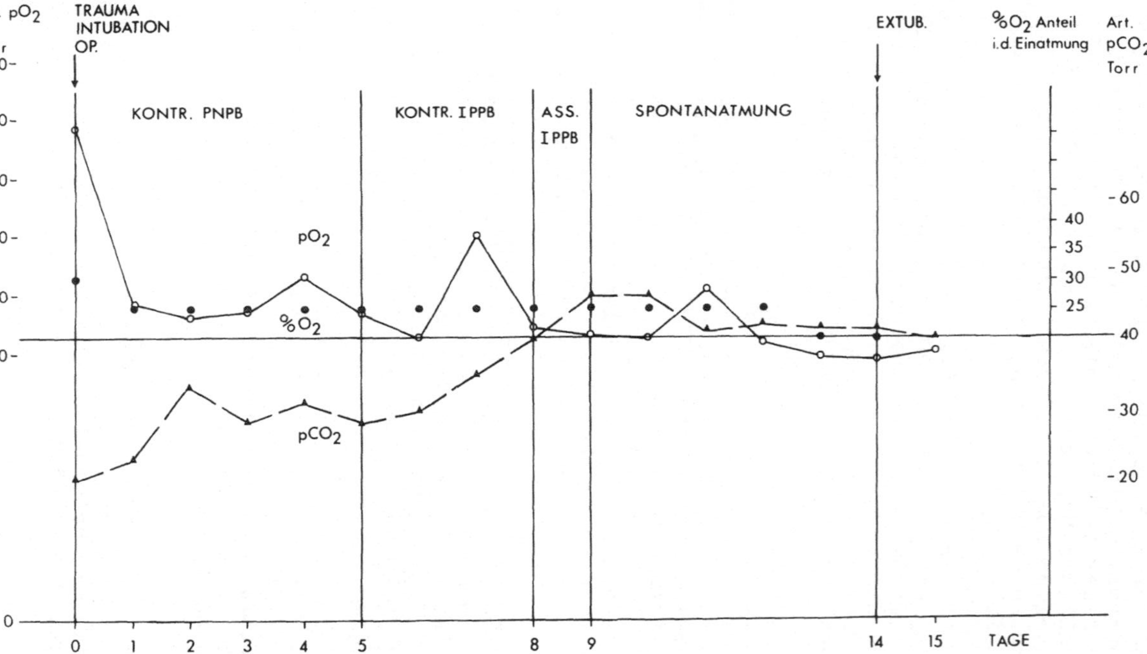

Abb. 3. 56-jähriger Patient mit Schädelhirntrauma III. Grades. Die durchgezogene Linie deutet den normalen Sauerstoffanteil der Einatmungsluft in Prozent an und den normalen arteriellen pO_2- und pCO_2-Wert in Torr. Bis zum 5. Tag wurde der Pa Patient mit PNP beatmet, danach zwecks Entwöhnung vom Respirator Rückkehr zur Normokapnie und IPP- bzw. assistierter Beatmung. Die Beatmung wurde mit dem drucksensiblen Bird-Mark-8-Respirator durchgeführt. Bei Übergang zur Spontanatmung kam es für 2 Tage zur einer leichten Adaptationshyperkapnie bei arteriellen CO_2-Werten um 45 Torr. Danach blieben die Werte im Normbereich. Am 14. Behandlungstag erfolgte die Extubation

des Instituts für klinische Anaesthesie 46 Unfallpatienten mit schwerem
Schädelhirntrauma, davon 25 (54,4 %) erfolgreich, behandelt worden.

Die Beatmung, deren Indikation sich - ungeachtet der klinischen Situation - nach dem Verhalten der arteriellen Blutgaswerte richtet, sollte
auch bei geringgradigen Abweichungen von der Norm begonnen werden.

Eine kontrollierte Hypokapnie und Hyperoxie bei PNP-Beatmung spielt in
der Therapie neurochirurgischer Patienten eine wesentliche Rolle.

Neben den allgemeinen intensivpflegerischen Maßnahmen sind vor allem
eine Entschwemmungs- und eventuell eine Steroid-Therapie im Hinblick
auf das Hirnödem durchzuführen.

<u>Literatur</u>

1. BROCK,M., HADJIDOMOS,A.A., DERNAZ,S.P., FISCHER,F., DIETZ,H.,
   HOHLMEYER,K., PÖLL,W. and SCHÜRMANN,K.: The effects of hyperventilation on regional cerebral blood flow. Cerebral Vascular Diseases, New York, Grune & Stratton, 114 (1970).

2. COPPEL,D.L., BALMER,H.G.R., DUNDEE,J.W.: Civil Disturbance and
   Anaesthetic worklood in the Royal Viktoria Hospital, Belfast. Part
   II. The Respiratory and Intensive Care Unit. Anaesth. & Analg. <u>52</u>,
   147-155 (1973).

3. GORDON,E. and ROSSANDA,M.: Artificial Hyperventilation in the
   Treatment of Patient with severe Brain Lesions. M. BROCK u.a.
   Cerebral Blood Flow. 258. Berlin-Heidelberg-New York: Springer-
   Verlag 1969.

4. KONTOKOLLIAS,J., SCHAAKE,Th., KOYTEK,G.: Respiratory Care Following
   Neurosurgery in Infants and Children. Lecture given at 3rd European
   Congress of Pediatric Neurosurgery. Hyppokrates-Verlag (im Druck).

5. KONTOKOLLIAS,J., BURKHARDT,K.: Anaesthesiologische Intensivbehandlung bei massiver Fettembolie. Med. Welt <u>23</u>, 716-718 (1972).

6. OPITZ,A., SONNTAG,H.: Anaesthesiologische Probleme bei Kombinationsverletzungen von Schädel und Thorax.
   1. Deutsch-Französische Anaesthesietagung. Anaesthesie und Reanimation bei Polytraumatisierten. Editeurs: Pr J.-P. GAUTHIER-LAFAYE,
   Dr. J.-Cl. OTTENI, Strasbourg, 15. Mai 1970.

7. REULEN,H.J.: Z.prakt.Anaesth. <u>3</u>, 184 (1968).

8. REULEN,H.J.: Veränderung der regionalen Hirndurchblutung beim
   zentralen Ödem und ihre therapeutische Beeinflussung durch Hyperventilation. Z.prakt.Anaesth. <u>6</u>, 426 (1971).

9. SCHMIDT,K.: Zur Sauerstoffversorgung des Gehirns beim Hirnödem.
   Anaesthesiology and Resuscitation, Band 30, Hypoxie, Berlin-Heidelberg-New York: Springer-Verlag 1968.

10. SCHORER,R., STOFFREGEN,J., HEISLER,N.: Assistierte Spontanatmung.
    Anaesthesist <u>15</u>, 113 (1966).

11. SOLOWAY, M. u.a.: The effect of Hyperventilation on subsequent Ce-
    rebral Infarction. Anaesthesiology 975, Sept./Okt. 1968.

182

12. SONNTAG,H., OPITZ,A.: Kritische Bemerkungen zur Frage der primären Tracheotomie bei Säuglingen und Kleinkindern. Z.Kinderchir. 10, 1, 14-20 (1971).

13. STEINBEREITHNER,K., WAGNER,O.: Untersuchungen über das Verhalten des Säurebasenhaushaltes und der Atemgase in Liquor und arteriellem Blut bei schweren Schädelhirntraumata mit besonderer Berücksichtigung des Hyperventilationssyndroms. Klin.Wschr. 45, 3 126 (1967).

14. STOFFREGEN,J.: Die assistierte Beatmung. Saarl. Ärzteblatt 1 (1969).

Vortrag Nr. 57

ZUR PROBLEMATIK DER LANGZEITBEATMUNG IN DER NEUROCHIRURGISCHEN INTENSIVPFLEGE

Von J. Liesegang, W.J. Bock und B. Niedermeier

Bei neurochirurgischen Patienten ist die Langzeitbeatmung ein wesentlicher Bestandteil der Intensivbehandlung.

Von den über 1100 Patienten, die wir während der letzten 3 Jahre in unserer Intensivstation aufnahmen, mußte bei 260, das sind 22 %, eine länger als 24 Stunden dauernde Respirationstherapie durchgeführt werden. Dabei blieb der Anteil dieser Patienten an der Gesamtzahl in den einzelnen Jahren fast gleich (Tabelle 1).

Tabelle 1. Patientengut und Langzeitbeatmung länger als 24 Stunden

JAHR	PATIENTEN	LANGZEITBEATMUNG länger als 24 Std.		davon verstorben	
		Patienten	%	Patienten	%
1970 (IX-XII)	94	20	21,3	9	45,0
1971	376	76	20,2	37	48,7
1972	484	113	23,3	65	58,4
1973 (I-VI)	227	51	22,4	29	56,8
GESAMT	1181	260	22,0	140	53,8

Bei der teilweise sehr großen Beatmungsdauer von mehreren Wochen oder Monaten, deren Länge sich in vielen Fällen anfangs nicht absehen läßt, stellt sich die Frage, wie lange man die Patienten durch einen Nasotrachealtubus beatmen kann, oder ob und wann man tracheotomieren soll. Günstige Erfahrungen bei längerer Intubationsdauer haben die Indikation zur Tracheotomie wegen der dabei meist schwerwiegenden Komplikationen und Spätfolgen in den letzten Jahren allgemein zunehmend eingeschränkt.

Auch in unserer Klinik ist die Anzahl der primären Tracheotomien und der Tracheotomien nach vorhergehender nasotrachealer Intubation in den letzten Jahren zunehmend geringer geworden (Tabelle 2). Der Großteil der Patienten wurde zuletzt ausschließlich über einen Nasotrachealtubus beatmet. Der Tubus wurde zunehmend länger belassen und der Entschluß zur Tracheotomie später gefaßt als früher (Tabelle 3). Nach 1971 wurde eine nasotracheale Intubation längstens über 12 Tage durchgeführt und spätestens nach 10 Tagen eine Tracheotomie vorgenommen, wenn noch längere Zeit beatmet werden mußte. Im letzten Jahr dagegen haben wir Patienten bis zu 47 Tagen über einen Tubus beatmet und nicht vor Ablauf einer Woche tracheotomiert.

Dabei ist die Zahl schwerwiegender Komplikationen durch nasotracheale Intubation etwas geringer als nach Tracheotomien (Tabelle 4). Arrosionsblutungen mit tödlichem Ausgang wurden von uns bei beiden Beatmungs-

Tabelle 2. Die verschiedenen Arten der Langzeitbeatmung

JAHR	PATIENTEN	LANGZEITBEATMUNG durch NASOTRACHEALE INTUBATION	
		Patienten	%
1970 (IX-XII)	20	8	40,0
1971	76	17	22,4
1972	113	85	75,2
1973 (I-VI)	51	48	94,1
GESAMT	260	158	

JAHR	PATIENTEN	LANGZEITBEATMUNG durch TRACHEOTOMIE		NASOTRACHEALE INTUB.mit nachfolgender TRACHEOTOMIE	
		Patienten	%	Patienten	%
1970 (IX-XII)	20	4	20	8	40,0
1971	76	19	25	40	52,6
1972	113	9	8	19	16,8
1973 (I-VI)	51	O	O	5	5,9
GESAMT	260	32		72	

Tabelle 3. Dauer der Langzeitbeatmung

JAHR	DAUER DER NASOTRACHEALEN INTUBATION		DAUER DER INTUBATION VOR TRACHEOTOMIE	
	Tage	Mittelwert	Tage	Mittelwert
1970 IX-XII	2- 9	3,9	1- 9	3,6
1971 I-VI	2-12	5,2	1- 4	2,2
1971 VII-XII	2- 6	3,0	1-10	3,3
1972 I-VI	2-14	5,0	2-21	8,5
1972 VII-XII	1-47	7,8	7-46	19,8
1973 I-VI	2-27	6,5	10-17	13,6

typen beobachtet. Subglottische Stenosen infolge einer Langzeitintubation sind sicherlich ein ernsterer Schaden als Tracheomalazien oder
Trachealstenosen nach Tracheotomien, die sich leichter operativ korri-
gieren lassen. Das Risiko tödlicher Komplikationen oder bleibender
Schäden bei der nasotrachealen Langzeitintubation ist jedoch geringer
als bei Tracheotomien.

Natürlich gibt es nach wie vor Indikationen für eine sofortige oder
frühzeitige Tracheotomie, so z.B. bei schweren Gesichtsschädelver-
letzungen oder bei Tumoren der Schädelbasis, sowie im Retropharyngeal-

Tabelle 4. Übersicht über KOMPLIKATIONEN DER LANGZEITBEATMUNG

	PATIENTEN	SCHWERE KOMPLIKATIONEN		
		Patienten	%	davon tödlich
NASOTRACHEALE INTUBATION	158	6	3,8	1 (ARROSIONS-BLUTUNG)
TRACHEOTOMIE	32	2	6,2	O
NASOTRACHEALE INTUBATION UND NACHFOLGENDE TRACHEOTOMIE	70	5	7,1	2 (ARROSIONS-BLUTUNG, MEDIASTINITIS)

	PATIENTEN	SCHWERE KOMPLIKATIONEN	
		mit bleibenden Schäden	mit langdauern-den Störungen
NASOTRACHEALE INTUBATION	158	2 (SUBGLOTTISCHE STENOSEN)	3
TRACHEOTOMIE	32	2 (TRACHEALSTENOSE TRACHEOMALAZIE)	O
NASOTRACHEALE INTUBATION UND NACHFOLGENDE TRACHEOTOMIE	70	1 (TRACHEALSTENOSE)	2

raum. Gelegentlich sind die Nasengänge so eng, daß die Einführung eines
genügend großen Tubus unmöglich ist. Auch wird man wachen Patienten
mit einer spinalen Atemlähmung öder Schädigung der caudalen Hirnnerven
eher eine Trachealkanüle zumuten können als einen Nasotrachealtubus,
zumal hier meist mit einer längeren Beatmungsdauer gerechnet werden muß.

Im allgemeinen jedoch sollte unserer Ansicht nach versucht werden, mit
einem Nasotrachealtubus auszukommen, auch bei Patienten, die voraussichtlich längere Zeit beatmet werden müssen. Die Entscheidung zur
Tracheotomie fällt bei älteren Patienten sicherlich leichter als bei
Kindern, bei denen Komplikationen nach Dekanülierungen sehr viel häufiger und schwerer sind. Gelegentlich wird man wegen eines bedrohlichen
Glottisödems nach der Extubation doch noch zur Tracheotomie gezwungen.
Man kann dann aber die Trachealkanüle nach Abklingen des Ödems relativ
rasch wieder entfernen, so daß Spätkomplikationen auch bei Kindern
kaum zu erwarten sind. Bei den insbesondere in der Neurochirurgie auf
der Wachstation immer wieder auftretenden Pneumonien sollte man den
Nasotrachealtubus nur dann durch eine Trachealkanüle ersetzen, wenn das
Absaugen des Sekrets Schwierigkeiten bereitet.

In diesem Zusammenhang möchten wir auf einen u.E. nach wesentlichen
Punkt hinweisen, der die Entscheidung - Langzeitintubation oder Tracheotomie - mitbeeinflußt. Da sich die Tuben leichter zusetzen und
damit häufiger zur Stenoseatmung führen als Trachealkanülen, ist bei
den intubierten Patienten eine intensivere pflegerische Betreuung erforderlich, die vom Personal mehr Erfahrung und Aufmerksamkeit verlangt. Auch das Absaugen ist beim Tubus schwieriger und setzt einen
höheren Ausbildungsstand des Pflegepersonals voraus. Ist von der personellen Situation her eine ausreichende Überwachung und Betreuung nicht
gegeben, wird man sich trotz Wissens um die höhere Komplikationsrate

häufiger zur Tracheotomie entschließen müssen. Andererseits zeigen die
Zahlen in unserer Klinik mit Zunahme der Langzeitintubation auch die
veränderte Einstellung zur Tracheotomie, die wir selbst gewonnen haben.

Neben den personellen Voraussetzungen sollte man jedoch beachten, daß
der Tubus anfangs nicht zu groß gewählt wird und erst nach Abklingen
der anfänglichen Schleimhautödeme durch einen größeren ersetzt wird.
Die Manschette am Tubus darf nur mit einem möglichst geringen Druck
aufgeblasen werden. Die Blockierung sollte nur bei Respiratorbeatmung
oder Hypersalivation erfolgen und auch nicht ständig, sondern intermittierend durchgeführt werden. Ein weiterer wesentlicher Faktor ist
die ausreichende Befeuchtung der Atemgase, die eine Sekreteindickung
vermeiden hilft und die Aktivität des Flimmerepithels erhält.

Nach der 1971 erschienenen Untersuchung von EISTERER und SIGMAR sind
dazu nur beheizte Verneblungssysteme in der Lage. Von einer Therapie
mit Secretolytica, sei es intravenös oder lokal durch Verneblung gegeben, haben wir keinerlei überzeugenden Effekt beobachten können.

Zusammenfassend kann man sagen, daß die Langzeitintubation wegen ihrer
geringeren Kompliaktionsrate im allgemeinen der Tracheotomie vorgezogen werden sollte, daß es aber von der Situation abhängig zu machen
ist und die Indikationsstellung stets neu überprüft werden sollte.

II. Hauptthema

Fehler und Gefahren der Anaesthesie

Vorsitz: O. Mayrhofer, Wien
B. Tschirren, Bern

Vortrag Nr. 89. a) Technische Gefahren während und nach der Operation

Technological and Physical Hazards during and after the Operation

By H.G. Epstein

The president of this congress has kindly asked me to open a Session
on technological hazards and their scientific basis which may occur
during the manifold activities of the anesthetist. Such a survey is
an arduous task, eased somewhat by the frequently quoted dictum of Sir
Robert Macintosh: that serious accidents or deaths are often caused
by primitive mistakes ("Kunstfehler") which should be avoidable in the
majority of cases.

A belated request has been made to address you in German, and this
will be done shortly. The proliferation of monitoring devices applied
to a single patient has greatly improved surveillance of his physiological functions but multiplied possible hazards. These do not only
consist in undesirable electric stray currents interfering with the
action of his heart, but also in false indications given by faulty
warning devices. The increased use of intra-vascular catheterisation
has diminished the natural protection given by the resistance of the
skin. Even in the presence of good electric insulation stray currents
may intrude via capacitative pathways. The use of expensive screened
transformers to provide a completely isolated power is no universal
panacea.

Returning to more homely hazards, unduly long tips on endotracheal tubes
have impacted against the tracheal wall with consequent airway obstruction. Latex tubing with embedded spiral is known to suffer occasionally
an invagination of the inner layer, particularly in the presence of
halogenated anaesthetic vapours. The elbow shaped connector for a tubus and its sidebranch for applying suction ist excellent as long as
the occluding plug can be easily pulled out in an emergency.

Although most of us trust the indication of a flowmeter, any appreciable
error at low flows to a closed system could lead to anoxic conditions.

However advanced the electronic instrumentation, inhalation anaesthesia
relies on pneumatic components including breathing valves; their malfunction as well as gas leaks may grossly reduce the inflated tidal
volume during controlled ventilation.

The introduction during the past 10 years of numerous warning devices
on Anaesthetics Machines, Oxygentherapy equipment, Automatic Lung Ven-
tilators and numerous hospital installations has not ensured freedom
from accidents and both trainee anaesthetists as the most seniour staff
members have to be as alert as ever before to safeguard their patients.
This task has been increased during recent years by the growing concern
about quality of environment for medical and nursing staff alike. Until a short while ago the only concern for the atmosphere in operating
room or recovery ward was to keep the pathogen concentration below some
acceptable limit; this is still the sole concern of the health engineer
in most hospitals, small or large. However, the time is approaching
when equal attention may have to be pard to the fluctuating concentrations of anaesthetic and other vapours in the same locations.

Although we shall have to include this latest, rather esoteric hazard

together with the possible electric pitfalls brought along by the ever
increasing use of monitoring during surgery or intravascular recordings
in the ITU, my main aim will be to remind you of some easily understood
hazards which have obstinately remained with us for many decades and
still demand their victims unless unceasing vigilance is exerted.

In order to bring home the various lessons to be learnt, I have chosen
mainly practical examples - wherever an author has illustrated his
description of an accident, this has been utilised with little modifi-
cations. The varied quality of some of the Lanternslide shown in the
following is due to this decision.

Although succeeding generations of anesthetists have been educated to
the belief that PRESSURE REDUCING VALVES no longer present any of the
hazards reported in the early days of compressed gas cylinder, there
are numerous indications that neither industry nor hospitals can relax
their vigilance. Particularly in the case of Oxygen Cylinders with large capacity it is not easy to ensire that the inside of the cylinder
neck is free from dust or combustible particles. The sudden opening
of the main cylinder valve compresses the gas at the inlet to the reducing valve rapidly to pressures of 150 atm. Both the theory of adia-
betic gas compression and actual measurements have revealed sudden
temperature rises of 1000°C.

Less than two years ago the opening of an oxygen cylinder led to emer-
gence of a long flame from the reducing valve; temperatures were
quickly reached which led to a rain of small molten metal particles
(Anaesthesiol. 34, 578 1971).

Devices for releasing the pressure should a gas cylinder become over-
heated accidently were common on many cylinders during the first decades of this century. There are reports of numerous incidents which
seem to show that some times this safety feature was the main source
of danger as well.

It would appear that we can not even get rid of this particular worry;
only last year a report was published from a hospital in Brooklyn
which showed that certain types of cylopropane cylinders can be only
inserted into the yoke on an anaesthetic machine. The retaining screw
pierced the safety plug made from low melting metal alloy and released
a dangerous blast of cyclopropane gas (Arch. Surg. 105, 125, 1972).
Only 4 years previously two similar accidents were reported from other
hospitals. The parties concerned were very lucky to escape without any
conflagration occurring. One of the authors rightly points out that
it does not require much cyclopropane to escape in order to fill a
sizeable part of a room with a 5 % mixture in air; its ignition would
lead to very severe damage (Anaesth. Analg. 47, 624; 1968).

As said in the introduction there are now numerous hospitals were no
flammable anaesthetics are administered. It would be quite foolish
to assume that these places escape any damage and injury from fires
in operating theatres.

The use of spirit - containing skin disinfestancts is widespread. Many
surgeons prefer to follow up this preliminary cleansing by highly con-
centrated ether solutions.

In more than one instant during recent years there have been fires
due to this combustible material and ignited by surgical diathermy
or cautery. Moreover, numerous disposable materials such as drapes,
self-adhesive plastic sheets for attachment to the operating field

and various other accessories (resilient headrests, etc) burn quite well after ignition in air, and much better still when the room air is mixed with escaping oxygen.

Less than 2 years ago a detailed study of combustion of disposable materials in an environment of oxygen-enriched air, or oxygen/nitrous oxide mixtures showed that most of them burned with hot flames in a wide range of concentrations and in the absence of any flammable anaesthetic or spirit-containing skin cleansing solutions (Anaesthesia 26, 281, 1971).

If anyone should question the rate of incidence of such occurences they should ponder on the fact that large numbers of animals are undergoing surgery every day. However, it is not the practice to institute a coroner's inquest if anything should go wrong during these procedures. Thus a considerable volume of information on accidents during anaesthesia and surgery is either lost or mainly passed on by word of mouth.

At a recent meeting of a surgical travelling club from Ireland to a Hospital in the West of England the latest type of cardiac valve replacement was to be demonstrated. Some of you know that's "us domesticus" and its near relatives is a favoured subject for such procedure. Owing to the bristly nature of its skin, careful shaving was followed by extensive scrubbing with a skin-disinfectant. Shortly after incision of the thorax surgical diathermy was applied and an impressive pyrotechnic display followed immediately. Although the operation proceeded successfully, the surgical "home team" felt rather apprehensive about the judgment of their illustrious visitors. After the cardiac valves had been successfully implanted, they were delighted hear congratulations not only about their surgical skill but also for the "lovely aroma of roast pig" which persisted throughout.

Of course, some incidents of this kind are reported in medical literature, less than 3 years ago the use of a skin solution followed by diathermy on a sheep caused a fire.

The anesthetic literature relating to burns suffered by human patients in the absence of any flammable anaesthetic is scarce and one has to rely more on newspaper reports dealing with claims for damages in order to get a better insight into this quite serious hazard.

After reminding you that there are various fire hazards even in the absence of flammable anaesthetics we must not forget that the interest in safety precautions related to such agents is nor "old hat", but quite up-to-date.

Only 2 1/2 years ago the Association of Anaesthetists deliberated on a document dealing with explosion risks and precautions against them, both in anaesthetics rooms and operating theatres.

If anyone might think that this document is an anchronism to be relegated some 3 decades back you would be advised to read a document published less than 1 year ago; it deals with the use of flammable anaesthetics in a number of hospitals of the State of Pennsylvania, USA. More than 50% of the operation schedules in this large area included the use of ether and cyclopropane. It would be wrong to neglect these agents provided that they have not only medical acceptable features, but that the environmental circumstances favour their use.

Whoever may be involved in planning new or modified operating tracts will have to balance high costs of stringent precautions against accep-

table expenses of reasonable but limited safeguards. The report just
mentioned considers various zones and times of risk; from point of
escape of flammable gases there are said to extend only some 100 mm
and expired concentrations after profound ether anaesthesia are flammable for only less than 10 minutes (Anaesthesia 25, 482, 1970. Pennsylvania Medicine November 1972 p.55).

Vortrag Nr. 90

NARKOSEZWISCHENFÄLLE DURCH TECHNISCHE FEHLER

Von K.H. BOCK

Narkosezwischenfälle durch technische Fehler werden, wenigstens im
deutschsprachigen Bereich, mehr in der Tagespresse als in der Fachli-
teratur veröffentlicht. Die Dunkelziffer ist hoch, das wahre Ausmaß
der Ereignisse im Hinblick auf Ursachen und Folgen nicht zu überschauen.
Die Durchsicht einschlägiger Publikationen samt der im Laufe der Jahre
gesammelten Erfahrungen ergibt ein buntes Bild vielfältiger Komplikationen, die durch die verschiedensten fehlerhaften Einrichtungen oder
falschen Manipulationen an der Apparatur ausgelöst wurden.

Narkosezwischenfälle durch technische Fehler sind gekennzeichnet der
Häufigkeit nach durch
Hypoxie
gefährliche Überdosierungen
schädliche physikalische Einwirkungen.

Mit dem letzten Punkt beginnend, sollen einige Charakteristika kurz
aufgezeigt werden: Der narkotisierte Patient ist in den Operationssälen
in zunehmendem Maße den Einflüssen elektrischer und elektronischer Geräte ausgesetzt. BRUNER (1967) beschrieb eingehend die damit verbundenen Gefahren. Tödliche Zwischenfälle durch Kammerflimmern haben sich
schon bei Körperdurchfluß von Stromstärken im Milliamperbereich ereignet.
Bei direktem Kontakt mit dem Myocard genügen bereits 20 Microampere.
Auch Hautverbrennungen wurden beobachtet, wenn Leitungen mit defekter
Isolierung sich berührten oder die inaktive Elektrode eines Diathermie-
gerätes nicht genügend Hautkontakt hatte.

Weiterhin können Matten zur Thermoregulation, die durch lokale Überhitzung oder Unterkühlung besonders bei Kindern Hautschäden hervorrufen
können.

Bei Narkosen mit Absorberbenutzung ist eine Atemkalkverschleppung
möglich, GYMREK et al. (1969). Die größte Gefahr der Verschleppung besteht bei Bedienung des Schnelleinlaufs solange das System noch trok-
ken ist.

Punkt zwei:

Gefährliche Überdosierungen können beim Einsatz von Vaporen entstehen,
wenn diese verkehrt angeschlossen sind oder durch Kippen dieser Geräte flüssiges Narkosemittel in den Auslaßteil gelangt. Auch Verwechslungen können sich verhängnisvoll auswirken, da der Methoxyfluranver-
dunster mit Halothane gefüllt bei voller Öffnung 30 Vol%, bei halber
Öffnung immer noch 15 Vol% Halothane abgibt, SCHREIBER (1970). Durch
Druckerhöhung im System, erzeugt durch Beatmungsgerät oder Sauerstoff-
dusche, geben einige Verdampfer erhöhte Gaskonzentrationen ab. Silikon,
bei unsachgemäßer Schmierung in Penthrane verschleppt, läßt dieses auf-
schäumen, so daß flüssiges Methoxyfluran in die gasführenden Leitungen
gelangt.

Eine zusätzliche Gefahr bei der Narkose stellt die Kohlensäureflasche
dar, die teilweise immer noch Verwendung findet. Einem Bericht aus
England zufolge wurde versehentlich die CO_2-Zufuhr ganz aufgedreht;
der Patient atmete 50% Kohlendioxyd ein.

Gefährliche Hyperkapnien können auch durch Vergessen des Atemkalkes im Absorber oder Fehlen des Glimmerplättchens bei den Kreisventilen erzeugt werden ZINDLER (1968).

Ein letzter Hinweis zum Punkt Überdosierungen sei noch die in vielen Abteilungen verbotene in den Infusionsschlauch gesteckte Succinylspritze, deren Entfernung nach Narkoseende leicht vergessen wird. Bei forcierter Infusion kann die Spritze durch den entstehenden Unterdruck ihren Inhalt entleeren; der Patient, häufig weit vom Operationssaal, erstickt.

Punkt drei:

Der häufigste Zwischenfall durch technische Fehler ist die Hypoxie des Patienten. Besonders heimtückisch ist hier die Verwechslung von Sauerstoff mit Lachgas, die schon fatale Folgen hatte. Trotz genormt unterschiedlicher Anschlüsse für die verschiedenen Gase im Pin-Index-System wird immer wieder von Verwechslungen berichtet. WOLF (1970) veröffentlichte eine Verwechslung aufgrund doppelter Buxen für Sauerstoff und Lachgas an der zentralen Anschlußvorrichtung, bei der die zum Narkosegerät führenden Schläuche für Sauerstoff und Lachgas in den beiden Lachgasanschlüssen steckten. Hier hatte das Pin-Index-System wegen fehlerhafter Pflege und Wartung, die zur Beschädigung der Steckkontakte führte, versagt.

Fehlen die zentralen Anschlüsse, so besteht die Gefahr der Hypoxie, wenn die Sauerstofflasche leer wird. Dies kann besonders schnell eintreten, wenn mit der gleichen Vorratsflasche ein Beatmungsgerät und ein Absauger betrieben werden.

Bei Undichtigkeiten der Durchströmungsmeßgeräte kann der Sauerstoffgehalt in der Frischgasleitung des Narkoseapparates auf Bruchteile des eingestellten Wertes sinken, EGER,E.I. (1963). KATZ (1968) berichtet, daß bei einem solchen Defekt bei eingestelltem 4l O_2 und 4l N_2O nur 2% Sauerstoff im Atemgas des Patienten vorhanden waren.

Zum Schluß sei noch ein häufig beschriebener Fehler, der über eine Atemwegsobstruktion zur Hypoxie führt, erwähnt: Die Lumenverlegung des Endotrachealtubus, Invagination des inneren Tubusblattes, Lichtungsverengung durch Membranen, Anlegen des schrägen Tubusendes an die Trachealwand durch asymmetrisch aufgeblasene Manschette und anderes mehr sind die Gründe für diese Komplikation. RUSS,I. (1967), MARSHALL,T. (1968), SEUFFERT,G.W. (1968), PAPI,B. (1968), ROUSSEL,J.M. (1969) und VARMA,Y.S. (1969).

Aus dem Erfahrungsschatz jedes einzelnen ließ sich die Reihe von Ergänzungen zu diesem Thema fortsetzen und diskutieren. Abschließend, sei auf die wichtigsten Maßnahmen zur Verhütung derartiger Komplikationen kurz hingewiesen:

Narkosegeräte sind Präzisionsgeräte und sollten auch als solche behandelt werden.

Funktionelle Überprüfung der technischen Anlagen bei Gebrauchsbeginn ist unbedingt forderlich, ebenso laufende Wartung des Geräteparks.

Bei festgestellten Mängeln sofortige Aussonderung oder Kenntlichmachung.

Bei der Narkose möglichst geringer technischer Aufwand; laufende Überwachung des Narkotisierten.

Einheitliche Geräte in der ganzen Abteilung und technische Beherrschung derselben.

Dem Ungeübten einen versierten Helfer zur Hand geben.

Treten Störungen auf, die unerklärbar oder unbehebbar sind, den Patienten Luft atmen lassen oder mit Luft beatmen.

Aufgetretene Komplikationen veröffentlichen!

Zwischenfälle bei Narkosen, hervorgerufen durch Fehler oder falsche Bedienung des Gerätes werden fast immer als vermeidbar angesehen, so daß ein daraus entstehender Unfall zu weittragenden Konsequenzen führt. Wir müssen uns deshalb auf allen Ebenen besonders bemühen, um Schädigungen des Patienten durch technische Fehler zu verhüten.

Literatur

BERRY FREDERIC,A., EASTWOOD,D.W.: Serious Defects in "Simple" Equipment. Anaesthesiology 28, 471 (1967).

BRUNER JOHN,M.R.: Hazards of Electrical Apparatus. Anaesthesiology 28, 396-425 (1967).

BÜCH,H. und HUTSCHENREUTER,K.: Gefährliche Schleimhautschäden durch Endotracheal-Katheter infolge Anreicherung von Phenolen aus einem Desinfektionsmittel. Der Anaesthesist 17, 204-209 (1968).

CHURCH LLOYD,E.: The Prevention of Malpractise. Oral Surg. 32, 196-202 (1971).

COHEN DAVID D. and JOSEPH E. GROVEMAN: "Explosion" in an Anaesthesia Vaporizer. Anaesthesiology 27, 331 (1967).

DOGU TURHANS., HAMILTON S. DAVIS: Hazards of Inadvertently Opposed Valves. Anaesthesiology 33, 122-123 (1970).

DORNETTE WILLIAM H.L.: An Anaesthesia Accident Prevention Program. Anaesthesiology 34, 370-377 (1971).

EGER,E.I., HYLTON,R.R., IRWIN,R.H. and GUADAGNI,N.: Anaesthetic Flow Meter Sequence - A Cause for Hypoxia. Anaesthesiology 24, 396-397 (1963).

EGER,E.I., ROBERT M. EPSTEIN: Hazards of Anaesthetic Equipment. Anaesthesiology 25, 490-504 (1964).

FINCH JAY,S.: A Report on a Possible Hazard of Gas Cylinder Tanks. Anaesthesiology 33, 467-468 (1970).

FOX,J.W.C. and ELISABETH J. FOX: An Unusual Occurrence with a Cyclopropane Cylinder. Anaesth. Analg. (Cleveland) 47, 624-626 (1968).

GAITHER EVERETT, THOMAS F. HORNHEIN, GERALD D. ALLEN: Hidden Hazards of the McKesson Narmatic Anaesthesia Machine. Anaesthesiology 32, 73-75 (1970).

GYMREK,G., FABIAN,A., SCHMIDT,G.: Absorberkalkverschleppung im Modellversuch. Der Anaesthesist 17, 204-209 (1968).

HARDER,H.: Technische Sicherheitsprobleme im Operationstrakt. Berlin-Heidelberg-New York: Springer-Verlag 1965.

HÜGIN,W.: In: R. FREY, W. HÜGIN, O. MAYRHOFER. Lehrbuch der Anaesthesie und Wiederbelebung, S. 253-257. Berlin-Heidelberg-New York: Springer-Verlag 1971.

KATZ, DAVID: Recurring Cyanosis of Intermittent Mechanical Origin in Anaesthetized Patients. Anaesth. Analg. (Cleveland) 47, 233-237 (1968).

KERR,J.H., EVERS,J.L.: Carbondioxide accumulation: valve leaks and inadequate absorption. Canad. Anaesth. Soc. J. 5, 154 (1958).

KOHLI,M.S., MANKU,R.S.: Reinforced Endotracheal Tube - Diversion of Air from Cuff Balloon Producing Obstruction. Anaesthesiology 27, 513-514 (1966).

LEWIS,JAMES J., ROBERT G. HICKS: Malfunction of Vaporizers. Anaesthesiology 27, 324-325 (1966).

MACINTOSH,R., MUSHIN,W.W., EPSTEIN,H.G.: Physik für Anaesthesisten. Heidelberg: Hüthig 1961.

MARSHALL,T., LEWIS,J.M.: Some Hazards of Dental Gas Machines. Anaesthesia 22, 545-555 (1967).

PAPI,B.: Su di un singolare caso di ostruzione respiratoria da tubo tracheale. Acta Anaesthesiologica (Padua) 19, 493-495 (1968).

RENDELL-BAKER,L.: Hazards Associated with Ethylene Oxide Sterilization. New York State Journal of Medicine 1319-1320 May 15, 1969.

ROUSSEL,J.-M.: Un incident curieux en anesthésie. Cahiers d'Anesthésiologie 17, 543-545 (1969).

RUSS IWAN und ERNST KASTENBAUER: Intratracheale Intubationskatheterverlegung durch asymmetrische Gummimanschtte. HNO Bd. 15, 366-367 (1967).

SALEHI,E.: Gefahren infolge tech. Mängel bei der Verwendung von Woodbridgetuben. Der Chirurg Jg. 40, 366-368 (1969).

SCHMIDT,W.: Über eine seltene Komplikation beim Versuch der Extubation. Der Anaesthesist 20, 195 (1971).

SCHREIBER,P.: Der Narkoseapparat. Berlin-Heidelberg-New York: Springer-Verlag 1970.

SEUFFERT, GEORGE W., URBACH,KARL F.: An Additional Hazard of Endotracheal Intubation. Can. Anaes. Soc. J. 15, 300-301 (1968).

VARMA,Y.S.: An Unusual Complication with the Bryce-Smith-Double-Lumen Tube. Brit. J. Anaesth. 41, 551-552 (1969).

WATERS,D.J.: Factors Causing Awareness During Surgery. Brit. J. Anaesth. 40, 259 (1968).

WHITE, CHESTER W.: Hazards of a Valved Y-piece. Anaesthesiology 32, 567 (1970).

WOLFF,J.D.P., LIONARONS,H.B. and MESDAG,M.J.: A Failure in the Pin-Index System of Anaesthetic Gas Tube Connections. Arch. Chir. Neederlandicum 243-245 (1970).

ZINDLER,M.: Überdosierung, Unverträglichkeit, Verwechslung und sinnwidrige Anwendung von Medikamenten bei der Narkose. Langenbecks Arch. Chir. 322, 1306-1314 (1968).

Vortrag Nr. 91

Der verkehrt angeschlossene Halothaneverdampfer als mögliche Gefahrenquelle

Von P. Porges und W. Peter

Wiederholt hatte sich bei Patienten unter Halothane eine unerwartete
Narkosetiefe entwickelt, die auf einen irrtümlicherweise verkehrt
angeschlossenen Verdampfer zurückgeführt werden konnte. Bei einem Patienten war es sogar zu einem fraglichen Kreislaufstillstand gekommen,
der betreffende Patient erholte sich nach Abschalten des Halothanever-
dampfers rasch. In diesem Fall war der Verdampfer auf einem Barnet-
Ventilator verkehrt montiert worden.

Wir haben daraufhin die Halothanekonzentrationen bei richtigem und verkehrtem Durchlauf des Gases bei den drei Verdampfertypen Fluotec Mark
2, Fluotec Mark 3 und Vapor gemessen.

Methodik:

Die halbgefüllten Verdampfer wurden nacheindander erst richtig, dann
verkehrt in den von den Flowmetern einer Narkosemaschine kommenden
Gasfluß eingeschaltet. Nach Anreicherung mit Halothane gelangte das Gas
in einen Gummibeutel, dessen Auslaß so verengt worden war, daß er immer
schwach gebläht blieb.
Aus diesem Beutel saugte das Meßgerät, ein Hook & Tucker Halothanemeter
das Gas an. Mit jeder Verdampfertype wurden in beiden Stellungen je
vier Messungen in jeder Verdampfereinstellung vorgenommen. Für die ersten beiden Messungen wurden $N_2O + O_2 = 4 + 2$ Liter/min, für die anderen beiden Messungen wurden 6 Liter O_2/min als Trägergas verwendet.
Gemessen wurde bei den Verdampfereinstellungen 1,2,3 und 4%. Das Meßgerät, das auf der Basis der UV-Lichtabsorption durch Halothanedämpfe
arbeitet, zeigt Halothanekonzentrationen bis 5% an.

Ergebnisse:

Die Meßergebnisse sind in den Tabellen 1, 2 und 3 wiedergegeben. Für
die graphische Darstellung (Abb. 1, 2 und 3) wurden die arithmetischen
Mittelwerte aus den vier Einzelmessungen verwendet.
Fluotec Mark 2 und Fluotec Mark 3 geben, im Gegensatz zum Vapor, bei
verkehrtem Gasdurchlauf beachtlich höhere Halothanekonzentrationen ab.
Ob die im ganzen niedrig ausgefallenen Meßwerte auf das Meßgerät zurückzuführen sind und ob die je nach Trägergas leicht unterschiedlichen
Meßergebnisse zufallsbedingt sind, bleibt Gegenstand weiterer Untersuchungen.

Festzuhalten ist, daß der zu- und abführende Schlauch nie direkt beim
Verdampfer vertauscht wird. Dort sind die Schläuche üblicherweise fest
montiert oder mit Anschlußstücken versehen, die nur an der richtigen
Stelle passen. An den anderen Enden dieser Schläuche sind solche Si-
cherungen in der Regel nicht vorgesehen (Abb. 4).
Die feste Montage der Verdampfer wird deshalb empfohlen.

Tabelle 1. Die beim Fluotec Mark 2 gemessenen Halothanekonzentrationen bei normalem und verkehrtem Gasdurchfluß von 6 Litern/min

Verdampfer-einstellung	gemessene Konzentrationen							
	richtiger Gasfluß				verkehrter Gasfluß			
1%	1,0	1,0	0,75	0,9	1,7	1,5	1,6	1,55
2%	1,85	1,8	1,55	1,65	2,45	2,6	3,0	2,85
3%	2,6	2,55	2,4	2,5	3,15	3,25	3,9	3,75
4%	3,0	3,0	3,0	3,0	3,7	3,7	4,3	4,2

Tabelle 2. Die beim Fluotec Mark 3 gemessenen Halothanekonzentrationen bei normalem und verkehrtem Gasdurchfluß von 6 Litern/min

Verdampfer-einstellung	gemessene Konzentrationen							
	richtiger Gasfluß				verkehrter Gasfluß			
1%	0,85	0,9	0,85	0,9	2,0	2,0	2,0	1,8
2%	1,65	1,65	1,65	1,65	3,4	3,4	3,15	3,1
3%	2,55	2,55	2,6	2,6	4,85	4,75	4,45	4,5
4%	3,2	3,2	3,3	3,3	>5	>5	>5	>5

Tabelle 3. Die beim Vapor gemessenen Halothanekonzentrationen bei normalem und verkehrtem Gasdurchfluß von 6 Litern/min

Verdampfer-einstellung	gemessene Konzentrationen							
	richtiger Gasfluß				verkehrter Gasfluß			
1%	0,9	0,8	1,0	0,95	0,8	0,7	1,0	0,9
2%	1,8	1,7	2,0	1,95	1,75	1,6	1,9	1,9
3%	2,6	2,5	2,8	2,8	2,6	2,45	2,75	2,75
4%	3,4	3,35	3,7	3,65	3,5	3,4	3,7	3,7

Zusammenfassung:

Irrtümlich verkehrt angeschlossene Verdampfer der Typen "Fluotec Mark 2" und "Fluotec Mark 3" geben stark erhöhte Halothanekonzentrationen ab, beim "Vapor" ist dies nicht der Fall.

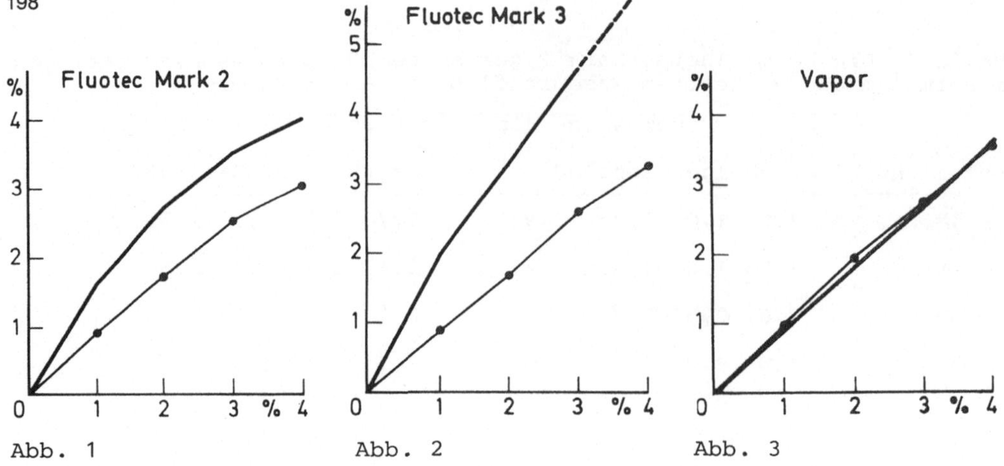

Abb. 1   Abb. 2   Abb. 3

Abb. 1,2,3. Auf der Abszisse sind die am Verdampfer eingestellten Werte, auf der Ordinate die gemessenen Halothanekonzentrationen aufgetragen (verwendet wurde das arithmetische Mittel aus jeweils vier Messungen). Die schwach ausgezogenen Linien zeigen die Halothanekonzentrationen bei normalem Gasdurchlauf, die stark ausgezogenen Linien bei verkehrtem Gasdurchlauf an

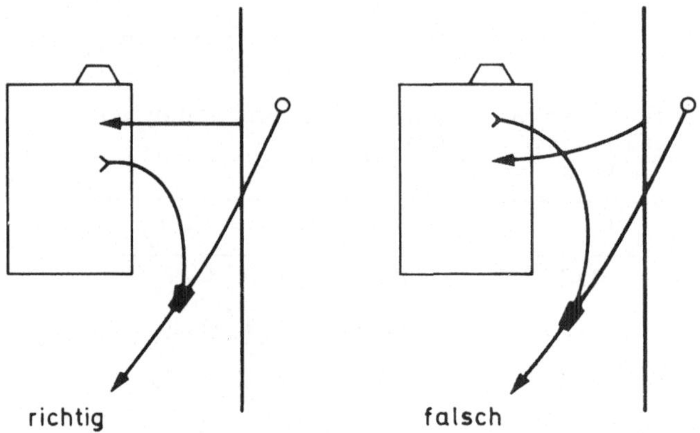

Abb. 4. Die Verwechslung der Schläuche erfolgt abseits vom Verdampfer

Literatur

CULLEN,C.St.: Halothane Analyzer, Anaesthesiology 23, 391 (1962).

HILL,D.W.: Halothane concentrations obtained with a Dräger "Vapor" Vaporizer. B.J.An. 35, 285 (1963).

HILL,D.W.: Physics applied to Anaesthesia. 2nd ed. Butterworth, London 1972, p. 271.

Vortrag Nr. 92

Konzentrationsmengen von Ammoniak und Formaldehyd in einem Beatmungsgerät nach Desinfektion mit dem Formaldehydverfahren

Von H.U. Haug, J. Kilian und H. Reineke

In den vorangegangenen zwei Vorträgen wurden zahlreiche Fehler aufgezeigt, die zu einer Gefährdung des Patienten im Bereich der Anaesthesie
und Intensivpflege führen können. Fast immer handelte es sich um technische Fehler an den Narkosegeräten, den Beatmungsgeräten oder den
Überwachungssystemen bzw. um eine fehlerhafte Bedienung derselben. Daß
eine Gefahr für den Patienten jedoch auch noch von ganz anderer Seite
entstehen kann, soll im folgenden Beitrag dargelegt werden.

In diesem Zusammenhang verweisen wir auf unseren Vortrag auf der Jahrestagung der Deutschen Gesellschaft für Anaesthesie und Wiederbelebung
in Hamburg 1972. Hier wurde über lebensgefährliche Pneumonien, die bei
gewissen Beatmungspatienten auf der Intensivpflegestation festgestellt
wurden, gesprochen. Ursachen dieser Pneumonien waren unserer Meinung
nach Restspuren von Formaldehyd in der Atemluft. Es ist nicht auszuschließen, daß die im folgenden aufgezeigten Möglichkeiten einer fehlerhaften Bedienung damit in ursächlichem Zusammenhang stehen.

A) Fragestellung

Die Beatmungsgeräte werden bei uns im Aseptor desinfiziert. Es handelt
sich dabei um eine sehr elegante Methode bei der die Geräte in toto,
d.h. innen und außen sowie mit allen Zubehörteilen inclusive Elektro-
nik desinfiziert werden können, ohne daß sie auseinandermontiert werden müssen. In den Desinfektionsschrank wird zunächst eine bestimmte
Menge von 10 %igem Formaldehyd verdampft. Nach einer bestimmten Ein-
wirkungsdauer wird das Formaldehyd abgezogen und noch für eine bestimmte Zeit Ammoniak zugegeben. Die Ammoniakdämpfe sollen evtl. noch zurück-
gebliebene Formaldehydreste durch chemische Umwandlung in Hexamethylen-
tetramin (Urotropin) "neutralisieren". Uns interessierte die Frage,
ob Beatmungsgeräte nach Desinfektion im Aseptor an den Patienten noch
nennenswerte Mengen an Ammoniak oder Formaldehyd abgeben bzw. in wieweit durch fehlerhafte Bedienung des Desinfektionsgerätes gefährliche
Konzentrationen dieser Stoffe für den Patienten entstehen können.

B) Versuchsanordnung

Für diese Versuche wurde von uns ein älteres Beatmungsgerät vom Typ
Tegimenta verwendet. Diese Geräte werden heute nicht mehr hergestellt;
sie arbeiten nach dem Prinzip des Engström-Respirators. Eingestellt
wurden 10 Liter Luft bei einer Frequenz von 14/min. Die Ammoniakbestimmung erfolgte nach dem Prüfröhrchenverfahren (Abb. 1). Die geringste
so nachweisbare Ammoniakkonzentration liegt bei 1 ppm.

Für die Formaldehydbestimmung erwies sich das Prüfröhrchenverfahren
als nicht ausreichend empfindlich. Wir leiteten die Atemluft durch
Gaswaschflaschen, bestimmten darin photometrisch die gelöste Formaldehydmenge und rechneten sie um auf die während dieser Zeit durch die
Gaswaschflaschen geflossene Luftmenge (Abb. 2).

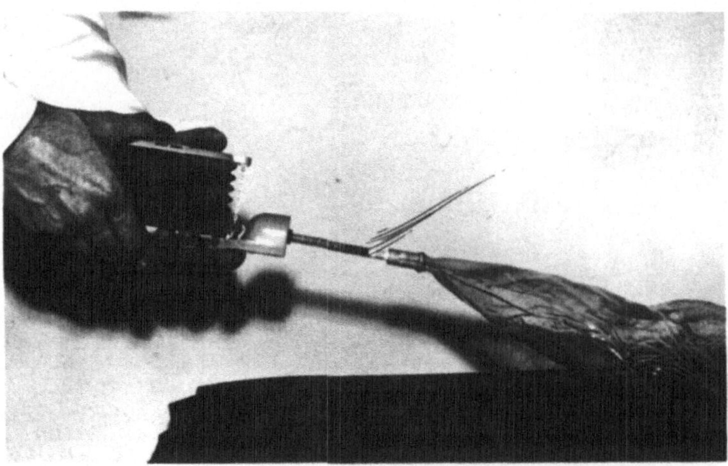

Abb. 1. Ammoniakbestimmung nach dem Prüfröhrchenverfahren

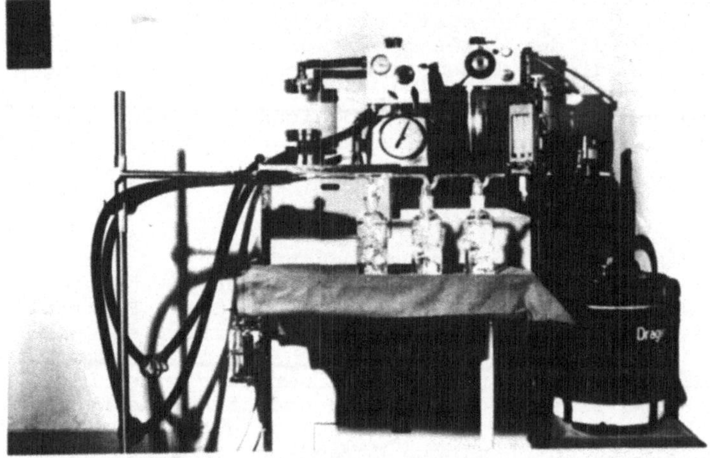

Abb. 2. Formaldehydbestimmung. Einleitung der Beatmungsluft in Gaswaschflaschen. Bestimmung des darin gelösten Formaldehyds mit Chromotropsäure durch Photometrie

C) Ergebnisse

1. Ammoniak

Bei vorschriftsmäßiger Bedienung des Aseptors und bei korrekter Vorbehandlung der zu desinfizierenden Geräte kann aus dem desinfizierten Beatmungsgerät am Anfang eine Ammoniak-Konzentration von ca. 20 ppm nachgewiesen werden; sie fällt jedoch dann innerhalb von 2 Stunden auf unter 1 ppm ab. Lediglich wenn der Schaumstoff in dem Verdampfer des Beatmungsgerätes belassen wird, ist anfangs eine sehr hohe und nach 8 bis 10 Stunden noch eine Ammoniakkonzentration von 3 bis 5 ppm nachweisbar (Abb. 3).

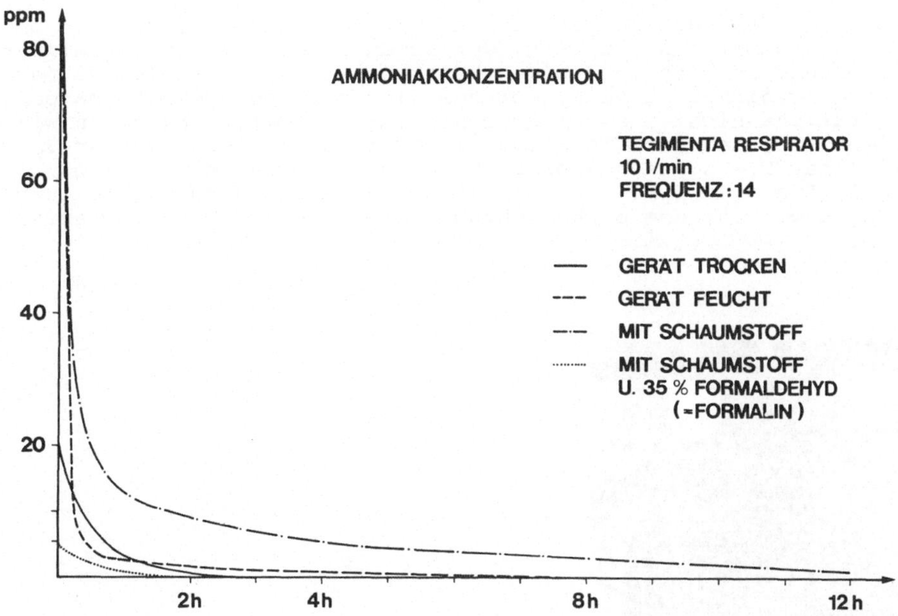

Abb. 3. Ammoniakkonzentration. Schneller Abfall auf nicht toxische Werte

2. Formaldehyd

Abb. 4 zeigt die Formaldehydkonzentration die von einem Beatmungsgerät

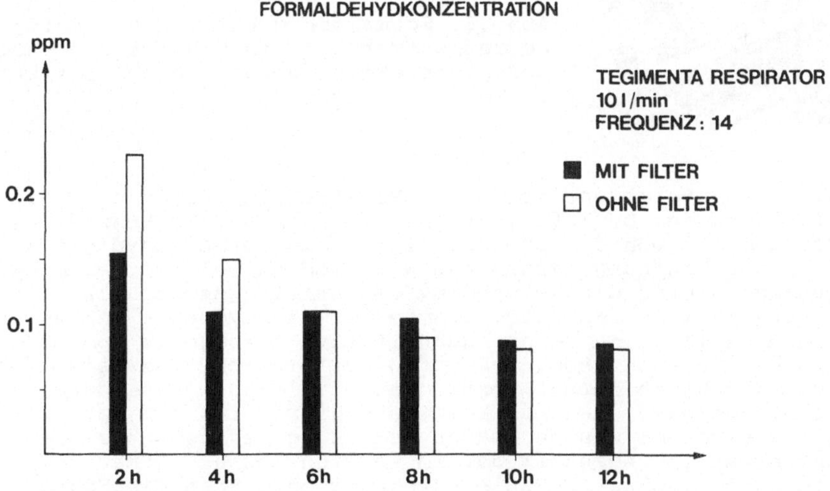

Abb. 4. Formaldehydkonzentrationen. Durch Vorschalten eines Filters sollen Verfälschungen der Meßwerte durch Formaldehyd in der Umgebungs- luft vermieden werden

abgegeben wird, das ganz korrekt desinfiziert wird. Die Schläuche und
die Verdampferkammer sind trocken, der Schaumstoff aus dem Verdampfer
ist entfernt und es wird das vorgeschriebene 10 %ige Formaldehyd verwendet. Um ganz sicher zu sein, daß das hier nachgewiesene Formaldehyd
aus dem Gerät und nicht aus der Umgebungsluft stammt, schalteten wir
einen Filter vor, den uns die Firma Dräger freundlicherweise zur Verfügung stellte. Die so nachweisbare Formaldehydkonzentration liegt
anfangs bei etwa 0,15 ppm. Die um fast 50% höheren Anfangswerte ohne
Filter führen wir auf die dicke Schaumstoffauskleidung im Motorenraum
zurück (Abb. 5).

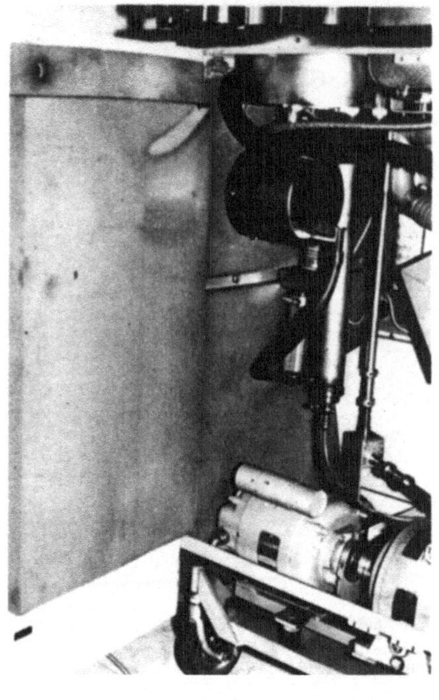

Abb. 5. Formaldehyd hat ein gutes Penetrationsvermögen in Schaumstoff. Nach
der Desinfektion werden daraus beträchtliche Mengen frei

Formaldehyd hat ein außerordentlich gutes Penetrationsvermögen in diesen Schaumstoff. Nach der Desinfektion kann die Formaldehydkonzentration im Motorenraum auf mehrere ppm ansteigen, das Formaldehyd diffun-
diert langsam in die Umgebung heraus und wird sodann bei Luftbeatmung
vom Gerät angesaugt. Durch die Verwendung von Frittengaswaschflaschen
wie in diesem Versuch kann fast die gesamte Formaldehydmenge in Wasser
gelöst werden und es ist eine genaue quantitative Aussage in ppm möglich. Im folgenden Versuch (Abb. 6) wurden nur einfache Gaswaschflaschen verwendet. Wir haben darauf verzichtet, die etwas zu niederen
Absolutwerte aufzuzeichnen, denn es kommt uns hier vor allem darauf
an zu zeigen, wie sich bei unsachgemäßer Bedienung des Aseptors die
Formaldehydkonzentration gegenüber der im letzten Versuch genau bestimmten Basisausschüttung (schwarze Säule) stark erhöht. Sind die Schläuche
vom vorangegangenen Gebrauch noch feucht oder wurden sie gar noch mit
Wasser durchgespült, so ist die abgegebene Formaldehydkonzentration
anfangs etwa fünfmal so hoch. Noch höher steigt sie, wenn der Schaumstoff im Verdampfer belassen wird. Extrem hohe Formaldehydkonzentrationen entstehen, wenn zur Desinfektion nicht das vorgeschriebene 10
%ige sondern das apothekenübliche 35 %ige, auch Formalin genannte,

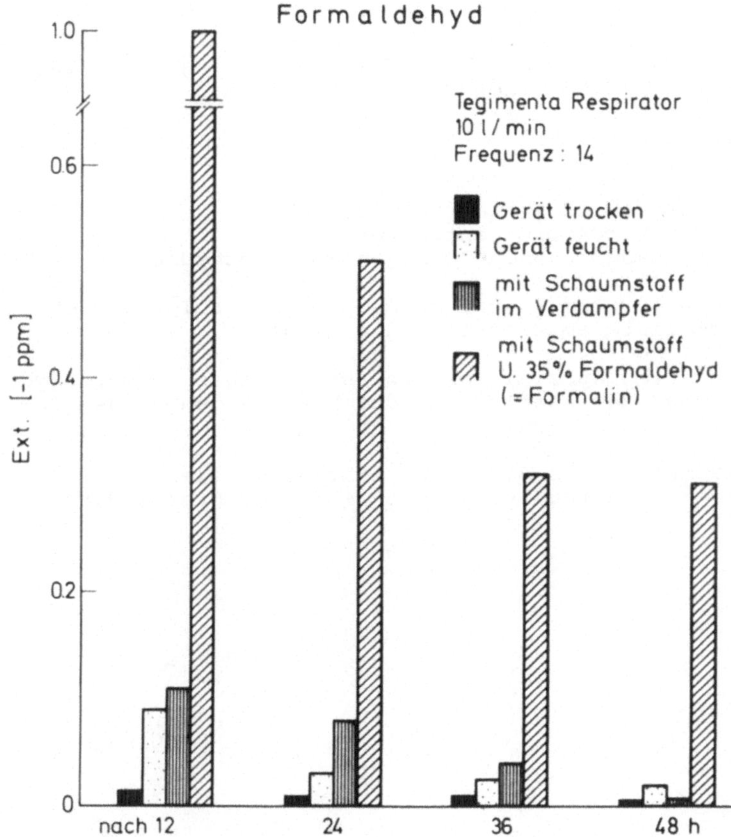

Abb. 6. Bei fehlerhafter Bedienung des Aseptors steigen die abgegebenen Formaldehydmengen stark an

Formaldehyd verwendet wird. Noch nach zwei Tagen Dauerbeatmung können wir Formaldehyd in hoher Konzentration nachweisen.

D) Bemerkungen

Die bei korrekter Bedienung des Gerätes abgegebenen Ammoniakmengen sind sicher nicht toxisch. Ob die Formaldehydkonzentration von etwa 0,15 ppm für die Lunge ungefährlich ist, müßte in weiteren Versuchen erhärtet werden. In der Arbeitsmedizin beträgt der MAK-Wert (maximale Arbeitsplatzkonzentration für einen gesunden Menschen bei regelmäßiger achtstündiger Arbeitszeit, ohne daß Gesundheitsschäden zu erwarten sind) in der BRD 1 ppm. In der Literstur wird von Tierversuchen in ansteigender Formaldehydkonzentration berichtet. Diese Tiere waren jedoch nicht intubiert, so daß sich ein großer Teil des gut wasserlöslichen Formaldehyds bereits auf den Schleimhäuten der oberen Luftwege niederschlagen konnte und nicht in die sehr empfindlichen Lungen gelangte. Diese Versuche sind deshalb nicht repräsentativ für die Verhältnisse in der Intensivpflege. Eine entsprechende Untersuchung an intubierten Tieren wird zur Zeit durchgeführt.

E) <u>Empfehlungen</u>

Um die Formaldehydabgabe an den Patienten möglichst gering zu halten,
möchten wir nachdrücklich auf folgende Punkte hinweisen:

1. Vor der Desinfektion im Aseptor
    a) Schläuche trocknen
    b) Verdampfer trocknen
    c) wo vorhanden, Wasserschloß auslaufen lassen
    d) Schaumstoff aus dem Verdampfer entfernen
    e) Verwendung der vorgeschriebenen 10 %igen Formaldehydlösung.

    Diese Punkte sollen mit rotem Plakat am Aseptor befestigt werden
    oder auf einer Check-Liste abgehackt werden müssen.

2. Einführung von normierten Spezialflaschen für 10 %iges Formaldehyd
    durch die Firma, so daß der Aseptor nur durch Formaldehyd aus die-
    sen Flaschen gefüllt werden kann.

3. Entfernung von Schaumstoff aus Beatmungsgeräten, wo dieser zur
    Schallisolierung im Motorenraum verwendet wird, und Ersatz durch
    anderes Material.

Vortrag Nr. 93

DER PNEUMOTHORAX ALS NARKOSEKOMPLIKATION

Von L. Havers, B. Harler und K. Rommelsheim

Drei Gründe lassen sich für die aktuelle Bedeutung des iatrogenen
Pneumothorax in der Anaesthesie anführen:
Einmal haben sich die Kenntnisse über seine differenten Entstehungs-
möglichkeiten erweitert; zum anderen ist der Pneumothorax in der Anae-
sthesie sicher eine häufigere Komplikation als vereinzelte kasuistische
Mitteilungen im Schrifttum vermuten lassen, und schließlich ist der
Pneumothorax aus anaesthesiologischer Sicht bisher noch nicht umfassend
abgehandelt worden.

Hält man sich an das Einteilungsschema von MARTIN und PATRICK (<u>34</u>),
so lassen sich ätiologisch 4 Gruppen voneinander abgrenzen (Tabelle 1).

Tabelle 1. Pneumothorax-Entstehungsmechanismen (in Anlehnung an MAR-
TIN u. PATRICK)

I.	<u>Alveolarruptur</u>, perivaskuläre Luftausbreitung in das Mediastinum und <u>Ruptur der Pleura mediastinalis</u>
II.	Mediastinaler Lufteintritt über <u>eröffnete Bindegewebsräume</u> des Halses und <u>Ruptur der Pleura mediastinalis</u>
III.	Direkte <u>Verbindung distaler Luftwege mit dem Pleuraraum</u>
IV.	<u>Läsion der Pleura parietalis</u> und extrathorakale Kommunikation mit der Pleurahöhle

Während der Lufteintritt in den Pleuraraum in der I. und II. Gruppe
erst über den Umweg eines Pneumomediastinums erfolgt, entsteht der
Pneumothorax der III. und IV. Gruppe durch direkte Läsion der Pleura
visceralis bzw. parietalis.

Für den Anaesthesisten von vorrangiger Bedeutung ist der Entstehungsmechanismus der Gruppe I, die Alveolarruptur nach Überblähung der
Lunge (Abb. 1).

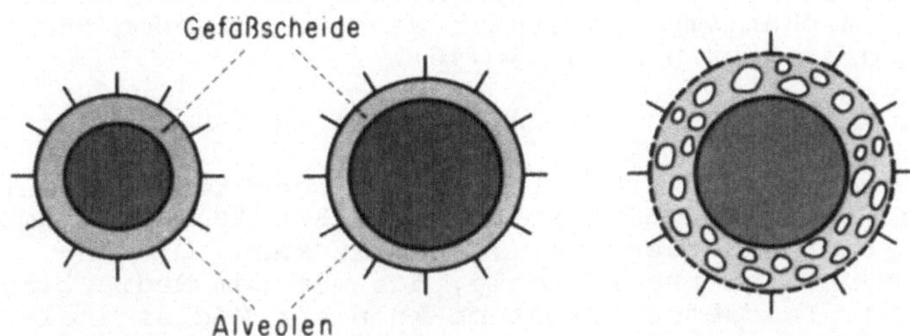

Abb. 1. Mechanismus der Alveolarruptur

Durch die experimentellen Untersuchungen von MACKLIN (<u>31</u>, <u>32</u>) wurde
der hier schematisch dargestellte Vorgang überzeugend demonstriert.
Wird die Lunge einem stetig zunehmenden Innendruck ausgesetzt, so werden nach MACKLIN nur diejenigen Alveolarbasen, die um ein Lungengefäß
angeordnet sind, bis zum Platzen überdehnt. Die unter Druck stehende
Alveolarluft entweicht in die Gefäßscheide und dringt dann in Richtung
des geringsten Widerstandes - im perivasalen, lockeren Hüllgewebe -
zum Mediastinum vor (Abb. 2).

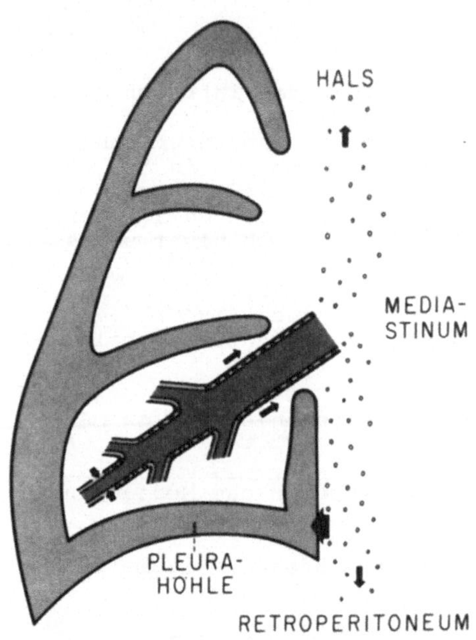

Abb. 2. Entstehungsmechanismus des
P.T. nach Alveolarruptur

Vom Mittelfellraum kann die Luft sowohl kranialwärts wandern, was sich
klinisch als Hautemphysem am Hals, im Gesicht und am ganzen Thorax
bemerkbar machen kann, als auch caudalwärts über die Zwerchfellücken
in den retroperitonealen Raum entweichen (<u>24</u>). Bei entsprechendem
Druckanstieg im Mediastinum kommt es schließlich zwangsläufig durch
Ruptur der Pleura mediastinalis zum Lufteinbruch in die Pleurahöhle
(<u>20</u>,<u>26</u>).

Wenn man bedenkt, daß sich eine Überblähung der Lunge gewöhnlich diffus
auf den ganzen Alveolarraum auswirkt und damit die Möglichkeit einer
gleichzeitigen Ruptur zahlloser Alveolen gegeben ist, wird verständlich,
daß der eben beschriebene Mechanismus innerhalb weniger Sekunden zur
Ausbildung eines Pneumothorax führen kann (<u>30</u>,<u>46</u>).

In der II. Gruppe dringt die Luft aus dem Halsbereich in das Mediastinum vor (Abb. 3).
Eine Gefahrenquelle ist die hier gezeigte falsche Trachealkanülenlage,
wie sie während der Tracheostomie, beim Wechseln der Kanüle oder durch
Dislokation im Verlaufe einer Dauerbeatmung vorkommen kann. Die Ka-
nülenspitze liegt dann im Spatium prätracheale, das mit dem Mediastinum
in freier Verbindung steht. In dieser Situation kann ein Mediastinalemphysem direkt angeblasen und ein Pneumothorax ebenfalls akut und

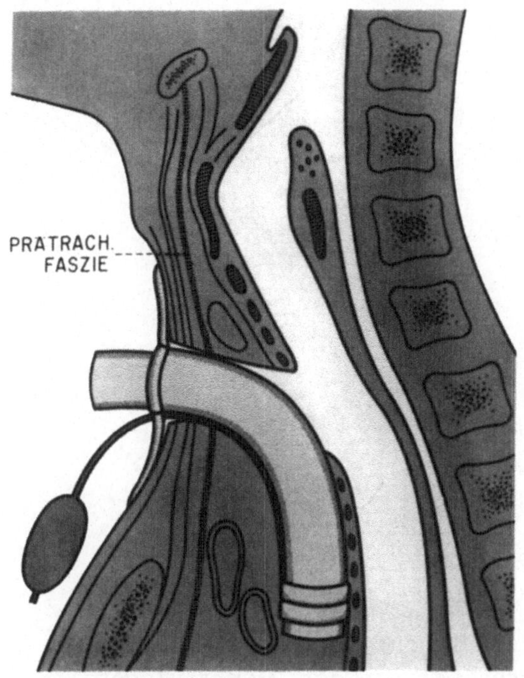

Abb. 3. Gruppe III. Mediastinaler Lufteintritt durch prätracheale Kanülenlage

rasch verursacht werden (7). Auch bei der heute kaum mehr in Lokalanaesthesie durchgeführten Tracheostomie (16,20) - oder anderen Hals-
eingriffen (6,23,37,44,48) - sind Pneumothoraxkomplikationen besonders
dann beobachtet worden, wenn gleichzeitig eine Atemwegsverlegung oder
eine forcierte Spontanatmung bestand. Unter diesen Bedingungen wird
das Ansaugen von Luft über die eröffneten Halsbindegewebsräume in das
Mediastinum ermöglicht. Durch einen exspiratorischen Ventilverschluß
kann es dann zum Pneumomediastinum mit konsekutiver Ruptur der Pleura
mediastinalis kommen (15).

Intubationsbedingte Schleimhautverletzungen der Luftwege wurden früher
häufig zur Erklärung eines Pneumothorax in der Literatur diskutiert
(3,25,45). Alte Anschauungen über dieses Problem, wie sie kürzlich
wieder von GARSTKA und STRAATEN (17) vertreten wurden, lassen sich
heute nicht mehr aufrecht erhalten.

In der III. Gruppe ist der Pneumothorax Folge einer broncho-pleuralen
Fistel (Abb. 4). Hier spielen subpleurale Emphysemblasen eine Rolle,
die spontan platzen können oder aber auch durch iatrogene Einwirkung,
bei abrupter Erhöhung des intrapulmonalen Druckes (18,30,40).
Praktisch bedeutungsvoll ist ferner die Lungenverletzung durch Rippen-
frakturen nach Thoraxtraumen (14,33) oder extrathorakaler Herzmassage.
Infolge frühzeitiger Überdruckbeatmung am Unfallort, auf dem Transport
oder nach der Aufnahme sehen wir den Spannungspneumothorax häufiger
als früher.

Auch im Rahmen der Lokalanaesthesie (1,50) sowie der Katheterisierung
der Vena subclavia (8,51) spielt der Pneumothorax heute eine gewisse
Rolle. Oft bleibt er klinisch stumm, bis dann unerwartet in Intubations-
narkose eine bedrohliche Situation eintreten kann (2,10).

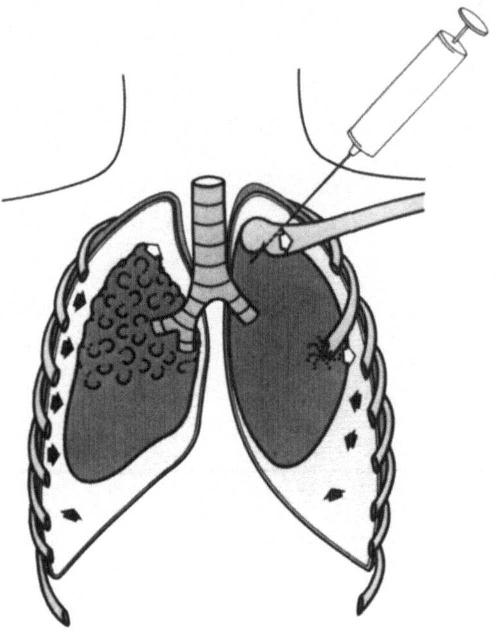

Abb. 4. Gruppe III. Pneumothorax durch Läsionen der Pleura visceralis

Der Pneumothorax in Gruppe IV ist durch alleinige Verletzung der Pleura
parietalis verursacht (Abb. 5). Ganz selten mag eine in den Pleuraspalt
geratene Nadelspitze zu einem Mantelpneumothorax führen. Gefährlicher
wirken sich oesophago-pleurale Fisteln bei einer Maskenbeatmung (13,47)
und broncho-pleurale Fisteln bei endotrachealer Beatmung aus.
Mehr praktische Bedeutung hat diese Gruppe aber insofern, als der Anaesthesist bei penetrierenden Thoraxverletzungen, Thorakotomien sowie
versehentlichen intraoperativen Pleuraeröffnungen (5,27) die Folgen des
offenen Pneumothorax durch positive Druckbeatmung zu beheben hat.

Wie das in Abb. 6 dargestellte Schema erkennen läßt, rupturiert die
Pleura mediastinalis nur nach einer Luftansammlung im Mediastinum und
niemals als Folge einer intrapleuralen Druckerhöhung (24,31). Auf
Grund dieser Fakten läßt sich schon rein klinisch beurteilen, ob ein
Pneumothorax auf die eine oder andere Weise entstanden ist. Tritt während einer Narkose ein Hautemphysem im Halsbereich auf, so ist dies
beweisend für ein Pneumomediastinum und hinweisend auf einen Pneumothorax nach Alveolarruptur.

Um eine Aussage über die Bedeutung des Hautemphysems als Leitsymptom
eines Pneumothorax in Narkose machen zu können, haben wir 26 Fälle aus
dem Schrifttum mit unseren eigenen Beobachtungen ergänzt und ausgewertet (Tabelle 2).
Rund 2/3 der vorwiegend doppelseitig aufgetretenen Pneumothoraces zeigten ein Hautemphysem, das in Verbindung mit anderen klinischen Zeichen,
insbesondere einer zunehmenden Erhöhung des Beatmungswiderstandes, die
Diagnose auch ohne Röntgenaufnahme zu stellen erlaubte. Demgegenüber
bietet der seltenere, bilaterale Pneumothorax der Gruppe III durch das
Fehlen des Hautemphysems die Verwechslungsmöglichkeit mit einem Bron-
chospasmus (23).

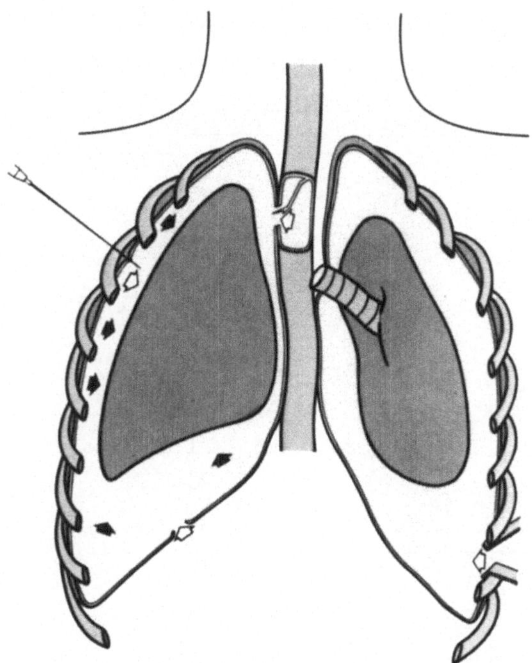

Abb. 5. Gruppe IV. Pneumothorax durch Läsionen der Pleura parietalis

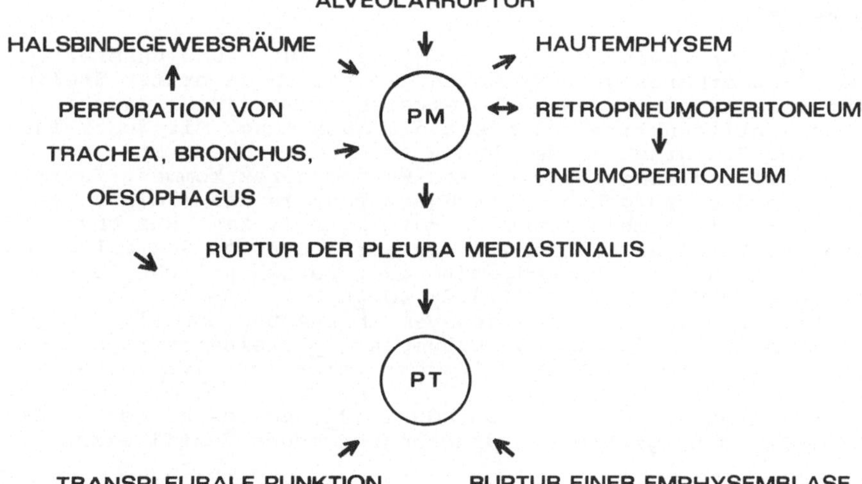

Abb. 6. Schematische Zusammenstellung der Pneumothorax-Entstehungsmechanismen

Im allgemeinen bereitet aber die Diagnose eines Pneumothorax dem Erfahrenen keine Schwierigkeiten; oft wird jedoch an diese Komplikations-
möglichkeit nicht gedacht und - aus naheliegenden Gründen - dürfte ge-

Tabelle 2. Pneumothoraces durch Narkosebeatmung

Schriftum 1949-1973	Hautemphysem im Halsbereich	Pneumothorax	
		einseitig	doppelseitig
Gruppe I	18	2*	16**
Gruppe II	1	1§	O
Gruppe III	O	2+	3++
Gruppe Iv	O	2&	O
Eigene Fälle 1968-1973			
Gruppe I	3	1	2
Gruppe II	1	O	1
Gruppe III	O	3	O
Gruppe IV	O	O	O

* 22,29   ** 9, 11, 12, 19, 21, 28, 34, 39, 41, 42, 46, 49

§ 7

+ 10, 33 ++18, 30, 40

& 13, 47

rade der Unerfahrene in der Anaesthesie mit dem Pneumothorax am ehesten konfrontiert werden.

Was die Ursache der Druckerhöhung anbelangt, die auf Grund unserer Unterlagen zum Pneumothorax geführt haben, so stehen an erster Stelle Defekte am Ventilmechanismus des Narkosekreissystems (12,22,34,42). Die aufgehobene Ventilfunktion behindert die Ausatmung. Mit jeder Inspiration nimmt der Überdruck in der Lunge zu, und - unbemerkt - muß es immer zur Ausbildung eines bilateralen Pneumothorax kommen. In zweiter Linie ist eine übermäßig hohe Frischgaszufuhr in das Kreissystem zu nennen (11,42); bei geschlossenem Überdruckventil kann das überschüssige Narkosegas nicht entweichen und überbläht die Lunge des Patienten. Den gleichen Effekt hat eine unsachgemäße oder versehentliche Betätigung der Sauerstoff-Bypass-Vorrichtung (4,9,28,40,46). Die kritische Druckgrenze bei geschlossenem Thorax und normaler Lungentextur wird allgemein mit 70 cm H_2O angegeben (36); eine intrapulmonale Druckerhöhung von 80 - 140 cm H_2O führt immer zur Alveolarruptur (43). Aus Sicherheitsgründen ist deshalb von NORRY (38) vorgeschlagen worden, in alle Narkose-Beatmungsgeräte ein druckbegrenzendes Ventil einzubauen.

Zu dem bisher Gesagten einige markante Fälle aus unserem Kollektiv:

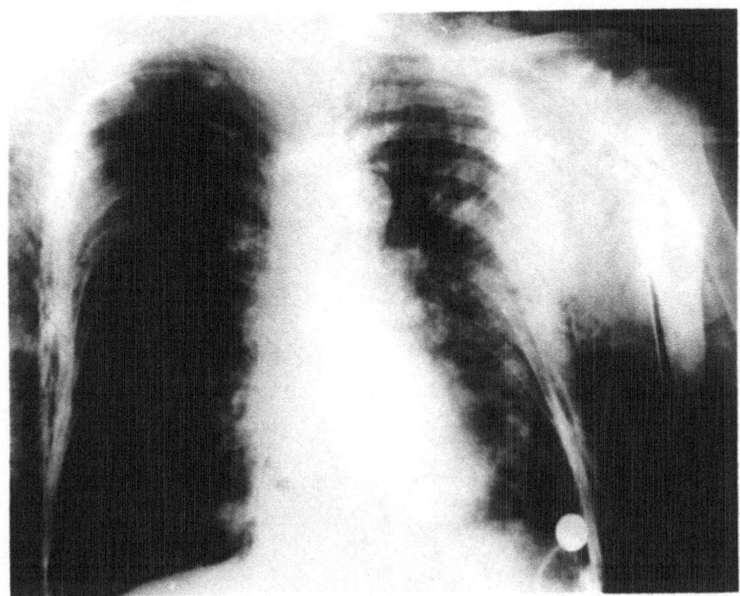

Fall 1 (Abb. 7), M.M., 59 J.
Luftinsufflation in das Mediastinum bei Anlage einer Tracheostomie.
Falsche Kanülenlage durch Verfehlen des Tracheostomas. Ausgedehntes
Mediastinal- und Weichteilemphysem, bilateraler Pneumothorax

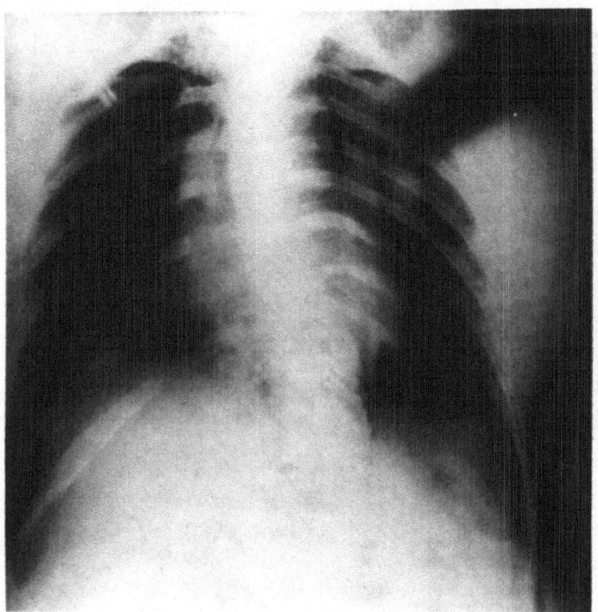

Fall 2 (Abb. 8), E.W., 52 J.
Zu hoher Flow bei Ausleitung der Narkose. Nach wenigen Minuten Hautemphysem. Röntgenologisch Luftschatten im Mediastinum und doppelseitiger Pneumothorax

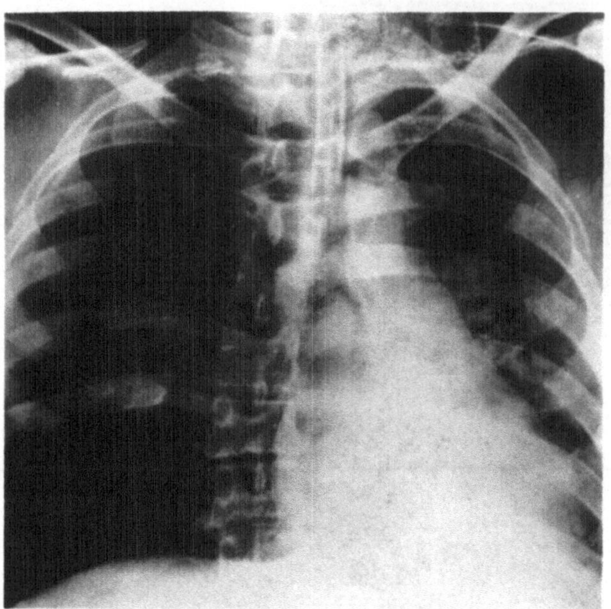

Fall 3 (Abb. 9), P.S., 36 J.
Bei normalen Beatmungsdrucken plötzlich zunehmender Beatmungswider-
stand und Cyanose. Spannungspneumothorax rechts durch Platzen einer
Emphysemblase

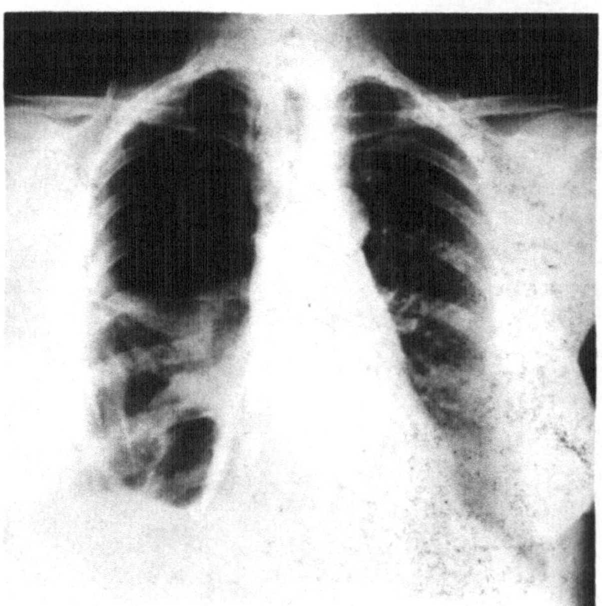

Fall 4 (Abb. 10), L.L., 60 J.
Unmittelbar nach einer Bronchographie in Beatmungsnarkose hochgradige
Cyanose und Dyspnoe bei Spontanatmung. Pneumothorax rechts und emphy-
sematöse Lunge im rechten Untergeschoß. Ruptur einer Emphysemblase

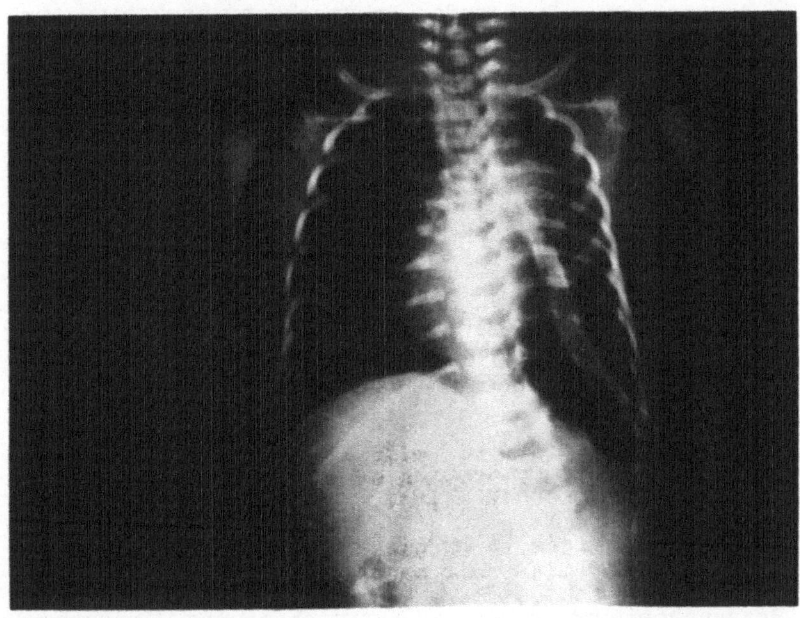

Fall 5 (Abb. 11), D.W., 5 Stunden
5 Stunden alter Säugling kurz nach Beendigung eines operativen Verschlusses eines angeborenen Zwerchfelldefektes links. Die Lungenblähung zur Entfaltung von Atelektasen erfolgte mit zu hohem Druck. Kontralateraler Pneumothorax mit Mediastinalemphysem. Die kritische Druckgrenze liegt bei diesen Säuglingen bei 15 cm H_2O, da eine dystropische Lunge Beatmungsdrucken gegenüber besonders empfindlich ist

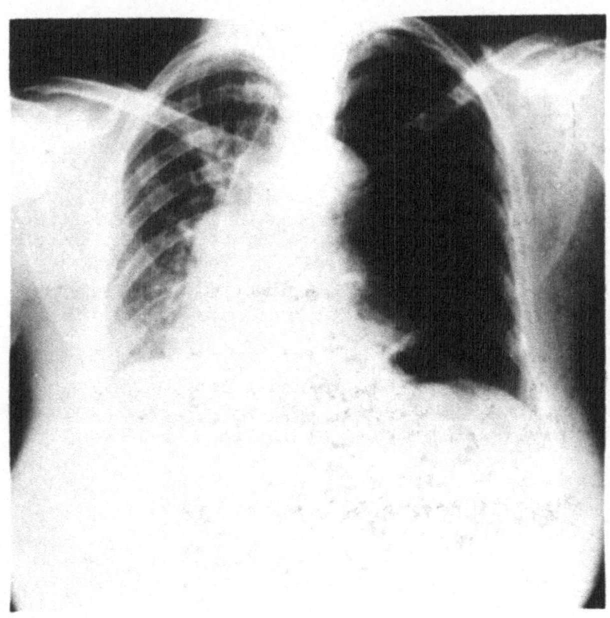

Fall 6 (Abb. 12), E.S., 61 J.
Ambulant durchgeführte Stellatum-Blockade. Einen Tag später Aufsuchen der Ambulanz wegen Schmerzen bei der Atmung. Totaler Pneumothorax links

Zur Behandlung des in Narkose auftretenden Pneumothorax noch eine ab-
schließende Bemerkung.
Liegt nach klinischen Gesichtspunkten ein lebensbedrohlicher Pneumothorax vor, so sollte - nach Überprüfung des Beatmungssystems - eine
Druckentlastung des Pleuraraumes vorgenommen werden; durch paraster-
nale Punktion im zweiten oder dritten Intercostalraum, mit einer nicht
zu dünnen Kanüle.

Rechtzeitiges Erkennen der Situation und zielbewußtes Handeln sind bei
einer Pneumothoraxkomplikation in Narkose lebensrettend.

Literatur

1. ANTONI,R.O., PONKA,J.L.: The hazard of iatrogenic pneumothorax in
   certain diagnostic and therapeutic procedures. Surg.Gynec.Obstet.
   112, 24-32 (1961).

2. ARNOLD,S., FEATHERS,R.S., GIBBS,E.: Bilateral pneumothoraces and
   subcutaneous emphysema: a complication of internal jugular venepuncture. Brit.med.J. I, 211-212 (1973).

3. BARRETT,N.R., THOMAS,D.: Massive surgical emphysema during the
   course of general anaesthesia. Brit.med.J. II, 692-693 (1944).

4. BERKEL,H.A.: Spannungspneumothorax bei Narkosebeatmung. Anaesthesist 15, 24 (1966).

5. BIHLER,K., BRESSEL,M.: Pneumothorax nach Niereneingriffen. Z.prakt.
   Anaesth. 4, 25-29 (1969).

6. BOWDEN,L., SCHWEIZER,O.: Pneumothorax and mediastinal emphysema
   complicating neck surgery. Surg.Gynec.Obstet. 91, 81-88 (1950).

7. BURGHER,I.W.: Tracheostomie extubation with fatal sequelae: a
   case report. Resp.Care 17/4, 426-432 (1972).

8. BURRI,C., GASSER,D.: Der Vena Cava-Katheter. Anaesthesiologie und
   Wiederbelebung 54, pp 17 und 27. Berlin-Heidelberg-New York:
   Springer-Verlag 1971.

9. CHANDRAKAPURE,R.S., DALVI,R.K., GADGIL,A.B., DARAK,M.P.: Acciden-
   tal bilateral pneumothorax during anaesthesia. Indian J.Anaesth.
   21, 93-94 (1973).

10. CHRISTIAN,M.S., MUNSON,E.S., HAMILTON,W.K.: Pneumothorax following
    induction of anaesthesia. J.A.M.A. 209/11, 1710-1711 (1969).

11. DAVENPORT,H.T., KEENLEYSIDE,H.B.: Interstitial emphysema and pneu-
    mothorax associated with the use of a modified nonrebreathing val-
    ve. Canad.Anaesth.Soc.J. 4, 126-130 (1957).

12. DEAN,H.N., PARSONS,D.E., RAPHAELY,R.C.: Bilateral tension pneumo-
    thorax from mechanical failure of anaesthesia machine due to mis-
    placed expiratory valve. Anaesth.Analg.Curr.Res. 50, 195-198
    (1971).

13. DUNDEE,J.W.: Tension pneumothorax during the introduction of anae-
    sthesia. Anaesthesia 10, 74-75 (1955).

14. FAIRLEY,H.B.: Tension pneumothorax complicating anaesthesia. Anaesthesia 10, 375-378 (1955).

15. FELDMAN,S.A.: Tracheostomy and artificial ventilation, pp 62-64. London, Edward Arnold 1967.

16. FORBES,G.B., SALMON,G.W.: Mediastinal emphysema and pneumothorax following tracheostomy. J.Pediat. 23, 175-194 (1943).

17. GARSTKA,G., STRAATEN,H.G.: Klinik des Mediastinalemphysems. Anaesth. Inf. 14/4, 156-164 (1973).

18. GLEAVE,C.M.T., MONTY,C.P.: An unusual case of cardiac arrest. Brit. med.J. II, 1386 (1963).

19. GOLD,M.I., JOSEPH,S.I.: Bilateral tension pneumothorax following induction of anaesthesia in two patients with chronic obstructive airway disease. Anesthesiology 38, 93-96 (1973).

20. GOLDBERG,J.D., MITCHELL,N., ANGRIST,A.: Mediastinal emphysema and pneumothorax following tracheotomy for croup. Amer.J.Surg. 56, 448-454 (1942).

21. GRAULAU,M.F., PHELPS,M.K.: Bilateral pneumothorax and cardiovascular collapse on induction of anaesthesia. Anesth.Analg.Curr.Res. 51, 671-675 (1972).

22. GRAVENSTEIN,J.S.: Pneumothorax and extensive emphysema after high intratracheal pressure in anesthetization. J.A.M.A. 171, 158-160 (1959).

23. HAMILTON,W.K., MOYERS,J.: Pneumothorax during surgery. J.A.M.A. 198/6, 655-656 (1966).

24. HAMMAN,L.: Mediastinal emphysema. J.A.M.A. 128/1, 1-6 (1945).

25. JEHN,W., NISSEN,R.: Pathologie und Klinik des Mediastinalemphysems. Dtsch.Z.Chir. 206, 221-245 (1927).

26. JOANNIDES,M., TSOULUS,G.: The etiology of interstitial and mediastinal emphysema. Arch.Surg. 21, 333-339 (1930).

27. LALEVIC,P.B.: Opening of the pleural cavity as a complication of operations in the lumbar region. Brit.J.Anaesth. 41, 1095-1096 (1969).

28. LEE,W.L., zit. nach MARTIN,J.T., PATRICK,R.T.

29. LOFTIS,J.W., SUSEN,A.F., MARCY,J.H., SHERMAN,F.E.: Pneumopericardium in infancy. Amer.J.Dis.Child. 103, 61-65 (1962).

30. MAC KENZIE,A.I., PATTERSON,W.D.: Bilateral tension pneumothorax occurring during operation. Brit.J.Anaesth. 43, 987-990 (1971).

31. MACKLIN,C.C.: Pneumothorax with massive collapse from experimental local over-inflation of the lung substance. Canad.med.Ass.J. 36, 414-420 (1937).

32. MACKLIN,M.T., MACKLIN,C.C.: Malignant interstitial emphysema of the lungs and mediastinum as an important occult complication in many respiratory diseases and other conditions: an intepretation of the clinical literature in the light of laboratory experiment. Medicine 23, 281-358 (1944).

33. MARTIN,J.T: An unusual anesthetic hazard: report of a case. Anesth. Analg.Curr.Res. 40, 371-374 (1961).

34. MARTIN,J.T., PATRICK,R.T.: Pneumothorax: its significance to the anaesthesiologist. Anesth.Analg.Curr.Res. 39/5, 420-429 (1960).

35. MEZNIK,A., REMES,I.: Zum Problem des intraoperativ auftretenden doppelseitigen Spannungspneumothorax. Anaesthesist 13, 57-58 (1964).

36. MUSHIN,W.W., RENDELL-BAKER,L., THOMPSON,P.W., MAPLESON,W.W.: Automatic ventilation of the lungs. Blackwell Scientific Publications Oxford-Edinburgh 1969 p. 14.

37. NICHOLAS,J.N.: Mediastinal emphysema. Brit.J.Anaesth. 30, 63-76 (1958).

38. NORRY,H.T.: A pressure limiting valve for anaesthetic and respirator circuits. Canad.Anaesth.Soc.J. 19/5, 583-588 (1972).

39. OZINSKY,J., BULL,A.B.: Surgical emphysema as a complication of anaesthesia. Brit.med.J. 19, 460-461 (1955).

40. RASTOGI,P.N., WRIGHT,J.E.: Bilateral tension pneumothorax under anaesthesia. Anaesthesia 24, 249-252 (1969).

41. ROLLASON,W.N.: Massive surgical emphysema occurring under general anaesthesia. Anaesthesia 6, 112 (1951).

42. RORKE,M.J., MOSS,C.: Mediastinal emphysema as a complication of anaesthesia - the successful management of three cases. S.Afr.med. J. 43, 1101-1106 (1969).

43. SCHAEFER,K.E., MC NULTY,W.P., CAREY,C., LIEBOW,A.A.: Mechanisms in development of interstitial emphysema and air embolism on decompression from depth. J.appl.Physiol. 13, 15 (1958).

44. SCHWEIZER,O.: Complications of anaesthesia during radical surgery about the head and the neck. Anesthesiology 16, 927-938 (1955).

45. SMITH,R.H., POOL,L.L., VOLPITTO,P.P.: Subcutaneous emphysema as a complication of endotracheal intubation. Anesthesiology 20, 714-716 (1959).

46. SPENCE,M.: Surgical emphysema during anaesthesia. Anaesthesia 10, 50-54 (1955).

47. TEMPLE,L.J.: Treatment of perforation of the oesophagus: report of three cases. Brit.med.J. I, 935-937 (1949).

48. THOMAS,C.G., HUX,R.L., HILL,C.: The recognition and treatment of pneumothorax accompanying radical neck dissection. Surgery 42, 1022-1028 (1957).

49. VOGT-MOYKOPF,I., MÜLLER,C.: Doppelseitiger Spontanpneumothorax als Intubationsfolge. Chirurg 37, 25-27 (1966).

50. VOLKMANN,J.: Betrachtungen über Zwischenfälle bei fast 78000 Grenzstrangblockaden. Bruns'Beitr.klin.Chir. 185, 288-301 (1952).

51. WALKER,M.M., SANDERS,R.C.: Pneumothorax following supraclavicular subclavian venepuncture. Anaesthesia 24, 453-460 (1969).

Vortrag Nr. 94

Erfolgreiche Behandlung einer während künstlichem Pneumothorax aufgetretenen Luftembolie durch Sauerstoffüberdruckkammer

Von E. Leitner

Die endoskopisch-endothorakale Sympathicotomie wird an unserer Chirurgischen Klinik bei chronischen Durchblutungsstörungen der oberen Extremitäten und bei Hyperhidrosis der Hände seit 1968 durchgeführt. Die
Methode wurde von KUX ausgearbeitet und beschrieben. Die Pleurahöhle
des Patienten wird in Seitenlagerung mit hochgestrecktem Arm und ab-
wärtshängendem Kopf in der hinteren Axillarlinie mit Zuhilfenahme eines
Pneumothoraxgerätes unter 20 cm Wasserdruck mit 1000 - 1200 ml Luft
gefüllt. Anschließend wird nach erfolgter Intubations-Allgemeinanae-
sthesie der Patient in Bauchlage gebracht. Die Thoraxwand wird vorerst
mit einem Troicart durchstossen, dann wird durch die Öffnung ein mit
einem Elektrokauter versehenes Thorakoscop eingeführt. Der Grenzstrang
wird aufgesucht, bei Th 2 - Th 6 durchgetrennt, anschließend der Pneumothorax abgesaugt und die Operationswunde geschlossen. An unserer Chirurgischen Klinik wurden bei 60 Patienten 90 Eingriffe ohne Auftreten
einer Luftembolie durchgeführt. Bei einer 23 Jahre alten Patientin bestand beidseitiges Scalenussyndrom und Hyperhidrosis beider Hände. An
der rechten Seite wurde sie komplikationslos nach der beschriebenen Methode operiert. Zwei Monate später sollte die linke Seite in gleicher
Weise operiert werden.

Die Patientin wurde in den Operationssaal gebracht und die Luftfüllung
in üblicher Weise eingeleitet. Nach Insufflation von 1000 ml Luft klagte die Patientin über Übelkeit. Darauf wurde die Füllung gestoppt; es
bestand noch ein Unterdruck von minus 2cm Wassersäule in der Pleurahöhle und die Nadel wurde herausgezogen. Etwa eine Minute später klagte
die Patientin über Schläfrigkeit und wurde bewußtlos. Der Puls war tast-
bar, rhythmisch, etwa 80 Schläge pro Minute. Die Pupillen wurden weit,
waren seitengleich und reagierten träge auf Licht. Man konnte die Bewußtlosigkeit zuerst nicht deuten. Als man die Patientin aber abdeckte,
um sie neurologisch zu untersuchen, sah man an den Extremitäten hand-
flächengroße rot-livide Flecken mit unregelmäßigen flammenförmigen Rän-
dern. Damit war die Diagnose der Luftembolie gesichert. Die Patientin
wurde weiter mit Sauerstoff durch Maske beatmet und der Pneumothorax abgesaugt, dabei konnten nur mehr 550 ml Luft abgesaugt werden. Anschlies-
send wurde die Patientin einer Überdruckkammerbehandlung[+] unterzogen.
Zwischen der Pleurahöhlenfüllung und dem Einschleußen in die Überdruck-
kammer dürften ungefähr 15 - 20 Minuten vergangen sein. Die neurologische Untersuchung brachte folgende Ergebnisse: Seitengleich, mittelweit,
prompt und ausgiebig auf direktes und indirektes Licht reagierende Pupillen, COR war rechts eine Spur schwächer auszulösen. Die Patientin
war motorisch unruhig, sie war bewußtlos und es bestand eine Hemipare-
se rechts.

Die Überdruckkammerbehandlung wird so gesteuert, daß die Ein- und Aus-
schleußzeit je 30 Minuten beträgt und die Aufrechterhaltung der 3 Ata
1 Stunde dauert. 10 Minuten nach Beginn der Druckbehandlung wurde die
Patientin ansprechbar, auf Anruf öffnete sie die Augen. Sie bewegte

---

[+] Vickers Sauerstoffüberdruckkammer

zuerst den linken Arm, das linke Bein, dann auch den rechten Arm und
zuletzt das rechte Bein; das war 45 Minuten nach dem Einschleußen.
Gleichzeitig verschwanden auch die beschriebenen Flecken. Bevor sie
die Extremitäten bewegte hatte sie ein Gefühl des "Einschlafens" der
Gliedmassen. Weiters klagte sie über Ohrenschmerzen, was aber mit der
Druckbehandlung in Zusammenhang steht. Nach der Überdruckbehandlung
war die Patientin wieder voll ansprechbar und bewegte alle Extremitäten. Die Untersuchung am selben Abend ergab noch leichte Halbseiten-
zeichen rechts. Am nächsten Tag zeigte die Patientin ein zunehmendes
Ernnerungsvermögen, es bestand jedoch über das vortägige Geschehen
eine retrograde Amnesie. Sie klagte noch über ziehende Ohrenschmerzen
und über ein eigenartiges Gefühl im Kopf. Die Thoraxröntgenaufnahme
zeigte normale Verhältnisse. Die Wiederholung der Überdruckkammerbehandlung brachte keine Besserung, deshalb wurde von weiteren Behand-
lungen abgesehen. Nach einer Woche waren keine neurologischen Ausfälle
mehr feststellbar. Es bestanden noch leichte Merkschwäche, Wortfindungs-
störungen, Kopfschmerzen beim Lesen und beim Fernsehen wurde die Patientin schwindlig. Zwei Wochen nach dem Zwischenfall wurde sie nach
Hause entlassen. Eine Woche später hatte sie nur noch zeitweise Kopfschmerzen, vor allem bei Anstrengung, und ziehende Schmerzen in Armen
und Beinen. Das Erinnerungsvermögen besserte sich. Die Beschwerden ver-
gingen allmählich und die Patientin wurde zwei Monate später ohne Komplikationen operiert.

Die Luft kann theoretisch, je nach Verletzung der intercostal- oder
intrapulmonal Venen, auf drei Wegen in das Herz, bzw. in den großen
Kreislauf gelangen: Durch die Azygosvenen, die Vena pulmonalis und
durch die Vasa privata der Lungen. In unserem Fall war nicht feststellbar, auf welchem Wege die Luft in den Kreislauf gelangte.

Seit diesem Zwischenfall wird die Füllung der Pleurahöhle, wegen seiner besseren Löslichkeit im Blut gegenüber Luft, nur mehr mit CO_2 vorgenommen.

<u>Literatur</u>

FLORA,G., SCHWAMBERGER,K.: "Hyperhidrosis und ihre Behandlung durch
endoskopisch-endothorakale Sympathikotomie". Internist.Prax. <u>12</u>, 553-
558 (1972).

FLORA,G., HILBE,G., SCHWAMBERGER,K.: "Die arterielle Durchblutungs-
störung der oberen Extremitäten und ihre Behandlung durch endoskopisch-
endothorakale Sympathikotomie". Herz/Kreisl, 2 Jg., Nr.9, September
1970.

KUX,E.: "Thorakoskopische Eingriffe am Nervensystem". Stuttgart: Georg
Thieme Verlag 1954.

KUX,E.: "Über die thorakoskopisch-vegetative Denervation". Münch.med.
Wschr. <u>13</u>, 637 (1960).

KUX,E.: "1239 thorakoskopische Sympathiko- und Vagotomien". Vorläufige
Mitteilung, Dtsch.med.Wschr., <u>78</u>, 1590, (1953).

Vortrag Nr. 95

DIE VERSEHENTLICHE EINSEITIGE INTUBATION

Von G. Hossli, H. Schaer, H. Müller und F. Gürtler

Eine versehentliche einseitige Intubation kann erkannt und der Fehler
in einem Zeitpunkt, in dem sich der Patient noch nicht in Lebensgefahr
befindet, korrigiert werden. Es ist deshalb wichtig, daß sich alle,
welche die Intubation vornehmen oder sich mit der Betreuung von Intubierten zu befassen haben, stets der Möglichkeit dieser Komplikation
bewußt sind.

Ein endotrachealer Tubus kann besonders leicht bei relativ zu tiefer
Lage, d.h. wenn sich die Spitze nach der Intubation bereits nur sehr
knapp über der Bifurkation befindet, und bei zugleich ungenügender Fixierung, durch Hineinstoßen (wie es beispielsweise durch stärkeres
Beugen des Kopfes, bei Umlagerungen oder bei Bewegung am Tubus zustande kommen kann) unbeabsichtigt und vielleicht auch zunächst unbemerkt
in einen der beiden Hauptbronchien hineingleiten. Vor allem bei Kindern und bei Erwachsenen von kleiner Konstitution oder/und mit kurzem
Hals droht diese Gefahr; ein Hineinschieben von nur wenigen Millime-
tern kann dort schon relativ tiefe endobronchiale Lage der Tubusspitze zur Folge haben.

Bei normalen anatomischen Verhältnissen gerät ein Tubus wegen des ge-
streckteren Verlaufes des rechten Hauptbronchus gegenüber der Trachea
und wegen seines größeren Kalibers (teilweise auch wegen der meist
nach rechts schräg abgeschnittenen, bzw. zulaufenden Tubusspitze) in
der Regel nach rechts. Der Hauptbronchus ist auf dieser Seite beim
Erwachsenen nur 1 - 2 cm lang, so daß schon nach Vorschieben um diese
geringe weitere Strecke eine Tubuslage im Stammbronchus oder sogar
bald danach im rechten Unterlappenbronchus erreicht wird.

Meist verwendet man einen Tubus mit Manschette, die dann nach dem Auf-
blasen seitwärts abdichtet; ein manschettenloser Tubus dichtet wegen
der sich allmählich verjüngenden Luftwege ohnehin gut ab, sobald er
bei zu tiefer Lage im Bronchus ringsum aufsitzt. Einseitige endobronchiale Intubation bedeutet also mindestens Ausfall der Ventilation
der gegenüberliegenden Lunge und vielleicht sogar des gleichseitigen
Oberlappenbronchus. Bei Lage des Tubus im rechten Hauptbronchus beträgt der augenblickliche Ausfall entsprechend dem Atemanteil der linken Lunge in Rückenlage 46 % des totalen Ventialtionsvolumens (RAHN,
WEST), bei tieferer Lage wegen des Ausfalls des Ober- und ev. sogar
Mittellappens noch mehr.

Je nach der Art des Gases im abgeschlossenen Lungenteil (z.B. Sauerstoff, Lachgas/Sauerstoff, Luft) wird es nun früher oder später - meist
aber innerhalb weniger Minuten - zu einer mehr oder weniger ausgeprägten Resorptionsatelektase kommen, die ihrerseits mit einer Verschiebung des Mediastinums und einem Zwerchfellhochstand einhergeht.

Eine erste Untersuchung sollte der näheren Abklärung vor allem von
ventilatorischen Auswirkungen der einseitigen Intubation dienen. Daraus sollten Rückschlüsse gezogen werden können auf die Toleranzgrenzen bei absichtlicher einseitiger Intubation, wie sie beispielsweise für bestimmte Eingriffe an den Lungen und an den tieferen Luft-
wegen erforderlich sein kann, sowie auf die besonderen Gefahren der

versehentlichen einseitigen Intubation, auf die in den Lehrbüchern -
vielfach ohne Angaben von Meßwerten - immer wieder hingewiesen wird.

Methodik

Bei 6 lungengesunden Erwachsenen von 22 bis 66 Jahren, die wegen Eingriffen außerhalb des Thorax (z.B. Kopf, Unterbauch, Extremitäten)
narkotisiert, relaxiert, intubiert und beatmet werden mußten, wurde
der Tubus jeweils nach Erreichen eines respiratorisch-zirkulatorischen
"steady state" unter inspektorischer, auskultatorischer und teilweise
auch röntgenologischer (z.B. Abb. 1) Kontrolle in den rechten Hauptbronchus vorgeschoben, bzw. nach 15 Minuten wieder zurückgezogen. Dabei wurden die Veränderungen des Beatmungsdruckes und -volumens, des
Gasflusses, der Compliance, der Resistance, der Blutgase, des Blutdruckes und der Pulsfrequenz vor, während und nach der einseitigen Lage des Tubus untersucht. Die Beatmung erfolgte mit dem ENGSTRÖM-Respirator mit dem Soll-Minutenvolumen, welches nach dem zugehörigen Nomogramm berechnet wurde, bei einer Frequenz von 20/Min. und mit einem
Gasgemisch von je 50& Lachgas/Sauerstoff unter Zusatz von 0,5% Halothane. Für die ventilatorischen Messungen wurde ein besonderes, aus
dem bekannten Pneumotachokalibrator (HERZOG und NORLANDER, 1966) von
einem von uns (F.G.) weiter entwickeltes Gerät mit Analysator und
Digitalanzeige (MEGAMED 05*) in Kombination mit einem 6-Kanalschreiber
(MINGOGRAF 81) verwendet (Abb. 2).

Bei weiteren zwei Patienten, von denen der eine (R.M., 38 J.) wegen
einer erheblichen Trachealstenose knapp oberhalb der Bifurkation (Status nach langdauernden Tracheotomie wegen Thoraxtrauma) und der andere
(V.B., 50 J.) wegen eines großen papillären Tumors der Trachea trans-
thorakal operiert wurde, mußte währen der Resektionsphase zur Umgehung
der Trachea im Operationsfeld ein steriler Tubus direkt in den linken, bzw. rechten Hauptbronchus eingelegt und damit die Gegenlunge
ausgeschaltet werden; zur Vermeidung einer allzugroßen venösen Bei-
mischung wurde jeweils temporär die entsprechende Pulmonalarterie abgeklemmt. Gleichzeitig wurden ebenfalls die Beatmungsdrucke und -vo-
lumen gemessen und die Blutgase bestimmt.

Ergebnisse

Bei der Serie der 6 Patienten mit Operationen außerhalb des Thorax
stellten sich die charakteristischen meßbaren Veränderungen nach Vorschieben des Tubus in den rechten Hauptbronchus bereits innerhalb der
ersten 5 Minuten ein; sie blieben dann in den nächsten 10 Minuten
konstant und bildeten sich schon innerhalb der ersten 5 Minuten, nachdem man den Tubus wieder in die Trachea zurückgezogen hatte praktisch
vollständig zurück (s. Tabelle 1). Der Spitzen- und der endinspirato-
rische (Plateau-) Druck der Beatmung stieg um 5 - 6 cm (von 19 auf
24, bzw. von 10 auf 16 cm) H_2O, d.h. um rund 20 % an; ungefähr entsprechend der vermehrten Kompression verminderte sich das Atemzugsvo-
lumen (5 ml pro cm Druckanstieg beim ENGSTRÖM-Respirator). Die maximale Gasflußgeschwindigkeit wurde um etwa 1/10 reduziert; dabei war
die Resistenz in diesem Augenblick um die Hälfte erhöht, allerdings
bei recht großer Streuung der Meßwerte (Anstieg von 0 bis 200 %; s.
Diskussion). Die Compliance sank auf 2/3. Die Sauerstoffspannung fiel
auf einen Mittelwert von 61 mm Hg ab (Streuung von 52 bis 70 mm Hg),
d.h. auf rund die Hälfte des Ausgangswertes, währenddem die Kohlen-

---

* Hersteller: ENGSTRÖM ELEKTROMEDIZIN AG, 6340 Baar/Schweiz

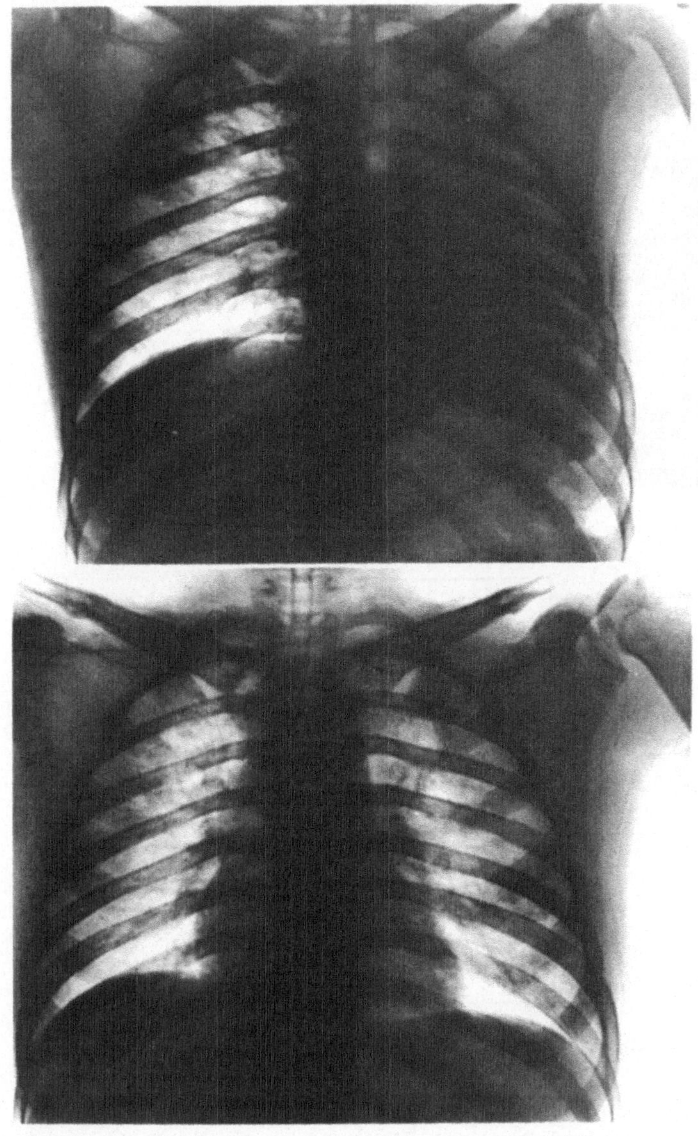

Abb. 1. Absichtliche einseitige endobronchiale Intubation bei einem
lungen- und kreislaufgesunden Patienten (P.A., 22 J.)
a) 15 Minuten nach Vorschieben des Tubus un den rechten Hauptbronchus:
   Atelektase der linken Lunge mit Mediastinalverziehung und Zwerchfellhochstand, Überblähung der rechten Lunge.
b) 10 Minuten nach Zurückziehen des Tubus in die Trachea und manueller
   Blähung mit einigen Beatmungsstößen mit dem Atembeutel: völlige
   Normalisierung des Thoraxbildes

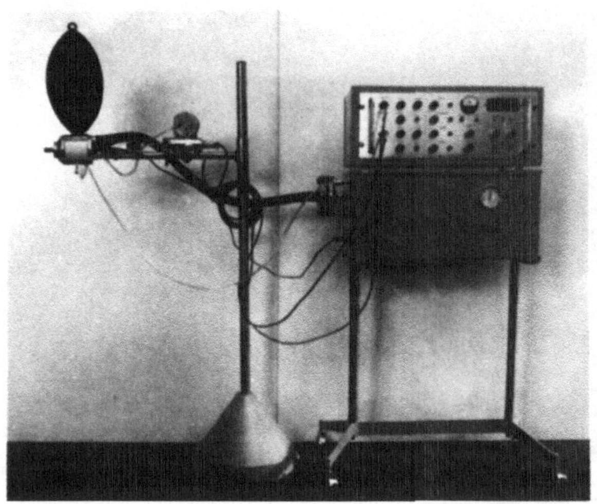

a)

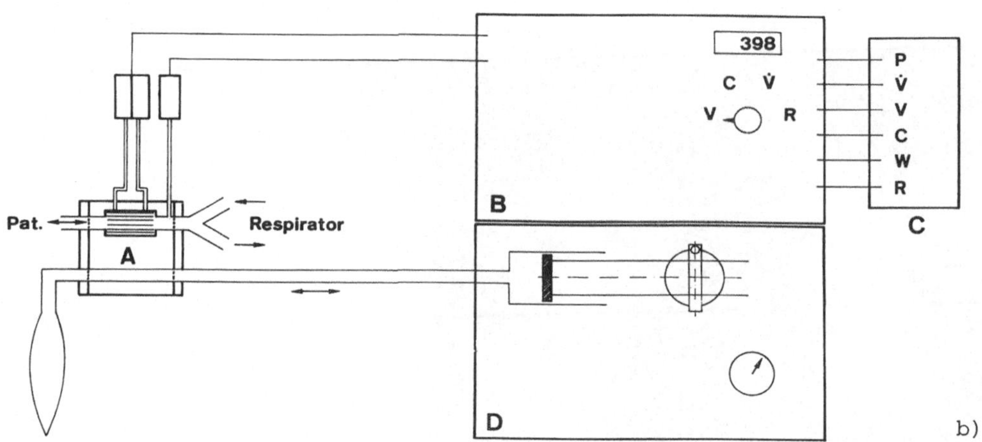

Abb. 2. Ventilations-Meß- und Eichgerät MEGAMED 05
a) Ansicht
b) Prinzipschema

  A Umschaltventil mit Pneumotachograph nach Fleisch. Anschlüsse für
    Differentialdruckwandler und Druckwandler sowie Gasgemischbeutel.
    Mit diesem Ventil wird die ununterbrochene Beatmung und die gleich-
    zeitige Eichung der Anlage ermöglicht; dabei kann das aktuelle
    Gasgemisch verwendet werden.
  B Verstärker mit elektronischem Rechner ("Analysator") zur Funktions-
    analyse folgender Größen: Druck, Fluß, Volumen, Compliance, Work,
    Power oder Resistance. Die Werte Volumen, Compliance, Fluß und
    Resistance können wahlweise digital angezeigt werden.
  C Schreiber: alle 6 Werte können auf einem Mehrkanalschreiber (z.B.
    MINGOGRAPH 81) registriert werden.
  D Eichgerät mit genau definiertem Volumen und Fluß sowie negativen
    und positiven Druckwerten. Es ist mit dem Umschaltventil (A) über
    ein praktisch widerstandsfreies Bakterienfilter verbunden

Tabelle 1

Patient (Alter) N = 6 (22-66j.)	Blutgase						Compliance			Resistance R bei $\dot{V}$ max.			Beatmungsdruck (Spitzen-/endinspi- rator.Plateaudruck) P Resp.			Atemzugs- vol.			max.Gas- fluß $\dot{V}$ tr.max.			Herzfrequenz		
	PO_2 mm Hg			PCO_2 mm Hg			C ml/cm H_2O			cm H_2O			cm H_2O			V T ml			ml/sec			Schläge/min.		
	A	B	C	A	B	C	A	B	C	A	B	C	A	B	C	A	B	C	A	B	C	A	B	C
M.C. (38j.)	135	61	116	41	44	45	54	31	51	20	22	19	22/10	23/17	20/10	418	364	401	790	711	795	85	94	82
K.E. (47j.)	125	54	122	40	41	38	56	33	57	15	15	15	18/10	21/13	18/ 8	425	395	406	990	929	976	80	85	83
P.B. (66j.)	85	66	86	42	43	43	49	29	47	14	14	14	15/ 8	16/11	14/ 7	345	315	345	693	670	720	49	57	54
D.F. (51j.)	110	52	106	37	41	36	30	21	34	24	37	21	20/13	24/18	19/12	338	310	346	587	477	664	82	90	87
P.A. (39j.)	99	62	90	38	39	34	32	25	36	17	42	18	21/13	34/23	22/13	418	388	434	839	654	896	77	97	88
P.A. (22j.)	184	62	118	42	42	40	46	30	41	17	25	18	20/10	25/15	21/10	409	368	391	819	653	776	88	87	87
absolut	124	61	107	39	41	38	44	28	43	18	26	17	19/10	24/16	19/10	392	357	387	786	682	804	77	85	80
MITTELWERTE In % des Ausgangs- wertes	100	49	86	100	104	98	100	64	97	100	145	98	100	123	100	100	90	99	100	87	122	100	110	104

Absichtliche einseitige endobronchiale Intubation bei lungen- und kreislaufgesunden Patienten mit Eingriffen außerhalb des Thorax (z.B. am Kopf, im unteren Abdomen, an den Extremitäten); Beatmung mit ENGSTRÖM-Respirator mit Soll-Beatmungsminuten- volumen (berechnet nach zugehörigem Nomogramm) bei einer Frequenz von 20/Minute mit je 50 % Lachgas und Sauerstoff und 0,5 % Halothane-Beimischung.

A Tubus in Trachea; Mittelwerte aus 3 Messungen im Abstand von je 5 Minuten nach Erreichen eines ventilatorischen und zirkula- torischen "steady state"

B Tubus in rechten Hauptbronchus vorgeschoben*

C Tubus wieder in Trachea zurückgezogen*
    *Unter B und C sind die Mittelwerte aus 3 Messungen je 5, 10 und 15 Minuten nach Vorschieben, resp. Zurückziehen des Tubus angegeben; es zeigten sich jeweils in dieser Zeit keine wesentlichen Veränderungen mehr.

224

PO₂ mmHg
PCO₂ mmHg
Compliance ml/cm H₂O
A B C
A B C
200
150
100
50
%
150
100
50
49
86
50
40
30
%
110
104
100
98
90
50
40
30
20
%
120
100
80
64
60
97

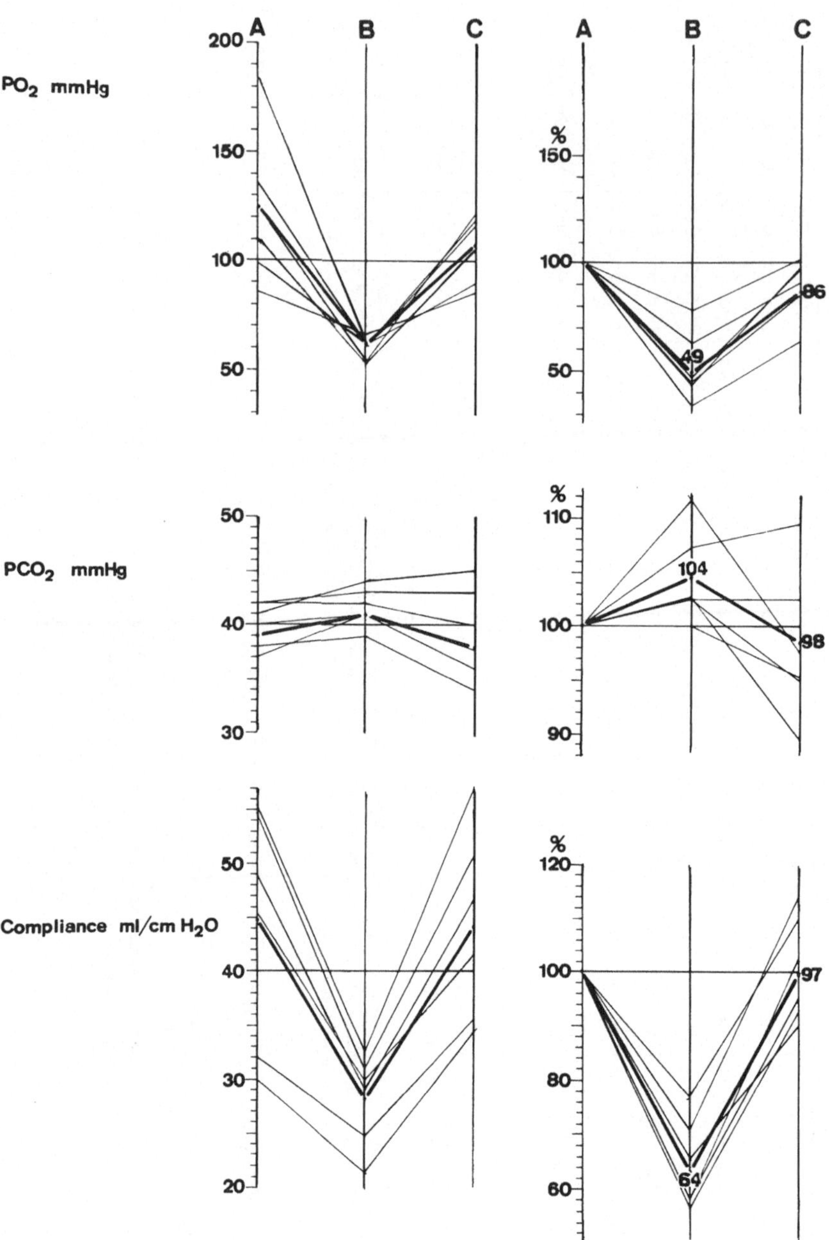

Abb. 3a

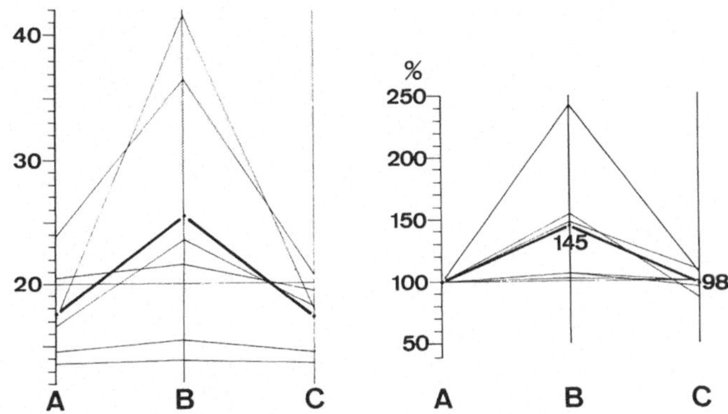

Abb. 3b
Abb. 3a+b. Absichtliche einseitige endobronchiale Intubation bei 6
lungen- und kreislaufgesunden Patienten mit Eingriffen außerhalb des
Thorax (Legende von Tabelle 1 übernehmen)
Mittelwerte, links absolut, rechts in % des Ausgangswertes

säurespannung sich nicht veränderte. Die Herzfrequenz stieg durchschnittlich um 10 % an; die systolischen und diastolischen arteriellen
Blutdruckwerte blieben konstant.

Bei den beiden während einer Trachealresektion einseitig in einen
Hauptbronchus intubierten Patienten sank die Sauerstoffspannung innerhalb weniger Minuten auf 63 bzw. 72 mm Hg (Tabelle 2), trotzdem die
Beatmung der intubierten Lunge mit reinem Sauerstoff erfolgte; die
Kohlensäurespannung blieb praktisch unverändert. Nach Blockierung der
venösen Zumischung aus der nicht belüfteten Lunge durch Abklemmen der
zugehörigen Pulmonalarterie stieg das PO$_2$ auf 113 mm Hg. Der Druck
am Tubus (Beatmungsdruck) war wegen der hochgradigen Trachealstenose
erwartungsgemäß schon hoch, als die Tubusspitze noch in der Trachea
oberhalb der zu operierenden Stenose lag, und er fiel erst nach der
Resektion auf Normalwerte ab.

Diskussion

In den Anaesthesielehrbüchern der letzten 3 Jahrzehnte, d.h. etwa seit
der allgemeinen Anwendung der endotrachealen Intubation, wird von der
versehentlichen einseitigen endobronchialen Intubation generell als
einer gefährlichen und vermeidbaren Narkosekomplikation gesprochen. Es
sind dann auch Zwischenfälle bekannt geworden, für deren Zustandekommen eine versehentliche einseitige Intubation ursächlich mitbeteiligt
war. Über das Ausmaß der ventilatorischen und zirkulatorischen Veränderungen, die zu erwarten sind, kann man nur durch Untersuchungen bei
absichtlicher einseitiger Intubation oder aus Vergleichen mit Befunden
bei Verwendung eines Doppellumentubus Vermutungen anstellen. Daraus
lassen sich dann Rückschlüsse auf die Gefährlichkeit der versehentlichen einseitigen Intubation ziehen.

Beim Lungengesunden führt die Beatmung nur der einen Lunge lediglich
zu relativ geringen atemmechanischen Veränderungen. Sie sind wohl meß-

Tabelle 2. Absichtliche einseitige endobronchiale Intubation bei Operationen an der Trachea

| Patient | Blutgase | | | | | | | | Beatmungsdruck (Spitzen-/endinspirator. Plateaudruck) | | |
| | PO_2 (in Klammern der O_2-Anteil im Beatmungsgasgemisch, neben N_2O) mm Hg | | | | PCO_2 mm Hg | | | | P Resp. cm H_2O | | |
	A	B_1	B_2	C	A	B_1	B_2	C	A	B	C
R.M. (38j.) Trachealstenose nach Tracheotomie	176 (50%)	63 (100%)	113 (100%)	130 (50%)	37	44	41	39	23/16	31/21	21/8
B.V. (50j.) stenosierender Trachealtumor	195 (50%)	72 (100%)	–	63*(100%) 99 (40%) spontan	30	35	–	33* 45 spontan	17/10	14/8	18/14* o spontan

A Tubus in Trachea, Spitze oberhalb der Stenose

B Tubus in Hauptbronchus eingelegt bzw. vorgeschoben
   B_1 Art. pulmonalis beidseits offen

   B_2 Art. pulmonalis der zugehörigen Lunge abgeklemmt

C Tubus in Trachea, nach Resektion der Stenose
   * starke Atembehinderung wegen weitgehender Verlegung beider Hauptbronchien durch
     Tumorbröckel; Entfernung durch Notbronchoskopie, dann freie Spontanatmung.

Beatmung mit ENGSTRÖM-Respirator mit Soll-Beatmungsminutenvolumen (berechnet nach zugehörigem Nomogramm)
bei einer Frequenz von 20/Minute.

bar, aber sie sind nicht ohne weiteres von praktischer Bedeutung, etwa in dem Sinne, daß mit ihrer Hilfe leicht und frühzeitig eine versehentliche einseitige Intubation bemerkt werden könnte. So sank zwar in unseren 6 Fällen von absichtlicher endobronchialer Intubation bei Patienten mit normalen Atemwegs- und Lungenverhältnissen die Compliance von 44 auf 28 ml/cm H_2O oder auf 2/3 des Ausgangswertes ab, aber der Beatmungsdruck (Spitze und endinspiratorisches Plateau) am Tubus stieg trotz des Ausfalls einer ganzen Lunge nur um 1/5 an. So schreibt denn ROBINSON in einer Publikation über seine Untersuchungen, ob man während Handbeatmung die Compliance und die Resistance spüren könne, daß in Bezug auf die Dehnbarkeit die "educated hand" (vielleicht etwa übersetzbar mit "die Hand des Erfahrenen") ein Mythos zu sein scheine, währenddem auf der anderen Seite schon kleine Veränderungen in den Luftwegswiderständen erstaunlich leicht entdeckt werden können. Dabei sei kein Unterschied feststellbar zwischen erfahrenen Anaesthesisten und weniger erfahrenen Kollegen. Es ist deshalb nicht verwunderlich, daß selbst geübte Anaesthesisten die einseitige Intubation längst nicht immer am Symptom der verminderten Dehnbarkeit allein erkennen können. Andererseits sind die Veränderungen der Resistance sehr verschieden (große Streuung, s. Tab. 1): bei "idealer" Lage im rechten Hauptbronchus (Pat. P.B.) ist überhaupt kein Anstieg erfolgt, währenddem - wahrscheinlich durch ungünstige Lage der Tubusspitze resp. der Abschrägung gegenüber der Bronchuswand bedingt - in anderen Fällen der Luftwegswiderstand bis um mehr als das 2 1/2-fache erhöht wurde (Pat. P.A., 39 J.). Naturgemäß ist infolgedessen auch die Streuung der maximalen Gasflußgeschwindigkeiten entsprechend groß.

Ohne Adaptation der Lungendurchblutung an Veränderungen der Ventilation müßte bei einem Belüftungsausfall der linken Lunge - sie ist in Rückenlage durchschnittlich mit 46 % an der Ventilation und 39 % an der Sauerstoffaufnahme beteiligt (RAHN, WEST) - bei einseitiger Intubation in den rechten Hauptbronchus mit einem entsprechenden Shunt zu rechnen sein. Bekanntlich wird die Alveolarkapillarzirkulation aber lokal durch die alveolären Gasspannungen reguliert, so daß schlecht ventilierte Lungenteile weitgehend von der Durchblutung ausgeschlossen werden (z.B. RAHN und BAHNSON, HERTZ, BORST et al.). Allerdings ist dieser Mechanismus nur unvollkommen ausgebildet, und weil die Lunge der intubierten Seite bei endobronchialer Intubation und Beatmung mit normalem Atemminutenvolumen hyperventiliert wird, ist eine nur mässige arterielle Hypoxämie - die Sauerstoffspannung betrug in unseren 6 Fällen mit einem Sauerstoffgehalt des Beatmungsgasgemisches von 50 % durchschnittlich 61 mm Hg (= 2/3 des Ausgangswertes) - zu erwarten, währenddem die arterielle Kohlensäurespannung im Bereiche der Norm bleibt. In einer früheren Untersuchung über die Hämodynamik bei einseitiger Beatmung mittels eines Doppellumentubus bei 4 Patienten (BÜHLMANN und Mitarn., 1956) wurde die arterielle O_2-Sättigung in kurzen Abständen sofort nach Beginn der einseitigen Blockade kontrolliert. Dabei war nach einem initialen stärkeren Abfall während der 4.-6. Minute ein Wiederanstieg zu beobachten. Das zeigt, daß anfänglich die venöse Zumischung am größten ist und dann entsprechend der Einschränkung der Durchblutung der betroffenen Seite kleiner wird. Hin und wieder kann es bei absichtlicher einseitiger Intubation nötig werden, eine bedrohlich werdende Hypoxämie durch temporäres Abklemmen der Pulmonalarterie der nicht belüfteten Seite und damit Verunmöglichung eines pulmonalen Shunts zu beheben (s. Tab. 2, Pat. R.M., Situation B_1 und B_2).

In der erwähnten früheren Untersuchung konnten wir ferner zeigen, daß der Strömungswiderstand der blockierten Seite stark ansteigt und daß er in der dafür kompensatorisch hyperventilierten frei atmenden Lunge etwas abfällt. Es ergab sich für die gesamte Lunge aber nur eine geringe Erhöhung des Strömungswiderstandes, so daß es trotz der arte-

riellen Hypoxämie nicht zu einem Druckanstieg im Pulmonalkreislauf
kommt; sekundäre Veränderungen im <u>Körperkreislauf</u> sind deshalb ebenfalls nicht zu erwarten. Die bei unseren 6 Patienten mit außerthora-
kalen Eingriffen beobachtete Steigerung der Pulsfrequenz um 10 %
könnte u.U. auf eine ungenügende Narkosetiefe und starke Reizung der
Bronchialschleimhaut durch den vorgeschobenen Tubus zurückzuführen
sein.

<u>Schlußfolgerungen</u>

1. Zu einer versehentlichen einseitigen endobronchialen Intubation
   kann es leicht kommen bei primär relativ zu tiefer Lage der Tubusspitze knapp über der Bifurkation (besonders häufig bei Kindern
   und bei Erwachsenen von kleiner Konstitution) durch Hineinstoßen
   bei Bewegungen des Kopfes und ungenügender Fixierung.

2. Bei Belüftung nur einer Lunge infolge einseitiger Intubation in
   einen Hauptbronchus mit dem normalen Soll-Atemminutenvolumen und
   einem Sauerstoffgehalt des Beatmungsgasgemisches von 50 % ist eine von lungen- und kreislaufgesunden Erwachsenen über kürzere Zeit
   gerade noch tolerierte durchschnittliche arterielle Hypoxämie von
   etwa 60 mm Sauerstoffspannung bei normalem PCO_2 zur erwarten.
   (Mit LUNDING und FERNANDES sind wir deshalb der Meinung, es sollte bei absichtiger Ausschaltung einer Lunge aus der Ventilation
   ein Beatmungsgasgemisch mit mindestens dem erwähnten Sauerstoffgehalt verwendet werden, oder - wie es NILSSON, SLATER und GREENBERG
   ausdrücken - es sollte stets wenn aus chirurgischen Gründen der
   Kollaps einer Lunge erforderlich ist und die Ligatur der zugehörigen Pulmonalarterie nicht vorgenommen werden kann, ein Anaesthe-
   siegasgemisch mit höchstmöglicher Sauerstoffkonzentration, jedenfalls über 50 %, angewendet werden; darüberhinaus sind relativ hohe Atemvolumina erforderlich, um jegliche zusätzliche Atelektasenbildung in der beatmeten Lunge zu vermeiden).

3. Jede weitere Belastung, wie z.B. vorgeschädigte Lungenfunktion (besonders Emphysem), Myokarddepression (Narkosemittel!), Hypovolämie
   (Operationsblutung!), "knappes" Gasgemisch (O_2-Gehalt des Narkosegasgemisches unter 50 %), ungenügende Ventilation ("An-Relaxierun")
   kann bei einseitiger Intubation rasch einen Circulus vitiosus mit
   fatalem Ausgang auslösen.

4. Eine einseitige endobronchiale Intubation kann durch die einfache
   Inspektion und Auskultation des Thorax schon bei der Probebeatmung
   unmittelbar nach der Intubation und auch später jederzeit sofort
   und leicht fesgestellt werden. Sie führt allein nur zu einer mäßigen und deshalb oft nicht auffälligen arteriellen Sauerstoff-Un-
   tersättigung und damit Cyanose. Die Lungendehnbarkeit sinkt nicht
   sehr stark ab und der Anstieg des Beatmungswiderstandes ist so
   gering, daß diese ventilatorischen Veränderungen als zusätzliche
   Kriterien praktisch kaum eine Bedeutung für die Erkennung haben.

5. Da das versehentliche Hineingleiten eines Tubus aus der Trachea
   in einen Hauptbronchus oder noch tiefer jederzeit relativ leicht
   erfolgen und rasch fatale Konsequenzen haben kann, sind die immer
   wieder vorzunehmenden Kontrollen des richtigen Sitzes des korrekt
   intratracheal eingelegten Tubus und seiner Fixierung und die Vermeidung jeglicher unnötiger Bewegungen des Kopfes eines Intubierten oder von Manipulationen am Tubus von lebenswichtiger Bedeutung.

Zusammenfassung

Auf die Gefahren der versehentlichen einseitigen Intubation wird in den Lehrbüchern generell meist ohne Angaben von Meßwerten immer wieder hingewiesen, und auch die Problematik der Toleranzgrenzen bei absichtlicher einseitiger Intubation, wie sie beispielsweise für bestimmte Eingriffe an den Lungen und an der Trachea erforderlich sein kann, ist nicht völlig geklärt.

Bei 8 lungen- und kreislaufgesunden Erwachsenen, von denen 2 wegen Operationen zur Korrektur einer Trachealstenose und 6 wegen anderen Eingriffen relaxiert und intubiert werden mußten, wurden Beatmungsdruck und -volumen, die Blutgase und verschiedentlich auch die Compliance, die Resistance und der Gasfluß vor, während und nach einseitiger Intubation in einen Hauptbronchus untersucht. Die Beatmung erfolgte mit dem ENGSTRÖM-Respirator. Für die ventilatorischen Messungen wurde ein besonderes, aus dem bekannten Pneumotachokalibrator entwickeltes Gerät mit Analysator (MEGAMED 05) verwendet. Schon nach wenigen Minuten zeigten sich über die Meßzeit von 15 - 30 Minuten konstant bleibende Veränderungen, die sich nach Zurüchziehen des Tubus rasch zurückbildeten: der Beatmungsdruck (Spitze und endinspiratorisches Plateau) stieg um 20 % an, die Compliance sank auf 64 % und die arterielle Sauerstoffspannung fiel bei einem Sauerstoffgehalt des Narkosegasgemisches von 50 % auf 61 mm Hg. Jede zusätzliche Belastung könnte einen derart intubierten und beatmeten Patienten akut gefährden.

Literatur

BORST,H.G., WHITTENBERGER,J.L., BERGLUND,E., McGREGOR,M.: Effects of unilateral hypoxia and hypercapnia on pulmonary blood flow distribution in the dog. Amer.J.Physiol. 191, 446 (1957).

BUEHLMANN,A., SCHAUB,F., HOSSLI,G., HOESLI,P.: Hämodynamische Untersuchungen bei allgemeiner und einseitiger Hypoventilation. Helvetica Medica Acta, Vol. 23, Fasc. 4/5, S. 545-552 (1956).

HERTZ,C.W.: Die Durchblutungsgröße hypoventilierter Lungenbezirke. Verh.dtsch.Ges.Kreisl.Forsch. 21, 447 (1955).

HERZOG,P., NORLANDER,O.P.: Präzisionsinstrument für die Eichung von Pneumotachographen. Der Anaesthesist, Band 15, Heft 5, S. 168/169 (1966).

LUNDING,M., FERNANDES,A.: Arterial oxygen tension and acid-base status during thoracic anaesthesia. Acta anaesth.Scandinav. 11, S. 43-55 (1967).

NILSSON,E., SLATER,E.M., GREENBERG,J.: The cost of the quiet lung: fluctuations in PaO_2 when the carlens tube is used in pulmonary surgery. Acta anaesth.Scandinav. 9, S. 49-55 (1956).

RAHN,H., BAHNSON,H.T.: Effect of unilateral hypoxia and gas exchange and calculated pulmonary blood flow in each lung. J.appl.Physiol. 6, 103 (1953).

RAHN,H., WEST,J.: Zit. aus Respiration und Circulation von Pl. ALTMANN und D. DITTMER, Biological Handbooks, Federation of American Societies for Experimental Biology, Bethesda, Maryland 1971, S.78; Ref.: INADA, K. et al. 1954, J.Thor.Surg. 27, 173.

ROBINSON,R.H.: Ability to detect changes in compliance and resistance during manual ventilation: a laboratory investigation. Brit.J.Anaesth. <u>40</u>, 323 (1968).

Vortrag Nr. 96. b) Medikamentöse Wechselwirkung

PHARMAKOLOGISCHE GRUNDLAGEN DER MEDIKAMENTÖSEN WECHSELWIRKUNG

Von F. Lembeck

A. Unter Wechselwirkungen zwischen Medikamenten im engeren Sinne versteht man die Wechselwirkung zwischen zwei von außen zugeführten Wirkstoffen. Der Organismus steuert aber viele seiner Funktionen mit körpereigenen Wirkstoffen (Hormone, Neurotransmitter, autocoide Stoffe). Die Wechselwirkung zwischen diesen körpereigenen und den exogen zugeführten Wirkstoffen (Pharmaka) umfaßt einen Großteil der Pharmakologie. Der Organismus selbst unterscheidet nicht zwischen körpereigenen oder körperfremden Wirkstoffen, er verfährt mit den exogenen Wirkstoffen in gleicher Weise wie mit körpereigenen.

1. Körpereigene Wirkstoffe werden entweder auf Vorrat synthetisiert und bei Bedarf abgegeben (Beispiel: Katecholamine), oder sie werden erst bei Bedarf synthetisiert und sofort abgegeben (Beispiel: Glucocorticoide).

2. Viele körpereigene Wirkstoffe oder ihre Abbaustoffe werden bei ihrem Transport in reversibler Weise an Plasmaalbumine gebunden (Beispiel: Glucocorticoide, Bilirubin) oder speziellen Transportmechanismen unterworfen (Beispiel: Sauerstoff oder Kohlendioxyd am Hämoglobin). Darüberhinaus gibt es spezifische Speicherungen im Gewebe (Beispiel: Hypophysenhinterlappenhormone in Neurosekretgranula, Catecholamine und Acetylcholin in speziellen Organzellen, Eisen im Hämosiderin und Transferrin, Tyroxin als Thyreoglobulin).

3. Schließlich müssen die körpereigenen Wirkstoffe Membranen durchdringen (Beispiel: Steroidhormone die Zell- und Kernmembran), um an den Rezeptor zu gelangen.

4. Die Wirkung wird entweder durch Abbau des Wirkstoffes, durch seine Ausscheidung, oder durch Ausscheidung von Abbauprodukten beendet. Viele biochemische Vorgänge spielen beim Aufbau, bei der Freisetzung oder dem Abbau des Wirkstoffes eine Rolle (Beispiele: Biosynthese der Steroidhormone, Angiotensin-Freisetzung durch Renin, Abbauwege der Catecholamine).

5. Der Ort ihrer molekularen Wirkung, der "Rezeptor", liegt in einem bestimmten Organ (Beispiel: für Adiuretin die Tubuluszelle, für Östrogene Uterus und Milchdrüse), er kann in der Zellmembran (Beispiele: Acetylcholin, Catecholamine), innerhalb des Kernes am Depressor der DNS-Synthese (Beispiel: Steroidhormone) oder an einem Enzym (Beispiel: Catecholamine und Adenylcyclase) liegen.

   Der Wirkstoff muß zu seinem Rezeptor eine spezifische Affinität haben, um an ihm "verankert" zu werden, damit er dann seine "intrinsic activity", also seine eigentliche Wirkung ausüben kann.

B. Alle diese für körpereigene Stoffe vorhandenen Mechanismen verwendet der Organismus auch für körperfremde, exogene Wirkstoffe. Diese werden jedoch willkürlich zugeführt, um entsprechende Mengen oder Konzentrationen im Körper zu erreichen.

1. **Beim Transport** dieser exogenen Wirkstoffe im Blut findet besonders
   bei sauren Verbindungen eine lockere Bindung an Serumalbumin statt
   (Beispiele: Phenylbutazon, Salicylate, Phenprocoumarol, Langzeit-
   Sulfonamide). Nur der nicht proteingebundene Anteil solcher Substanzen ist pharmakologisch wirksam, die aus der reversiblen Proteinbindung nachströmende Menge stellt bereits den Nachschub aus einem
   Speicher dar.

2. Darüberhinaus gibt es **Speicherungsarten** durch besondere Affinität
   zwischen Wirkstoff und chemischen Strukturen des Gewebes (Beispiele:
   Thiobarbiturate in Lipoiden, Chloroquin an Nucleinsäuren, Blei im
   Knochen, Arsen in der Haut, Griseofulvin im Keratin). Diese Bindung
   von Wirkstoffen in Speichern und an Rezeptoren ist fast immer reversibel. Nur Cytostatica und Allergene werden reversibel, covalent,
   gebunden.

3. Auch der Membrantransfer exogener Wirkstoffe verläuft in Analogie
   zu körpereigenen Wirkstoffen; z.B. kann das wenig polare I-DOPA
   oder Amphetamin in das Gehirn eindringen, aber nicht die stärker
   polaren Verbindungen wie Dopamin oder Adrenalin.

4. Der Abbau exogener Wirkstoffe, die meist schlecht wasserlöslich
   sind, führt meist zu gut wasserlöslichen und daher nierengängigen
   Derivaten.

5. Der exogene Wirkstoff hat wie ein körpereigener Wirkstoff ebenfalls
   eine **Affinität** zum Rezeptor. Seine "intrinsic activity" kann trotz
   anderer Struktur vollkommen der einer körpereigenen Substanz entsprechen. Seine Wirkung kann die eines körpereigenen Stoffes qualitativ unterschiedlich "simulieren" (Beispiele: Sympathomimetika
   oder alpha-Methyl-DOPA die Wirkung von Katecholaminen), Suxamethonium die Wirkung von Acetylcholin, Decholin die Wirkung von Gallen-
   säuren.

   Ein exogener Wirkstoff kann jedoch am Rezeptor aber auch nur eine
   Affinität **ohne** eine "intrinsic activity" haben, d.h. er besetzt
   den Rezeptor und verhindert die Wirkung eines anderen Stoffes mit
   "intrinsic activity" (Beispiel: Curare und Acetylcholin). Für dieses Besetzen von Rezeptoren ohne eigene Wirkung gibt es Beispiele
   nur unter **exogenen**, nicht aber unter endogenen Wirkstoffen.

Abgesehen davon, daß exogene Wirkstoffe willkürlich zugeführt werden
und manche nur durch "Affinität ohne Aktivität" wirksam werden, erkennt man die großen Ähnlichkeiten der Wege und der Handhabung exogener und endogener Wirkstoffe im Organismus. Daraus ergibt sich, daß
man sich viele Wechselwirkungen zwischen exogenen und endogenen Wirkstoffen pharmakologisch, und damit therapeutisch zu Nutzen macht.

C. Man spricht von **homergen** und **heterogenen** Wirkstoffkombinationen.

1. Unter **homerger** Kombination versteht man, daß zwei Wirkstoffe den-
   selben Effekt haben, so daß bei gleichzeitiger Anwesenheit eine
   "Summation", "Addition" oder ein "synergismus" (die Ausdrücke sind
   nichtssagend) entsteht. Dabei kann es sich um einen Angriff am **gleichen Rezeptor** handeln, etwa bei der gleichzeitigen Gabe von zwei
   Barbituraten oder zwei Sulfonamiden. Es kann die Summation der Wirkungen aber auch durch Angriff an **zwei verschiedenen Stellen** erfolgen, wie etwa die Wirkung von Thiaziden (am proximalen Tubulus)
   und Spironolacton (am distalen Tubulus) eine verstärkte diuretische
   Wirkung ergeben. Der Synergismus kann auch durch einen **sequentiel-
   len** biochemischen Angriff erfolgen, wie man am Beispiel des Bactrims

sieht, bei dem das Sulfamethoxyzol die Folsäuresynthese und das Trimethoprim die anschließende Folsäure-Reduktion hemmt. Ein weiteres Beispiel für eine homerge Wirkungskombination ist die Anwendung von Thiaziden und Adrenolytica bei der Hypertonie-Behandlung.

2. Bei _hetergen_ Kombinationen hat nur _eines_ der beiden Mittel einen pharmakologischen Effekt, der aber durch das zweite Mittel _beeinflußt_ wird. Aus einer solchen hetergen Kombination kann sich ein "Synergismus" oder eine "Potenzierung" ergeben, viel häufiger aber ein "Antagonismus". Als Beispiel für einen Synergismus kann man anführen, daß Thiazide neben der natriuretischen Wirkung auch zu einem Kaliumverlust führen, die Verminderung der Kaliumionen kann ihrerseits wieder die Wirkung der Herzglykoside (unter Umständen bis in den toxischen Bereich), steigern.

Antagonismen beruhen auf unterschiedlichen Wirkungsmechanismen.

Man kennt den

chemischen Antagonismus (Beispiele: Bindung von Heparin durch Protein, von Eisen durch Desferrioxamin).--- Es gibt den

irreversiblen Antagonismus (Beispiel: Inaktivierung der Chlorinesterase durch Alkylphosphate).--- Ein

funktioneller Antagonismus liegt vor, wenn etwa die zentralerregende Wirkung von Amphetamin durch zentralhemmende Stoffe wie Barbiturate aufgehoben wird.--- In den häufigsten Fällen liegt aber ein

kompetitiver Antagonismus vor, der reversibel ist, und bei dem sich zwei Stoffe mit Affinität zum gleichen Rezeptor nach dem Massenwirkungsgesetz streiten, wobei der "Agonist" Affinität _plus intrinsic activity_ besitzt, der "Antagonist" aber _nur_ eine ausgeprägte Affinität ohne intrinsic activity. Diese Antagonisten haben oft eine sehr spezifische Affinität, beispielsweise Atropin _nur_ zu den Acetylcholinrezeptoren an parasymphathicomimetischen Nervenendigungen, Ganglienblocker nur zu Acetylcholinrezeptoren im intermediären Ganglion und Curare nur zu den Acetycholinrezeptoren der motorischen Endplatte. Ähnlich spezifisch ist der Angriff der alpha- und der beta-Sympatholytica.
Der Antagonist hat oft auch die Fähigkeit, die Wirkung chemisch sehr unterschiedlicher Agonisten zu blockieren (Beispiel: Nalorphin hemmt alle morphinartigen Analgetica _außer_ Pentazocin). Im Wechselspiel zwischen dem Agonisten und dem Antagonisten liegt also die häufigste Wechselwirkung zwischen zwei Wirkstoffen im Körper vor.

D. Wechselwirkungen _zwischen Medikamenten_ finden nicht nur an _Rezeptoren_ statt. Dies kann im Gastrointestinaltrakt oder an der Injektionsstelle auftreten, bei der Speicherung von Wirkstoffen, bei den Transportvorgängen in Blut, Gewebe oder Niere, vor allem aber durch wechselseitige Steigerung oder Hemmung des Abbaues.

1. Im _Gastrointestinaltrakt_ werden Tetracyclin durch Aluminium-, Calcium- oder Magnesium-haltige Antacide komplex gebunden, wodurch ihre Resorption verringert wird; auch gleichzeitige Verabreichung von Milch bewirkt eine verringerte Resorption.--- Allopurinol hemmt das Enzym-System, welches die Eisenabsorption limitiert und kann bei langzeitiger Gabe zu Hämosiderose führen.--- Cyclamat als Süßstoff in einem Syrup hemmt z.B. die Absorption von Lincomycin im Darm.--- Manche Retard-Tabletten enthalten Überzüge aus einem schlecht wasserlöslichen, aber gut alkoholischen Material; in diesem Fall kann gleichzeitige Alkoholzufuhr die Retardwirkung von

manchen Amphetamin-, Barbiturat- oder Antihistamin-Präparaten auf-
heben und zu einer raschen und ungewöhnlich starken Wirkung führen.

2. Der Abtransport von <u>subkutan injizierten Substanzen</u> durch das Blut
   kann durch vasokonstriktorische Zusätze gehemmt werden, wie vom
   Adrenalinzusatz zum Procain bekannt ist. Die Starke Vasokonstriktion durch große Mengen endogenes Adrenalin, das im primären Schock
   freigesetzt wird, verzögert bekanntlich auch die Wirkung von Stoffen, die in diesem Zustand fälschlich subkutan injiziert werden
   (Beispiel: Morphin).

3. Beim <u>Transport im Blut</u> werden Langzeitsulfonamide, Salicylate und
   Phenylbutazon sehr stark an Plasmaalbumin gebunden; sie können bei
   Neugeborenen zu einer Veränderung des Bilirubin aus der Protein-
   Bindung führen, so daß es infolge höher Konzentration an freiem
   Bilirubin nunmehr zum Überschreiten der Bluthirnschranke kommen
   kann. Stark Plasmaprotein-gebundene Stoffe können aber auch das we-
   niger stark gebundene Tolbutamid verdrängen, was zu verstärkter
   Hypoglykämie führt, oder die freie Konzentration von Phenprocouma-
   rol erhöhen, was die Blutungsgefahr vergrößert.

4. Auch die <u>Transportvorgänge im Gewebe</u> unterliegen Wechselwirkungen:
   Kaliumperchlorat hemmt die Jodid-Aufnahme in die Schilddrüse, Gua-
   nethidin oder Cocain hemmen die Wiederaufnahme von Catecholaminen
   in die adrenergen Nervenendigungen, Reserpin verhindert die Cate-
   cholaminspeicherung in Granula.

5. Die <u>Nierenausscheidung</u> ist der Platz verschiedenartiger Wechselwirkungen. Die Reabsorption eines glomerulär-filtrierten Wirkstoffes
   im Tubulus erfolgt vorwiegend in nichtionisierter Form.

   Bei alkalischem Harn ist eine <u>basische</u> Verbindung wie Amphetamin
   geringfügig ionisiert und wird daher eine hohe Reabsorption aufweisen; seine Wirkung kann bei alkalischem Harn (gleichzeitige Einnahme von Natriumkarbonat) um das Vielfache verlängert werden.

   <u>Saure</u> Verbindungen wie Salicylsäurederivate, Sulfonamide oder Phenobarbital werden bei alkalischem Harn rascher ausgeschieden, weil
   sie im Tubulus schlechter reabsorbiert werden. Ein die Carboanhy-
   drase hemmendes Diureticum, welches das pH des Harnes erhöht, beschleunigt somit die Ausscheidung saurer Derivate.

   Andererseits werden <u>basische</u> Wirkstoffe wie Antihistamine bei sau-
   rem pH im Tubulus schlechter reabsorbiert und rascher ausgeschieden, was man durch Ammoniumchlorid erreichen kann, was aber auch
   bei einer Azidose der Fall sein wird.

   Einige saure Derivate wie Penicillin, Probenicid, Salicylate oder
   Ondomethazin werden durch aktiven Transport im Tubulus ausgeschieden. Diese Transportkapazität ist limitiert und das gleichzeitige
   Vorhandensein von zwei Stoffen kann zu einer gegenseitigen Hemmung
   führen. So verzögert Probenicid die Penicillin-Ausscheidung, oder
   Salicylate die Indomethazin-Ausscheidung. Was hier im Tubulus ein
   "Antagonismus" ist, tritt im Blutspiegel als "Potenzierung" in Erscheinung, man kann daraus erkennen, wie nichtsagend solche Ausdrücke sein können.

6. Schließlich ist auch der <u>Abbau</u> von Arzneimitteln ein wesentliches
   Gebiet für Wechselwirkungen. Der Arzneimittelstoffwechsel umfaßt
   eine große Anzahl von Enzymsystemen. Die Biotransformation erfolgt
   vorwiegend in der Leber, daneben aber auch im Plasma und in anderen Geweben. Die Enzymsysteme der Leber sind vorwiegend im endo-

plasmatischen Reticulum lokalisiert und zu vielfältigen chemischen
Reaktionen befähigt. Sie unterliegen physiologischen Anpassungen
durch Geschlecht, Alter, Ernährungszustand, Tagesrhythmus und können schon dadurch die breite Streuung der Arzneimittelkinetik bei
verschiedenen Patienten erklären. Zusätzlich kann aber die Verabreichung bestimmter Wirkstoffe zu einer Enzyminduktion führen, d.h.
zu einer Zunahme der Arzneimittel-abbauenden Enzyme der Lebermikrosomen. Stoffe, wie Barbiturate, Diphenylhydantoin, Phenylbutazon,
Tolbutamid u.a. beschleunigen bei längerer Verabreichung somit ihren eigenen Abbau. Diese Stoffe induzieren aber gleichzeitig den
rascheren Abbau anderer Wirkstoffe. So führt besonders das so häufig gegebene Phenobarbital zu einer Enzyminduktion, die zum rascheren Abbau gleichzeitig gegebener Antikoagulantien führt und daher
deren Schutzwirkung gegen Thrombose abschwächt. Wenn die Phenobar-
bital-Medikation abgebrochen und das Antikoagulans weitergegeben
wird, dann erhöht sich sein Blutspiegel und damit die Blutungsgefahr.

Seltener wird der Abbau eines Wirkstoffes durch einen anderen Wirkstoff gehemmt, offenbar durch Konkurrenzhemmung an einem Enzym. So
hemmt Paraaminosalicylsäure den Abbau von Hexobarbital.
Geradezu verwirrend ist die Wechselwirkung zwischen Bishydroxy-
coumarin und Tolbutamid: Tolbutamid verdrängt das Antikoagulans
aus der Plasmaalbuminbindung und erhöht dadurch dessen Wirkung, Bis-
hydroxycoumarin hemmt den Abbau des Tolbutamid und verstärkt dadurch dessen hypoglykämische Wirkung.

Zusammenfassend zeigt sich somit, daß Wechselwirkungen zwischen körpereigenen und körperfremden sowie unter körperfremden Wirkstoffen erfolgen, daß sie nicht nur am Rezeptor, sondern auch im Gastrointestinaltrakt, an der Injektionsstelle, bei Speicherungs-, Transport- und Ab-
bau-Vorgängen vorkommen können. Die alten Begriffe wie Addition, Summation, Synergismus, Potenzierung und Antagonismus können nur mehr rein
phänomenologisch verwendet werden. Nur dann, wenn man den zugrunde-
liegenden Wirkungsmechanismus einer Wechselwirkung berücksichtigt,
kann ihre tatsächliche Bedeutung zu Tage treten. Man sollte sich daher
vor den eben genannten Begriffen hüten.

Wechselwirkungen werden immer dann auftreten, wenn gleichzeitig mehrere Medikamente gegeben werden müssen. Sie werden daher besonders
für den Internisten, der neben einer bestehenden Dauertherapie eine
akute Erkrankung mit weiteren Mittel behandeln muß, vorrangige Bedeutung haben. Sie werden aber ebenso für den Anaesthesisten, der einen
Patienten unter einer möglichen Dauertherapie, nach einer entsprechenden Prämedikation auch oft noch mit einer kombinierten Narkose ver-
sorgen muß, von zunehmend größerer Bedeutung sein. Die nachfolgenden
beiden Referate werden wertvolle Beispiele dazu offerieren.

Vortrag Nr. 97

DIE WECHSELWIRKUNG VON INTRAVENÖSEN NARKOTIKA

Von A. Doenicke und A. Mannes

Einer der wichtigsten Gründe, praeoperativ die Anamnese durch den Anaesthesisten erheben zu lassen, ist es, den Patienten über die gegenwärtige Einnahme von Medikamenten auszufragen. Es ist dabei wichtig, auch jene Arzneimittel, die wenige Tage oder sogar Wochen vorher eingenommen worden sind, zu erfragen.

Stationäre Patienten erhalten oftmals eine Unmenge von Pharmaka, auch der Anaesthesist wird zu diesen noch einige potente Drogen hinzufügen. Diese Polypharmazie erhöht nicht nur das Risiko einer gefährlichen Wechselwirkung sondern erschwert auch die Entscheidung, welche Droge für einen evtl. eintretenden Zwischenfall verantwortlich war.

Daher soll der Leitsatz: "Je weniger Medikamente, um so besser" an den Anfang des Themas Wechselwirkung gestellt werden; wenn man diesen Leitsatz immer befolgte, so wäre die Komplikationsrate während der Einleitungsphase sicherlich geringer.

Anhand eines Übersichtsschemas (Tabelle 1) sollen einige für die Fragestellung wichtige Abschnitte besprochen werden.

Tabelle 1. WECHSELWIRKUNG VON ANAESTHETIKA (ÜBERSICHT)

1. Wechselwirkung	- durch physikal. oder chem. Veränderungen
2.	- bei der Absorption
3.	- durch Veränderung der Proteinbindung im Plasma
4.	- am Receptor
5.	- durch Veränderung der Ausscheidung (Niere)
6.	- durch Veränderungen im Säure-Basen-Haushalt
7.	- durch Beschleunigung des Metabolismus
8.	- durch Hemmung des Metabolismus
9.	- als Folge einer allg. physiolog. Veränderung

1. Zu den physikalischen und chemischen Veränderungen einige Beispiele: Das basische Protamin verbindet sich mit dem sauren Heparin zu einem Salz, die antikoagulative Wirkung geht damit verloren.

Zahlreiche Pharmaka dürfen nicht zusammen als intravenöse Lösung verabreicht werden. Der pH-Wert der Mischung ist der dominierende Faktor, eine Inkompatibilität auszulösen. Suxamethonium ist z.B. bei einen pH von 3 bis 4,5 anwendbar. Wird es mit Thiopental bei einem pH von 10,8 gemischt, so wird Suxamethonium in dieser Mischung sehr schnell gespalten, die erwartete Relaxation kann nicht eintrten.

Man sollte in diesem Zusammenhang die Industrie sogar auffordern, bei potenten intravenös applizierbaren Anaesthetika den wirksamen pH-Bereich anzugeben.

2. Die Wechselwirkung bei der Absorption erscheint im Zusammenhang mit einer Überdosierung der Praemedikation von Wichtigkeit zu sein. Eine mangelhafte Ventilation mit Abnahme der alveolären O_2-Konzentration führt zu einem CO_2-Anstieg. Die Induktion der Inhalationsnarkotika wird durch Erhöhung der Atmung und der Hirndurchblutung beschleunigt.

3. Einer der wichtigsten Punkte ist die Wechselwirkung durch Veränderung der Plasmaproteinbindung. Bekanntlich sind alle Pharmaka und in besonderem Maße intravenöse Narkotika (Hypnotika) prozentual sehr hoch an Plasmaproteine, vor allem am Albumin, gebunden. Diese Bindung ist reversibel.

Bei der Schußinjektion z.B. werden Konzentrationsbereiche erreicht, in denen die Bindungskapazität der Plasmaproteine zunehmend ausgeschöpft, eventuell sogar überschritten wird; der freie Anteil des Thiopentals hat gegenüber der langsamen Injektion überproportional zugenommen. Da nur das ungebundene Thiopental für Diffusionsvorgänge zur Verfügung steht, kann sich bei der Schußinjektion trotz der kurzen Dauer der Initialphase wesentlich mehr Thiopental ins Gewebe verteilt haben, als nach Ablauf der Initialphase bei langsamer Injektion; der freie Thiopentalanteil ist hier prozentual geringer. Bei der Schuß-injektion liegt somit ein anderer Invasionsablauf vor, für kurze Zeit verhält sich das Thiopental wie ein Pharmakon, das wesentlich geringer an Protein gebunden ist. Jede rasche Injektion (= Injektionsdauer unterschreitet das 2 - 3fache der Kreislaufzeit, also ca. 30 bis 40 Sekunden) kann "völlig unkontrollierbare Blutspiegelspitzen" nach sich ziehen. Die gleichmäßige Durchmischung im Blut und damit in extravasalen Bereichen ist nicht mehr gewährleistet.

Bei in-vitro Untersuchungen ließ sich die Abhängigkeit der Proteinbindung von der Thiopentalkonzentration objektivieren (Abb. 1). Auf

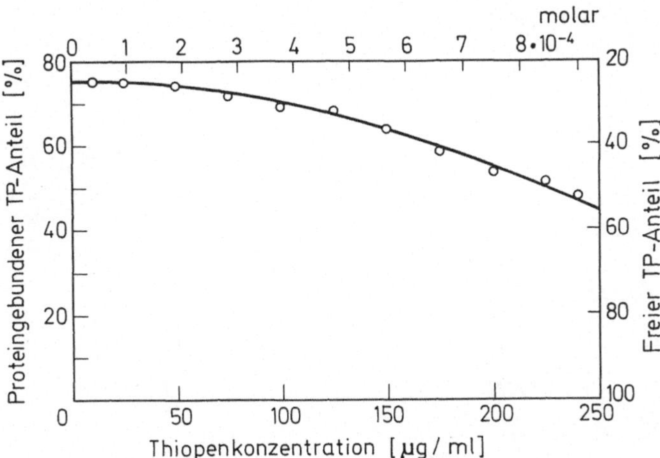

Abb. 1. Abhängigkeit der Proteinbindung von der Thiopentalkonzentration

der Ordinate sind die Eiweißbindungswerte aufgeteagen. Die Thiopentalkonzentration des Plasmawassers bzw. die Thiopental-Gesamtkonzentra-

238

tion ist auf der Abszisse dargestellt. Bei steigender Konzentration
erkennt man auf der rechten Ordinate, daß der freie Thiopentalanteil
stark zunimmt.

Im Bereich hoher Proteinbindungswerte, die beim Thiopental zweifels-
frei vorliegen, bedeutet jede Verminderung der Proteinbindung einen
überproportionalen Anstieg des freien Thiopentalanteils. Ein derartiger Fall kann bei extremen Hypalbuminämien oder nach Verdrängung des
Thiopentals durch andere Pharmaka eintreten.

Eine solche Verdrängungswirkung (= kompetitive Proteinbindung) ließ
sich mit Phenylbutazon nachweisen (KURZ) (Tabelle 2):

Tabelle 2. KOMPETITIVE PROTEINBINDUNG

Verdrängung von Thiopental durch Phenylbutazon

	FREIER ANTEIL		DIFFERENZ
	ohne Phenylbutazon	mit Phenylbutazon	
MENSCH	13,6%	16,9%	+ 3,3% p<0,0005

Thiopental wird bei einer Konzentration von 25 γ/ml im menschlichen
Plasma zu 86,4 % gebunden, der freie Anteil beträgt also 13,6 %. Dieser Anteil wird auf 16,9 % erhöht, wenn man dem Plasma gleichzeitig
Phenylbutazon hinzufügt. Durch solche Überlegungen lassen sich gefährliche Situationen bei einer Einleitung einer Anaesthesie erklären.
In diesem Zusammenhang sind auch unsere Ergebnisse, die vor 7 Jahren
an Probanden beobachtet wurden (Vergleichsuntersuchungen, fortlaufende EEG-Kontrolle) (Abb. 2): Nach einer Thiopental-Einleitung mit an-

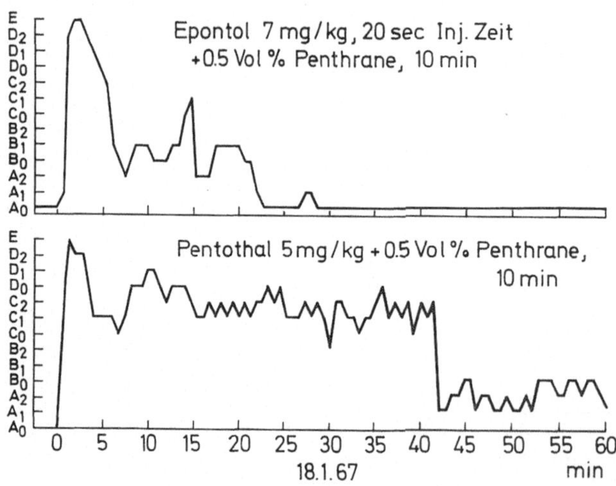

Abb. 2. Wechselwirkung Thiopental-Methoxyflurane (fortlaufende EEG-
Kontrolle). Verlängerung der Schlafzeit nach Thiopental. Ordinate:
Schlaftiefe

schließender 10 Minuten langer Halothane- oder Methoxyflurane-Inhalation war eine Schlafzeit bis zu 40 Minuten nachweisbar, nach Einleitung mit einem barbituratfreien Hypnotikum (Propanidid) wachten die Probanden wenige Minuten nach Absetzen des Inhalationsanaesthetikums auf. Durch die Wechselwirkung Barbiturat-Inhalationsanaesthetikum wurde die Erholungsphase um ca. 20 Minuten verlängert.
Interessant ist auch eine Untersuchung von LASSER und Mitarbeitern über die Wirkungssteigerung des Pentobarbitals durch Verdrängung aus der Proteinbindung: Die Narkosedauer ist erheblich verlängert, wenn gleichzeitig mit dem Barbiturat das Kontrastmittel Urokon[R] (Acetrizoat) verabreicht wird. Urokon verdrängt das Pentobarbital aus seiner Bindung an die Plasmaproteine.
Ein weiteres Beispiel für kompetitive Proteinbindung aus der eigenen Praxis: Vor Jahren wurde Propanidid zur Einleitung der Neuroleptanalgesie nach Gabe von etwa 10 bis 12 mg DHB verabreicht. Es wäre falsch gewesen, dabei Propanidid mit 5 oder 7 mg/kg KG zu dosieren: der freie Anteil von Propanidid hätte sich zu pathologisch hohen Werten gesteigert, außerdem können bei dieser Kombination starke Blutdruckabfälle eintreten (α-Blockade, Kardiodepression). 1 bis 2 mg/kg KG Propanidid reichten aus, um in diesen Fällen eine etwa gleichstarke Wirkung wie nach 5 mg/kg KG Propanidid zu erzielen.

Einen direkten Einfluß eines intravenösen Narkotikums (z.B. Thiopental) auf Plasmaproteine konnten wir ebenfalls nachweisen (Abb. 3).

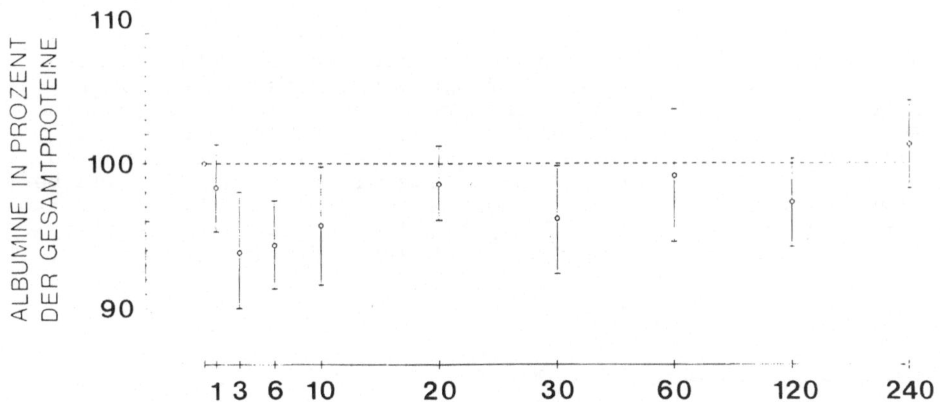

Abb. 3. Abnahme der Albumine nach 5 mg/kg KG Thiopental. Injekt. Zeit 10 sec

Nach einer Thiopentaldosis von 5 mg/kg KG bei einer Injektionszeit von 10 Sekunden nahmen die Albumine von der 3. bis zur 6. Minute signifikant ab, die Gesamtproteine (Abb. 4) zeigten bis zur 10. Minute eine deutliche Verminderung.
Während der Einleitungsphase nach Thiopental trifft demnach jede zusätzliche Medikation auf einen in den ersten Minuten herabgesetzten Proteinspiegel mit vorwiegend verminderter Albuminfraktion. Neben der Gefahr einer kompetitiven Proteinbindung, die zu einer zusätzlichen Freisetzung von Thiopental führen kann, ist also der Proteingehalt selbst nach der Einleitung vermindert. Eine schnelle, in kurzen Zeitabständen erfolgende Verabreichung von potenten Pharmaka während der Einleitungsphase sollte daher möglichst vermieden werden.
Von aktuellem Interesse ist seit einigen Jahren auch die Frage der Hyperthermie: In-vitro konnten wir feststellen, daß mit zunehmender

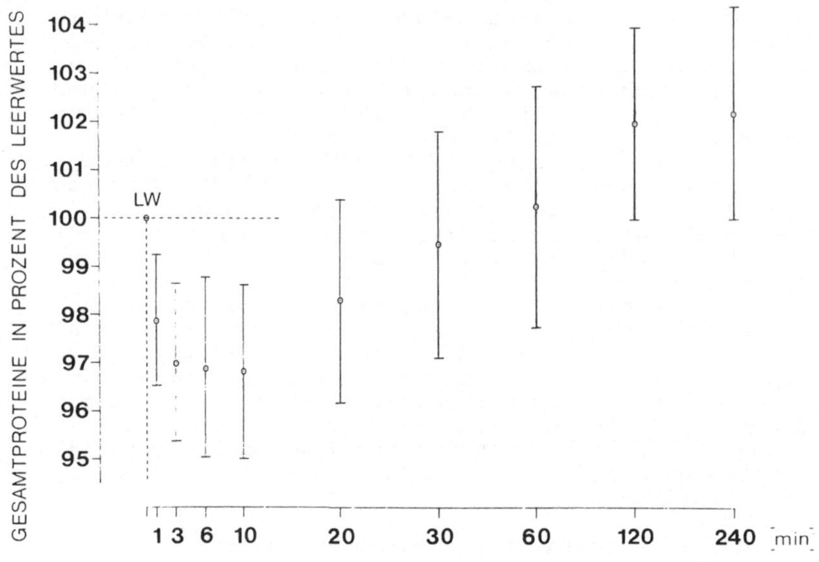

Abb. 4. Abnahme der Gesamtproteine nach 5 mg/kg KG Thiopental. Injekt.-
Zeit 10 Sec

Temperatur die Proteinbindung abnimmt. Der nicht an Protein gebundene
Barbituratanteil kann sich bei einer Temperatursteigerung von 39 auf
41° auf 20 bis 30 % erhöhen. Daß diese Freisetzung des Pharmakons zur
starken Sedierung, zu gefährlichen Herz-Kreislaufveränderungen und
sogar zu möglichen zentralen Atemlähmungen unter Hyperthermie führen
kann, ist verständlich. Praktische Beispiele hierzu sind uns allen bekannt. Hinzu kommt noch, daß die Serumcholinesterase bei Temperaturen
über 37° in einer $6 \cdot 10^{-3}$ molaren Thiopentallösung stark an Aktivität
verliert. Dieses konnten wir objektivieren (Abb. 5): Inkubations-pH,

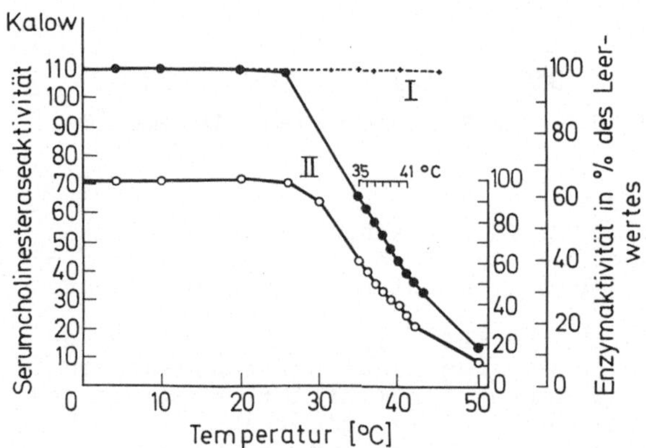

Abb. 5. Inaktivierung der Serumcholinesterase durch Thiopental in Ab-
hängigkeit zur Inkubationstemperatur
------ Inkub. pH 7,4
———— Inkub. pH 8,4
Inkub. Zeit 10 Min

Thiopentalkonzentration und Inkubationszeit wurden dabei konstant gehalten. Die Ergebnisse dürften einige Reaktionen in Hyperthermie (z.B.
verlängerte Apnöe nach Suxamethonium) erklären.

Eingangs wurden die Folgen einer Veränderung im Säure-Basen-Haushalt
erwähnt. Eine geringe pH-Veränderung führt zu einem Wechsel des pro-
zentualen Anteils an Ionen. Hierdurch wird in den Zellen die Konzentration der Pharmaka verändert, die Bindungskapazität sinkt, die Biotransformation bzw. Ausscheidung ändert sich. Wir sind dieser Frage
ebenfalls nachgegangen: In Abb. 6 sind die Beziehungen zwischen pH
und dem gebundenen bzw. nicht an Protein gebundenen Thiopentalanteil
dargestellt. Die höchste Bindungskapazität von Thiopental fand sich

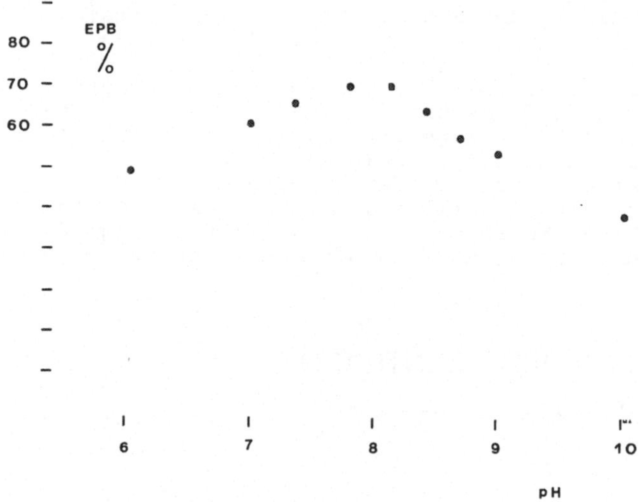

Abb. 6. Beziehung zwischen dem Dialyse-pH und dem proteingebundenen
Thiopentalanteil

bei einem pH von 8, bei pH 7 fiel die Bindungsrate um fast 10 % ab,
bei pH 9 lag die Proteinbindung bei nur 50 %. Ein Beispiel: Phenobarbital als schwache Säure nimmt nach Einatmen von CO_2 in der Plasma-
konzentration ab, die Konzentration in der Zelle wird jedoch zunehmen,
da der freie Anteil ansteigt. Die Wirkung der Droge nimmt also zu.
Natriumbikarbonat würde sehr schnell zu einer Normalisierung der Wirkung führen (Abnahme der Sedierung), da wieder mehr Barbiturat gebunden werden kann.

7. Seit vielen Jahren spielt die Induktion der Lebermikrosomen eine
große Rolle. Die Anaesthesisten werden immer wieder mit diesem Problem
konfrontiert, wenn unsere Patienten nach einer berechneten Normaldo-
sis unserer intravenösen Narkotika nicht einschlafen bzw. während der
Anaesthesie wesentlich mehr Pharmaka - Analgetika oder Sedativa - benötigen.
Es ist aus zahlreichen Untersuhungen von CONNY und REMMER bekannt,
daß nach der Narkoseeinleitung insbesondere mit Phenobarbital der Metabolismus anderer Medikamente gesteigert ist.
Während die genannten Autoren ihre Ergebnisse im Tierexperiment durch-
führten, konnten wir vor 11 Jahren indirekt die Enzyminduktion bei Einnahme von Schlafmitteln an Probanden objektivieren (Abb. 7): 7 Versuchs-

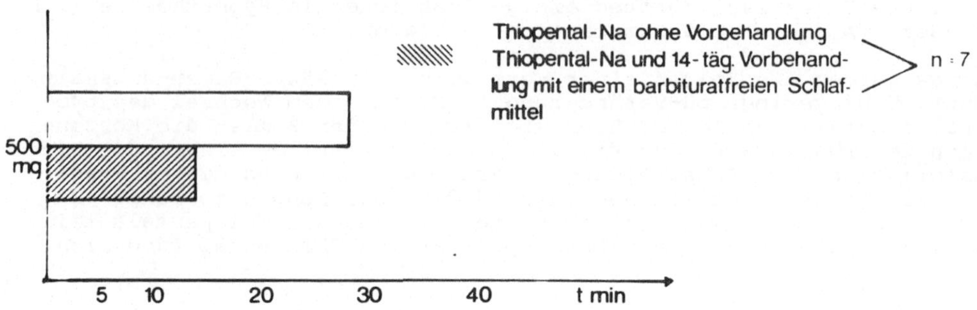

Abb. 7. Enzyminduktion: Verkürzung der Schlafzeit nach Thiopental

personen erhielten je 500 mg Thiopental. Die Thiopentalkonzentration
wurde bestimmt, das EEG fortlaufend geschrieben. Nach einem 6-wöchi-
gen Intervall nahmen die Probanden 14 Tage lang ein Schlafmittel (Ada-
lin) ein, dann erhielten sie wieder unter gleichen Bedingungen je
500 mg Thiopental. Die Schlafzeit war nach der Vorbehandlung von 28
Minuten auf 13,5 Minuten signifikant verkürzt, die Thiopentalkonzentration (Abb. 8) nach Vorbehandlung in den ersten 10 Minuten signifikant vermindert. Auch in den nachfolgenden 24 Stunden waren keine Nach-
schlafstadien nachweisbar.

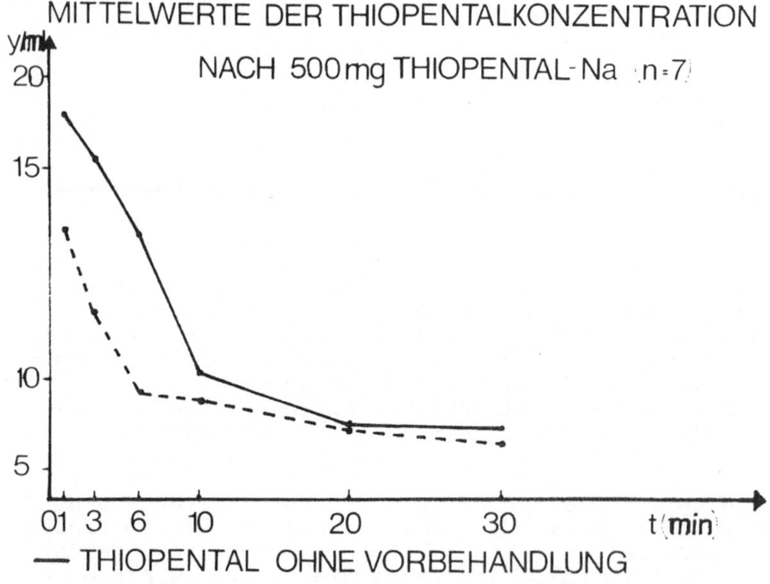

Abb. 8. Enzyminduktion: Thiopentalkonzentrationen nach 500 mg Thiopental mit und ohne Vorbehandlung

Wichtig erscheinen die Hinweise, daß nach einer 2 Tage langen Praemedikation mit Phenobarbital der Abbau von Methoxyflurane und von Halothane induziert wird. LEE und Mitarbeiter konnten diese Wirkung von
Phenobarbital auf den Abbau von Methoxyflurane an der Ratte bestäti-
gen- Sie postulierten, daß die gesteigerte mikrosomale Enzymaktivität
zu einer gesteigerten Toxizität praedisponiere.

8. Daß andererseits eine Hemmung des Metabolismus zu Veränderungen in
der Wirkung führen kann, ist ebenfalls bekannt. Besonders gefährliche
Wirkungen können die Monoamino-oxydase-Hemmer ausüben. Sie hemmen auch
die lebermikrosomalen Enzyme, die Barbiturate werden langsamer abgebaut.
In der täglichen Praxis kann man bei der Gabe eines Esters (z.B. Suxamethonium) mit der Möglichkeit einer Enzymhemmung konfrontiert werden,
wenn zur Einleitung ein anderer Ester verabreicht wird; eine verlängerte Suxamethoniumwirkung kann hieraus resultieren.

Auf eine besondere Komplikation konnte noch vor kurzer Zeit hingewiesen werden (Abb. 9), als bei einer allergischen Reaktion nach Propanidid eine signifikante Hemmung der Serumcholinesterase-Aktivität gemessen wurde. Die Histaminfreisetzung hatte hier zu einer Enzymhemmung
geführt.

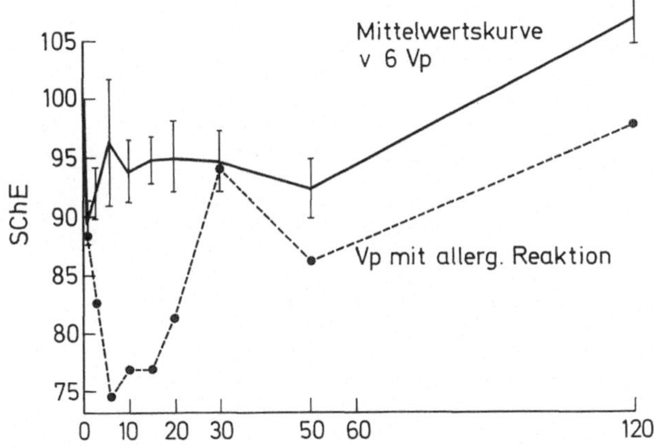

Abb. 9. Enzymhemmung durch Histaminfreisetzung: Signifikante Hemmung
der SChE während einer allergischen Reaktion nach Propanidid

9. Zu den physiologischen Veränderungen, die eine Wechselwirkung verursachen können, muß besonders an die Möglichkeit einer Histaminfreisetzung gedacht werden. Bei unseren klinisch experimentellen Untersuchungen über Propanidid hatten wir wiederholt Gelegenheit, bei einer
zweiten Applikation von Propanidid eine Histaminfreisetzung festzustellen, die zu den bekannten allergischen Komplikationen führte. Als Ex-
tremfall sei der vor einigen Jahren publizierte Zwischenfall bei einem Patienten angeführt, der bei der Erstoperation keine Histaminfreisetzung zeigte, bei der zweiten und dritten Narkose jedoch eine so hohe Histaminliberierung hatte, daß es zu schweren Kreislaufveränderungen kam. Hier muß neben der Sensibilisierung auch die echte chemische
Histaminfreisetzung und über eine Induktion der Histidin-decarboxylase
eine vermehrte Histaminsynthese zu diesem Zwischenfäll geführt haben.
Aus diesen Beispielen ist ersichtlich, daß eine Wechselwirkung auch
zu lebensgefährlichen Komplikationen führen kann.

Zusammenfassung

Das Thema wurde zwar nicht erschöpfend behandelt. Einige für die klinische Praxis wichtige Punkte wurden jedoch angedeutet und auch durch experimentelle Daten untermauert. Die Wechselwirkung in der Proteinbindung spielt für den Anaesthesisten besonders während der Einleitungsphase eine entscheidende Rolle. Veränderung der Albuminfraktion und kompetitive Proteinbindung durch andere Pharmaka können zu höhergradigen Kreislaufveränderungen führen. Acidose sowohl als auch Alkalose verändern die Proteinbindung.
Bei steigender Temperatur (Hyperthermie) nimmt die Proteinbindung von Thiopental signifikant ab. Analgetika, die nicht zur Hypnose und Hypotension führen, können in der postoperativen Phase eine verstärkte mit Hypoventilation verbundene Nachschlafwirkung hervorrufen.

Vortrag Nr. 98

The Interaction of Inhalation Anesthetics with Sedatives and Hypnotics

By A.B. Dobkin

In previous studies of the interaction of sedatives with thiopental, both given intravenously, serially, it was found that unstimulated, trained dogs usually slept much longer than when thiopental was administrated alone (1,2,3,4,5,6). The response varied with the type of sedative given (hypnotic, analgesic, antihistaminic, psychosedative, antidepressant, etc.) and was, within limits, dose-related. In all investigations, the dose of thiopental was 20 mg/kg. The following figure and five tables summarize these data. Figure 1 shows the percent increase of thiopental anesthesia time with a median therapeutic dose of 16 different phenothiazine derivatives. Notice that 6 of these drugs more than doubled the recovery time caused by thiopental.

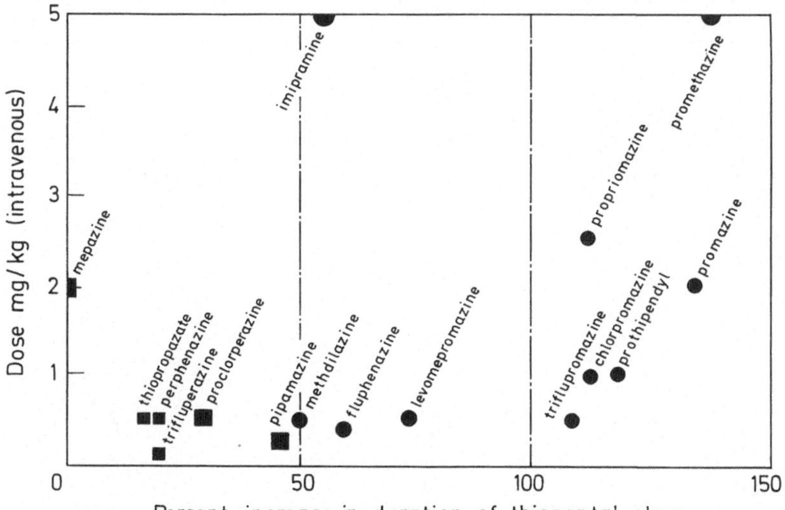

Fig. 1. Comparative hypnotic potency of derivatives and analogues of phenotiazine as measured by prolongation of thiopental sleep in dogs. Observe that these drugs may be divided into three groups: according to the response to a "therapeutic dose" - those that more than double thiopental sleep, those that cause moderate prolongation, and those that have little or no effect

Table 1 shows a similar effect with several antihistaminic-antiemetic drugs. In Table 2, observe the effect of narcotic analgesics is appreciably less than the phenothiazines in prolonging anesthesia by thiopental, nut recovery is delayed somewhat. Table 3 shows the marked activity of tricyclic antidepressants in prolonging thiopental anesthesia, rather than abbreviating the recovery time, and Table 4 shows the effect of neuroleptics and analgesics separately and combined (as in Innovar). Note the appreciable prolonging effect on thiopental anesthesia by the combination. Table 5 schows that the effect of hydro-

xyzine is appreciably less than some phenothiazines (with sedative
properties) in prolonging recovery from thiopental anesthesia.

Table 1. The Effect of Some Anti-Emetics and Sedatives on Thiopental
Narcosis in Dogs

	Dose mg./kg.	Recovery time (minutes)			
		Head up Mean*	S.D.	Percentage diff.	Significance
Thiopental alone	20	55	23	− 4	p = 0.5
+Trimethobenzamide	10	53	22		
Thiopental alone	20	44	11	+48	.001
+Trimeprazine	.25	65	15		
Thiopental alone	20	51	23	+63	.005
+Diphenhydramine	5	83	34		
Thiopental alone	20	39	12	+28	.025
+Dimenhydrinate	5	50	16		
Thiopental alone	20	35	9	+49	.001
+Cyclicine	5	52	12		
Thiopental alone	20	43	17	+25	0.1
+Thenylpyramine	1	54	20		
Thiopental alone	20	47	18	+208	.001
+Methaminodiazepoxide	2.5	145	39		
Thiopental alone	20	42	13	+33	.001
+Haloperidol	0.5	63	21		

	Dose mg./kg.	Recovery time (minutes)			
		Legs up Mean*	S.D.	Percentage diff.	Significance
Thiopental alone	20	73	32	−11	p = 0.4
+Trimethobenzamide	10	65	25		
Thiopental alone	20	53	9	+36	.001
+Trimeprazine	.25	72	14		
Thiopental alone	20	60	19	+62	.001
+Diphenhydramine	5	97	29		
Thiopental alone	20	47	9	+19	.005
+Dimenhydrinate	5	58	11		
Thiopental alone	20	43	9	+44	.001
+Cyclicine	5	62	12		
Thiopental alone	20	51	19	+20	0.2
+Thenylpyramine	1	61	21		
Thiopental alone	20	56	17	+225	.001
+Methaminodiazepoxide	2.5	182	40		
Thiopental alone	20	54	15	+41	.005
+Haloperidol	0.5	76	25		

*Each mean time represents 20 administrations of thiopental alone
and with the test drug.

The interaction of sedatives and hypnotics with inhalation agents was
studied with 200-gram inbred albino rats (7). First, it was necessary
to determine the appropriate concentration range of the anesthetics
which would be between the AC_{50} and the LC_{50}. Table 6 shows the inhalation anesthetics tested and the concentration of these anesthetics
that was found safe and effective in this breed of rats. Then, three
(low, median and high) intravenous dose levels were determined of re-
presentative sedatives that would make rats drowsy or quiescent with-

out depressing respiration - as indicated by cyanosis - and without
causibg more than a momentary loss of the "startle" or "righting" reflex. Table 7 shows the sedatives selected and the dose found to be
effective and safe. Notice there are appreciable differences in the
dose range among them.

Table 2. The Effect of Some Narcotic Analgesics on Thiopental Narcosis
in Dogs

| | Dose (mg./kg.) | Recovery Time-minutes | | Difference (%) | Significance p |
		Head up Mean*	S.D.		
Thiopental alone	20	48	21	+6	0.5
+morphine	0.2	51	21		
Thiopental alone	20	47	12	+28	0.25
+meperidine	2	60	17		
Thiopental alone	20	43	13	+60	.001
+Sparidol	1†	69	22		
Thiopental alone	20	64	22	+31	.025
+levorphanol	.05	84	29		
Thiopental alone	20	59	30	+51	.01
+alphaprodine	1	89	33		
Thiopental alone	20	48	17	+37	.005
+anileridine	1	66	18		
Thiopental alone	20	50	22	+82	.001
+dipipanone	0.5	91	25		
Thiopental alone	20	49	19	+45	.01
+oxymorphone	.05	71	28		

| | Dose (mg./kg.) | Recovery Time-minutes | | Difference (%) | Significance p |
		Legs up Mean*	S.D.		
Thiopental alone	20	62	21	+2	0.5
+morphine	0.2	63	22		
Thiopental alone	20	58	12	+22	.005
+meperidine	2	71	14		
Thiopental alone	20	55	14	+71	.001
+Sparidol	1†	94	24		
Thiopental alone	20	73	24	+41	.005
+levorphanol	.05	103	31		
Thiopental alone	20	70	28	+44	.005
+alphaprodine	1	101	25		
Thiopental alone	20	60	14	+33	.001
+anileridine	1	80	16		
Thiopental alone	20	39	19	+73	.001
+dipipanone	0.5	102	24		
Thiopental alone	20	37	15	+49	.001
+oxymorphone	.05	85	25		

Next, the interaction of the inhalation anesthetics and the sedatives
was tested as follows:

Five rats were given an I.V. injection of a selected sedative. Ten
minutes after injection, the 5 rats, plus 1 unmedicated rat, were pla-

Table 3. Interaction of thiopentone and drugs which affect behaviour

Recovery Time (minutes)

Drugs tested	Dose mg/kg	Head up Mean*	SD	% Diff.	Significance (P)
Thiopentone alone	20	49	12		
+Chlorprothixene	0.5	97	22	+98	<0.001
Thiopentone alone†	20	48	16		
+Chlorpromazine	1.0	102	27	+112	<0.001
Thiopentone alone	20	58	18		
+Amitriptyline	5.0	99	27	+71	<0.001
Thiopentone alone†	20	49	22		
+Imipramine	5.0	74	29	+56	0.005

Recovery Time (minutes)

Drugs tested	Dose mg/kg	Legs up Mean*	SD	% Diff.	Significance (P)
Thiopentone alone	20	68	12		
+Chlorprothixene	0.5	131	37	+93	<0.001
Thiopentone alone†	20	55	17		
+Chlorpromazine	1.0	115	30	+109	<0.001
Thiopentone alone	20	70	17		
+Amitriptyline	5.0	113	23	+61	<0.001
Thiopentone alone†	20	61	25		
+Imipramine	5.0	91	34	+50	0.005

*Each mean time represents 20 administrations of Thiopentone alone and with the test drug.
†Previously reported

ced (in pairs) in 3 capped, 4-liter, jars, each filled with oxygen and a precise vapor concentration of one of the anesthetics. The jar was rotated 12 to 15 r.p.m. while the rats were observed closely for onset of unconsciousness, character of respiration, color (cyanosis?) and degreee of flaccidity. After 10 minutes, the jars were opened to room-air and the rats were transferred to large, open pans. Two groups of rats were done at each dose level of sedative and anesthetic. One group was stimulated during recovery (prodding and tail-pressure) and the other was not stimulated.

The observations showed that secobarbitone, like thiopental, clearly prolongs recovery from inhalation anesthesia, while the effect of hydroxyzine (Vistaril) is rather slight. Diazepam, chlorpromazine and methotrimepazine have an intermediate effect. Recovery was delayed and appreciably less than the sedatives were combined with halothane, enflurane or isoflurane than when combined with chloroform, trichlor-ethylene or methoxyflurane. The following figures (2 through 6) sum-marize these interactions. Figure 2 showed that stimulating the rats had no appreciable effect, and recovery is slow, when secobarbital was

Table 4. Effect of Some Neuroleptanalgesics on Thiopental Narcosis in Dogs

	Dose (mg./kg.)	Head up		Difference (%)	Significance p
		Mean*	S.E.		
Thiopental alone	20	20.4	4.5	+170	0.001
+Droperidol	0.5	55.2	7.0		
Thiopental alone	20	23.6	4.8	+ 77	0.001
+Fentanyl	0.01	41.8	6.2		
Thiopental alone	20	21.6	4.6	+136	0.001
+Innovar	0.25ml.†	51.0	6.8		
Thiopental alone	20	19.4	4.4	+ 24	0.1
+Benzquinamide	5	24.0	4.8		
Thiopental alone	20	22.7	1.8	+ 70	0.001
+Pentazocine	0.6	38.5	3.8		

	Dose (mg./kg.)	Legs up		Difference (%)	Significance p
		Mean*	S.E.		
Thiopental alone	20	26.9	5.1	+121	<0.001
+Droperidol	0.5	60.8	7.3		
Thiopental alone	20	31.0	5.5	+ 56	<0.001
+Fentanyl	0.01	48.4	6.1		
Thiopental alone	20	29.0	5.3	+ 95	<0.001
+Innovar	0.25ml.†	56.5	7.0		
Thiopental alone	20	27.4	5.1	+ 21	>0.05
+Benzquinamide	5	33.1	5.6		
Thiopental alone	20	30.5	2.5	+ 46	<0.001
+Pentazocine	0.6	44.5	3.8		

*Each mean time represents 20 administrations of thiopental and with the test drug.
†0.25 mg droperidol + 0.005 mg fentanyl/kg.

used with any of the inhalation anesthetics. In Figure 3, note the shorter recovery with halothane, enflurane and isoflurane when combined with chlorpromazine. In Figure 4, note the shorter recovery with halothane, enflurane and isoflurane when combined with methotrimeprazine. Figure 5 shows the slow recovery with methoxyflurane only in combination with hydroxyzine. Figure 6 shows that chloroform, trichlorethylene and methoxyflurane caused slow recovery with diazepam, while there was only a slight effect with isoflurane, enflurane and halothane.

The last investigation of this subject was to determine whether microsomal enzyme induction with sedatives can be demonstrated by a shortening of recovery time and by light microscopy of liver and kidney sections after inhalation anesthesia in rats. Mature, female, albino, Sprague-Dawley rats (retired breeders), weighing approximately 275 grams, were used. Every week, a group of 49 rats, that had been acclimatized for 3 days in a temperature- and light-controlled room, were divided into 7 sub-groups that were each treated with daily intraperi-

Table 5. The Effect of Some Sedatives on Thiopental Narcosis in Dogs

	Dose (mg./kg.)	Recovery Time (min.) Head up Mean*	S.D.	Difference (%)	Significance p
Thiopental alone +hydroxyzine	20 5	30 43	±17 ±23	+ 44	>0.05,<0.10
Thiopental alone +SA 97	20 5	26 40	±10 ±16	+ 50	<0.01
Thiopental alone +thiethylperazine	20 0.5	23 37	± 7 ±15	+ 60	<0.01
Thiopental alone +thioridazine	20 0.5	20 42	±10 ±16	+107	<0.001

	Dose (mg./kg.)	Recovery Time (min.) Legs up Mean*	S.D.	Difference (%)	Significance p
Thiopental alone +hydroxyzine	20 5	44 60	±25 ±31	+ 37	>0.05,<0.10
Thiopental alone +SA 97	20 5	36 51	±12 ±18	+ 41	<0.01
Thiopental alone +thiethylperazine	20 0.5	31 44	±10 ±17	± 40	<0.02
Thiopental alone -thioridazine	20 0.5	31 50	±11 ±14	+ 60	<0.001

*Each mean time represents 20 administrations of thiopental alone and with the test drug.

toneal injections of one of saline and 6 sedatives, for four days, with expectation of stimulating microsomal enzymes in the liver. On the fifth day, they were anesthetized with an inhalation anesthetic of known concentration. The tests were repeated until an anesthetic concentration was found that rendered all rats quiescent within 30 minutes, and they remained unconscious for an additional 2 hours of anesthesia. The rats were then removed from the chamber and the rate of recovery was recorded for each of them. No indication of enzyme induction was revealed in this study. Table 8 lists the drugs and dosage of sedatives given intraperitoneally on four consecutive days. Table 9 lists the anesthetics tested for 150 minutes and the concentrations of anesthetics used. Tables 10 to 16 show the effect of interactions of sedatives and anesthetics on the rate of recovery and on the SGPT when the anesthetic concentration employed was sufficient to render the rats quiescent (unconscious) within 30 minutes of onset of the test and for the subsequent 120 minutes.

None of the hypnotics or analgesics had an appreciable effect on the duration of recovery from anesthesia after halothane or enflurane, while anesthesia with chloroform, trichlorethylene and the two trifluorocyclobutanes was evidently _prolonged_, especially in rats pretreated with phenobarbital and methotrimeprazine, when compared to the saline control groups. The isoflurane, fluroxene and methoxyflurane interactions showed an equivocal response. In general, it appeared as if the drug interactions on the liver was probably one of enzyme suppression by the anesthetics, overriding any tendency or actual stimulation of the microsomal enzymes by the sedatives.

Table 6. Concentration and Physical Properties of Anaesthetics Tested in Rats

Anaesthetic	Molecular weight	Specific Gravity	Partition coefficients oil/gas	blood/gas
Chloroform	119	1.49	400	10.3
Trichlorethylene	131	1.47	725	9.2
Methoxyflurane	164	1.42	900	13.0
Halothane	197	1.86	225	2.4
Enflurane	184	1.52	100	1.9
Isoflurane	184	1.50	95	1.4

Anaesthetic	Est. MAC* (% conc.)	Conc. tested (%)	Liquid volume† (ml in 4 L jar)
Chloroform	0.55	1.5-2.0	.20-.27
Trichlorethylene	0.30	2.0-2.5	.28-.35
Methoxyflurane	0.25	1.0-1.5	.19-.29
Halothane	0.90	1.5-2.0	.26-.34
Enflurane	2.1	2.5-3.0	.50-.60
Isoflurane	1.4	1.5-2.0	.30-.40

*Analgesia is related to oil/gas partition coefficients[7]
†Adjustments were made for elevated ambient temperature.

Table 7. Doses of Sedatives Tested in Rats

	Dose administrated intravenously (mg per 200-gm rat*)		
	Low	Median	High
Secobarbitone (Seconal)	3.0'	4.0	5.0
Chlorpromazine (Largactil)	1.5	2.0	2.5
Methotrimeprazine (Nozinan)	1.0	2.0	3.0
Hydroxyzine (Vistaril)	1.5	2.0	2.5
Diazepam (Valium)	1.0	2.0	3.0

*Adjustments in dosage were made for >10-gm variation in rat's weight.

Choroform
stimulated unstimulated
min
140
120
100
80
60
40
20
0
1.5 2.0 1.5 2.0%

Trichlorethylene
stimulated unstimulated
2.0 2.5 2.0 2.5%

Halothane
stimulated unstimulated
min
140
120
100
80
60
40
20
0
1.5 2.0 1.5 2.0%

Methoxyflurane
stimulated unstimulated
163 ±5   188 ±3
1.0 1.5 1.0 1.5%

Enflurane
stimulated unstimulated
120
min
100
80
60
40
20
0
2.5 3.0 2.5 3.0%
o 3 mg
△ 4 mg
□ 5 mg

Isoflurane
stimulated unstimulated
1.5 2.0 1.5 2.0%
▽ Control
| S.E. of x̄

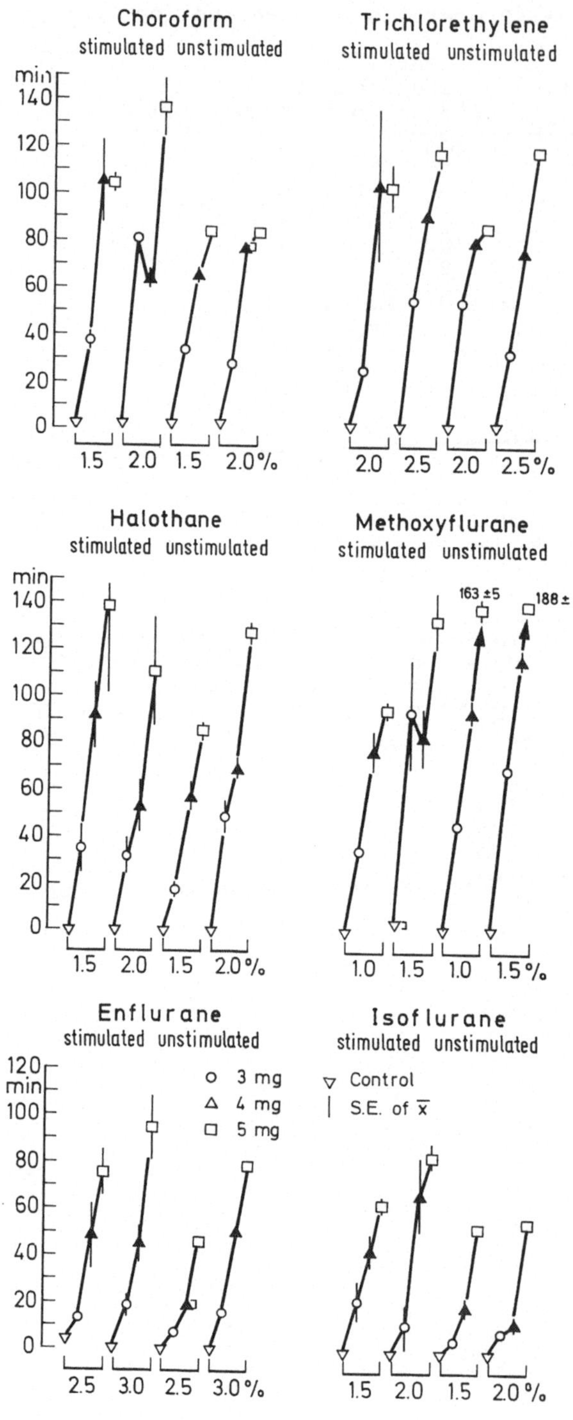

Fig. 2

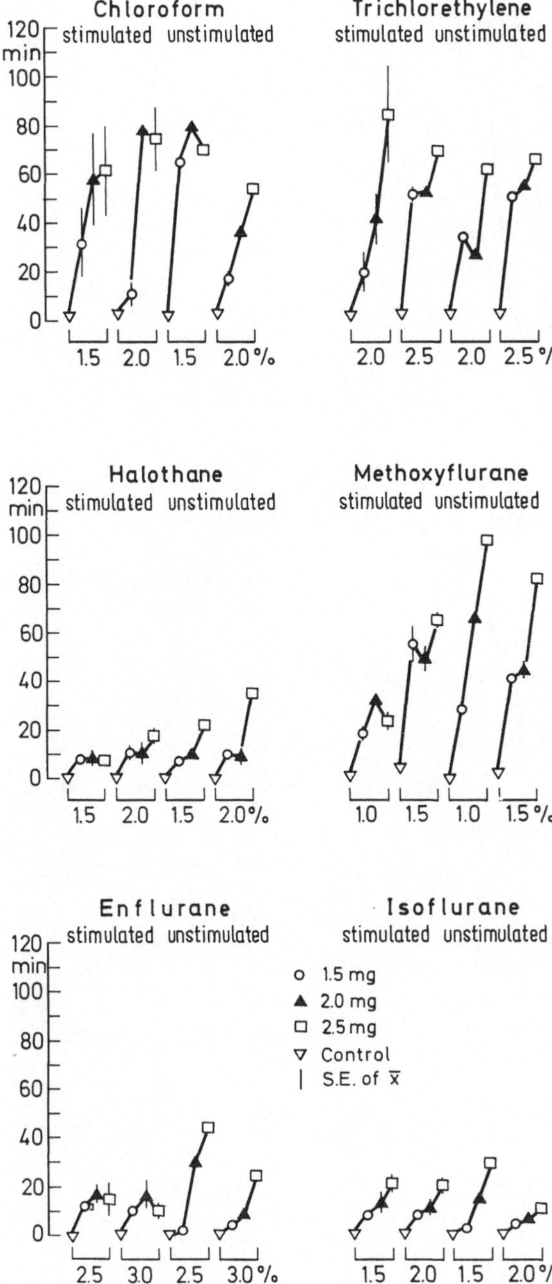

Fig. 3

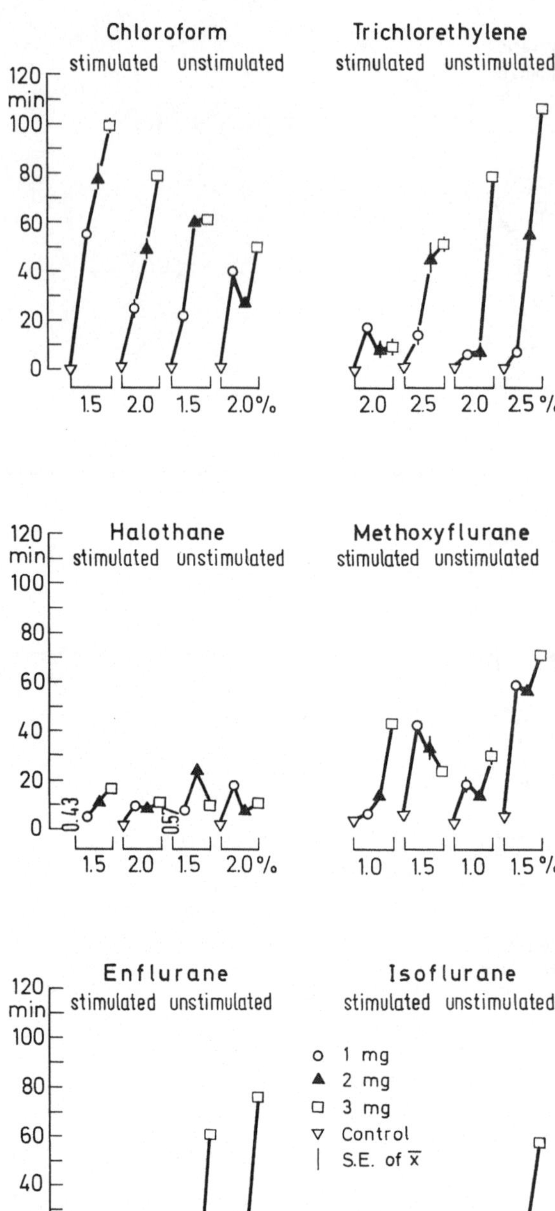

Fig. 4

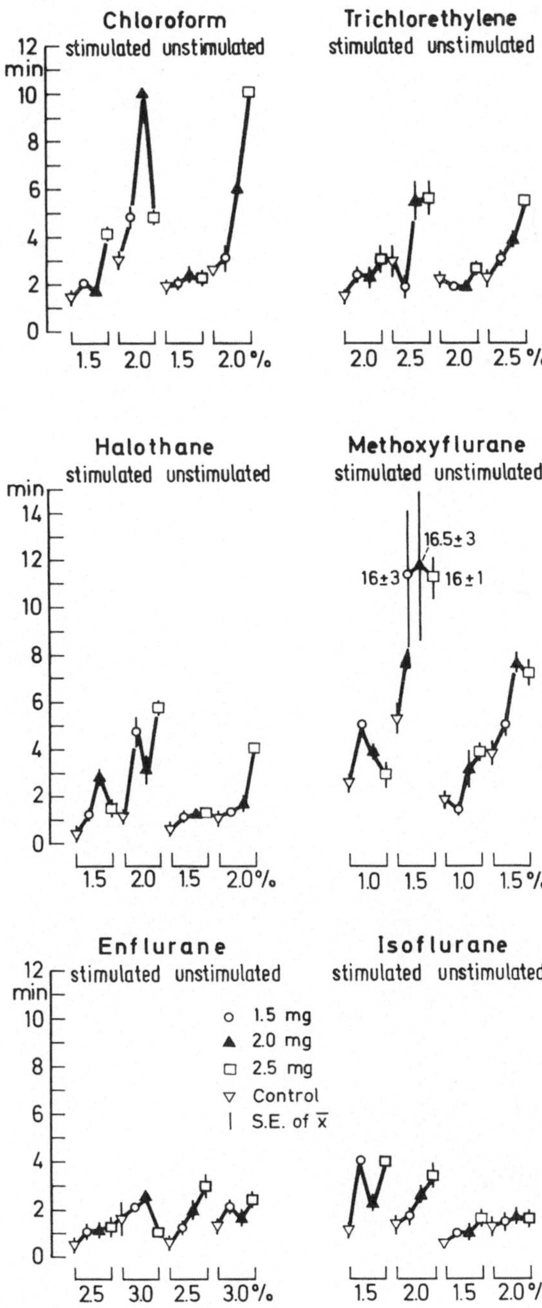

Fig. 5

256

Chloroform
stimulated unstimulated
120 min 100 80 60 40 20 0
1.5 2.0 1.5 2.0 %
Trichlorethylene
stimulated unstimulated
2.0 2.5 2.0 2.5 %
Halothane
stimulated unstimulated
120 min 100 80 60 40 20 0
o 1 mg
▲ 2 mg
□ 3 mg
1.5 2.0 1.5 2.0 %
Methoxyflurane
stimulated unstimulated
▽ Control
| S.E. of x̄
1.0 1.5 1.0 1.5 %
Enflurane
stimulated unstimulated
120 min 100 80 60 40 20 0
2.5 3.0 2.5 3.0 %
Isoflurane
stimulated unstimulated
1.5 2.0 1.5 2.0 %

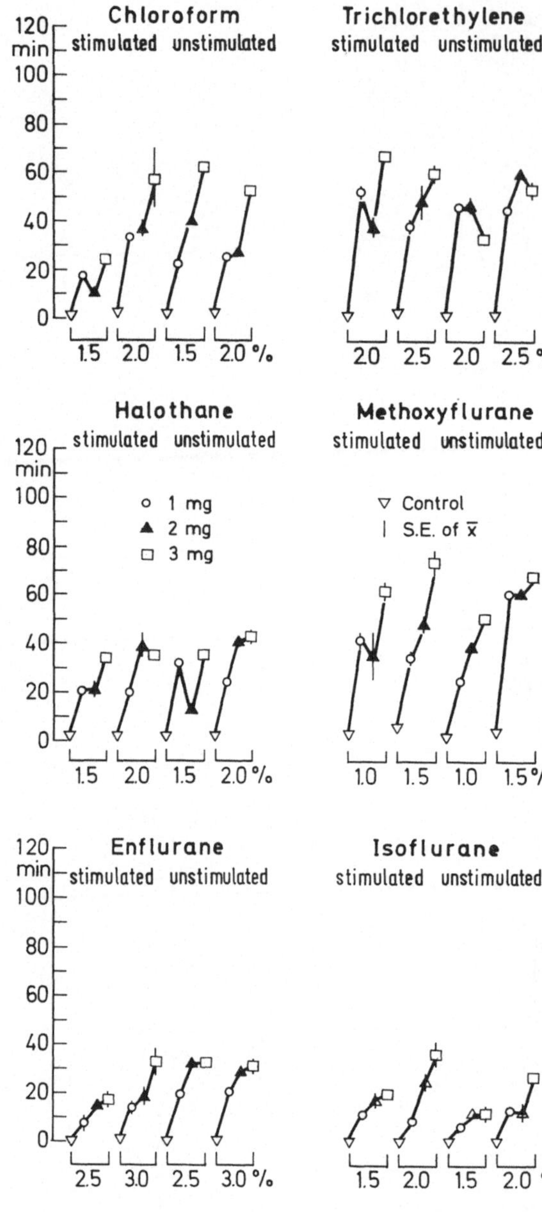

Fig. 6

Table 8. Drugs injected intraperitoneally in Rats to produce Enzyme Induction

Drug	Dose(m.p.k.)	Dilution (in saline)
Saline		0.9%
Secobarbital	25	10 mg./ml.
Phenobarbital	50	20 mg./ml.
Morphine	5	2 mg./ml.
Pentazocine	20	8 mg./ml.
Diazepam	15	5 mg./ml.
Methotrimeprazine	20	8 mg./ml.

Table 9. Inhalation anesthetics administered following chronic administration of hypnotic and analgesic drugs to determine the effect of their interaction

Anaesthetic Agents	Concentrations Tested (%)
Isoflurane Forane	1.0 - 3.0
Enflurane Ethrane	1.5 - 3.0
Halothane Fluothane	1.0 - 2.0
Chloroform	0.5 - 1.0
Trichlorethylene Trilene	0.3 - 0.6
Fluroxene Fluromar	6.0 - 12.0
Methoxyflurane Penthrane	0.4 - 0.7
900 42M9 Cyclobutane	1.0
900 22M13 Cyclobutane	1.5

Table 10. Interaction of Anesthetics and Sedatives

Anesthetic Agent	Recovery Time(min.) after Saline 0.5 ml.	SGPT(units) IP qd x 4
None	−	18 ± 1
Isoflurane	8 ± 2	28 ± 3
Enflurane	3 ± 1	24 ± 4
Halothane	3 ± 1	25 ± 9
Chloroform	12 ± 3	23 ± 4
Trichlorethylene	34 ± 13	16 ± 2
Fluroxene	6 ± 2	14 ± 2
Methoxyflurane	3 ± 1	25 ± 11
Trifluorocyclobutane Br	77 ± 2	60 ± 10
Trifluorocyclobutane Cl	47 ± 38	40 ± 2

Table 11. Interaction of Anesthetics and Sedatives

Anesthetic Agent	Recovery Time (min.) after Secobarbital 25mg./kg.IPqd x 4	SGPT (units)
None	–	20 ± 2
Isoflurane	6 ± 2	27 ± 4
Enflurane	3 ± 1	37 ± 13
Halothane	7 ± 1	14 ± 1
Chloroform	25 ± 7	19 ± 2
Trichlorethylene	31 ± 25	26 ± 3
Fluroxene	9 ± 4	20 ± 4
Methoxyflurane	8 ± 2	13 ± 2
Trifluorocyclobutane Br	58 ± 13	42 ± 5
Trifluorocyclobutane Cl	39 ± 19	47 ± 1

Table 12. Interaction of Anesthetics and Sedatives

Anesthetic Agent	Recovery Time (min.) after Phenobarbital 50mg./kg.IPqd x 4	SGPT (units)
None	–	17 ± 2
Isoflurane	12 ± 3	21 ± 3
Enflurane	6 ± 2	22 ± 3
Halothane	19 ± 2	16 ± 3
Chloroform	80 ± 10	28 ± 5
Trichlorethylene	31 ± 4	21 ± 2
Fluroxene	63 ± 13	42 ± 10
Methoxyflurane	36 ± 3	9 ± 2
Triflurocyclobutane Br	73 ± 11	36 ± 7
Trifluorocyclobutane Cl	66 ± 19	36 ± 4

Table 13. Interaction of Anesthetics and Sedatives

Anesthetic Agent	Recovery Time (min.) after Morphine 5mg./kg. IP qd x 4	SGPT (units)
None	–	18 ± 1
Isoflurane	8 ± 2	23 ± 3
Enflurane	3 ± 1	30 ± 5
Halothane	5 ± 2	22 ± 6
Chloroform	33 ± 5	21 ± 1
Trichlorethylene	39 ± 7	20 ± 2
Fluroxene	8 ± 3	22 ± 5
Methoxyflurane	8 ± 1	9 ± 1
Trifluorocyclobutane Br	68 ± 5	40 ± 5
Trifluorocyclobutane Cl	30 ± 10	38 ± 3

Table 14. Interaction of Anesthetics and Sedatives

Anesthetic Agent	Recovery Time(min.) after Pentazocine 20mg./kg. IP qd x 4	SGPT(units)
None	–	19 ± 2
Isoflurane	20 ± 10	28 ± 4
Enflurane	4 ± 1	36 ± 5
Halothane	5 ± 2	10 ± 2
Chloroform	43 ± 9	22 ± 1
Trichlorethylene	49 ± 12	17 ± 2
Fluroxene	7 ± 2	26 ± 5
Methoxyflurane	8 ± 1	9 ± 1
Trifluorocyclobutane Br	75 ± 9	40 ± 3
Trifluorocyclobutane Cl	42 ± 15	38 ± 4

Table 15. Interaction of Anesthetics and Sedatives

Anesthetic Agent	Recovery Time(min.) after Diazepam 15 mg./kg. IP qd x 4	SGPT(units)
None	–	22 ± 1
Isoflurane	18 ± 10	29 ± 7
Enflurane	8 ± 2	42 ± 10
Halothane	7 ± 1	11 ± 2
Chloroform	20 ± 4	25 ± 12
Trichlorethylene	13 ± 4	16 ± 1
Fluroxene	7 ± 3	13 ± 3
Methoxyflurane	5 ± 1	9 ± 2
Trifluorocyclobutane Br	84 ± 3	35 ± 4
Trifluorocyclobutane Cl	50 ± 15	33 ± 2

Table 16. Interaction of Anesthetics and Sedatives

Anesthetic Agent	Recovery Time(min.) after Methotrimeprazine20mg./kg.IPqd x 4	SGPT(units)
None	– –	23 ± 1
Isoflurane	17 ± 4	25 ± 3
Enflurane	14 ± 3	41 ± 8
Halothane	8 ± 2	32 ± 7
Chloroform	34 ± 11	17 ± 2
Trichlorethylene	40 ± 14	22 ± 4
Fluroxene	11 ± 3	39 ± 13
Methoxyflurane	10 ± 4	25 ± 5
Trifluorocyclobutane Br	87 ± 2	39 ± 2
Trifluorocyclobutane Cl	37 ± 11	38 ± 2

References

1. DOBKIN,A.B.: Anesthesiology $\underline{21}$, 292 (1960).

2. DOBKIN,A.B.: Can. Anaes. Soc. J. $\underline{8}$, 265 (1961).

3. DOBKIN,A.B.: Anesthesiology $\underline{22}$, 291 (1961).

4. DOBKIN,A.B., ISRAEL,J.S., CRISWICK,V.G.: Can. Anaes. Soc. J. $\underline{9}$, 342 (1962).

5. DOBKIN,A.B., ISRAEL,J.S., BYLES,P.H., LEE,P.K.Y.: Brit. J. Anaes. $\underline{35}$, 425 (1963).

6. DOBKIN,A.B., LEE,P.K.Y.: Can. Anaes. Soc. J. $\underline{12}$, 34 (1965).

7. KIM,D. and DOBKIN,A.B.: Can. Anaes. Soc. J. $\underline{20}$, 479 (1973).

8. DOBKIN,A.B., BORGSTEDT,H.H.: Proc. XI Congress Scand. Anaes. Soc. (1973).

9. DOBKIN,A.B., BORGSTEDT,H.H., ROHNER,R.F., KURLAN,R., FEIN,A.: To be published.

Vortrag Nr. 99

THE INTERACTIONS OF NEUROMUSCULAR BLOCKING AGENTS WITH ANESTHETIC AND ADJUVANT DRUGS

By F. Foldes and F. Forbat

The interactions of anesthetic and adjuvant drugs with neuromuscular
blocking agents (muscle relaxants; m.r.)* has great clinical significance. Because of this, the understanding of the biochemical and pharmacological basis of these interactions is essential for the safe con-
duct of anesthesia. Limitations of space do not allow the in-depth
coverage of this important topic. For this reason the ensuing discussion will be primarily concerned with those aspects of the interactions
of m.r. and anesthetic and adjuvant drugs which have practical clinical importance. The species differences in the interaction of different
types of m.r. with each other and with anesthetic and adjuvant drugs
will only be considered when this become necessary for the clarifica-
tion of conflicting clinical-pharmacological observations.

The Interaction of Depolarizing and Nondepolarizing Muscle Relaxants

The different types of depolarizing and nondepolarizing m.r. have
additive effects (17). The combined use of different depolarizing m.r.
may be indicated when decamethonium bromide (Syncurin) or hexamethylene-
1,6-bis-carbaminoylcholine bromide (Imbretil) are used for the maintenance of muscular relaxation during abdominal surgery. On these occa-
sions SCh (Anectine) may be used to facilitate peritoneal closure.
Different nondepolarizing m.r. may be employed if the side effects of
either the muscle relaxant or the anesthetic agents used make this
advisable. Thus, for example, if the administration of d-Tc (Tubarine)
causes histamine release or severe ganglionic blockade, the maintenance
of muscular relaxation may be continued with corresponding doses of
gallamine triethiodide (Flaxedil) or pancuronium bromide (Pavulon).
Conversely, if gallamine or pancuronium causes tachycardia, then the
maintenance of muscular relaxation may be continued with d-Tc.

The interaction of depolarizing and nondepolarizing m.r. depends on
the sequence and duration of administration and the relative dosage
of the two types of agents. In general simple doses of depolarizing
and nondepolarizing m.r. will mutually antagonize each other (36,73).
Thus, for example, small, subparalytic doses of nondepolarizing m.r.
will prevent the rapid depolarization caused by n.m. blocking doses
of depolarizing agents (33). The intravenous administration of 3.mg
of d-Tc, 20 mg of gallamine, 2 mg of diallylnortoxiferine or 0.6 mg
of pancuronium 2 to 3 minutes before the intravenous injection of SCh
used for the facilitation of endotracheal intubation had been recom-
mended for the prevention of fasciculations and muscular twitching,
potassium loss (49,53) and the postanesthetic muscle pain (48) encoun-
tered after the intravenous administration of SCh. Under these cir-

---

*The following abbreviations will be used: acetylcholine - ACh; d-
tubocurarine chloride - d-Tc; neuromuscular - n.m.; neuromuscular
blocking agent, muscle relaxant - m.r.; succinylcholine chloride -
SCh.

cumstances, however, 2 to 3 times larger doses of SCh are required to produce comparable conditions for endotracheal intubation. Rapid depolarization of the n.m. junction and its consequences can usually be eliminated by the slow intravenous administration of moderate doses of SCh (0.6 mg/kg injected over 30 sec.). Consequently, the minor advantages that may be obtained by the preliminary administration of nondepolarizing m.r. do not warrent the assumption of the risks associated with this technique (48). If it is essential to avoid rapid depolarization of the endplate and the use of long-action nondepolarizing m.r. is contraindicated, then the combined administration of 0.3 mg/kg hexafluorenium bromide (Mylaxen) and small (0.2 mg/kg doses of SCh (26) is the technique of choice.

The use of SCh to facilitate peritoneal closure in patients in whom relaxation was maintained with nondepolarizing m.r., is seldom indicated. The very large doses of SCh required to produce muscular relaxation in the presence of seemingly noneffective doses of nondepolarizing m.r. (33) may cause serious complications. This technique should not be employed unless the last dose of a nondepolarizing agent had been administered at least 90 to 120 minutes earlier.

The prolonged administration of depolarizing m.r. for example, SCh in continuous intravenous infusion, may cause tachyphylaxis, necessitating the continuous increase of the rate of administration of SCh. At the same time when tachyphylaxis develops to depolarizing m.r., there is increased sensivity to nondepolarizing compounds. The decreased sensitivity to depolarizers and the increased sensitivity to nondepolarizers is characteristic of the development of a phase II block (33). The development of the phase II block may lead to desensitization of the endplate (44,70) that may cause prolonged n.m. block at the termination of surgery (19). When, in the course of anesthesia, increasing requirements of depolarizing agents indicate the development of endplate desensitization, it is advisable to stop the administration of the depolarizing agents and continue the maintenance of anesthesia with nondepolarizing m.r. (33).

Interaction of Neuromuscular Blocking Agents and Anticholinesterases

Anticholinesterases antagonize the n.m. effects of nondepolarizing m.r.; potentiate the phase I block caused by depolarizing agents (40, 7,34); may or may not antagonize the phase II depolarization block (18) and consistently increase the intensity and duration of action of m.r. hydrolyzed by plasma cholinesterase (e.g., SCh) (26).

Antagonism of the n.m. effects of nondepolarizing m.r. depends primarily on the inhibition of the hydrolysis of ACh at the n.m. junction. The accumulated ACh will competitively displace the nondepolarizing m.r. from the endplate receptors. The displaced m.r. are carried away by the circulation and thereby n.m. transmission is reestablished. Because of the competitive nature of the reaction the n.m. block is more easily reversed, at lower concentrations of m.r. at the n.m. junction (3). For this reason the reversal of residual curarization should be delayed as long as possible, preferably until the start of the suturing of the skin. In addition to their inhibitory effect on the hydrolysis of ACh, anticholinesterases, especially edrophonium, also have a direct depolarizing effect on the postjunctional membrane (63). This may also contribute to the reversal of the residual nondepolarization block (79).

Although many of the characteristics of phase II block are similar to
those of nondepolarization block (40,33), their residual effect cannot
be reliably terminated in all instances by antichlinesterases. A possible explanation for the failure of the reversibility phase II block
by anticholinesterases is endplate desensitization (44,70). The possible mechanism of the endplate desensitization has been discussed elsewhere (20).

The inhibitory effect of anticholinesterases on the hydrolysis of SCh
by plasma cholinesterase has been utilized for the maintenance of prolonged muscular relaxation by small doses of hexafluorenium bromide
(Mylaxen) (26). The technique consists of the intravenous injection
of O.3 mg/kg hexafluorenium, a potent and relatively selective inhibitor of plasma cholinesterases (23). Two to 3 minutes after the administration of hexafluorenium, O.2 mg/kg + 2 mg SCh is injected intravenously. Adequate conditions for endotracheal intubation develop within
2 to 3 minutes. Relaxation lasts about 15 to 25 minutes and can be
maintained by the repeated administration of O.2 mg/kg - 2 mg SCh,
administered 15 to 25 minutes apart. During long procedures it may be
necessary to administer one half of the initial dose of hexafluorenium,
70 to 90 minutes after the administration of the first dose. This technique has the following advantages: a. because of the slight curare-
like action of hexafluorenium (26,73) and the small doses of SCh required, there is no rapid depolarization of the endplate, no muscular
fasciculation or twitching, the release of potassium is inhibited and
the incidence and severity of postoperative muscle pain is significantly decreased; b. tachyphylaxis to SCh and endplate desensitization do
not develop; c. since the total amount of SCh used (30-60 mg/hr) is
small, there is no danger of prolonged apnea due to the accumulation
of succinylmonocholine (30). The small initial dose of SCh also pre-
vents the development of excessively prolonged apnea in patients who
have atypical plasma cholinesterase (43,25). At the termination of
anesthesia, the n.m. block will wear off reliably, in most cases within
15 to 25 minutes after the administration of the last dose of SCh without the need for any antagonist. This technique was found to be especially useful for the maintenance of muscular relaxation during surgery
in patients with end-state kidney disease (e.g., removal of kidneys
before renal transplant).

Interactions of Neuromuscular Blocking Agents and Anesthetic Drugs

Inhalation Anesthetic Agents

Many inhalation anesthetic agents increase the n.m. blocking action
of nondepolarizing and occasionally also of depolarizing m.r. The mechanism of this potentiation is complex, not completely clarified and
often controversial.

The commonly used inhalation anesthetic agents have little or no effect
on n.m. transmission in man, in light planes of anesthesia. Relatively
high (10 to 15 percent) concentrations of diethylether (ether) cause
a moderate (10 to 30 percent) depression of the indirectly evoked twitch
tension in most subject (45). One to 2 percent halothane (Fluothane)
(47) or O.95 to 1.05 percent (1.25 MAC) isoflurane (Forane) did not
depress the twitch tension (54). Enflurane (Ethrane) in concentrations
above 2 percent produced a gradual decrease of the twitch tension with
poorly maintained tetanus and post-tetanic facilitation (51). With 3.5
to 4.0 percent enflurane the twitch tension was reduced to 50 percent

and with 5.5 to 6.0 percent concentrations to 10 percent of control.
Neostigmine methylsulfate (Prostigmin) had little antagonistic effect
on enflurane induced n.m. block.

In contrast to their insignificant effects on n.m. transmission, inhalation anesthetic agents increase the intensity and duration of action
of nondepolarizing and occasionally of depolarizing muscle relaxants.
This effect depends on the type and concentration of the inhalation
anesthetic agent. Because of differences in experimental conditions (e.g.,
(e.g., the concentration and the duration of inhalation of the agent)
evaluation of the relative potentiating effects of the various inhalation anesthetic agents is difficult from published data. It seems that
of the clinically used inhalation anesthetic agents, ether, enflurane
and isoflurane are the most effective. After 30 to 60 minutes inhalation
of 5 to 9 percent ether in oxygen or in nitrous oxide-oxygen, both the
intensity and duration of action of 0.05 to 0.1 mg/kg d-Tc was doubled
($\underline{45}$). The potentiating effect of ether on the n.m. effects of SCh was
less and variable in different subjects. One to 2 percent halothane
also increased the intensity and duration of the d-Tc induced n.m. block
($\underline{47}$). The results of two other studies ($\underline{51},\underline{76}$) indicate that during the
inhalation of less than 2 percent enflurane or about 5 percent ether,
8 mg/m^2 body surface d-Tc caused complete n.m. block in 95 and 65 percent of patients respectively. Five to 10 percent recovery occurred
in 66±29 minutes in the enflurane and in 30±11 minutes in the ether
group. During the inhalation of equipotent concentrations (1.25 MAC)
of enflurane and halothane, 1.7 mg/m^2 and 5.6 mg/m^2 d-Tc respectively,
caused a 50 percent decrease of twitch tension. In other words, the
potentiating effect of enflurane was about 3.3 times greater than that
of halothane ($\underline{54}$).

It appears from the available experimental data and clinical experience
that in comparable anesthetic concentrations, ether, enflurane and
isoflurane have the greatest potentiating effect on nondepolarizing
m.r. Fluroxene (Fluoromar), methoxyflurane (Penthrane), halothane,
cyclopropane and trichlorethylene also potentiate the effects of nondepolarizing relaxants especially that of d-Tc. Few controlled studies
have been reported on the potentiating effect of inhalation anesthetic
agents on other nondepolarizing relaxants (e.g., gallamine ($\underline{32}$), pancuronium) ($\underline{46}$). Clinical experience, however, indicates that inhalation
anesthetic agents also depress the n.m. effects of other nondepolarizing
m.r., although to a lesser extent.

It appears that the potentiating effect of inhalation anesthetic agents
on nondepolarizing m.r. is caused by at least three different mechanisms: a. A central depressant effect that decreases the spontaneous
efferent discharges and the reflex increase in muscle tone caused by
painful stimuli ($\underline{55},\underline{45}$); b. depression of the spinal reflexes (55); and
c. direct effect on n.m. transmission ($\underline{47},\underline{51}$). The direct effect in
man is only significant in deep, potentially dangerous planes of anesthesia.

Because of the potentiation of m.r. by most inhalation anesthetic agents,
with the exception of nitrous oxide-oxygen, the dose of m.r. must be
appropriately reduced when used with these agents. The degrees of reduction will depend on the potentiating effect of the inhalation anesthetic agent in question. As already mentioned, the potentiating effect
of ether, enflurane and isoflurane is the greatest and even in moderate-
ly deep planes of anesthesia induced with these agents the dose of d-Tc
should be reduced to one third to one half of the amount used with various forms of balanced anesthesia. Since the potentiating effect of inhalation anesthetic agents depends on their partial pressure, the degree

of relaxation can be regulated by deepening or lightening the plane
of anesthesia. If the level of anesthesia is lightened immediately
after peritoneal closure, then usuallly no antagonist will be required
at the end of anesthesia for the reversal of residual curarization.
With inhalation agents that potentiate nondepolarizing m.r. to a lesser
extent (e.g., halothane, fluorexene, methyoxflurane, cyclopropane and
trichlorethylene) and/or are excreted more slowly (e.g., methoxyflurane)
it is usually necessary to reverse residual n.m. block at the termination of surgery. Because of the smaller doses of muscle relaxants required with inhalation anesthetic agents, not only it is necessary to
use little or no antagonist at the termination of surgery, but the
side-effects (e.g., histamine release, bradycardia, tachycardia, hypotension, hypertension), that may be associated with the use of muscle
relaxants, will also be diminished.

When inhalation anesthetic agents and nondepolarizing m.r. are to be
used together, they should be so selected that the side-effects of one
should counteract those of the other. For example, with halothane,
which has a tendency to produce bradycardia, the m.r. of choice is
gallamine (32) or pancuronium (27) which have a tendency to produce
tachycardia. In contrast, with ether which frequently produces tachycardia, the agent of choice is d-Tc. Ether, by its cathecholamine releasing effect will also tend to antagonize the pharmalogical effects
of the histamine liberated by d-Tc.

Intravenous Anesthetic Agents

The clinical significance of the interaction of intravenous anesthetic
agents and m.r. is limited. Thiopental sodium (Pentothal) was reported
to reduce SCh induced muscle pain (9). It has also been reported that
the intravenous induction agent propanidid (Epontol) inhibits plasmacholinesterase and potentiates and prolongs the n.m. effects of SCh
(10,14). A direct n.m. blocking effect was also attributed to propanidid (14). In man, however, propanidid did not increase the n.m. effect
of decamethonium bromide (Syncurine) block (72).

Local Anesthetic Agents

Local anesthetic agents may influence n.m. transmission by several
mechanisms: a. They inhibit the release of ACh (38); b. they compete
for the cholinergic receptors of the n.m. junction (35); c. they have
a non-specific stabilizing effect on the postjunctional membrane (67);
and d. they inhibit the cholinesterase of the n.m. junction (2).

Local anesthetic agents potentiate the effect of both SCh (31,44,75)
and nondepolarizing m.r. (13). In man, the potentiation of SCh is primarily due to the inhibitory effect of local anesthetic agents on plasmacholinesterase (2). The potentiation of nondepolarization block is
due partly to inhibition of ACh release, competition with ACh for cholinergic receptors and nonspecific stabilization of the postjunctional
membrane (18).

In animals, nondepolarizing m.r. are also potentiated under all circumstances (13). Depolarizing m.r., such as decamethonium or SCh,
however, are antagonized if procaine is administered first and potentiated if given after the administration of the m.r. The difference in
the effects of local anesthetic agents on SCh-induced n.m. block in
man, and in other species, can be attributed to the very low rate of
enzymatic hydrolysis of SCh in most species (31). Because of this hydro-

lysis by plasmacholinesterase has little or no effect on the course of
the SCh block in most species.

Narcotic Analgesics

The central effects of narcotic analgesics on the n.m. action of m.r.
are similar to those of the inhalation anesthetic agents. There is a
possibility that narcotic analgesics may potentiate the n.m. effects
of m.r. by competing for common, nonspecific binding sites in the plasma or at the n.m. junction. It is conceivable that if narcotics occupy
some of these nonspecific sites, the concentration of the free m.r.
available for adsorption to the post-junctional receptors of the n.m.
junction, is increased and thereby the n.m. blocking effect of the
same dose of muscle relaxant will be increased.

Ataractic Drugs

Of the various ataractic drugs, the effects of diazepam (Valium) on
n.m. transmission were studied the most thoroughly. The reported findings are however controversial. Some investigators (16,69) reported
that diazepam potentiates the n.m. effects of d-Tc and that their combined administration may cause prolonged muscular weakness (15). It
was observed by some (16) that diazepam antagonizes depolarizing m.r.,
while others (42) found that SCh is also potentiated by diazepam. Most
investigators, however, found that diazepam has no effect on the n.m.
activity of either the nondepolarizing or depolarizing m.r. (69,44,11).

Potentiation of the n.m. effects of m.r.r by diazepam and other ataractic drugs may also be explained by their central effects and by the
possibility of depression of the spinal reflexes by these compounds.

Ganglionic Blocking Agents

Hexamethonium bromide (Bistrium) increases the effect of nondepolarizing
m.r. and antagonizes the effects of depolarizing m.r. (58). Trimethaphan (Arfonad) potentiates most depolarizing and nondepolarizing m.r.
(12). In view of this, the dose of both depolarizing and nondepolarizing
m.r. should be reduced when trimethaphan is used for the production
of controlled hypotension.

Antibiotics

Streptomycin (6), neomycin (Mycifradin) (59,62,64), kanamycin (Kantrex)
(54a), and other antibiotics (48,60,61), such as dihydrostreptomin
sulfate (Kectil) polymyxine B-sulfate (Aerosporin), and colistin sulfate (Coli-mycin) have n.m. blocking activity. The n.m. blocking activity of antibiotics is potentiated by ether (64,62). The intraperitoneal or intravenous administration of antibiotics with n.m. activity
at the end of surgery, at a time when the clinically discernible residual effects of m.r. have worn off, may cause recurarization and prolonged respiratory depression (4,25).

The n.m. effects of most, but not all (e.g., polymyxin B) (ADAMSON et
al. 1960) antibiotics are antagonized by Ca^{++} (41,8) and/or neostigmin
(6,62,71). The n.m. effects of the antibiotics have been attributed
to the inhibition of the ACh releasing effect of Ca^{++} (6). Antibiotics
probably complete with Ca^{++} for common sites of action on the presynap-

tic membrane, the occupation of which by Ca^{++} is essential for the ACh release associated with n.m. transmission (21). Because of this, for the reversal of the n.m. effects of antibiotics Ca^{++} (0.5 to 1.0 g calcium chloride or 1.0 to 2.0 g calcium gluconate intravenously) should precede the administration of a neostogmine-atropine mixture. Occasionally larger doses of Ca^{++} may be required (61). Because of its potentially dangerous cardiac effects Ca^{++} must be administered slowly, preferably under continuous EKG monitoring. If reasonable doses of Ca^{++} and neostigmine fail to reverse the n.m. block, patients should be mechanically ventilated and, if necessary, the effects of these compounds on the residual n.m. block, be tested several hours later.

Anti-arrhythmic Agents

The potentiating effect of lidocaine, one of the most widely used anti-arrhythmic agents on the effects of n.m. blocking agents, have already been discussed. In the doeses used for the treatment of arrhythmias during anesthesia, lidocaine has negligible effect on the actions of n.m. blocking agents. When, however, lidocaine or procaine is used for the production of analgesia during balanced anesthesia (57,74) the large doses employed may have significant potentiating effect on the actions of nondepolarizing m.r. and that of SCh. Under these circumstances the dose of m.r. blocking agents must be significantly reduced.

Potentiation of nondepolarizing agents by another anti-arrhythmic agent, quinidine, has been reported by several clinicians (78,66,5). As little as 200 mg of intramuscular quinidine may cause complete n.m. block of the partially curarized muscle. Quinidine probably acts by inhibiting the spread of excitation along the muscle membrane (50).

The effects of most other anti-arrhythmic agents [e.g., propranolol (Inderal); procaine amide (Pronestyl) and diphenylhydantoine sodium Dilantin) (37) as above] on m.r. are not likely to have clinical significance. Edrophonium chloride (Tensilon) which is also used as an anti-arrhythmic agent will antagonize nondepolarization and phase II depolarization block and potentiate phase I depolarization block.

Interaction of Neuromuscular Blocking Agents with Drugs Used before Anesthesia

Organophosphorus compounds, such as echothiophate iodide (Phospholine) used in the treatment of glaucoma (52) and certain anti-cancer agents (e.g., AB-132) are potent inhibitors of plasmacholinesterase (22,24). Prolonged apnea after the administration of clinical doese of SCh was reported in glaucoma patients on echothiophate (56) or AB-132 (77) therapy. The use of SCh should be avoided in such patients.

Prolonged administration of carbonic anhydrase type diuretics [e.g., acetazolamide (Diamox)] and large doses of adrenocorticoids may cause hypopotassemia. Since the prolonged administration of depolarizing m.r. (e.g., SCh) causes significant loss of potassium from muscles (49,53), the prolonged use of SCh is contraindicated in patients who have been on such medications. It should be remembered that hypopotassemia also increases sensitivity toward nondepolarizing m.r. (29). Consequently, both the initial and fractional doses of nondepolarizing m.r. should be decreased in the presence of hypopotassemia. Furthermore, whenever possible, plasma potassium level should be restored to normal before or during anesthesia in hypokalemic patients.

Summary and Conclusion

Numerous drugs used before, during, and/or after anesthesia may influence both the desired and undesired effects of muscle relaxants. For this reason, it is essential that the anesthesiologists be aware of the effects of these compounds and their combinations with neuromuscular blocking agents on neuromuscular transmission. Knowledge of the interaction of these drugs with neuromuscular blocking agents is essential for the selection and the optimal administration of the most suitable musvle relaxant.

References

1. ADAMSON,R.H., MARSHALL,F.N., LONG,J.P.: Neuromuscular blocking properties of various polypeptide antibiotics. Proc.Soc.Exp.Biol. Med. 105, 494 (1960).

2. BAART,N., SHANOR,S.P., VAN HEES,G.R., ERDOS,E.G., FOLDES,F.F.: Inhibitory effect of local anesthetics and their halogenated analogs on human plasma and red cell cholinesterase. Fed.Proc. 15, 395 (1956).

3. BARAKA,A.: Irreversible tubocurarine neuromuscular block in the human. Br.J.Anaesth. 39, 891 (1967).

4. BENZ,H.E., LUNN,J.N., FOLDES,F.F.: "Recurarization" by intraperitoneal antibiotics. Br.Med.J. 2, 241 (1961).

5. BOERE,L.A.: Recurarization nach Chinidinsulfat. Anaesthesist 13, 368 (1964).

6. BRAZIL,O.V., CORRADO,A.P.: The curariform action of streptomycin. J.Pharmacol.Exp.Ther. 120, 452 (1957).

7. CASTILLO,J.C., BEER,E.J., de: The neuromuscular blocking action of succinylcholine (diacetylcholine). J.Pharmavol.Exp.Ther. 99, 458 (1950).

8. CORRADO,A.P.: Respiratory depression due to antibiotics: calcium in treatment. Anesth.Analg. 42, 1 (1963).

9. CRAIG,H.J.L.: The protective effect if thiopentone against muscular pains and stiffness which follows the use of suxamethonium. Br.J.Anaesth. 36, 612 (1964).

10. DOENICKE,A., KRUMEY,I., KUGLER,J., KLEMPA,J.: Experimental studies of the breakdown of epontol: determination of propanidid in human serum. Br.J.Anaesth. 40, 415 (1968).

11. DRETCHEN,K., GHONEIM,M.M., LONG,J.P.: The interaction of diazepam with myoneural blocking agents. Anesthesiology 34, 463 (1971).

12. ECKENHOFF,J.E.: The use of controlled hypotension for surgical procedures. Surg.Clin.North Am. 35, 1579 (1955).

13. ELLIS,C.H., WNUCK,A.L., DEBEER,E.J., FOLDES,F.F.: Modifying actions of procaine on myoneural blocking actions of succinylcholine, decamethonium and d-tubocurarine in dogs and cats. Am.J.Physiol. 174, 277 (1953).

14. ELLIS,R.F.: The neuromuscular interaction of propanidid with suxamethonium and tubocurarine. Br.J.Anaesth. <u>40</u>, 818 (1968).

15. FELDMAN,S.A., CRAWLEY,B.E.: Interaction of diazepam with muscle relaxant drugs. Br.Med.J. <u>2</u>, 336 (1970).

16. FELDMAN,S.A., CRAWLEY,B.E.: Diazepam and muscle relaxants. Br. Med.J. <u>1</u>, 691 (1970).

17. FOLDES,F.F.: Muscle Relaxants In Anesthesiology. Ch.C.Thomas, Springfield, III. 1957, pp.40-44.

18. FOLDES,F.F.: Factors which alter the effects of muscle relaxants. Anesthesiology <u>20</u>, 464 (1959).

19. FOLDES,F.F.: The Choice and mode of administration of relaxants. In Clinical Anesthesia: Muscle Relaxants. F.F. FOLDES (Ed.). F.A. Davis Co. Philadelphia, Pa. 1966. <u>2</u>, 1.

20. FOLDES,F.F.: Gegenwärtige Auffassungen über den Wirkungsmechanismus der Neuromuskularen Blocker. Acta Anaesthesiol. Scand. (Suppl. XXV) p. 207-218, 1966.

21. FOLDES,F.F.: Presynaptic aspects of neuromuscular transmission and block. Anaesthesist <u>20</u>, 6 (1971).

22. FOLDES,F.F., AMBRUS,J.L., BACK,N., BARDOS,T.J., FOLDES,V.M.: Relationship between the anticholinesterase activity and side effect liability of AB-132 in man. Fed.Proc. <u>21</u>, 335 (1962).

23. FOLDES,F.F., ERDOS,E.G., ZSIGMOND,E.K., ZWARTZ,J.A.: Reactivation of neostigmine inhibited human plasma cholinesterase. J.Pharmacol. Exper.Ther. <u>129</u>, 394 (1960).

24. FOLDES,F.F., FOLDES,V.M., McNALL,P.G.: The use of echothiophate in myasthenia gravis. Clin.Pharmacol.Ther. <u>7</u>, 620 (1966).

25. FOLDES,F.F., FOLDES,V.M., SMITH,J.C., ZSIGMOND,E.K.: The relation between plasma cholinesterase and prolonged apnea caused by succinylcholine. Anesthesiology <u>24</u>, 208 (1963).

26. FOLDES,F.F., HILLMER,N.R., MOLLOY,R.E., MONTE,A.P.: Potentiation of the neuromuscular effect of succinylcholine by hexafluorenium. Anesthesiology <u>21</u>, 50 (1960).

27. FOLDES,F.F., KLONYMUS,D.H., MAISEL,W., SCIAMMAS,F., PAN,T.: Studies of pancuronium in conscious and anesthetized man. Anesthesiology <u>35</u>, 496 (1971).

28. FOLDES,F.F., LUNN,J.N., BENZ,H.G.: Respiratory depression from drug combinations. J.A.M.A. <u>183</u>, 672 (1963).

29. FOLDES,F.F., MACHAJ,T.S., HUNT,R.D., McNALL,P.G., CARBERRY,P.C: Synthetic muscle relaxants in anesthesia. J.A.M.A. <u>150</u>, 1559 (1952).

30. FOLDES,F.F., RENDELL-BAKER,L., BURCH,J.H.: Causes and prevention of prolonged apnea with succinylcholine. Anesth.Analg. <u>35</u>, 609 (1956).

31. FOLDES,F.F., RHODES,Jr.D.H.: The role of plasma cholinesterase in anesthesiology. Anesth.Analg. <u>32</u>, 305 (1953).

32. FOLDES,F.F., SOKOLL,M., WOLFSON,B.: Combined use of halothane and neuromuscular blocking agents for the production of surgical relaxation. Anesth.Analg. 40, 629 (1961).

33. FOLDES,F.F., WNUCK,A.L., HODGES,R.J.H., THESLEFF,S., DE BEER,E.J.: The mode of action of depolarizing relaxants. Anesth.Analg. 36, 23 (1957).

34. FOLDES,F.F., WOLFSON,B., TORRES-KAY,M., MONTE,A.: The neuromuscular activity of hexamethylene-1,6-bis-carabaminoylcholine bromide (Imbretil) in man. Anesthesiology 20, 767 (1959).

35. FURUKAWA,T.: Properties of procaine end.plate potential. Jap.J. Physiol. 7, 199 (1957).

36. HANGUAT,M.: Reciprocal antagonistic effects of curaremimetic and acetylcholinomimetic drugs. In Proceedings of the World Congress of Anesthesiologists. Scheveningen, The Nehterlands, Sept.5-10, 1955, pp. 287-293.

37. HARRAH,M.D., WAY,W.L., KATZUNG,B.G.: The interaction of d-tubocurarine with antiarrhythmic drugs. Anesthesiology 33, 406 (1970).

38. HARVEY,A.M.: Actions of procaine on neuromuscular transmission. Bull.Johns Hopkins Hosp. 65, 223 (1939).

39. HUNTER,A.R.: Diazepam as a muscle relaxant during general anesthesia. Br.J.Anaesth. 39, 633 (1967).

40. JENDEN,D.J., KAMIJO,K., TAYLOR,D.B.: Action of decamethonium on isolated rabbit lumbrical muscle. J.Pharmacol.Exp.Ther. 111, 229 (1954).

41. JONES,W.P.G.: Calcium treatment for ineffective respiration resulting from administration of neomycin. J.A.M.A. 170, 943 (1959).

42. JÖRGENSEN,H.: Premedicinering med diazepam. Nord.Med. 72, 1395 (1964).

43. KALOW,W.: Familial incidence of low pseudocholinesterase level. Lancet 2, 576 (1956).

44. KATZ,B., THESLEFF,S.: A study of the desensitization produced by acetylcholine at the motor end-plate. J.Physiol. 138, 63 (1957).

45. KATZ,R.L.: Neuromuscular effects of diethyl ether and its interaction with succinylcholine and d-tubocurarine. Anesthesiology 27, 52 (1966).

46. KATZ,R.L.: Modification of the action of pancuronium by succinylcholine and halothane. Anesthesiology 35, 602 (1971).

47. KATZ,R.L., GISSEN,A.J.: Neuromuscular and electromyographic effects of halothane and its interaction with d-tubocurarine in man. Anesthesiology 28, 564 (1967).

48. KATZ,R.L., KATZ,G.J.: Complications associated with the use of muscle relaxants. In Clinical Anesthesia: Muscle Relaxants. F.F. FOLDES (Ed.) F.A. Davis Co. Philadelphia, Pa. 1966, 2, 121.

49. KLUPP,H., KRAUPP,O.: Über die Freisetzung von Kalium aus den Muskelrelaxantien. Arch.Pharm. 98, 340 (1954).

50. KOELLE,G.B.: Neuromuscular blocking agents. In the Pharmacological
    Basis of Therapeutics, 3rd ed., L.S. GOODMAN and A. GILMAN (Eds.)
    Macmillan Co. New York 1965, pp. 596-613.

51. LEBOWITZ,M.H., BLITT,C.D., WALTS,L.F.: Depression of twitch response
    to stimulation of the ulnar nerve during ethrane anesthesia in man.
    Anesthesiology 33, 52 (1970).

52. LEOPOLD,J.H., KRISHNA,N.: Local use of anticholinesterase agents
    in ocular therapy. In Cholinesterase and Anticholinesterase Agents
    (Koelle,G.B. ed) Handb.exp.Pharmak. Suppl. 15, pp. 374-427. Ber-
    lin: Springer-Verlag 1963.

53. MAYRHOFER,O.: Die Nebenwirkungen des Succinylcholins und ihre Ver-
    hütung. In Proceedings of the International Symposium on Curare
    and Curare-like Agents. Venice, Italy, Sept. 12-15, 1958, pp. 376-
    379.

54. MILLER,R.D., EGER,E.I., WAY,W.L.: Comparative neuromuscular effects
    of forane and halothane alone in combination with d-tubocurarine
    in man. Anesthesiology 35, 38 (1971).

54a.MULLETT,R.D., KEATS,A.S.: Apnea and respiratory insufficiency after
    intraperitoneal administration of kanamycin. Surgery 49, 530 (1961).

55. NGAI,S.H., HANKS,E.C., FAHRIE,S.E.: Effects of anesthetics on
    neuromuscular transmission and somatic reflexes. Anesthesiology
    26, 162 (1965).

56. PANTUCK,E.J.: Ecothiopate iodide eye drops and prolonged response
    to suxamethonium. Br.J.Anaesth. 38, 406 (1966).

57. PARADA,J.F., MOLINA,F.J.: Intravenous procaine anesthesia, an
    Argentine technique. In Proc.First European Cong. Anaesth. Vienna,
    Austria, 2, 152 (1962).

58. PATON,W.D.M., ZAIMIS,E.J.: Pharmacological actions of polymethylene-
    bistri-methyl-ammonium salte. Br.J.Pharmacol. 4, 381 (1949).

59. PIDGEN,J.E.: Respiratory arrest thought to be due to intraperitoneal
    neomycin. Surgery 40, 571 (1956).

60. PITTINGER,C.B.: Antagonists of muscle relaxants. In Clinical
    Anesthesia Muscle Relaxants. F.F. FOLDES (Ed.) F.A. Davis Co.,
    Philadelphia, Pa., 1966, 2, 95.

61. PITTINGER,C.B., ERYASA,Y. and ADAMSON,R.: Antibiotic-induced para-
    lysis. Anesth.Analg. 49, 487 (1970).

62. PITTINGER,C.B., LONG,J.P. and MILLER, J.R.: The neuromuscular
    blocking action of neomycin. Anesth.Analg. 37, 276 (1958).

63. RIKER,W.F.Jr., WESCOE,W.C.: Studies on the interrelatioship of
    certain cholinergic compounds. J.Pharmacol.Exp.Ther. 100, 454
    (1950).

64. SABAWALA,P.B. and DILLON,J.B.: The action of some antibiotics
    on the human intercostal nerve-muscle complex. Anesthesiology
    20, 659 (1959).

65. SALGADO,A.S.: Potentiation of succinylcholine by procaine. Anes-
    thesiology 22, 897 (1961).

66. SCHMIDT,J.L., VICK,N.A. and SADOVE,M.S.: The effect of quinidine on the action of muscle relaxants. J.A.M.A. 183, 669 (1963).

67. SHANES,A.M.: Electrochemical aspects of physiological and pharmacological action in excitable cells: resting cell and its alteration by extrinsic factors. PharmacolRev. 10, 59 (1958).

68. STOVNER,J., ENDRESEN,R.: Diazepam in intravenous anesthesia. Lancet 2, 1298 (1965).

69. STOVNER,J., ENDRESEN,R.: Intravenous anesthesia with diazepam. Acta Anaesthesiol.Scand. (Suppl.) 24, 223 (1965).

70. THESLEFF,S.: The mode of neuromuscular block caused by acetylcholine, nicotine, decamethonium and succinylcholine. Acta Physiol. Scand. 34, 218 (1955).

71. TIMMERMAN,J.C., LONG,J.P., PITTINGER,C.B.: Neuromuscular blocking properties of various antibiotic agents. Toxic. Appl. Pharmacol. 1, 299 (1959).

72. TORDA,T.A., BURKHART,J., TOH,W.: The interaction of propanidid with suxamethonium and decamethonium. Anaesthesia 27, 159 (1972).

73. TORDA,T.A.G., FOLDES,F.F., BAILEY,R.J., KLONYMUS,D.H., KUWABARA, S.: The interactions of neuromuscular blocking agents in man: the role of hexafluorenium. Anesthesiology 28, 1010 (1967).

74. USUBIAGA,J.E., WIKINSKI,J.A.: Uso da procaina intravenosa em anestesia general. Rev.Brasil.Anest. 14, 400 (1964).

75. USUBIAGA,J.E. WIKINSKI,J.A., MORALES,R.L., USUBIAGA,L.E.J.: Interaction of intravenously administered procaine, lidocaine and succinylcholine in anesthetized subjects. Anesth.Analg. 46, 39 (1967).

76. WALTS,L.F., DILLON,J.B.: The influence of the anesthetic agent on the action of curare in man. Anest.Analg. 49, 17 (1970).

77. WANG,R.I.H., ROSS,C.A.: Prolonged apnea following succinylcholine in cancer patients receiving AB-132. Anesthesiology 24, 363 (1963).

78. WAY,W.L., KATZUNG,B.G., LARSON,C.P.: Recurarization with quinidine. J.A.M.A. 200, 153 (1967).

79. WESCOE,W.C., RIKER,W.F.Jr.: The pharmacology of anticurare agents. Ann.N.Y.Acad.Sci. 54, 438 (1951).

III. Hauptthema
Massivtransfusion

Vorsitz: W. Hasse, Berlin
K. Steinbereithner, Wien

Vortrag Nr. 138

NEUE METHODEN DER BLUTKONSERVIERUNG[*]

Von S. Seidl

Die Blutkonservierung erfolgt nach zwei unterschiedlichen Prinzipien:
Aufrechterhaltung des Stoffwechsels bei der Konservierung im flüssigen
Zustand oder vollständige Unterbindung aller Stoffwechselvorgänge bei
der sogenannten Tiefkühlkonservierung, d.h. bei der Lagerung des Blutes im gefrorenen Zustand. Von der letzteren Möglichkeit wird erst seit
einigen Jahren Gebrauch gemacht. Der mit der Tiefkühlkonservierung verbundene finanzielle und apparative Aufwand schränkt das Verfahren jedoch auf Spezialfälle ein, so daß auch in Zukunft der weitaus größte
Teil der Blutkonserven im flüssigen Zustand gelagert werden wird.

Trotz zahlreicher Bemühungen ist es bisher noch nicht gelungen, für
alle Blutzellen eine geeignete Konservierungsflüssigkeit zu finden.
Dies hängt sicherlich auch mit der kurzen Lebensdauer einiger Zellen
zusammen, die bei den Granulozyten nur knapp einen Tag, bei den Thrombozyten etwa 7 bis 10 Tage beträgt. Wird eine Substitution mit diesen
Zellen gewünscht, so sind Frischpräparate erforderlich. Die Blutkonservierung erstreckt sich somit lediglich auf die Konservierung von
Erythrozyten, richtiger müßte man deshalb von einer Erythrozyten-Kon-
servierung sprechen. Obwohl die Lebensdauer der Erythrozyten 100 bis
120 Tage beträgt, müssen wir uns außerhalb des Organismus mit wesentlich bescheideneren Konservierungszeiten begnügen. Bei Verwendung des
heute üblichen ACD-Stabilisators* beträgt die höchst zuverlässige Lagerungszeit 3 Wochen. Diese Begrenzung ergibt sich aus der Tatsache,
daß bei einer noch längeren Konservierung der Prozentsatz lebensfähi-
ger Erythrozyten, der 24 Stunden nach der Transfusion noch im Empfängerkreislauf zirkuliert, unter einen Wert von 70% absinkt (NIH-Limit).
Die Abb. 1 zeigt, wie es mit fortschreitender Konservierungszeit zu
einer kontinuierlichen Abnahme der Erythrozyten-Lebensdauer kommt.

Die Ursachen dafür liegen in den bekannten, durch den Stoffwechsel
der Erythrozyten bedingten, biochemischen Veränderungen während der
Lagerung (Abb. 2). Etwa 90% des Nährsubstrates Glukose werden bei der
anaeroben Glykolyse umgesetzt. Endprodukt des Glukoseabbaus ist die
Milchsäure. Mit zunehmender Konservierungszeit kommt es durch die
Laktatanhäufung zu einer konsekutiven Hemmung der säureempfindlichen
Hexokinase, des begrenzenden Enzyms der Glykolyse, so daß nach etwa
3 Wochen die energetische Verwertung der Glukose weitgehend eingestellt
wird.

Für die Verbesserung der Blutkonservierung werden nun zwei Besonder-
heiten des Erythrozyten-Stoffwechsels herangezogen: Der sogenannte
Pentose-Phosphat-Weg (PPW) oder Dickens-Horecker-Shunt und der 2,3
Diphosphoglyzerinsäure (DPG)-Zyklus. Im PPW werden etwa 10% der Glukose oxydativ abgebaut. Dieser normalerweise schmale Seitenpfad wird
dann zu einem Hauptweg des Erythrozyten-Stoffwechsels, wenn man den
Zellen Purinderivate anbietet. Diese werden unabhängig von der pH-
empfindlichen Hexokinase in die Zellen eingeschleust und über verschiedene phosphorylierte Zwischenstufen zur Energiegewinnung herangezogen.
Der 2,3 DPG-Gehalt ist verantwortlich für den Sauerstofftransport der

―――――――――――――――
*Mit Unterstützung der Deutschen Forschungsgemeinschaft
*Acid. citric., Citrat, Dextrose

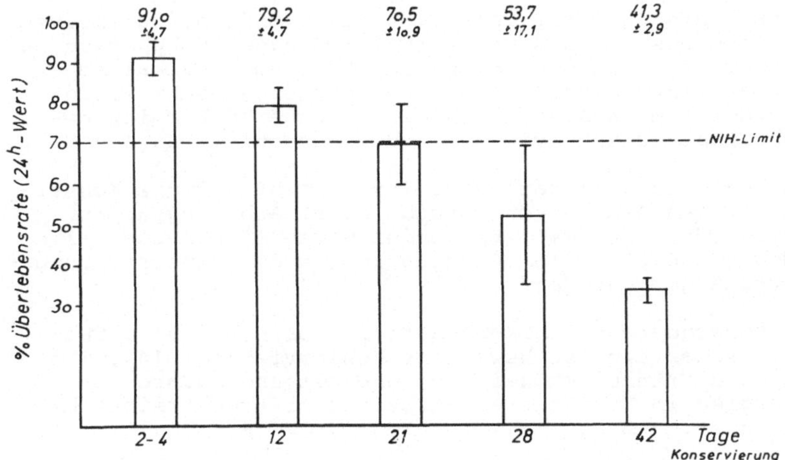

Abb. 1. Die Konservierung des Blutes im ACD-Stabilisator. Aufgetragen sind von den Überlebensraten die Mittelwerte und die Standardabweichung. Der 24-Stundenwert gibt an, wieviel (in %) der ursprünglich transfundierten Erythrozyten 24 Stunden nach der Transfusion noch lebensfähig sind. Die gestrichelte Linie repräsentiert das NIH-Limit (Nat. Inst. of Health). Es stellt die Minimalanforderung an jeden Stabilisator dar und besagt, daß mindestens 70 % der transfundierten Erythrozyten 24 Std. nach der Transfusion noch im Empfängerkreislauf zirkulieren müssen

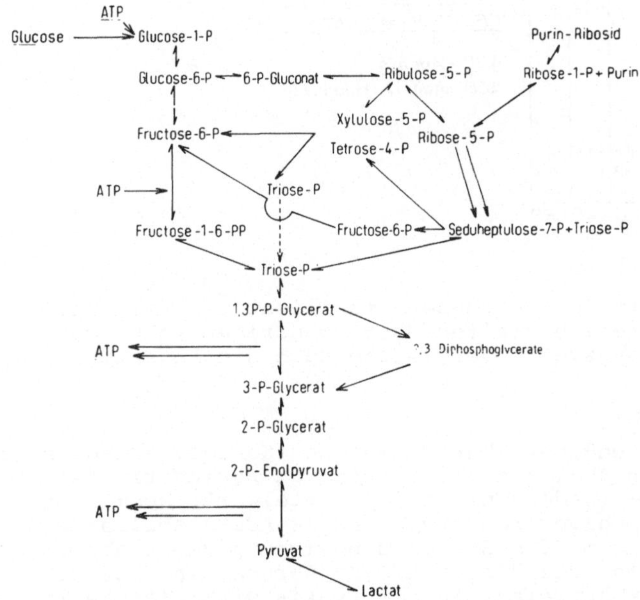

Abb. 2. Vereinfachtes Schema des Erythrozyten-Stoffwechsels. Näheres s. Text

Erythrozyten. 2,3 DPG entsteht erst relativ spät am Ende der Glykolyse-
kette durch eine Mutase aus 1,3 DPG und wird durch eine Phosphatase zu
3 Phosphoglyzerat umgesetzt. Da die Mutase ihr Optimum im alkalischen
Milieu hat, wird unter den Bedingungen der Konservierung sehr wenig
2,3 DPG gebildet, andererseits aber durch die im sauren Bereich besonders wirksame Phosphatase sehr viel DPG zu Phosphoglyzerat abgebaut.

Betrachten wir zunächst die Purinderivate. Ihr Einfluß auf die Konservierung ist in den letzten Jahren von verschiedenen Arbeitsgruppen
intensiv untersucht worden (1,5,14). Verwendet wurde Adenin oder eine
Kombination von Adenin und Guanosin. Dadurch konnte die Konservierungszeit auf 5 Wochen verlängert werden.

Die früher von uns verwendete Dreierkombination Inosin, Adenin, Guanosin (IAG) erlaubte sogar eine sechswöchige Konservierung (14). Sie
wird jedoch aus anderen Gründen (hoher Inosingehalt und dadurch bedingter Harnsäureanstieg im Empfängerserum bei Massivtransfusion) heute nicht mehr angewendet.

Die Abb. 3 zeigt eine Zusammenfassung einiger von uns in den letzten

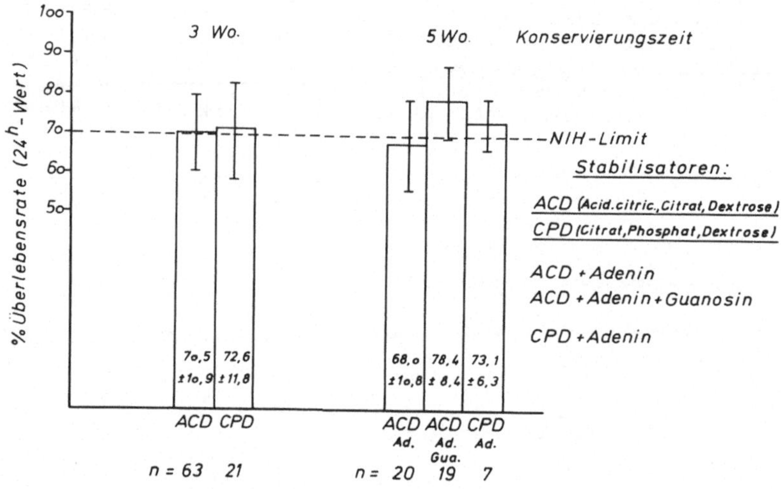

Abb. 3. Ein Vergleich der mit verschiedenen Stabilisatoren (mit und
ohne Zusatz von Purinderivaten) erzielten Überlebensraten nach 3wö-
chiger bzw. 5wöchiger Lagerungszeit. Vergleiche auch die Legende in
Abb. 1

Jahren gewonnenen Erythrozyten-Überlebensraten nach Konservierung in
verschiedenen Stabilisatoren ohne und mit Zusatz von Purinderivaten.
Aufgetragen sind von den 24-Stunden-Werten die Mittelwerte sowie die
Standardabweichung. Nach 3wöchiger Konservierung im ACD-Stabilisator
wird zwar der 70%-Wert erreicht, die Standardabweichung zeigt aber,
daß ein beträchtlicher Prozentsatz dieser ACD-Konserven eine Überlebenszeit von weniger als 70% aufweist. In der Praxis wird dies meist
dadurch kompensiert, daß ACD-Blut transfundiert wird, das im allgemeinen nicht älter als 2 Wochen ist. Sowohl durch die alleinige Hinzufügung von Adenin als auch durch die kombinierte Anwendung von Adenin
und Guanosin ist eine deutliche Verlängerung der Konservierungszeit erkennbar. Bei einem Vergleich der maximalen Konservierungszeit ergab

sich aber, daß die Kombination Adenin und Guanosin der alleinigen Anwendung von Adenin überlegen ist. Deshalb geben wir und auch andere diesem kombinierten Zusatz den Vorzug. Aufgetragen sind weiterhin die mit dem CPD-Stabilisator erzielten Überlebensraten. Sie entsprechen praktisch denjenigen, die wir mit ACD erhielten. Der CPD-Stabilisator wurde bereits vor mehr als 15 Jahren in die Transfusionspraxis eingeführt (6), er hat aber wegen seines im Vergleich zum ACD günstigeren Effektes auf die Sauerstoffverbindung erst in den letzten Jahren größere Bedeutung erlangt (s.u.).

Das mit Adenin versehene Blut wird bisher noch nicht zur Austauschtransfusion bei Neugeborenen angewendet. Im Tierversuch führte die intraperitoneale Injektion großer Adeninmengen (50 mg/kg Körpergewicht) zu einer Schädigung der Tubuluszellen der Ratte infolge Niederschlages eines schwerlöslichen Metaboliten des 2,8 Dihydroxyadenins (10). Autopsiebefunde beim Menschen nach Massivtransfusionen von Adenin-konserviertem Blut ergaben, daß mit einer Schädigung durch 2,8 Dihydroxyadenin bei Dosen von mehr als 15 mg Adenin/kg Körpergewicht gerechnet werden muß (4). Dieses entspricht etwa ACD-Adenin-Konserven. Sieht man von einer derartigen extremen Massivtransfusion ab, so scheint für das Adenin-konservierte Blut heute eine Restriktion zu entfallen. Ein anderer Vorschlag geht dahin, die Adeninmenge zu reduzieren (4). Dies war bereits früher versucht worden, führte aber zu einer deutlichen Verkürzung der Konservierungszeit (14). Dies gilt auch für die kürzlich untersuchte Kombination CPD und Adenin (8).

Auf die Bedeutung des 2,3 DPG-Gehaltes für den Sauerstofftransport und damit für die Funktion der gelagerten Erythrozyten wurde erst in den letzten Jahren aufmerksam gemacht. Wie bereits erwähnt, sinkt der DPG-Gehalt unter den Bedingungen der Lagerung außerordentlich rasch ab, so daß nach etwa 7 Tagen Konservierung im ACD praktisch kein DPG mehr im Erythrozyten vorliegt. DPG-verarmte Erythrozyten binden den Sauerstoff so fest, daß er in der Peripherie nicht oder nur sehr schlecht abgegeben werden kann. Wird anstelle von ACD der CPD-Stabilisator verwendet, so ist erst nach 14 Tagen Lagerung kein DPG mehr nachweisbar. Durch die Hinzugabe von Adenin wird der DPG-Gehalt jedoch ungünstig beeinflußt. So weist beispielsweise die Kombination CPD und Adenin eine raschere DPG-Abnahme auf als dies im CPD-Stabilisator ohne Adenin der Fall ist (17).

Die Diskussion um die Anwendung des zweckmäßigsten Stabilisators, d.h. ACD oder CPD ist dadurch aber noch nicht beendet. Dies vor allem auch deshalb, weil die Bedeutung des raschen DPG-Verlustes für die Transfusionspraxis bisher nicht genügend geklärt werden konnte. So konnte gezeigt werden, daß nach der Transfusion DPG-verarmter Erythrozyten, wie dies wohl in der Praxis bei der allgemein üblichen Verwendung von 1-2 Wochen alten ACD-Konserven immer der Fall sein wird, DPG im Empfängerorganismus außerordentlich rasch wieder regeneriert wird, so daß nach etwa 8 - 10 Stunden etwa 50 % des DPG-Gehaltes wieder vorhanden sind (2,20). Immerhin bleibt aber eine Lücke, die besonders bei Massivtransfusionen Bedeutung erlangen kann. Allerdings muß in diesem Zusammenhang auch an die alte Regel erinnert werden, nach der Transfusion von 3 - 4 länger gelagerten Konserven 1 - 2 Frischblutkonserven (<1 Woche) zu geben.

Kürzlich wurde gezeigt, daß durch die Hinzugabe von Dihydroxyaceton (3) oder Askorbinsäure (21) zum CPD-Stabilisator der DPG-Gehalt während einer 4 wöchigen Konservierung nur sehr langsam abfiel. Bestätigen sich diese Untersuchungen, so wäre damit ein wesentlicher Schritt in Richtung Erhaltung der "viability" getan, die Lebensdauer und Funktion der Zelle einschließt.

Der Vorteil des Zusatzes von Purinderivaten ist heute unumstritten. Die damit erreichte Konservierungszeit von 5 Wochen erlaubt gerade kleineren und mittleren Blutspendediensten bzw. Blutdepots eine bessere Vorratshaltung und führt somit auch zu einer ökonomischen Ausnutzung des entmommenen Blutes. Konservierungszeiten, die wesentlich über die bisher erreichten Zeiten hinausgehen, scheinen jedoch auch in Zukunft nur schwer möglich zu sein, da der Alterungsprozeß der Zellen nicht verhindert werden kann. Dies gelingt jedoch durch die Lagerung des Blutes bei sehr tiefen Temperaturen. Im anglo-amerikanischem Schrifttum wird dafür der Begriff "frozen blood" verwendet, während sich in Deutschland die Bezeichnung Tiefkühlkonservierung von Blut (12) eingebürgert hat. Man versteht darunter die Konservierung von Erythrozyten bei Temperaturen von -80°C und -196°C.

Die Tiefkühlkonservierung wird gelegentlich als physikalisches Verfahren den chemischen Methoden der Konservierung im flüssigen Zustand gegenübergestellt. Dies ist aber nur zum Teil richtig, da auch bei Tiegkühlkonservierung auf die Hinzufügung sogenannter Schutzsubstanzen nicht verzichtet werden kann. Meist wird dafür Glyzerin verwendet, dessen protektiver Effekt bereits 1951 erkannt wurde (18). Andere Schutzsubstanzen wie Dimethylsulfoxid oder Dextran haben sich entweder wegen ihrer möglichen Toxizität oder wegen ihres im Vergleich zu Glyzerin deutlich geringeren Schutzeffektes nich durchsetzen können (13). Dies gilt bis zu einem gewissen Grade auch für das Polyvinylpyrrolidon (16).

Die Wirkungsweise dieser Schutzsubstanzen ist im einzelnen noch unklar, ebenso wie die mit dem Einfrieren verbundenen physikalisch-chemischen Vorgänge. Es wird angenommen, daß sie besonders der Bildung von Eiskristallen entgegenwirken. Letztere bilden sich vor allem beim Wechsel von der flüssigen in die feste Phase ("super-cooling"). Ein schematisches Einfrierdiagramm zeigt die Abb. 4. Im Idealfall geht die Tempe-

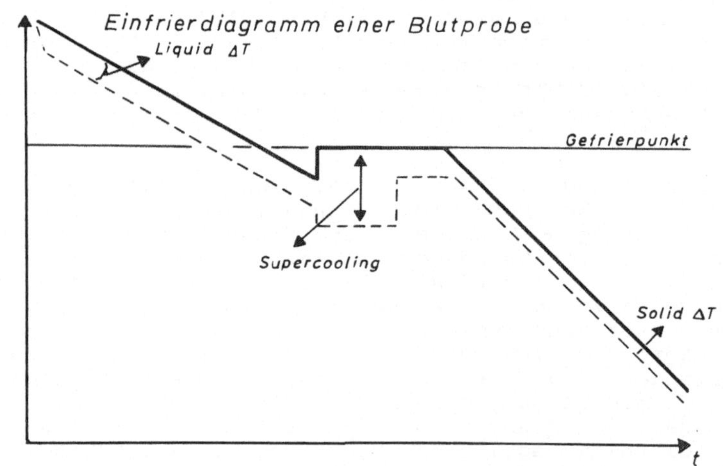

Abb. 4. Einfrierdiagramm einer Blutprobe.
Im Idealfall verläuft die Temperaturkurve der einzufrierenden Substanzen (ausgezogene Linie) mit der Umgebungstemperatur (gestrichelte Linie) parallel. Dabei soll Solid Δ T < als Liquid Δ T sein

raturkurve der einzufrierenden Substanz mit der Umgebungstemperatur parallel, je kleiner die Differenz Delta T ist, umso besser sind die

Resultate. Eine Übersicht über die heute üblichen Einfriermethoden gibt die Tabelle 1. Entsprechend der Geschwindigkeit des Einfrierens

Tabelle 1. Methoden der Tiefkühlkonservierung von Erythrozyten

Einfriertemperatur	Schutzstoff (Endkonz.%)	Einfrierzeit	Lagerungstemperatur
-196°C (flüssiger Stickstoff)	ohne oder Glyzerin(17,5%)	1-2 sec.	-196°C
	PVP (7,5%)	2 min.	-196°C
	Glyzerin(17,5%)		-120 bis -196°C
-80°C (Spez.Tiefkühltruhe)	Glyzerin(40-5o%)	ca. 7 Std.	$- 80^{o}$C

Schutzstoff (Endkonz.%)	Methoden
ohne oder Glyzerin(17,5%)	droplet-technique
PVP (7,5%)	rapid-freezing-technique
Glyzerin(17,5%)	low-glycerol-rapid-freezing-technique
Glyzerin(40-50%)	slow-freezing-technique

unterscheidet man schnelle und langsame Einfrierverfahren. Beim ultraschnellen Einfrieren kann unter Umständen sogar auf die Zugabe von Schutzsubstanzen verzichtet werden ("droplet technique"). Zum Einfrieren und Lagern wird entweder flüssiger Stickstoff oder eine spezielle Tiefkühltruhe verwendet. Der am meisten verwendete Schutzstoff ist das Glyzerin, das in relativ hoher Konzentration dann angewendet wird, wenn die Einfriertemperatur -80°C beträgt ("slow-freezing-technique"), während relativ niedrige Konzentrationen bei rascheren Einfrierzeiten und tieferen Einfriertemperaturen genommen werden ("low-glycerol-freezing-technique"). Glyzerin gehört zu den sogenannten intrazellulären Schutzsubstanzen. Es dringt in die Zellen ein und muß deshalb vor der Transfusion wieder entfernt werden, da glyzerinbehandelte Erythrozyten sofort hämolysieren, wenn sie mit dem Plasma des Empfängers in Kontakt kommen. In der Regel ist ein dreimaliges Waschen notwendig, wobei nacheinander verschiedene konzentrierte Lösungen genommen werden. Durch Verwendung eines speziellen Zentrifugenkopfes* oder einer vollautomatischen Apparatur (Elutramatic**) kann dieser zeitraubende Waschvorgang auf etwa 30 Min. verkürzt werden. Werden anstelle von Glyzerin extrazellulär wirkende Schutzsubstanzen verwendet, so wäre à priori ein Auswaschen nicht nötig, und das Blut könnte unmittelbar nach dem Auftauen transfundiert werden. Leider hat sich eine derartige "one-step"-Methode bisher noch nicht realisieren lassen, und zwar deshalb nicht, weil es bei allen Einfriertechniken zu einem Verlust an Zellen kommt, so daß es bei der Transfusion von ungewaschenem Blut zur Übertragung

*Hersteller: Haemonetics Corp., Natick, Mass., USA
**Hersteller: Fenwal, Morton Grove, Ill., USA

einer nicht ungefährlichen Menge von Hämoglobin und Zelltrümmern kommen würde.

Für klinische Untersuchungen werden in den meisten Ländern Glyzerintechniken bevorzugt. Die Verträglichkeit des eingefrorenen und aufgetauten Blutes ist gut, sie entspricht derjenigen von nicht eingefrorenem ACD-Blut, wie inzwischen mehrfach im klinischen Großversuch festgestellt wurde (5a,11). Die mit der Isotopentechnik durchgeführten Bestimmungen der Erythrozyten-Lebensdauer ergaben Überlebensraten, die zwischen 85 und 95% liegen (9,15), dabei hatte die Lagerungsdauer keinen wesentlichen Einfluß. So wurden nach 10jähriger Lagerung bei -80°C Erythrozyten-Überlebensraten zwischen 70% und 80% gefunden (19). Da zum Einfrieren nur frisch entnommene Blutkörperchen verwendet werden, ein Alterungsprozeß nicht stattfindet, werden bei der Transfusion einer Tiefkühlkonserve nur frische Erythrozyten übertragen, die sich auch im Hinblick auf den Sauerstofftransport wie frisch entnommene Blutkörperchen verhalten. Nachteilig ist, daß das aufgetaute Blut innerhalb der nächsten 24 Stunden transfundiert werden muß, da einmal durch den Waschvorgang das bei der Konservierung zu fordernde geschlossene System unterbrochen wird und andererseits die aufgetauten Erythrozyten außerordentlich rasch Hämoglobin und Kalium verlieren, so daß es schon nach wenigen Tagen zu einem nicht unbeträchtlichen Hämoglobin- und Kaliumanstieg im Überstand kommt (15).

Eine absolute Indikation für die Verwendung tiefkühlkonservierten Blutes gibt es nicht (Tabelle 2). Die Vorteile des Einfrierens bestehen

Tabelle 2. Vorteile und Nachteile der Tiefkühlkonservierung von Erythrozyten

Vorteile:	Unbegrenzte Lagerung von Blut
	Seltene Blutgruppen
	Autologe Transfusion
	Katastrophenfall
	Frischblut, gewaschen
	(prakt. keine Leukozyten und Thrombozyten vermind. Hepatitisrisiko)
Nachteile:	Finanzieller und apparativer Aufwand
	Keine längere Lagerung in der Auftauperiode (<24 Std.)

jedoch darin, daß eine praktisch unbegrenzte Lagerung möglich ist und daß jederzeit Blut verfügbar ist, eine Tatsache, die besonders für den Katastrophenfall Bedeutung hat. Das Verfahren ermöglicht ferner die Durchführung autologer Transfusionen. Dies hat vor allem klinische Bedeutung bei denjenigen Patienten, bei denen im Hinblick auf mögliche spätere Transplantationen eine Immunisierung gegen Thrombozyten- und Leukozyten-Antigene verhindert werden soll. Wichtigstes Anwendungsgebiet ist gegenwärtig jedoch die Lagerung seltener Blutgruppen. Eine internationale Kooperation führte zur Errichtung einer Europäischen Blutbank für seltene Blutgruppen in Amsterdam. Daneben existieren in zahlreichen Ländern nationale Zentren.

Literatur

1. ÅKERBLOM,O., de VERDIER,C.H., FINNSON,N., GARBY,L., HÖGMAN,C.P.,
   Johansson,S.G.O.: Further studies on the effect of adenine in
   blood preservation. Transfusion 7, 1 (1967).

2. BEUTLER,E., WOOD,L.: The in vivo regeneration of red cell 2,3
   diphosphoglyceric acid (DPG) after transfusion of stored blood.
   J.Lab.Clin.Med. 74, 300 (1969).

3. BRAKE,J.M., DEINDOERFER,F.H.: Preservation of red blood cell 2,3
   diphosphoglycerate in stored blood containing dihydroxyacetone.
   Transfusion 13, 84 (1973).

4. FALK,J.S., LINDBLAD,G.T.Ö., WESTMAN,B.J.M.: Histopathological
   studies on kidneys from patients treated with large amounts of
   blood preserved with ACD-Adenine. Transfusion 12, 376 (1972).

5. FISCHER,H., FERBER,E., FRITZSCHE,W., SIEDENTOPF,H.G., SPIELMAN,W.:
   Preservation of human blood in the liquid state; the practical
   importance of some new media. Proc. 10th Congr. Int. Soc. Blood
   Transf., Stockholm 1964, p. 616.

5a. GATHOF,A.-G., GOSSRAU,E., RULAND,O., SEIDL,S.: Tiefgefrierkonser-
   vierung als Routinemethode (Ein Überblick nach 1000 Transfusionen).
   In "Foschungsergebnisse der Transfusionsmedizin und Immunhämatologie", Medicus Verlag, Berlin, i. Druck.

6. GIBSON II,J.G., MURPHY,W.P.Jr., SCHETTLIN,W.A., REES,S.B.: The
   influence of extracellular factors involved in the collection of
   blood in ACD on maintenance of red cell viability during refrige-
   rated storage. Am.J.Clin.Path. 26, 855 (1956).

7. HÖGMAN,C.F., ÅKERBLOM,O.: Practical aspects on the use of frozen
   blood with special reference to autologous transfusions. Int. Symp.
   Modern Probl. Blood Preservation. Frankfurt/Main 1969. P. 212.
   Stuttgart: G. Fischer Verlag 1970.

8. KREUGER,A., ÅKERBLOM,O., HÖGMAN,C.F.: Citrate.phosphate-dextrose
   (CPD) blood with adenine in low concentration. XIII Int. Congr.
   Soc. Blood Transf. 27.8.-2.9.1972, Washington D.C. (Abstrakt).

9. KRIJNEN,H.W., De WIT,J.J.F.M., KUIVENHOEVEN,A.C.J., LOOS,J.A.,
   PRINS,H.K.: Glycerol treated red cells frozen with liquid nitrogen.
   Vox Sang. 9, 559 (1964).

10. PHILIPS,F.S., THIERSCH,J.B., BENDICH,A.: Adenine intoxication
   in relation to in vivo formation and deposition of 2,8-dioxyade-
   nine in renal tubules. J.Pharmacol.Exp.Ther. 104, 20 (1952).

11. ROWE,A.W., EYSTER,E., KELLNER,A.: Liquid nitrogen preservation of
   red blood cells for transfusion. A low glycerol-rapid freeze procedure. Cryobiology 5, 119 (1968).

12. SEIDL,S.: Die Tiefkühlkonservierung von Blut. Dtsch.med.Wschr.
   93, 1861 (1968).

13. SEIDL,S., SPIELAMNN,W.: Die Konservierung der Erythrozyten bei
   -196°C. Bibl. haemat. Nr. 32, 205 (1969).

14. SEIDL,S.: Survival studies on the effect of the addition of adenine

and different combinations of nucleosides in red cell preservation.
Proc. 12 Congr. Int. Soc. Blood Transf., Moscow 1969, p. 190.

15. SEIDL,S., VON DER HEYDEN,V., KNOCH,H. und SONNERBORN,R.: Untersuchungen zur Tiefkühlkonservierung von Blut. I. Die Verwendung niedriger Glyzerin-Konzentrationen bei Temperaturen von -196°C. Blut XX 148, 1970.

16. SEIDL,S., FREUND,B., SCHULZ-UTERMÖHL,H.: Untersuchungen zur Tiefkühlkonservierung von Blut. II. Der protektive Effekt von Polyvinylpyrrolidon bei Einfriertemperaturen von -196°C. Blut XXII, 19,1971.

17. SEIDL,S., SPIELMANN,W.: The influence of different stabilizers on the survival of stored red cells. IInd Int. Symp. on Metabolism and Membrane Permeability of Erythrocytes, Thrombocytes and Leucocytes, Wien 1972. P. 143. Stuttgart: G. Thieme 1973.

18. SMITH,A.U.: Prevention of haemolysis during freezing and thawing of red blood cells. Lancet $\underline{2}$, 910 (1950).

19. TULLIS,J.L., GIBSON II,J.G., SPROUL,H.T., TINCH,R.J., BAUDANZA, P.: Advantages of the high glycerol mechanical systems for red cell preservation; A 10-year study of stability and yield. Int. Symp. Modern Probl. Blood Preservation, Frankfurt/M. 1969, p.161. Stuttgart: G. Fischer Verlag 1970.

20. VALERI,C.R., HIRSCH,N.M.: Restoration in vivo of erythrocyte adenosine triphosphate, 2,3-diphosphoglycerate, potassium ion and sodium ion concentration following the transfusion of acid-citrate-dextrose-stored human red blood cells. J.Lab.Clin.Med. $\underline{73}$, 722 (1969).

21. WOOD,L., BEUTLER,E.: The effect of ascorbic acid on the 2,3-diphosphoglycerate (2,3-DPG) level of stored blood. Clin.Res. 20, 186, 1972 (Abstrakt).

Vortrag Nr. 139

MOLEKULÄRE BASIS UND REGULATIONSMECHANISMEN DER SAUERSTOFFABGABE

Von S.R. Hollan

Die Grundfunktion der roten Blutzellen besteht im Transport von Sauerstoff und Kohlendioxyd. Diese lebenswichtige Funktion wird durch das
Farbstoffmolekül Hämoglobin (Hb) vollbracht, das zur reversiblen Bindung dieser Liganden fähig ist. Diese Grundfunktion des Blutfarbstoffes hat sich während der Phylogenese durch die Entstehung von feinen
Adaptations- und Regulationsmechanismen ständig weiter entwickelt.

Wenn wir die O_2-Transportkapazität des Meerwassers, das Nährmedium
der primordialen Zellen, mit der der Säugetier-Erythrozyten vergleichen, dann finden wir eine 50-malige Erhöhung der Transportkapazität.
Da das Hauptziel von Bluttransfusionen in der Erhöhung der O_2-Trans-
portkapazität des Empfängerblutes besteht, müssen offenbar die besten
Methoden zur Konservierung dieser Grundfunktion im Rahmen der neuesten
Erkenntnisse über Struktur und Funktion des Blutfarbstoffes herangezogen werden.

Die molekuläre Strukturanalyse des Hämoglobins ermöglicht es, die funktionellen Eigenschaften auf molekularer Ebene zu untersuchen.

Das Hämoglobin besteht aus der Verbindung eines Proteins, des Globins,
mit vier Häm-Gruppen, die dem Blutfarbstoff die rote Farbe verleihen.
Das Globin enthält vier Polypeptidketten. Alle funktionstüchtigen Hämoglobine besitzen zwei ungleiche Polypeptidkettenpaare. Das Hämoglo-
bin-A wird aus zwei α- und zwei β-Ketten aufgebaut. Die α-Ketten bestehen aus je 141, und die sogenannten Nicht-α-Ketten aus je 146 Amino-
säurenresten. Die Anordnung der Aminosäurenreste in der Sequenz, die
sogenannte Primärstruktur, wird vom Aminosäurenende (N-terminalis) bis
zum Karboxylende (C-terminalis) mit arabischen Nummern bezeichnet.

Die Stabilität des Hämoglobins wird durch den hohen α-Helix-Gehalt des
Moleküls verursacht, zirka 80 % liegen in α-Schraubenform (Doppelwen-
del-Form) vor. Die längeren, nicht verbiegbaren, A-H bezeichneten He-
lixbereiche wechseln mit kurzen, nicht helikalen Abschnitten, an denen
die Umkehrpunkte der Schleifen der Ketten sitzen, ab.

Die Tertiärstruktur, also die räumliche Anordnung der Peptidketten und
Helix-Abschnitte, wurde durch die röntgenkristallographischen Untersuchungen von PERUTZ und Mitarb. geklärt.

Die Abb. 1 gibt die Seitenansicht der dreidimensionalen Struktur des
Hämoglobinmoleküls nach PERUTZ und Mitarb. wieder. Die unregelmäßigen
Blöcke bezeichnen die unterschiedliche Elektronendichte auf den ver-
schiedenen Ebenen des Moleküls.

Jede der vier Polypeptidketten windet sich um eine Häm-Gruppe. Die
Eisenatome, die sich mit je einem Molekül Sauerstoff verbinden können,
befinden sich im Zentrum der vier flachen Farbstoffringe. Die vier
Eisenatome sind die Könige im Riesenmolekül. Alle 10.000 Kohlenstoff-,
Stickstoff-, Sauerstoff-. Wasserstoff- und Schwefel-Atome sind nur
da, um das funktionierende Ferroeisen vor einer irreversiblen Oxyda-
tion zu bewahren und die O_2-Bindung und O_2-Abgabekapazität durch kooperative Wechselwirkungen der Polypeptidketten zu verstärken.

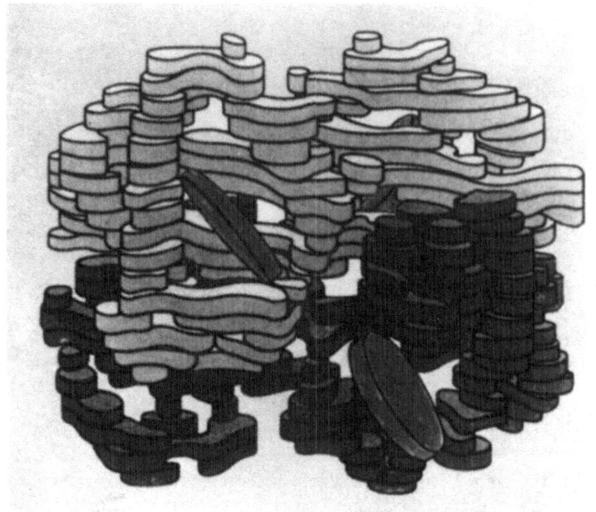

Abb. 1. Seitenansicht
der dreidimensionalen
Struktur des Hämoglobin-
moleküls nach PERUTZ

Die röntgenkristallographischen Analysen von PERUTZ und Mitarb. haben
gezeigt, daß das Hämoglobinmolekül "atmet". Im Gegensatz zur Lunge
schrumpft das Molekül bei der Sauerstoffaufnahme und dehnt sich bei
der Sauerstoffabgabe aus. Die ungehinderte Gestaltsveränderung des Moleküls ist zur normalen Funktion unerläßlich.

In der Symmetrieachse des Farbstoffmoleküls befindet sich eine zentrale Cavität, die mit Wasser gefüllt ist (Abb. 2). Diese zentrale Cavi-

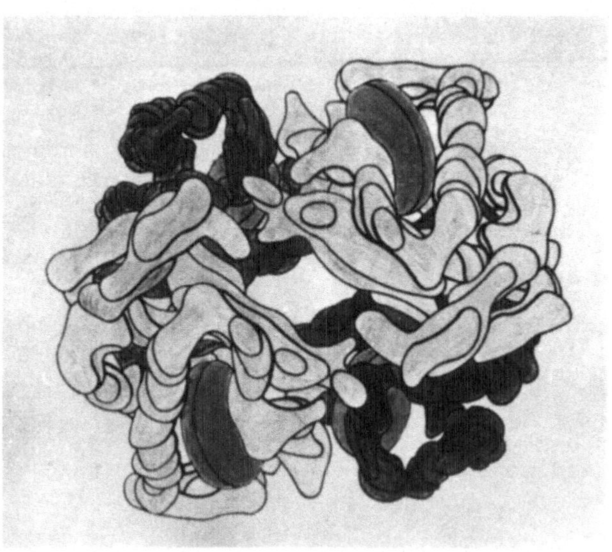

Abb. 2. Aufsicht der
dreidimensionalen Struk-
tur des Hämoglobins
nach PERUTZ

tät erleichtert die intramolekuläre Bewegung. Sie nimmt bei Sauerstoff-
Aufnahme ab und bei Sauerstoff-Abgabe zu.

Die funktionellen Eigenschaften des Säugetier-Hämoglobins lassen sich
folgendermaßen zusammenfassen:

1. S-förmige Sauerstoffdissoziationskurve
(Häm-Häm Wechselwirkung)
2. pH-Abhängigkeit der Sauerstoffaffinität
(Bohr-Effekt)
3. Niedrige Sauerstoffaffinität

Die Rolle des Hämoglobinmoleküls im Sauerstofftransport kann am besten
mit der Sauerstoffdissoziationskurve ausgedrückt werden, in der die
Sauerstoffsättigung des Farbstoffes gegen den partiellen Sauerstoffdruck aufgetragen wird.

Wenn ein erhöhter partieller Sauerstoffdruck zur Halbsättigung des
Hämoglobins benötigt wird, bedeutet das eine erniedrigte Sauerstoffaffinität: Rechstverschiebung der Dissoziationskurve. Ein niedriges
P_{50} spricht dagegen für eine gesteigerte Sauerstoffaffinität: Linksverschiebung der Kurve (Abb. 3).

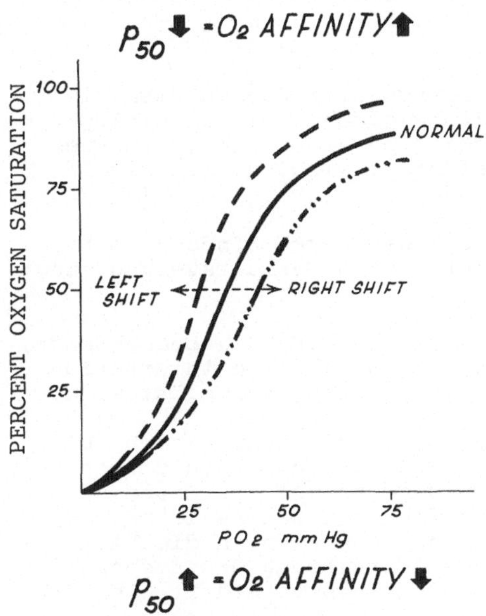

Abb. 3. Links- und Rechtsverschiebung der Sauerstoffdissoziationskurve
des Hämoglobins

Der S-förmige Verlauf der Dissoziationskurve ist der Interaktion der
Polypeptidketten zu verdanken. Diese kooperative Wechselwirkung wurde
von WYMAN und PERUTZ mit einer biblischen Analogie interpretiert: "Denn,
wer da hat, dem wird gegeben, und wer nichts hat, dem wird man nehmen,
was er hat". Hat also z.B. von zwei Hämoglobinmolekülen eines 3 Sauer-
stoffmoleküle aufgenommen und das andere keines, dann besteht für das
Sauerstoff-"reiche" Molekül im Kampfe um ein weiter aufzunehmendes O_2-
Molekül eine Chance von 70 : 1 (Abb. 4).

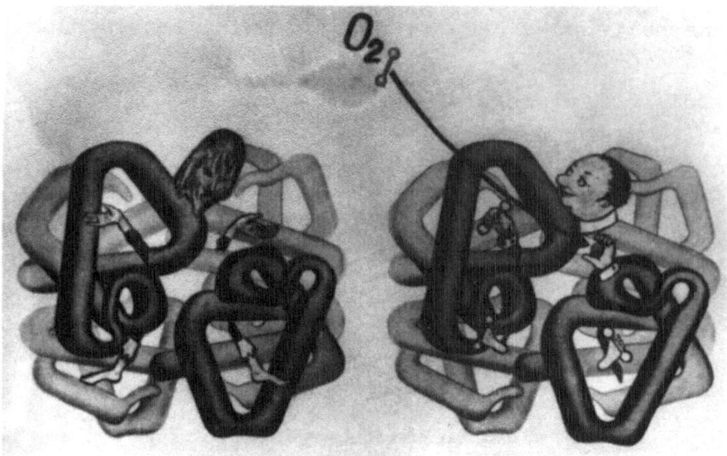

Abb. 4. Die Chancen bestehen etwa 70 : 1 für das "reiche" Molekül im
Kampfe um ein aufzunehmendes Molekül Sauerstoff

Umgekehrt erleichtert die Sauerstoffabgabe von drei Eisenatomen die
Reaktion des vierten Eisenatoms um das Siebzigfache. Die physiologische Bedeutung dieses Effektes ist nun darin zu sehen, daß die Sauerstoffabgabe des Hämoglobins eben dort gefördert wird, wo Sauerstoff
gebraucht wird, nämlich in den Geweben.

Als nächstes drängt sich nun die Frage nach der durch Bindung oder
Abgabe der vier winzigen O_2-Moleküle verursachten Gestaltsveränderung
des Riesenmoleküls auf.

Die stereochemischen Untersuchungen von EYCK und PERUTZ haben gezeigt,
daß die durch Oxygenation hervorgerufene intramolekuläre Interaktion
durch eine Bewegung des Eisenatoms zum Porphyrinring ausgelöst wird.

Im reduzierten Hämoglobin ist das Eisenatom nur mit fünf Atomen verbunden und zu dick, um in der Mitte des Porphyrinringes Platz zu finden (Abb. 5). Bei der Sauerstoff-Aufnahme dagegen ist das Eisen schon
mit sechs Atomen verbunden. Die "Distanzhalter" werden verlagert, dabei schrumpft das Eisenatom geringgradig und kann sich in die Mitte
des Farbstoffringes einpassen. So wird die Schrumpfung des Eisenatoms
durch die Geometrie des Farbstoffringes mechanisch verstärkt (Abb. 6).

Für eine direkte Übertragung physikalisch-chemischer Wechselwirkungen
liegen die vier Häm-Gruppen räumlich viel zu weit voneinander entfernt.
Um die Übertragung der Wechselwirkungen zu verstehen, sei daran erinnert, daß das Häm-bindende Histidin im Heliaxabschnitt F liegt. Im reduzierten Hämoglobin sind die C-terminalen Aminosäurenreste mit Salzbrücken doppelt verriegelt, das Molekül stellt sich "Spannfeder"-artig
dar. Die vorletzten Tyrosinmoleküle liegen zwischen Helixabschnitt F
und H in einer Tasche verankert. Sobald sich das Eisenatom mit Sauerstoff oder einem anderen Liganden verbindet und sich in die Ebene des
Porphyrinringes einpaßt, nähert sich Helix F Helix H und verlagert das
vorletzte Tyrosin aus der Tasche. Dadurch werden die C-terminalen Salzbrücken gesprengt und die von ihnen gespeicherten Wasserstoffionen,
die s.g. Bohr-Protonen, freigesetzt (Abb. 7).

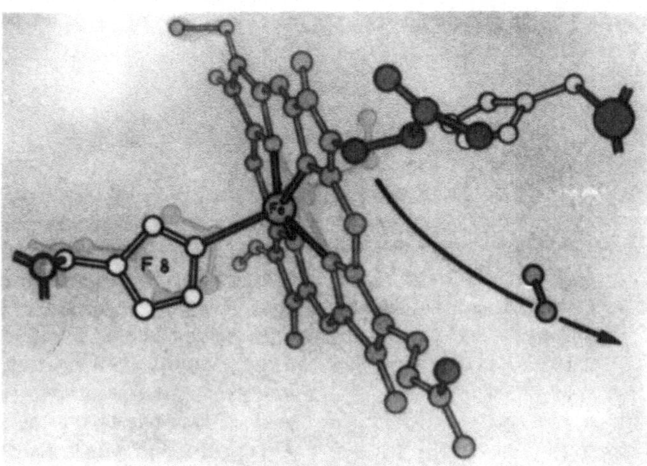

Abb. 5. Reduziertes Hämoglobin. Das Eisenatom (Fe) liegt außerhalb des Porphyrinringes uns ist mit fünf Atomen verbunden. F8 = das Häm-bindende Histidin an der 8. Stelle im Helixabschnitt F (nach dem Schema von PERUTZ)

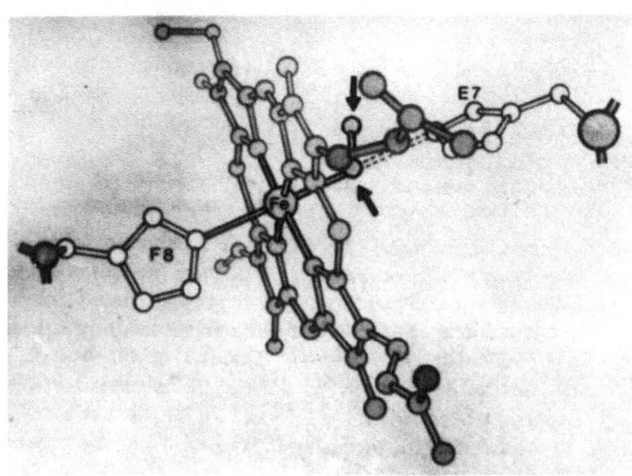

Abb. 6. Oxy-Hämoglobin. Das geschrumpfte Eisenatom ist mit der Bindung des Sauerstoffes von der Fünfer- in die Sechserbindung übergegangen und paßt nun in die Mitte des Porphyrinringes. Das O_2-Molekül ist mit Pfeilen bezeichnet (nach dem Schema von PERUTZ)

Das erklärt die mit der Sauerstoffaufnahme synchronisierte Abgabe der Bohr-Protonen. Bei Sauerstoffabgabe werden dagegen Wasserstoffionen aufgenommen, das Blut wird also alkalischer. Das Hämoglobinmolekül ist dadurch ein lebenswichtiges Puffersystem. Dies kommt einerseits in der oben erwähnten pH-Veränderungen bei der Aufnahme oder Abgabe von Liganden, andererseits in der pH abhängigen Änderung der O_2-Affinität den Moleküls zum Ausdruck. Die reduzierte gespannte Deoxy-Form des Moleküls wird durch Klammern aufrechterhalten. Nach Aufbruch dieser Klammern durch die Oxygenation eines Hämeisens, werden Spannungsenergien

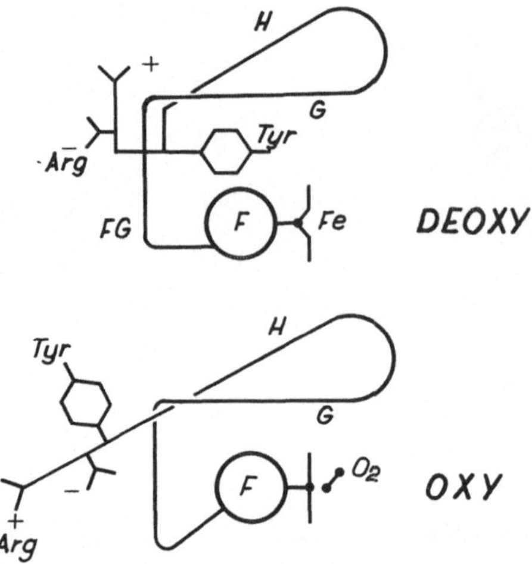

Abb. 7. C-terminales Ende der α-Polypeptidkette des reduzierten- und
Oxy-Hämoglobins. Im reduzierten Hämoglobin sind die C-terminalen Amino-
säurereste mit Salzbrücken doppelt verriegelt. In der oxygenierten
Form wird das vorletzte Tyrosinmolekül (Tyr) aus der Tasche verlagert
und die C-terminalen Salzbrücken werden dadurch gesprengt. Arg = C-terminales Arginin-Molekül (M.F. PERUTZ: Nature 228, 726 (1970))

frei, die die Verbindung des nächsten Eisenatoms mit Sauerstoff erleichtern.

Die O_2-Affinität des Farbstoffmoleküls wird aber nicht nur von der
steigenden oder fallenden Zahl der aufgenommenen O_2-Moleküle sondern
auch von der Umgebung des Hämoglobins beeinflußt. Als die Sauerstoffaffinität beeinflußende physiologische Faktoren sind zu nennen: Temperatur, pH, CO_2, 2,3-DPG, ATP und Ionenkonzentration.

Der in den Erythrozyten in hoher Konzentration anwesende glykolytische
Metabolit, die 2,3-Diphosphoglyzerinsäure (DPG), hat den größten und
physiologisch günstigsten Einfluß auf die Sauerstoffaffinität des Hämoglobinmoleküls. 2,3 DPG erniedrigt die O_2-Affinität, da es sich gut
mit dem reduzierten, nicht aber mit dem Oxy-Hämoglobin verbindet. Daraus ergibt sich, daß das Hämoglobin bei höheren 2,3-DPG Konzentrationen in die reduzierte Form übergeht.

Die molekuläre Basis dieser regulatorischen Wirkungen ist leicht verständlich, wenn wir noch einmal die schematische Aufsicht der dreidimensionalen Struktur des Hämoglobin-Moleküls (Abb.2) betrachten. BOL-
TON und PERUTZ haben bewiesen, daß das Atommodell des 2,3-DPG-Moleküls
ausgezeichnet in den zentralen Hohlraum des Hämoglobins paßt (Abb. 8).
Die negativen Ladungen dieses Polyanions sind stereochemisch komple-
mentär zu den, die Cavität auskleidenden positiv geladenen Gruppen der
β-Ketten. Sobald das Farbstoffmolekül als Folge der Oxygenation
schrumpft, wird das 2,3-DPG-Molekül von dem zentralen Hohlraum heraus-
geschleust. 2,3-DPG beeinflußt demnach die O_2-Affinität durch die Stabilisierung der quarternären reduzierten Form. Die Struktur des reduzierten Hämoglobins läßt eine erniedrigte Sauerstoffaffinität, also
eine erleichterte O_2-Abgabe erkennen. Dies ist für die Behandlung verschiedener Anämien, für die Höhenphysiologie, Anaesthesiologie und
für die Blutkonservierung von großem klinischen Interesse.

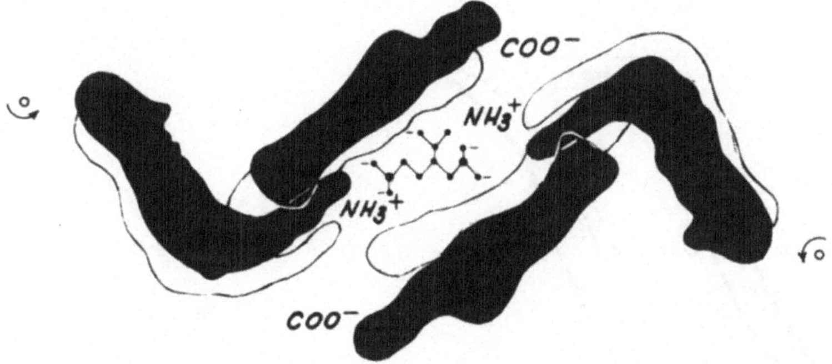

Abb. 8. Das Atommodell des 2,3-DPG Moleküls paßt ausgezeichnet in den
zentralen Hohlraum des Hämoglobinmoleküls (Schematische Zeichnung von
BOLTON u. PERUTZ in M.F. PERUTZ: Nature 228, 726 (1970))

Der Abfall des 2,3DPG-Spiegels während der Lagerung des Blutes reduziert also den Wert des Konservenblutes als Sauerstoffträger. Mit
neueren Konservierungsmethoden kann man diesen Abfall durch Additive
(Tabelle 1) verhindern oder rückgängig machen.

Tabelle 1. Neuere Konservierungsmethoden zu Bewahrung des 2,3-DPG-Ge-
haltes der Erythrozyten

ACD oder CPD + Adenin + Inosin;
CPD (alkalisches pH) + Adenin + dreimal wöchentlich rühren;
ACD + Karbonat - Bikarbonat (nur in Plastikbeuteln);
Andere Additive: Dipyridamol, Brenztraubensäure, Ascorbinsäure.
Tiefkühlung der Erythrozyten.

Wenn man eine Blutkonserve mit vermindertem DPG-Gehalt transfundiert,
so wird in vivo zirka die Hälfte des 2,3-DPG's in vier, die Gesamtheit
in etwa 24 Stunden restauriert. Dieser, einige Stunden in Anspruch
nehmende Vorgang kann aber dem Akut-Kranken, z.B. im Schockzustand,
das Leben kosten. Deshalb ist es wichtig, solche Patienten mit einem
maximal 7 Tage lang konservierten ACD-Blut, einem maximal 10 Tage
lang konservierten CPD-Blut oder mit einem Blut zu transfundieren, welches nach einer in Tabelle 1 erwähnten Konservierungsmethoden aufbewahrt worden ist.

Dialysiertes fötales Hämoglobin (HbF) hat eine etwas niedrigere Sauer-
stoff-Affinität als das Hämoglobin A. Die Zugabe von 2,3-DPG erniedrigt jedoch die Sauerstoffaffinität des Hämoglobins A mehr als die
des Hämoglobins F (Abb. 9).

An den DPG-Bindungsstellen (β143 His. und β82 Lys.) befinden sich nämlich in den foetalen α-Ketten statt basischer Aminosäuren (His., Lys.)
neutrale (α143 Ala. und α82 Ser.). Eine Verbindung mit den negativ geladenen Karboxylgruppen des 2,3-DPG kann aber nur dann erfolgen, wenn
sich an den Bindungsstellen positiv geladene Aminosäurenreste (HbA!)
befinden.

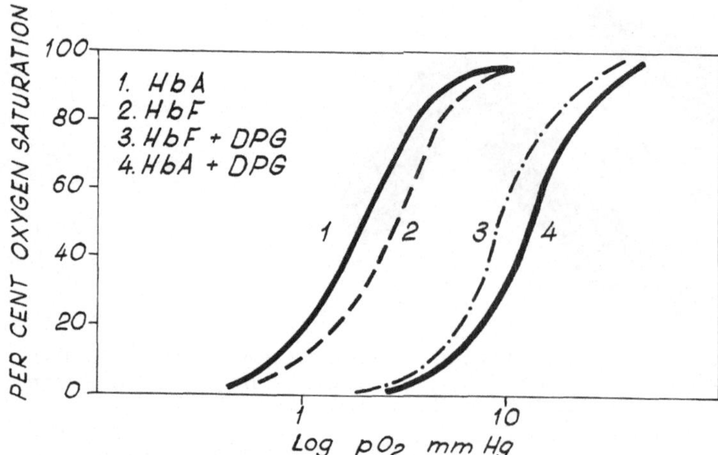

Abb. 9. Sauerstoffdissoziationskurven der dialysierten Hämoglobine
A und F (1 und 2) und derselben Hämoglobine nach Zugabe von 2,3-DPG
(4 und 3). (I. TYUMA und K. SHIMIZU (1970))

Die höhere Sauerstoffaffinität des foetalen Blutes erleichtert die
Sauerstoffübertragung von der Mutter zum Foeten. Nach der Geburt ist
dagegen die höhere O_2-Affinität des Foetalblutes ungünstig und kann
die schlechte Adaptationsfähigkeit bzw. die Neigung des Neugeborenen
und vor allem des Frühgeborenen zur Hypoxie erklären. Die günstige
O_2-Transportkapazität des Erwachsenenblutes ist möglicherweise ein
bedeutender Faktor für den raschen Erfolg bei Austauschtransfusionen.

In späteren postnatalen Lebensperioden, wo dieser Effekt nicht mehr
zum Tragen kommt, muß die Indikation zur Bluttransfusion noch über-
legter gestellt werden. Es müssen dabei die unvermeidlichen Komplikationen der Blutübertragung und den Grad einer chronischen Anämie,
bei der nicht nur der Hämoglobingehalt sondern auch die Sauerstoffabgabekapazität des Blutes von Bedeutung ist, in Erwägung gezogen
werden (Abb. 10). Wenn bei einer chronischen Anämie die Sauerstoffaffinität des Blutfarbstoffes erniedrigt ist, wird das Blut pro Vo-
lumeneinheit mehr Sauerstoff abgeben und die O_2-Versorgung der Gewebe gut sein. Es besteht also labormäßig eine Anämie ohne klinisch-pa-
thologische Bedeutung (Abb. 11). Diese Patienten leben und arbeiten
mit 5-8 g% Hb beschwerdefrei, während der Kindheit ist ihr Wachstum
nicht behindert. Nur in durch Stress-Situationen hervorgerufenen akuten Krisen soll hier transfundiert werden.

Wenn man die Probleme der in-vivo-Sauerstoffabgabe betrachtet, darf
man nie vergessen, daß die Funktion des Hämoglobins nicht nur von der
unmittelbaren Umgebung, also von den intraerythrozytären Faktoren
sondern auch von Faktoren der Diffusion und Kinetik und von der ungleichen Sauerstoffkonsumption der Gewebe beeinflußt wird.

Der Sauerstoff muß biologische Membranen (Erythrozyt, Gefäßwand) durchdringen. Die in-vivo-Sauerstoffabgabe wird von den rheologischen Faktoren des Kreislaufs sehr stark beeinflußt. Unter physiologischen Bedingungen benehmen sich die roten Blutkörperchen als flüssige Tropfen,
deren Form sich ständig verändert. Elastizität, Deformierbarkeit, Zell-
membranintegrität sowie die Bewahrung der normalen bikonkaven Form und
die Funktion und Lebensfähigkeit der Erythrozyten. Die Zellflüssigkeit

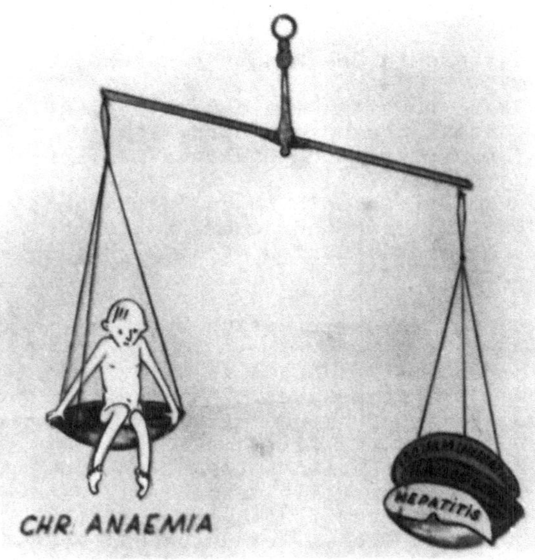

Abb. 10. Bei chronischen Anämien muß man die voraussichtlichen Erfolge und die unvermeidlichen Komplikationen der Blutübertragung in Abhängigkeit neuerer Erkenntnisse über den Sauerstofftransport des Hämoglobins miteinander abwägen

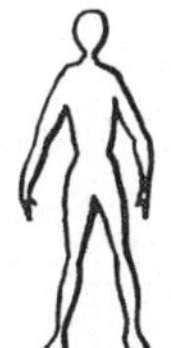 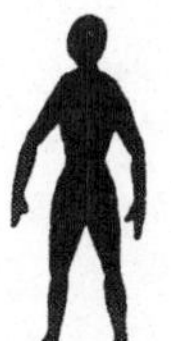

Ery	=	2.2 Mill/μl	4.4 Mill/μl
Hb	=	70 g%	14.0 g%
O_{2P}	=	14.0 mmHg	28.0 mmHg

Abb. 11. Gleiche O_2-Abgabe ans Gewebe

verschwindet, sobald die Viskosität des Zellinhaltes erhöht ist oder die Zellmembran rigid wird. Die Zellflüssigkeit kann auch funktionell verschwinden, wenn die Erythrozyten in Geldrollen oder Agglutinaten immobilisiert werden.

In der Mikrozirkulation der akut Kranken verursacht die Hypoxie und Azidose Membranschädigung. Dies führt zusammen mit einer trägen Zirkulation zur Zellaggregation, erhöhten Erythrozytenrigidität und endlich zur kompletten Stase. Die durch Hypoxie und Stase hervorgerufene Hyperkoagulabilität verursacht eine Minderung der Gewebeperfusion mit weiterer Verstärkung des O_2-Mangels vor allem in Geweben mit hohem Sauerstoffbedarf (circulus vitiosus).

<u>Zusammenfassung und Schlußfolgerungen</u>

1. Funktionelle Eigenschaften des Blutfarbstoffes können schon heute
auf molekulärer Ebene erklärt werden.
2. Die Funktionen des Hämoglobins müssen zusammen mit dem Metabolismus und der Membranfunktion der Erythrozyten studiert werden.
3. 2,3-DPG hat einen sehr wichtigen, physiologisch günstigen Einfluß
auf die Sauerstoffaffinität des Hämoglobins.
4. Andere regulierende Faktoren wie Protein-Protein Wechselwirkungen,
Interaktion zwischen Hämoglobin und Zellmembran und äußere Faktoren,
die eine Diffusion von O_2 und CO_2 erleichtern, dürfen nicht vergessen
werden.

Folgende praktische Schlußfolgerungen sind also hervorzuheben:

1. Neugeborene und besonders Frühgeborene mit erhöhten zirkulatorischen
Bedürfnissen oder mit respiratorischem Distress-Syndrom haben eine
bessere Prognose, wenn sie bei Austauschtransfusionen mit Blut von
Erwachsenen behandelt werden.
2. Im späteren postnatalen Leben muß die Indikation zur Bluttransfusion bei der chronischen Anämie sehr streng gestellt werden. Die Verabreichung von Erythrozyten soll von der Sauerstoffabgabekapazität
der Empfänger-Erythrozyten bestimmt werden. Diese wird durch das Verhältnis klinische Symptomatik (funktionelle Adaptation) zu Grad der
Anämie sehr gut reflektiert.
3. Die Verabreichung von 2,3-DPG-reichen Blutkonserven ist für den
Akut-Kranken günstig, die Wiederherstellung einer adäquaten Gewebeperfusion und die Verhütung von Erythrozytenaggregation und intravaskulärer Koagulation ist jedoch mit von ausschlaggebender Bedeutung.

Vortrag Nr. 140

SEROLOGISCHE PROBLEME DER MASSIVTRANSFUSION

Von K.H. Stürner

Im Rahmen von Operationsvorbereitungen mit einem bestimmbaren Opera-
tionszeitpunkt bestehen keine Schwierigkeiten, für die Bereitstellung
verträglichen Blutes zu sorgen. Auch bei "blutigen" Operationen und
bei Vorbereitungen für extrakorporale Kreisläufe kann das Transfusionsblut mit dem Patientenblut in allen Ebenen der Serologie untersucht
und die Verträglichkeit festgestellt werden. Erst der akute Blutverlust
mit den klinischen Erfordernissen der Volumensubstituation führt zur
Transfusion von vier und mehr Vollblutkonserven. Fast immer tritt die
Massivtransfusion überraschend ein, so daß sich zeitraubende Untersuchungen von selbst ausschließen. Die Bereitstellung des passenden und
verträglichen Vollblutes bei Massivtransfusionen grenzt daher an Not-
fallsituationen, die hinsichtlich der Laboratoriumsuntersuchungen problematisch werden. In kürzester Zeit sollen möglichst alle Sicherheits-
vorkehrungen durchgeführt werden, um eine für den Patienten schadlose
Blutübertragung zu gewährleisten.

Blutgruppenbestimmungen bei Massivtransfusionen

Bedingen die klinischen Verhältnissen eine sofortige Transfusion von
Blut, sollte wenigstens eine Blutgruppenbestimmung im ABO-System erfolgen. Hierbei kann nicht ausgeronnenes Nativblut die Blutgruppener-
gebnisse durch Gerinnungsprozesse möglicherweise verfälschen. Es empfiehlt sich daher, aus Citratblut die Blutgruppenbestimmung durchzuführen. Aus dem Vollblut (konglutinierend mit Anti-A und Anti-B) läßt
sich die ABO-Blutgruppe in weniger als 30 Sekunden sichern. Nunmehr
kann schon blutgruppengleiches aber Rh-negatives Blut transfundiert
werden. Entschließt man sich zur Transfusion von Rh-negativem Blut
bei Rh-positiven Empfängern, wird eine Bildung von Anti-c und Anti-e
in Kauf genommen. Eine Antikörperbildung gegen die Rhesusmerkmale c
und e ist sehr selten. Bei Massivtransfusionen wird diese Immunisierung kaum beobachtet.

Der Rhesusfaktor läßt sich aus dem Vollblut konglutinierend innerhalb
von 5 - 15 Minuten bestimmen. Bei einr überraschend eintretenden Massivtransfusion ist es daher möglich, bereits nach wenigen Minuten eine blutgruppengleiche und Rh-verträgliche Übertragung von Blut einzuleiten.

Die serologisch bedingten Gefahren bei der Massivtransfusion sind im
hämolytischen Transfusionszwischenfall mit seinen klinischen Folgezu-
ständen zu sehen, wobei die Verwechslung im ABO-System zu den schwer-
wiegendsten Schäden bei dem Patienten führen kann. Eine falsche Transfusion im ABO-System ist praktisch nicht mehr durch Blutgruppenfehl-
bestimmungen bedingt, sondern muß fast ausschließlich auf menschliches
Versagen zurückgeführt werden. Die Häufigkeit hämolytischer Transfusionszwischenfälle im ABO-System liegt nach SPEISER bei 0,04 %. Ein
Drittel der Hämolyseunfälle verläuft letal. Um Verwechslungen auszuschließen oder aufzuklären, ist im Anschluß an die konglutinierende
Blutgruppenbestimmung - wenn es nunmehr die Zeit zuläßt - die agglutinierende Blutgruppenbestimmung entsprechend den Richtlinien durchzuführen. Zur Befundsicherung ist es erforderlich, die Blutkörperchen-

merkmale und die Serumeigenschaften zu untersuchen. Ebenfalls ist der
Rh-Faktor durch agglutinierende Bestimmung nachträglich zu sichern.

Antikörpersuche und Antikörperdifferenzierung

Vollblutkonserven werden nach der Blutspende auf das Vorliegen irregulärer Antikörper untersucht. Man kann davon ausgehen, daß Spender
mit irregulären Antikörpern ausgeschlossen worden sind und entsprechende Blute nicht zur Transfusion gelangen. Die größte Unbekannte
ist der Empfänger, bei dem im Rahmen der Kreuzprobe wenigstens ein
Antikörpersuchtest durchgeführt werden sollte. SPIELMANN und SEIDL
finden unter einem größeren Patientenkollektiv 0,75 % Träger von irregulären Antikörpern. Aus verständlichen Gründen ist bei Frauen das
Vorkommen irregulärer Antikörper mit 1 % häufiger als bei Männern mit
0,48 %. Bei unausgewählten Blutspendern beschreibt BEYER bei 1,6 % der
untersuchten Probanden irreguläre Antikörperträger. Es ist daher erforderlich, auch bei Massivtransfusionen, während mit der Transfusion
unter Umständen schon begonnen wurde, einen Antikörpersuchtest durchzuführen, damit Antikörper bei dem Empfänger möglichst schnell erkannt
und differenziert werden können. Entsprechend der Wirkungsweise irregulärer Antikörper beim Empfänger kann eine Anpassung der Transfusion
an die klinische Situation erforderlich werden (Blutwärmer). Nach der
Differenzierung eines Antikörpers beim Empfänger sollte es möglich
ein, ausgetestetes Blut zur Verfügung zu stellen. Inkomplette Antikörper führen zu hämolytischen Transfusionszwischenfällen, wenn sie nicht
aufgedeckt werden. Der Verlauf der hämolytischen Zwischenfälle durch
inkomplette Antikörper zeigt eine geringe Letalitätsrate, kann die
Heilbehandlung aber schwer belasten. Antikörper des Lewis-Systems, die
überwiegend nur im Kochsalzmilieu aufgedeckt werden können, führen zu
schweren Schockzuständen. Transfusionszwischenfälle durch Lewis-Anti-
körper mit tödlichem Ausgang sind bekannt. Gewebsantikörper und Antikörper gegen Plasmaproteine fallen im Rahem der Massivtransfusion praktisch nicht ins Gewicht.

Eine Immunisierung durch Erythrozytenantigene bei Massivtransfusionen
ist selten zu beobachten. Polytransfundierte Patienten zeigen dagegen
eine höhere Rate von Antikörperträgern. Kommt es trotzdem zur Immunisierung massivtransfundierter Patienten, so geschieht das durch Erythrozytenantigene in Systemen, in denen nicht verträglich transfundiert
werden konnte. Bei unseren Nachuntersuchungen von Patienten mit Massivtransfusion zeigten sich überwiegend Immunisierungen im P-, MN-, Le-
wis-, Duffy- und Kiddsystem. Im Anschluß nach Massivtransfusionen sollte bei Entlassung der Patienten ein Antikörpersuchtest bzw. eine Antikörperdifferenzierung durchgeführt werden. Der Patient bedarf bis zu
6 Monaten nach der Massivtransfusion einer immunhämatologischen Überwachung, um irreguläre Antikörper rechtzeitig erkennen und dokumentie-
ren zu können.

Serologische Verträglichkeitsprobe (Kreuzprobe)

Die serologische Verträglichkeitsprobe ist vor jeder Bluttransfusion
mehr oder weniger zwingend vorgeschrieben. Sie darf nur bei vitaler
Indikation, d.h. in Notfällen, weggelassen werden, was der transfundierende Arzt jederzeit zu vertreten hat. Die Verträglichkeitsprobe ist
die letzte Sicherung zwischen Spender- und Empfängerblut, wobei irreguläre Antikörper des Empfängers aufgedeckt werden sollen. Von der pro-
teinmolekularen Struktur her und ihrer Wirkungsweise entsprechend müssen komplette Antikörper (IgM-Antikörper) und inkomplette Antikörper
(IgG-Antikörper) unterschieden werden. Bei der technischen Durchführung
des Kreuzprobenansatzes ist dem Röhrchentest mit Verstärkung der Reak-

tion durch Zentrifugieren der Vorzug zu geben. 37°C-Ansätze nehmen
im Wasserbad die Temperatur schneller an, als im Brutschrank (LANGE).

Tabelle 1. Serologie der Massivtransfusion

Serologische Verträglichkeitsprobe	Serologie der unerwarteten Transfusion
5' ABO-Bestimmung (Erythrozyten-und ------------- 20" Serumeigenschaften)	ABO-Bestimmung (Vollblut Anti-A und Anti-B; konglutinierend)
15' Rhesus-Faktor _________________ 30' (agglutinierend)	Rhesus-Faktor 5' (Vollblut inkomplettes Anti-D konglutinierend)
15' Antikörpersuchtest	
30' Antikörperdifferenzierung	
Empfängerserum/-Plasma gegen Spendererythrozyt (Majoransatz) -------------------- NaCl Albumin 20°+37°C 15' indirekt. Coombs 37°C Ferment 20°C 30'	Empfängerserum/-Plasma gegen Spendererythrozyten (Majoransatz im Ferment- 5' milieu; Bromelin)
Empfängererythrozyten gegen Spenderserum/ -Plasma (Minoransatz)	
Eigenansatz	
Transfusion --------------------- Transfusion	

Der Ansatz Empfängerserum/Plasma gegen Spendererythrozyten (Majoransatz) ist im Kochsalzmilieu (IgM-Antikörper) und im Albuminmilieu durchzuführen. Zusätzlich ist der indirekte Coombstest für den Nachweis auch
schwacher inkompletter Antikörper erforderlich. Eine Fermentreaktion
wird empfohlen.

Bei der Massivtransfusion sollte der Fermentansatz vorgezogen werden.
Die Inkubationszeit läßt sich mit Bromelin auf 5 - 10 Minuten reduzieren, so daß nach relativ kurzer Zeit bei plötzlich erforderlich werdenden Transfusionen unter Vorbehalt Aussagen gemacht werden können, ob
eine Transfusion angefangen werden kann. Selbstverständlich müssen die
übrigen Laboratoriumsuntersuchungen weitergeführt werden, auch wenn
schon mit der Transfusion begonnen wurde. Bromelin zeigt ein weites
Spektrum und erfaßt sowohl komplette als auch inkomplette Antikörper.
Lediglich Kell-, Duffy-, Lewis- und P-Antikörper können im Fermentest
gar nicht oder nur schwach reagieren.

Zusätzlich ist zu berücksichtigen, daß einige Antikörper ihr Reaktions-
optimum bei Zimmertemperatur haben, während andere Antikörper ihr Reak-
tionsoptimum bei 37°C aufweisen. Es empfiehlt sich, die Kreuzprobe
nicht nacheinander, sondern zur Zeitersparung nebeneinander anzusetzen.

Der Eigenansatz Empfängerserum - Empfängererythrozyten und der Minor-
ansatz Spenderserum - Empfängererythrozyten können wesentliche Auf-
schlüsse über klinische Zustände geben oder Blutgruppenverwechslungen
aufdecken.

Laboratoriumsuntersuchungen bei Massivtransfusionen

Ist ausreichend Zeit für Laboratoriumsuntersuchungen vorhanden, so
läßt sich die Transfusion von 4 - 5 Vollblutkonserven blutgruppengleich
und Rh-verträglich einstellen, und die Verträglichkeit zwischen Emp-
fänger- und Spenderblut kann immunhämatologisch gesichert werden.

Die plötzliche und unvorbereitet eintretende Massivtransfusion mit mehr
als 4 - 5 Vollblutkonserven kann durch Laboratoriumsuntersuchungen
innerhalb von 5 - 10 Minuten so weit gesichert werden, daß wenigstens
blutgruppengleich und Rh-verträglich transfundiert wird. Die Untersuchung von Empfängerserum/Plasma und Spendererythrozyten im Fermentmi-
lieu bei Zimmertemperatur gewährleistet eine relativ große Sicherheit,
so daß bei negativem Ausfall des Ansatzes schon mit der Transfusion
begonnen werden kann.

Bei der Massivtransfusion muß man sich aber darüber klar sein, daß
zwar blutgruppengleich und Rh-verträglich transfundiert wird, zahlreiche Erythrozytenantigene aber unberücksichtigt bleiben. Ferner ist
zu bedenekn, daß für immunhämatologische Untersuchungen von einer
Blutprobe des Patienten vor der Transfusion nur 6 - 8 Blutkonserven
gekreuzt werden können. Hat ein Patient mehr als 4 - 5 Vollblutkonserven erhalten und wird anschließend eine neue Blutprobe für Laboratoriumsuntersuchungen entnommen, so werden sich in dieser Blutprobe weitgehend antransfundierte Erythrozyten nachweisen lassen. Durch die Unterschiede der einzelnen Spender im Kell-, Duffy-, Kidd-, Lewis-, P-
und MNSs-System liegt nicht mehr die ursprüngliche Erythrozytenantigen-
struktur des Patienten vor. Die Ansicht, in Fällen von Massivtransfusion Blutkonserven untereinander zu kreuzen, bringt keine Aussage, ob
das gekreuzte Blut mit dem Empfängerblut verträglich ist. Da nach jeder Blutspende Untersuchungen auf das Vorliegen irregulärer Antikörper
erfolgen, muß davon ausgegangen werden, daß die bereitgestellten Blutkonserven keine irregulären Antikörper enthalten. Es ist daher sinnlos, bei Massivtransfusionen für einen Patienten Blutkonserven untereinander zu kreuzen. Vielfach wird auch die Ansicht vertreten, Spendererythrozyten zu poolen und gegen das Serum/Plasma des Empfängers auf
Verträglichkeit zu untersuchen. Liegt in einer einzelnen Blutkonserve,
z.B. durch ein Anti-Kell oder Anti-Duffy des Empfängers, eine Unverträglichkeit vor, so wird durch die weitgehende Verdünnung der Spendererythrozyten kaum noch eine Unverträglichkeit der einzelnen Blutkonserve aufgedeckt werden können. Gerade diese Unverträglichkeit kann
aber durch Schock und akute Verbrauchskoagulopathie klinisch folgen-
schwer sein.

Wird nach der 4. oder 5. Blutkonserve eine neue Blutprobe bei dem
Empfänger entnommen, so liegt nicht mehr die Ausgangssituation des
Patienten vor. Mögliche Antikörper des Empfängers können sich infolge
Verdünnungseffektes dem Nachweis entziehen. Abgesehen vom ABO-System
und nur bedingt vom Rh-System zeigen sich "Mischblutverhältnisse".
Unter diesen Bedingungen ist es nicht mehr verständlich, wenn Blutkon-

serven bei Massivtransfusionen nach der 5. Blutkonserve noch eingehen-
den Kreuzproben unterzogen werden sollen.

Wird die Massivtransfusion beendet und bedarf der Empfänger zu einem
späteren Zeitpunkt erneut Blut, so müssen alle immunhämatologischen
Laboratoriumsuntersuchungen wieder durchgeführt werden, um wegen der
Gefahr einer Verstärkung eines "schwachen" Antikörpers bei dem Empfänger die Verträglichkeit neu festzustellen.

Zusammenfassung

Immunhämatologische Untersuchungen müssen auch bei Massivtransfusionen
unter Berücksichtigung der klinischen Verhältnisse im Rahmen des zeitlich Zumutbaren einen hohen Sicherheitsgrad bezüglich der Verträglichkeit zwischen Empfänger- und Spenderblut gewährleisten. Hämolytische
Transfusionszwischenfälle sind auszuschalten und Immunisierungen der
Patienten weitgehend zu verhindern. Die Transfusionssituation muß
klinisch nachvollzogen werden, damit unnötige immunhämatologische Untersuchungen nicht sinnlos durchgeführt werden.

Literatur

BEYER,J.: Autoanalyzereinsatz in der Routinediagnostik erythrozytärer
    Antikörper. Ärztl.Lab. _19_, 257-266 (1973).

LANGE,R.L.: Praktikum blutgruppenserologischer Untersuchungen für
    medizinisch-technische Assistentinnen. Biotest-Serum-Institut GmbH
    Frankfurt/Main, 1971.

SPEISER,P.: Fehler und Gefahren bei der Bluttransfusion aus der Sicht
    des Serologen. Wien. klin. Wschr. _84_, 553-556 (1972).

SPIELMANN,W., SEIDL,S.: Einführung in die Immunhämatologie und Trans-
    fusionskunde. Verlag Chemie, Weinheim/Bergstr. (1972).

Vortrag Nr. 141

MASSIVTRANSFUSION VOM GESICHTSPUNKT DES TRANSFUSIONSARZTES

Von C.C. Ehrich und R.L. Hirsch

Es gibt keinen Unterschied in den Gesichtspunkten des Transfusions-
arztes und des Klinikers betreffs Massivtransfusion. Beide haben nur
das Wohlergehen des Patienten im Auge. Der Kliniker und der Chirurg
haben vom Laboratorium her Daten in der Hand, die der Transfusionsarzt auswerten muß. Er muß das Blut oder dessen Komponenten in der
Qualität und der Quantität beschaffen, die der Patient wirklich braucht.
Falls dies nicht möglich ist, muß eine Alternative gefunden werden,
um den Patienten sofort aus der Akutsituation zu bringen - mittels
Massivtransfusion - und dies möglichst mit dem geringsten Nebeneffekt,
zum Beispiel best-kompatibles Blut, wo vollkompatibles nicht vorhanden ist.

Die Blutbank oder besser das Transfusionszentrum ist keine Apotheke,
die ein Rezept für entsprechende Einheiten eines O negativen Blutes
ausfüllt, sondern wird von Fachärzten geleitet, die ihr Fach beherrschen, die wissen, was sie tun, was der Patient benötigt und ihm das
Blut oder die Komponenten verabreichen, die in Qualität und Quantität
für ihn am Besten sind.

Nun erhebt sich die Frage, was man unter Massivtransfusion versteht
und wann sie benötigt wird. Dies hängt nicht von der Quantität der
transfundierten Einheiten ab, sondern vom Verhältnis der transfundiert-
en Menge zum zirkulierenden Volumen des Rezipienten und der Zeit, in
der die Gesamtmenge transfundiert wird. So kann eine Einheit von Vollblut bei einem Neugeborenen eine Massivtransfusion darstellen, wir
tauschen praktisch das Gesamtvolumen des zirkulierenden Blutes aus,
während zehn Einheiten bei einem Erwachsenen auf eine Woche verteilt,
eine multiple, aber keine Massivtransfusion genannt werden muß. Massivtransfusion wird in der Klinik beim Vollaustausch z.B. beim Coma
Hepaticum verwendet, in der Herz- und Gefäßchirurgie z.B. beim Aorten-
aneurysma. Die größte Anzahl von Einheiten wird jedoch bei Verletzungen größerer Gefäße und in der Unfallchirurgie (Stich- und Schußwun-
den) verwendet.

Der Transfusionsarzt hat folgende Parameter zu beobachten:

1. Volumen
2. Sauerstofftransport-Frischblut
2. Vollblut-Erythrozytenkonserve
4. ABO-System - Rh-Antikörper
5. Zirkulierende Thrombozyten- und Leukozytenzahl
6. Koagulationsfaktoren
7. Gefahr der Hepatitis-Übertragung

Volumen: Viele Ärzte glauben noch immer, wenn der Patient Vollblut
verloren hat, muß er Vollblut erhalten und das als Frischblut; denn
das würde alle Probleme der Transfusion lösen. Um das Volumen auch
bei einem Patienten im hämorrhagischen Schock zu heben, genügt für
die ersten 500 - 1000 ml ein Volumenexpander wie 5 %iges Albumin oder
eine Kolloidallösung, um Zeit zu gewinnen, den ABO-Typ und Rh zu bestimmen und einen schnellen Kreuztest in Albumin zu machen, der nur
einige Minuten dauert.

Sauerstofftransport - Frischblut

Bei einem Blutverlust, der groß genug ist, um eine Transfusion zu verlangen, ist neben dem Volumen der wichtigste Faktor der Sauerstofftransport, bzw. die Sauerstoffdissoziationsfähigkeit der Erythrozyten. Diese hängt u.a. vom 2,3 DPG Spiegel ab. Bei ACD-Blut ist dieser in den ersten 5 Tagen nicht merklich verändert. Wollen wir diese Eigenschaft im gelagerten Blut für weitere 10 Tage verbessern, so können wir die Blutabnahme im CPD-Antikoagulans vornehmen. Auf Grund dieses Transfusionsfaktors können wir als Frischblut jedes 5 Tage altes Blut ansprechen.

Alle labilen Koagulationsfaktoren wie Faktor V und VIII sind nach einigen Stunden weitgehendst zerstört, stabile Koagulationsfaktoren wie Faktor IX sind noch nach 21 Tagen vorhanden. Thrombozyten und Leukozyten verlieren im Vollblut ihre biologische Aktivität bevor alle notwendigen Laborteste vollendet sind.

Vollblut - Erythrozytenkonserve

Die vorhergehende Überlegung zeigt auch, daß zu wenig Erythrozytenkonzentrate vom behandelnden Arzt verlangt werden: Der Arzt, der nur Vollblut für seinen Patienten verlangt, denkt nicht daran, welche metabolische Abbaustoffe im Plasma gelagert sind - Sodium, Potassium und Amonium, die er sicherlich seinem Patienten nicht verschreiben würde, dessen Metabolismus durch die Krankheit sowieso gestört ist. Denkt er daran, daß im Plasma Isoaglutinine und andere Antikörper vorhanden sind? Er denkt an die Wiederherstellung des zirkulierenden Volumens, vergißt aber, daß eine Überbelastung der Zirkulation viel gefährlicher sein kann. Bei Massivtransfusion sowie bei jedem chirurgischen Eingriff genügt es, wenn die ersten zwei Einheiten Erythrozytenkonserven sind, und nur die dritte Einheit als Vollblut verabreicht wird.

ABO-Rh-System

Viele glauben, daß O negatives Blut alle Transfusionsfragen inklusive Antikörperfragen löst, machen keine Kreuzteste und wundern sich dann, wenn sie einen Zwischenfall, z.B. mit Anti-Kell und Anti-Duffy haben. Wir wollen nicht vergessen, daß O negatives Blut, nur das D, nicht aber alle anderen ca 300 Antigene haben kann. Zu viele Patienten bekommen O Blut, anstatt daß die Blutbank den Bluttyp bestimmt und typspezifisch transfundiert. O negatives Blut wird oft an Patienten abgegeben, die es nicht benötigen, und einige Stunden später fehlt es für eine O negative schwangere Frau oder deren Kind mit Erythroblastose.

Unser Zentrum hat die Blutbankdirektoren der 283 Spitälern, die wir bedienen, in einem beratenden Körper zusammengefaßt. Dieser hat beschlossen, daß es unseren diensthabenden Ärzten überlassen ist, wann ein Rh negativer Rezipient Rh positives Blut bekommen kann. Patienten im Endstadium von Cancer mit schweren Blutungen, Frauen über das gebärfähige Alter hinaus oder Männer über 50 Jahre alt, die Rh negativ sind, kein Anti D haben und von denen wir wissen, daß eine Transfusion von 1 oder 2 Einheiten nicht ausreichend sein wird, bekommen Rh positives Blut. Sollte nach einigen Monaten in ca. 50 % der Rezipienten ein Antikörper - Anti D - auftreten, und der Patient braucht nach Jahren wieder Blut, ist immer noch Zeit genug, ihm dieses Mal Rh negatives Blut zu geben und das in einer geringeren Menge als beim ersten Male.

Antikörper

Ein Rezipient mit Antikörpern, besonders eine Konbination von Antikörpern: 3, 4 und mehreren, kann für das Transfusionszentrum bezüglich einer Massivtransfusion Probleme aufwerfen. Denn es erhebt sich die Frage, welche von diesen Antikörpern können Hämolyse hervorrufen, und wie kann der Rezipient mit kompatiblem Blut versorgt werden, z.B. bei der offenen Herzchirurgie bei einem Patienten mit Yt_a. Die einzige Lösung dafür ist die, eine oder mehrere zentrale Sammelstellen für "Rare Blood" in tiefgefrorenem Zustand zu haben, was heute ja keine Schwierigkeiten machen sollte. In einem Notfalle, bei dem schnell grössere Mengen von kompatiblem Blut nicht lieferbar sind, z.B. für einen Patienten mit Anti Kp^b, Kp^b-negatives Blut wird nur eins unter fünftausend Spendern gefunden, muß nicht-kompatibles Blut, Kp^b positiv, in großen Mengen transfundiert werden. Dadurch wird der Antikörper des Rezipienten verdünnt. Wenn nur kleine Mengen - 250 bis 500 ml - transfundiert werden, ein Fehler, der immer wieder gemacht wird, wird der Antikörper nur geboostet, und es kann zu schweren Zwischenfällen kommen.

Massivtransfusion wird nicht nur mit Erythrozyten, sondern auch mit anderen Zellen und Koagulationsfaktoren von uns erwartet.

Thrombozyten

Bei einer Verletzung der Milz, Leber oder Aorta, wo 20 bis 40 Einheiten von Erythrozytenkonserven und auch Vollblut transfundiert werden müssen, bei Benützung der Herz-Lungenmaschine, wo alle Zellen schnell zerstört werden, ist die zirkulierende Thrombozytenzahl stark herabgesetzt, ebenso bei der Benützung von Medikamenten, die das Knochenmark hemmen und zu einer Thrombozytopenie führen, müssen wir zur Massivtransfusion von Thrombozytenkonzentraten greifen, und nicht von Vollblut, so "frisch" es auch sei. Die benötigten Thrombozytenzahlen können nicht durch Vollblut erreicht werden. 16 Thrombozytenkonzentrate sind ungefähr 320 ml, 8 Vollblut ungefähr 4 Liter.

Leukozyten

Auch bei einer Agranulozytose, unabhängig von ihrer Ursache, muß eine große Menge von Leukozytenkonzentraten, 15 - 30 Einheiten = 300 - 600 ml, mit oder ohne HLA-Kompatibilität verabreicht werden. Die Mengen von Vollblut, ca. 5 Liter, die notwendig wären, würden schnell zu einer Überbelastung der Zirkulation führen, bevor die zugeführte Leukozytenzahl einen therapeutischen Erfolg erzielen würde. Ein periodisches Auszählen der Thrombozyten und Leukozyten sollte stets durchgeführt werden.

Koagulationsfaktoren

Daß man heute bei angeborenen Koagulationsfehlern nicht mehr Vollblut oder frisch gefrorenes Plasma benützt, ist klar. Bei einem großen Blutverlust, oder besonders bei Austauschtransfusion, wo es zu starkem Absinken des Faktor VIII kommen kann, kann frisch gefrorenes Plasma, Kryopräzipitat oder, wenn es sein muß, Faktor VIII Konzentrat benützt werden. Dies soll nur auf Grund von Laboratoriumstesten und nicht blind gemacht werden.

Hepatitis

Eine der wichtigsten Fragen im Transfusionswesen ist bestimmt die Gefahr der Übertragung des Hepatitis B-Virus. Multiple- und Massivtransfusionen erhöhen diese Gefahr. Wir können heute mit der angewandten Methode - Counterelectrophorese doch nur ca. 25 % der Träger ausschliessen. Viele Forschungslaboratorien sind dabei, neue Methoden auszuarbeiten und zu verbessern, wie z.B. der Radio Immune Assay oder Reserved Passive Hämoagglutinationstest. Hier ist noch nicht das letzte Wort gesprochen und ein weiter Weg liegt noch vor uns, bevor diese Gefahr aus dem Wege geschafft werden kann.

Vortrag Nr. 142

Die Verwendung von Blut und Blutbestandteilen bei der Massivtransfusion aus der Sicht des transfundierenden Arztes

Von E. Rügheimer

Die Massivtransfusion impliziert für den transfundierenden Arzt die Auseinandersetzung mit 3 Problemen:

1. Die Sicherung ausreichender intravenöser Zugangswege, um eine dem Blutverlust adäquate Blutersatztherapie zu garantieren.
2. Die Bestimmung geeigneter Parameter für die Steuerung der Therapie mit Blut und Blutbestandteilen.
3. Die Therapie der durch die Massivtransfusion induzierten Störungen.

<u>Zu 1:</u>
Bei präoperativ erkennbarem Blutungsrisiko muß die Sicherung von mindestens 2 intravenösen Zugangswegen am Unterarm erfolgen. Bei unvorhergesehener Blutung ist die Vena jugularis externa oft die beste Möglichkeit für den zweiten intravenösen Zugangsweg. Die Punktion der Vena jugularis interna (Abb. 1) ist technisch ebenfalls einfach und

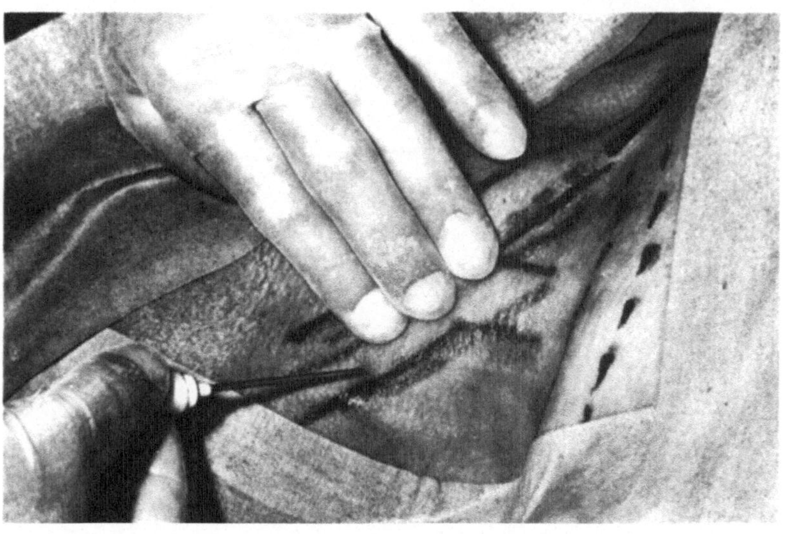

Abb. 1. Punktion der Vena jugularis interna

hat den Vorzug, die gleichzeitige Messung des zentral-venösen Druckes zu ermöglichen. Die Transfusionsgeschwindigkeit ist aber wegen der meist dünnkalibrigen Katheter erheblich eingeschränkt.

<u>Zu 2.:</u>
Die Entscheidung, ob ein erythrozytenhaltiges oder ein erythrozytenfreies Kolloid transfundiert werden soll, ist immer wieder sehr schwierig. Übereinstimmung besteht darüber, daß die Wiederherstellung der

cardiovasculären Stabilität absolut im Vordergrund steht. Einheitlich
ist auch die Meinung, daß bei akuten Blutungen nicht nur Vollblut, sondern ebenso Blutbestandteile in Kombination mit Elektrolytlösungen ohne Nachteile verwendet werden können. Auch die Therapie von Blutgerin-
nungsstörungen durch gezielte Hämotherapie mit einzelnen Blutbestandteilen ist als Therapie nach Maß wirksamer, ökonomischer und gefahrlo-
ser. Problematisch bleibt hingegen die Bestimmung der Grenze für die
Sauerstoffversorgung des Gewebes. Sie wird von der Sauerstofftransportkapazität sowie der Sauerstoffaffinität des Blutes einerseits und der
Anpassungsfähigkeit des Empfängerorganismus andererseits bestimmt. Dabei erscheint die Lösung des Problems zumindest aus theoretischer Sicht
einfach. Bekanntlich ist das Sauerstoffangebot (Tabelle 1) das Produkt
aus den Faktoren Herzzeitvolumen, der arteriellen Sauerstoffsättigung

Tabelle 1. Die O_2-Versorgung des Gewebes in Abhängigkeit von den drei
variablen Faktoren der O_2-Transportkapazität

$$\text{Sauerstoffangebot (ml/min)} = \text{Herzeitvolumen (ml/min)} \times \text{arterielle } O_2\text{-Sättigung} \times \text{Hämoglobinkonzentration (g/ml)} \times 1{,}34$$

$$1000 = 5000 \times \frac{95}{100} \times \frac{15}{100} \times 1{,}34$$

$$500 = \frac{5000}{2} \times \frac{95}{100} \times \frac{15}{100} \times 1{,}34$$

$$125 = \frac{5000}{2} \times \frac{95}{100.2} \times \frac{15}{100.2} \times 1{,}34$$

und dem Hämoglobingehalt sowie der an 1 g Hämoglobin gebundenen Sauer-
stoffmenge von 1,34 ml. Fällt einer der 3 Faktoren, z.B. der Hämoglobingehalt, isoliert ab, so muß das Herzzeitvolumen kompensatorisch
erhöht oder die Sauerstoffsättigung durch O_2-Atmung verbessert werden.
Dem aber sind Grenzen gesetzt. So werden bei einer akuten Blutung beispielsweise alle 3 Faktoren gleichzeitig betroffen. Das Herzzeitvolumen ist entsprechend dem verminderten venösen Angebot reduziert, die
Sauerstoffsättigung ist durch Zunahme des physiologischen Totraumes
erschwert und der Hämoglobingehalt nimmt parallel zur Blutung ab. Andererseits entstehen zumindestens im Anfangsstadium einer akuten Blutung durch lokale Umverteilung des Stromzeitvolumens zugunsten von
Herz und Gehirn und durch eine verbesserte Sauerstoffabgabe an das Gewebe durch Rechtsverschiebung der O_2-Dissoziationskurve zusätzliche
Kompensationsmechanismen.

Vor diesem Hintergrund wird verständlich, warum die in der Literatur
angegebenen Grenzwerte zur Bluttransfusion so erheblich differieren.
Wie der Tabelle 2 entnommen werden kann, wird ein Hämoglobingehalt
zwischen 7 und 10 g%, ein Hämatokritwert zwischen 20 und 30 Vol%, ein
Blutverlust zwischen 15 und 30% bei Erwachsenen und zwischen 10 und
14% bei Kindern und Säuglingen angegeben. Diese ohnehin schon große
Streubreite der Grenzwerte bedarf aber noch einer zusätzlichen Korrektur. Für cardial und pulmonal vorgeschädigte Patienten sowie für Patienten in Narkose müssen wegen der wesentlich reduzierten Kompensa-
tionsfähigkeit individuelle Grenzwerte gefunden werden. Erschwerend
kommt hinzu, daß die Sauerstofftransportkapazität auch noch von den
Fließeigenschaften (Abb. 2) des Blutes abhängig ist. Die Fluidität
wird bestimmt vom Hämatokritwert, von der Viskosität und vom Schergrad (Abb. 3). Nach Untersuchungen von CHIEN ist die max. Sauerstofftransportkapazität im Kapillarstromgebiet bei einem Hämatokrit von

Tabelle 2. Indikation zur Transfusion von Blut bei akuter Hypovolämie

	Normalwerte	Grenzwerte
<u>Hb</u>	Männer 14-17,5 g% Frauen 13-16 g% Kinder u. Säuglinge 13 g%	<7-10 g%
<u>Hkt</u>	Männer 42-50 Vol% Frauen 38-46 Vol%	<20-30 Vol%
<u>BV</u>	Männer 65-70 ml/kg KG Frauen 55-65 ml/kg KG	Blutverlust > 20-30% des BV
	Kinder u. Säuglinge 80 ml/kg KG	Blutverlust > 10-14% des BV
<u>Arterieller O_2-Gehalt</u>	18-21 ml O_2/100 ml Blut	<14 ml O_2/100 ml Blut

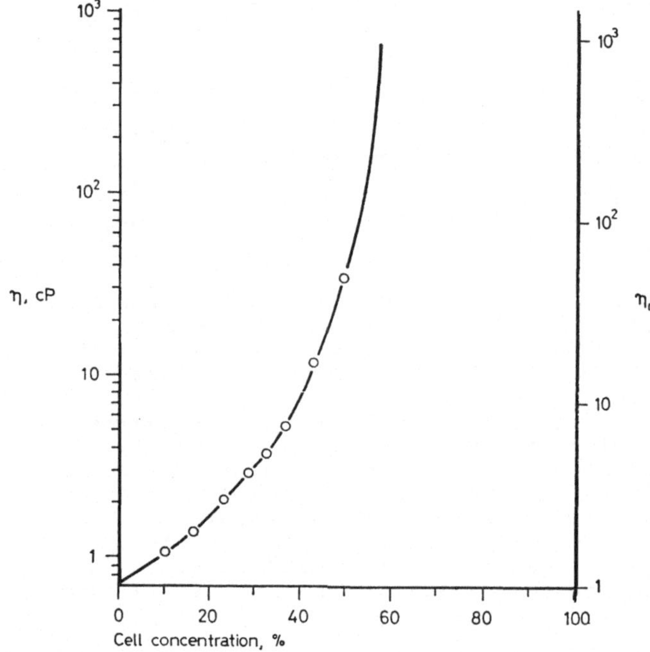

Abb. 2. Abhängigkeit der O_2-Transportkapazität von Hämatokrit, Viskosität und Schergrad. Beziehung zwischen Viskosität η bei Schergrad j = 0,052 sec^{-1} und Hämatokritwert in Lösungen von gehärteten Erythrozyten in Ringerlösung

40-42 gegeben. Im Venolenbereich führt nach Untersuchungen von MESSMER eine Senkung des Hämatokritwertes bis auf Werte um 30% durch isovolämische Dilution zu einer Verbesserung der Sauerstofftransportkapazität bis auf 110% des Ausgangswertes. Dies setzt allerdings voraus, daß die dafür notwendige Steigerung über das Herzzeitvolumen möglich ist. In Anbetracht der Zusammenhänge zwischen Hämatokritwert und der Blutviskosität ist die Bestimmung des Hämatokritwertes wichtig. Zur Feststellung der Sauerstofftransportkapazität ist es aber zweifellos sinnvoller, den Sauerstoffgehalt des Blutes zu bestimmen. Denn die Bestimmung

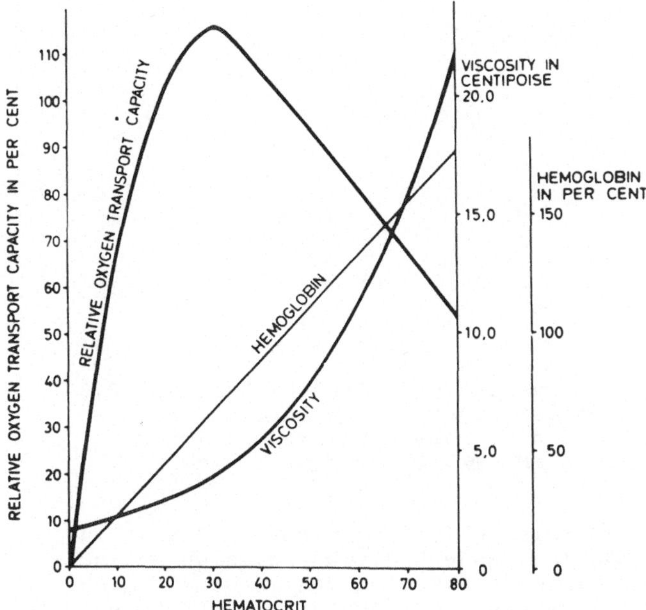

Abb. 3. Grober Verlauf des Schergrades in verschiedenen Stromgebieten

des Hämoglobingehaltes allein ohne Kenntnis der Sauerstoffsättigung
ist kein Maß für das Sauerstoffangebot an das Gewebe.

Aus den bisherigen Ausführungen wird deutlich, daß nur fortlaufende
Messungen der oben genannten Werte einen Einblick in die komplexen
Vorgänge des Sauerstofftransportes geben. Unter den Voraussetzungen
der akuten Blutung vermitteln sie aber nicht immer ein reales Bild
von den aktuellen Vorgängen und sind überdies schon aus technischen
Gründen kaum zu gewinnen. Außerdem blieb bisher unberücksichtigt, daß
nicht nur das Sauerstoffangebot, sondern auch die Sauerstoffabgabe
des Hämoglobins an das Gewebe von entscheidender Bedeutung ist. Die
Sauerstoffaffinität (Abb. 4) korreliert negativ u.a. mit der Wasser-
stoffionenkonzentration, dem CO_2-Druck, der Temperatur und der intraerythrozytären Konzentration an 2,3-Diphosphoglyzerat. Wenn man nun
weiß, daß der intraerythrozytäre 2,3-DPG-Gehalt in Konservenblut nach
3 Tagen auf 50% und nach 10 Tagen auf 5% absinkt, Kälte und Alkalose-
bzw. Azidose über Senkung des 2,3-DPG-Spiegels - die Sauerstoffabgabe
an das Gewebe zusätzlich erschweren, so läßt sich hieraus mit aller
Deutlichkeit erkennen, wie fragwürdig der Einsatz von älterem und al-
tem Konservenblut in akuten Fällen zur Verbesserung der Sauerstoffversorgung, bzw. die routinemäßige Alkalisierung sind. Zwar steigt der
2,3-DPG-Spiegel im Empfänger innerhalb von 6 Stunden auf 75% des Nor-
malwertes wieder an und Alkalisierung fördert sie zusätzlich; unter
den Bedingungen der Massivtransfusion wird die aktuelle Sauerstoffsi-
tuation des Gewebes aber nur wenig verbessert. Auch die Sauerstofftransportkapazität wird mit zunehmender Lagerungsdauer der Blutkonserven durch Erythrozytenzerfall reduziert. Doch spielt sie heute durch
Verwendung verbesserter Stabilisatoren nur noch eine untergeordnete
Rolle.

Zusammenfassend kann festgestellt werden: die Grenze zur Transfusion
von erythrozytenfreien Kolloiden wird bestimmt vom Sauerstoffdruck des

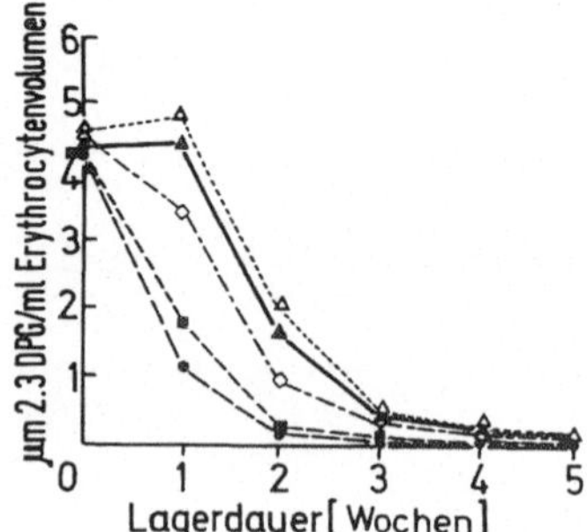

Abb. 4. Sauerstoffdissoziationskurve in ihrer Abhängigkeit von 2,3-DPG und pH-Wert. 2,3-DPG während der Lagerung von Blut in CPD bei verschiedenen Phosphatkonzentrationen. Phosphatkonzentrationen: 2 mM = Δ; 5 mM = ▲; 10 mM = □; 15 mM = ■; 20 mM = ●

Gewebes. Unter klinischen Verhältnissen ist ein direkter Zugang zu dieser Größe nicht möglich. Man ist deshalb gezwungen, sich an indirekten Zeichen der reduzierten Sauerstoffversorgung zu orientieren. Ein dem Kliniker zugängliches aber auch repräsentatives Organ zur Beurteilung der Sauerstoffversorgung ist das Herz (Abb. 5). Sind deshalb

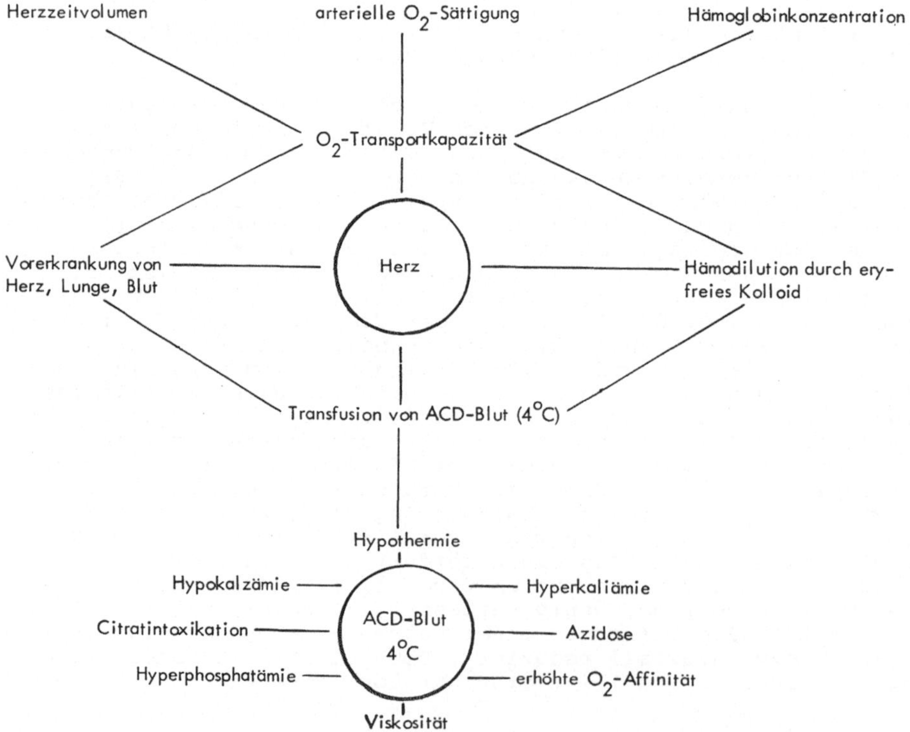

Abb. 5. Die herzwirksamen Faktoren bei Massivtransfusion

im EKG erste Zeichen einer drohenden Hypoxidose des Herzmuskels mit
ST-Senkung, teilweiser oder vollständiger Negativierung von T in den
Extremitätenableitungen zu erkennen, so hat spätestens jetzt der Einsatz eines erythrozytenhaltigen Transfundats zu erfolgen. Das bedeutet
nicht unbedingt Vollblut, vielmehr sollten wir uns daran gewöhnen,
mehrfach gewaschene oder besser tiefgefrorene Erythrozyten zu verwenden. Als Trägerkolloide empfehlen sich Serumkonserven, die Plasmapro-
teinlösungen und 5%-ige Humanalbuminlösungen. Stromafreie Hämoglobin-
lösungen und Orthojodphosphatverbindungen sind noch Gegenstand experimenteller Untersuchungen, klinisch aber noch nicht einsetzbar. Plasma - in welcher Form auch immer - ist wegen der Gefahr der Hepatitis-
übertragung obsolet.

Die Beantwortung der Frage: "Was soll transfundiert werden?", ist aber
nicht das einzige Dilemna, mit dem wir täglich konfrontiert werden.
Mindestens ebenso schwierig ist es, eine Antwort darauf zu finden, wieviel und wie rasch transfundiert werden müsse. Weder Schätzungen noch
kontinuierliche Registrierung des Blutverlustes führen zum Erfolg.
Brauchbar ist die Messung des zentral-venösen Druckes, doch auch diese
verlangt eine individuelle Interpretation.

Neuerdings wird die Kontrolle des Pulmonalarteriendruckes empfohlen,
da dieser Minuten bis Stunden vor einem Anstieg des zentral-venösen
Druckes erfolgt. Methode der Zukunft könnte die Impedanz-Kardiographie
werden.

Das nächste Bild zeigt Ihnen das Prinzip der Meßanordnung (Abb. 6 und
7). Die zu gewinnenden Parameter sind das Herzminutenvolumen, das Schlag-

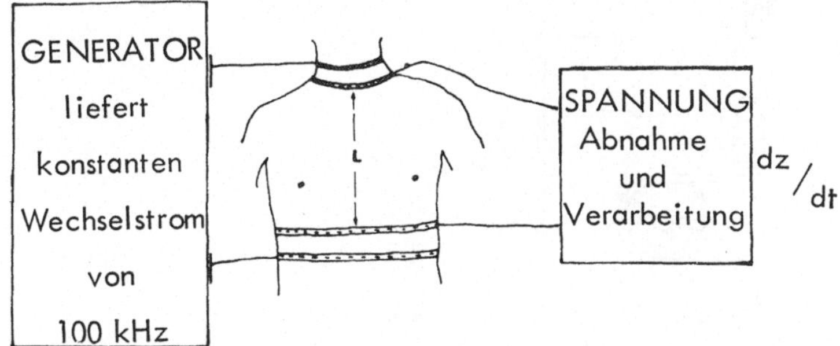

Abb. 6. Schema der Meßanordnung bei Impedanzkardiographie

volumen, die Herzdynamik und Veränderungen des intrathorakalen Flüs-
sigkeitsspiegel.

Extreme Transfusionsgeschwindigkeiten sind zu erzielen durch Verwendung von Überdruck. Die Abbildung 8 zeigt Ihnen die technischen Möglichkeiten. Die sicherste Methode ist die Verwendung von Plastikbeutel und Blutdruckmanschette. Schnelltransfusionen von mehr als 25
ml/min führen zu einem erheblichen Temperaturabfall. Eigene Untersuchungen konnten zeigen, daß unter Blutentzug und gleichzeitigem Blutersatz
die für das Herz kritische Temperatur von 30°C erst bei einem Austausch
von 50% des Eigenblutes erreicht werden. Bei präexistentem Schock wird
die 30°-Grenze (Abb. 9) wesentlich früher, etwa bei Zufuhr von 25% des
Gesamtblutvolumens, unterschritten. Damit drohen Kammerflimmern und
Kreislaufstillstand. Veränderungen im EKG mit PQ- und QT-Verlängerung,
QRS-Verbreiterung, Extrasystolen, Osborne-waves, spitzpositive T-Zacken,

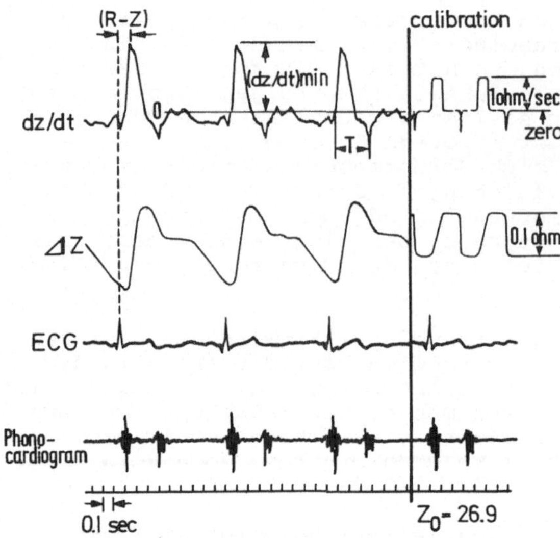

Abb. 7. Zusammenhang der gemessenen zeitlichen Impedanzänderung dz/dt mit EKG- und Phonokardiogrammverlauf

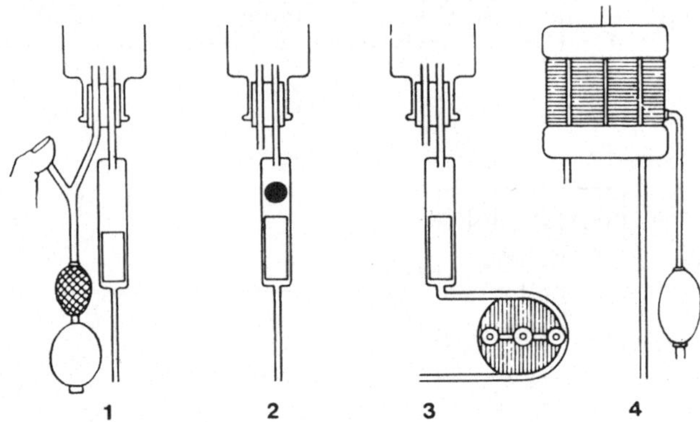

Abb. 8. Möglichkeiten der Vermeidung einer Luftembolie bei Schnelltransfusionen unter Überdruck

sind als warnende Zeichen des transmyokardialen Temperaturgefälles anzusehen. In der Praxis hat es sich deshalb bewährt, bei Massivtransfusion das Blut beginnend mit der 4. Flasche anzuwärmen. Viele vertreten sogar die Ansicht, Bankblut grundsätzlich aufzuwärmen, da sonst in der postoperativen Phase Schüttelfrost und erhöhter Sauerstoffverbrauch drohen. Die Anwärmung des Blutes kann durch Durchlauf- oder Hochfrequenzerwärmer (Abb. 10) erfolgen. Citriertes Konservenblut ist aber nicht nur kalt, sondern auch sauer, calciumarm und kaliumreich. Deshalb werden Massivtransfusionen primär eine passagere Dilutionsazidose hervorrufen, die jedoch rasch von einer metabolischen Alkalose abgelöst wird. Die Zufuhr von Natriumbikarbonat ist deshalb bis zu einem Einfachen des gesamten Blutvolumens nur relativ indiziert. Mit weiter zunehmender Transfusionsmenge und im Schock wird die Indikation allerdings absolut. Auch Calciumverabreichung empfehlen wir erst beginnend mit der 6. Konserve. Als Leitsatz gilt außerdem: gleichzeitige Anwen-

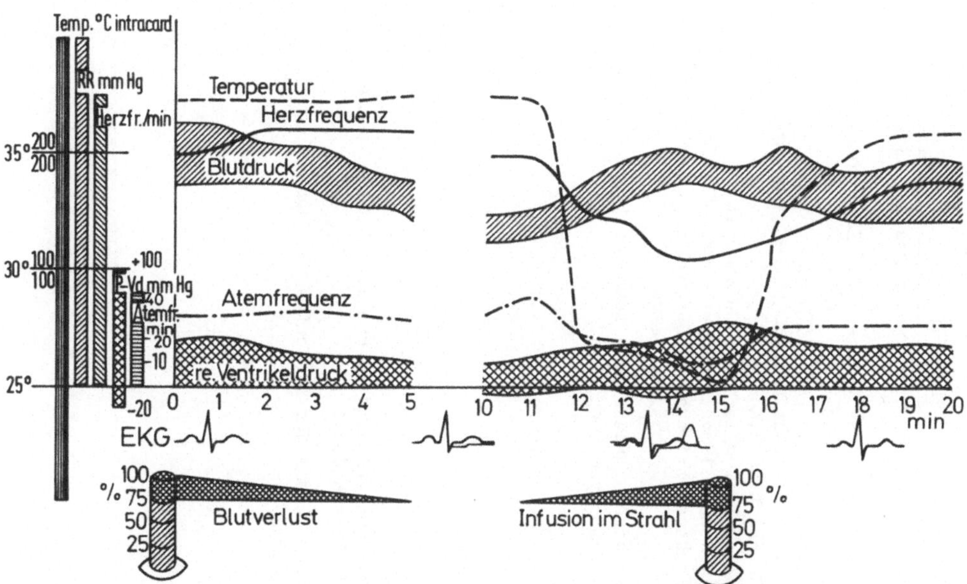

Abb. 9. Einfluß der Kälte bei der Transfusion. <u>Akuter</u> Blutverlust: 25%
d. Ges. Blut-Vol. 100 ml/min. <u>Verzögerter</u> Blut<u>ersatz</u>: "Infusion im
Strahl" Heparin-Blut kalt (4° C) 120 ml/min

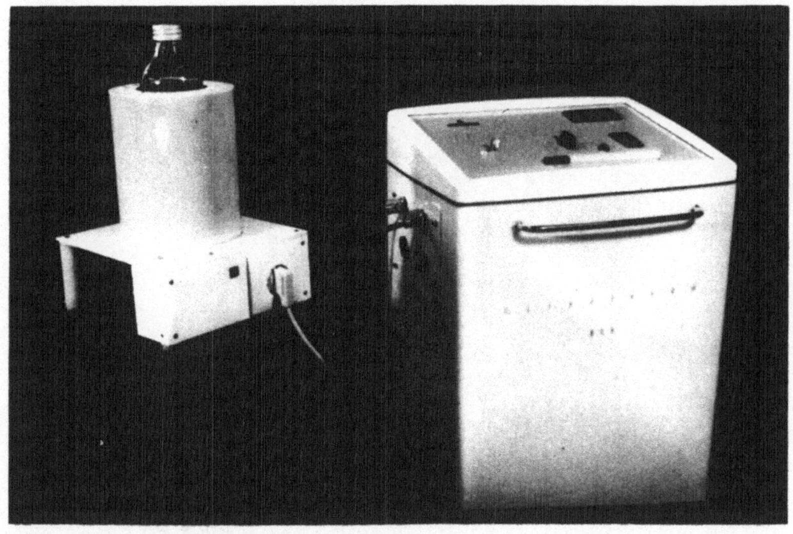

Abb. 10. Hochfrequenzerwärmer

dung von Digitalis ist kontraindiziert; ist Digitalis notwendig, so
rangiert sie vor der Calciumgabe.
Auch diese Regel verliert ihre Gültigkeit bei Patienten im Schock und
bei Schnelltransfusionen.

Tabelle 3. Komplikationen der Massivtransfusion

II. Folgen

URSACHEN	DIAGNOSE	PROPHYLAXE UND THERAPIE
Hypothermie	Cardiozirkulatorische Störungen Herzfrequenz↓ZVD↑RR↓HZV↓ Links- und rechts-ventrikulärer enddiastol. Druck Elektrokardiogramm:	Blutanwärmung: Transfusionsgeschwindigkeit >25 ml/min transfundiertes Volumen:>25% Eigenvolumen unter EKG-Kontrolle:
K^+↑ Ca^{2+}↓ Citrat↑	P verbreitert und abgeflacht PQ verlängert QRS verbreitet QT und ST verlängert T spitzpositiv Osborn-Zacke	im Schock:0,5g $CaCl_2$/500 ml ACD-Blut bei Massivtransfusion:0,5g $CaCl_2$/500 ml ACD-Blut ab 6.Konserve
pH↓	Rechtsschenkelblock Extrasystolen Kammerflimmern	unter Kontrolle von pCO_2 und pH: im Schock:10mval $NaHCO_3$/500 ml ACD-Blut Faustregel:10mval $NaHCO_3$/500 ml ACD-Blut ab 6. Konserve
NH_4^+↑	Cave Leberinsuffizienz	Frischbluttransfusion oder gefiltertes Blut und Thrombozytenkonzentrat
Phosphat↑	1. direkte Senkung von Ca^{2+} 2. Reduzierung der Ca^{2+}-Mobilisation aus Knochen	Ca^{2+}-Substitution
Pyruvat↑		
Laktat↑	Laktatazidose im Schock	
freies Hb↑	Anurie bei Septicämie und Niereninsuffizienz	
Viskosität↑ Hämatokrit↑	verschlechterte Rheologie des Blutes HZV↓	1. Blutanwärmung 2. PPL oder Albuminlösung 3. Frischblut
Hämolyse	posttransfusioneller Ikterus Hyperbilirubinämie 3,5 mg% am 1.Tag p.tr.	Überwachung der Nierenfunktion und forcierte Diurese
Exkretionsstörung für konjugiertes Bilirubin im Anschluß an Narkose, Operation und Transfu- sion	Bilirubinostatischer Ikterus	

Eine weitere Störungsmöglichkeit ergibt sich aus der Bildung von Debris. Das sind Aggregatbildungen von abgestorbenen Erythrozyten, Thrombozyten, Leukozyten sowie Fibrinogenbruchstücken mit einer Größe von 25-170 Mikrometer. Nach neueren Untersuchungen (Tabelle 3) sollen sie in der Mikrostruktur der Lungenstrombahn Störungen hervorrufen und entscheidend zum Pathomechanismus der sog. Transfusionslunge beitragen. Diese Störungen fehlen, wenn das Blut über Filter mit einer Porengröße bis zu 25 Mikrometer gefiltert wurde (Tabelle 4). Derartige Filter sind bereits auf dem Markt. Wer solche Filter noch nicht besitzt,

Tabelle 4. Verhältnis: $\dfrac{R_i}{R_{ni}}$ bei ungefiltertem Blut

R_i = Gefäßwiderstand bei Pulmonalarterie der infundierten Lunge

R_{ni} = Gefäßwiderstand der Pulmonalarterie der nicht infundierten Lunge

Hund Nr.	Verhältnis	
	vor Infusion	nach Infusion
1	0,79	2,70
2	1,26	1,82
3	0,64	0,84
4	0,52	0,68
5	1,53	2,10
6	0,99	1,10
7	1,00	1,17

sollte vorläufig 2 Standardfilter hintereinander schalten und für jede Konserveneinheit neue Filter verwenden.

Relativ häufig sind nach massiven Bluttransfusionen Komplikationen von seiten des Gerinnungssystems zu beobachten. Die Pathogenese dieser Blutungsneigung ist nicht immer klar ersichtlich, da die pathologische Blutung durch verschiedenartige Mechanismen induziert sein kann. So z.B. durch das transfundierte Blut selbst oder durch Defibrinierungsvorgänge infolge Gewebsschädigung und Schock. Ist das transfundierte Blut selbst die Ursache der hämorrhagischen Diathese, so handelt es sich in erster Linie um einen Thrombozytenmangel. Die Aktivitätseinbuße der Gerinnungsfaktoren ist für das Auftreten einer pathologischen Blutung von sekundärer Bedeutung. Als Beweis für das Postulat können neuere Untersuchungen von MILLER und Mitarb. (Tabelle 5) angeführt werden, die zeigen konnten, daß pathologische Blutungen in signifikant zunehmender Zahl nach Gabe von mehr als 20 Konserven auftraten. Erhielten diese Patienten frischgefrorenes Plasma (Tabelle 6), das alle Gerinnungsfaktoren außer Thrombozyten enthält, so erfolgte eine Normalisierung der partiellen Thrombinzeit und der Prothrombinzeit. Die Blutungen aber kamen nicht zum Stillstand. Erst nach Transfusion von Frischblut war ein Sistieren der Blutung zu verzeichnen. Das Fehlen von Fibrinspaltprodukten und eine normale Euglobulinlysezeit bei allen Patienten, die mehr als 20 Bluttransfusionen erhalten hatten, legte den Schluß nahe, daß weder eine disseminierte intravasale Gerinnungsstörung noch eine Steigerung der Fibrinolyse vorlagen. Andererseits konnte festgestellt werden, daß erst dann eine pathologische Blutung auftrat, wenn die Thrombozytenzahl unter 65 000 abgesunken war. Nach diesen Untersuchungen wäre Oozing nach Massivtrans-

Tabelle 5. Korrelation: transfundierte Konservenzahl: Blutungsneigung

Zahl der Blutkons.	Zahl der Patienten	Zahl der Patienten mit Blutungsneigung	%
0	21	0	0
5	21	0	0
10	21	0	0
15	19	0	0
20	14	4[+]	23
25	11	6	55
30	7	7	100

[+] erhielt frisch-gefror. Plasma

Tabelle 6. Die Wirkung von frisch-gefrorenem Plasma auf die Gerinnungs-werte von 5 Patienten mit klinischer Blutungsneigung

	Th-Zahl (1000/cu mm)	PT	PTT	PTC
vor Gabe von frisch-gefrorenem Plasma	54 ± 17	$16,3 \pm 3,5$	59 ± 11	29 ± 7
15 min nach Gabe von frisch-gefror. Plasma	53 ± 11	$14,1 \pm 2,8$	52 ± 6	28 ± 7
60 min nach Gabe von frisch-gefror. Plasma	54 ± 20	$13,7 \pm 2,5$	41 ± 10	26 ± 7

PT = Prothrombinzeit   PTT = Part.Prothrombinzeit
PTC = Prothrombin-Verbrauchszeit

fusion durch Gabe von Thrombozyten als Frischblut, plättchenreichen Plasma oder Thrombozytenkonzentrat und Abdeckung des Fibrinogenver-lustes zum Stillstand zu bringen. Demnach sind die Verbrauchskoagulo-pathie und die Sekundärfibrinolyse nicht die eigentliche Ursache der hämorrhagischen Diathese nach Massivtransfusion, sondern der Thrombo-zytenmangel. Disseminierte intravasale Gerinnungsstörung und Sekundär-fibrinolyse werden erst durch Gewebszerstörung im Schock ausgelöst. Durchbrechen läßt sich dieser bedrohliche Ablauf nur durch rechtzei-tige und ausreichende Heparinisierung. Selbst bereits bestehende Blu-tungsneigung darf kein abschreckendes Hindernis sein. Um diese komple-xen Vorgänge jedoch rechtzeitig zu erkennen, ist es notwendig, bei je-der massiven Bluttransfusion eine sorgfältige Überwachung des Gerin-nungsmechanismus vorzunehmen. Bei einer Verbrauchskoagulopathie ist die Gerinnungszeit verlängert, die Thrombozytenzahl vermindert und die partielle Thromboplastinzeit erhöht, die Thrombinzeit aber normal. Eine Sekundärfibrinolyse ist von der Verbrauchskoagulopathie durch ei-ne verlängerte Thrombinzeit zu erkennen. In diesen Fällen hat sich die Gabe von Trasylol und Amcha bewährt. Unter der Voraussetzung, daß He-parin nicht nur eine Gerinnungshemmung, sondern auch eine Senkung der Blutviskosität und der Lipoproteine bewirkt, wird verständlich, wenn häufig von vielen Autoren die prophylaktische Heparinisierung gefor-dert wird.

Zusammenfassend kann festgestellt werden, die Massivtransfusion ist ein schwerer Eingriff in die Integrität des Organismus. Sie ist nur

dann eine wirkungsvolle Hilfe, wenn der transfundierende Arzt die
Komplikationsmöglichkeiten kennt und sie schnell und gezielt zu behandeln versteht.

Literatur

ALBERT,S.N., THOMAS,C.C.: Blood Volume. Charles C. Thomas-Publisher
1963.

BONHARD,K.: Experimentelle Erfahrungen mit einer Hämoglobin-Infusions-
lösung ohne Hepatitis-Risiko. Biotest-Serum-Institut, Frakfurt/Main
4.10.1972.

BÜRKLE DE LA CAMP,H., WILLENEGGER,H., SPIELMANN,W.: Ergebnisse der
Bluttransfusionsforschung - Schock und Kollaps- Fehler, Irrtümer und
Gefahren bei der Bluttransfusion und Infusion von Ersatzmitteln-
Kolloquien. Basel/New York: S. Karger.

BURSAUX,E., FREMINET,A., DUBOS,C., POYART,C.F.: Milieux de conserva-
tion et fonction respiratoire du sang. Revue Francaise de Transfusion
T. XIV. N° 4 - 1971.

DAHR,P., KINDLER,M.: Transfusionspraxis. Stuttgar: Friedrich Karl
Schattauer Verlag 1963.

DAHR,P., WILLENEGGER,H., ORTH,G.W., SPIELMANN,W.: Ergebnisse der Blut-
transfusionsforschung. Der hämolytische Transfusionszwischenfall -
Indikation zur Bluttransfusion (strenge Indikation) - Therapie mit
Blutbestandteilen - Morbus haemolyticus neonatorum. Basel/New York:
S. Karger 1964.

FORRESTER,A.C.: Massive Blood Transfusion. Section of Anaesthetics,
Meeting January 5, 1968.

FREY,R., HALMAGYI,M., LANG,K., THEWS,G.: Hypoxie, Grundlagen und
Klinik. Berlin-Heidelberg-New York: Springer Verlag 1969.

GOLDINER,P.L., HOWLAND,W.S.: Filter for Prevention of Microembolism
During Massive Transfusions. Anesthesia and Analgesia.... Current
Researches Vol. 51 No. 5 September-October 1972.

GRUBER,U.F.: Blutersatz. Springer Verlag, Berlin/Heidelberg/New York:
1968.

HOMANN,B., WEIS,K.H.: Heparin in der Schocktherapie. F.K. Schattauer-
Verlag, Stuttgart 1970.

JUST,O.H.: Zeitschrift für Praktische Anästhesie und Wiederbelebung.
Georg Thieme Verlag Stuttgart 7. Jahrgang 1972.

JUST,O.H.: Zeitschrift für Praktische Anästhesie und Wiederbelebung.
Georg Thieme Verlag Stuttgart 5. Jahrgang 1970.

KEIDEL,W.D.: Kurzgefaßtes Lehrbuch der Physiologie. Stuttgart: Georg
Thieme Verlag 1973.

KOPRIVA,C.J., RATLIFF,J.L., FLETCHER,J.R., FORTIER,N.L., VALERI,C.R.:
Biochemical and Hematological Changes Associated with Massive Trans-
fusion of ACD-Stored Blood in Severely Injured Combat Casualties.
Ann.Surg.Vov. 1972.

LUNDSGAARD-HANSEN,P.: Sauerstoffversorgung und Säure-Basen-Haushalt in tiefer Hypothermie. Berlin-Heidelberg-New York: Springer Verlag 1966.

MATSUDA,T., SHOEMAKER,W.C.: Effectiveness of Transfusions in Postoperative Patients as Measured by 24-Hour Red Cell Survival. Ann. Surg. April 1972 Vol. 175, No. 4.

MATTHES,M., ORTH,G.W.: Leitfaden der Bluttransfusion. Stuttgart: Gustav Fischer Verlag 1955.

McCONN,R., DERRICK,J.B.: The Respiratory Function of Blood. Anesthesiology V 36, No. 2, 1972.

McNAMARA,J.J., BURRAN,E.L., LARSON,E., OMIYA,G., SUEHIRO,G., YAMASA,H.: Effect of Debris in Stored Blood on Pulmonary Microvasculature. The Annals of Thoracic Surgery, Vol. 14, No. 2, Aug. 1972.

MERRIT.J.A.: Complications Related to Blood Replacement. The American Journal of Surgery, Vol. 116, Sept. 1968.

MESSMER,K., SCHMID-SCHÖNBEIN,H.: Hemodilution, Theoretical Basis and Clinical Application. Basel, München, Paris, London, New York, Sydney: S. Karger 1972.

MILLER,R.D., ROBINS,T.O., TONG,M.J., BARTON,S.L.: Coagulation Defects Associated with Massive Blood Transfusions. Ann. of Surg. Nov. 1971 Vol. 174, No. 5.

MITTERMAYER,C!, VOGEL,W., BURCHARD,H., BIRZLE,H., WIEMERS,K., SANDRITTER,W.: Pulmonale Mikrothrombosierung als Ursache der respiratorischen Insuffizienz bei Verbrauchskoagulopathie (Schocklunge). Deutsche Medizinische Wochenschrift Nr. 40, Jahrgang 95, 2. Oktober 1970.

MOSELEY,R., DOTY,D.B.: Changes in Filtration Characteristics of Stored Blood. Annals of Surgery, March 1970.

PIERACH,C.A., CAIRNS,L.C.: Metabolische Risiken durch Bluttransfusionen. Med. Klinik 67 (1972) Nr. 6.

SHAFER,A.W.: Unterschiede in Bezug auf die Sauerstoffabgabe an das Gewebe. South Central Association of Blood Banks, 12th Annual Meeting March 1970.

SIMMERDINGER,H.J., HERRMANN,R., LÖBELENZ,J., RÜCKER,U.: Tierexperimentelle Untersuchungen zur Wirkung einer stromafreien Hämoglobin-Lösung im hämorrhagischen Schock. Abteilung für Anaesthesiologie der Universitätskliniken Heidelberg.

STEINBEREITHNER,K., KRENN,J., LECHNER,G.: Zum Problem der sogenannten Transfusionslunge. Anästh.Inform. 8/1972.

SUNDER-PLASSMANN,L., JESCH,F., SEIFERT,J., GROHMANN,W., MESSMER,K.: The Hemodynamic and Hemorheological Effects of a Stromafree Hemaglobin Solution. Institute for Surgical Research, Surgical University Clinic Munich. Munich, Germany.

SUNDER-PLASSMANN,L., DIETERLE,R., SINAGOWITZ,E., KESSLER,M., MESSMER, K.: Free Hemoglobin Solution as Blood Replacement Fluid: Effects on Regional Tissue pO_2 of Different Organs. ESES-Kongreß in Oslo im Mai 1973.

SZYMANSKI,I.O., VALERI,C.R.: Lifespan of Preserved Red Cells. Vox
Xang $\underline{21}$, 97-108 (1971).

UNSELD,H., SCHORER,R.: Der Einfluß einer stromafreien Hämoglobin-Lösung auf den Kreislauf und die Nierenfunktion im hämorrhagischen Schock.
Langenbecks Archiv Chir. Suppl. Chir. Forum 1972.

WANEBO,H., VAN DYKE,J.: The high-velocity pulmonary injury. Relation
to traumatic wet lung syndrome. Volume 64, Number 4, October 1972.

WESTPHAL,R.G.: Rational Alternatives to the Use of Whole Blood. Annals
of Internal Medicine $\underline{76}$, 987-990 (1972).

Vortrag Nr. 143

HERZSTILLSTAND BEI MASSIVTRANSFUSION

Von C. BOYAN

Auf dem Gebiete der Chirurgie sind in den letzten 25 Jahren große Fortschritte erzielt worden. Es wurden neue und ausgedehnte Operationsmethoden zur Behandlung des Krebses und der Herz-, Hirn- und Nierenerkrankungen entwickelt und mit Erfolg angewandt. Ich habe 20 Jahre meines Lebens der Arbeit im Memorial Cancer Center gewidmet und als Mitarbeiter dieses New Yorker Institutes die Möglichkeit gehabt, bei ultraradikalen Eingriffen mitzuwirken. Massive Blutungen traten häufig auf, und wir ersetzten den Verlust mit Zitratblut. Unsere Blutbank stellte sich auf diese Fälle ein, und war in der Lage, uns kurzfristig jede angeforderte Blutmenge zur Verfügung zu stellen. Je radikaler die Chirurgen vorgingen, desto häufiger wurden massive Bluttransfusionen erforderlich. Wir haben Techniken entwickelt, die es uns ermöglichten, innerhalb von 3 Minuten 500 ml Blut zu übertragen und das über längere Zeit. Im Laufe der Jahre sammelten wir mehr und mehr Erfahrungen bezüglich der Behandlung von massiven Blutungen, und ich möchte nun mit Ihnen diese Befunde diskutieren.

Die bei einer massiven Blutübertragung auftauchenden Probleme lassen sich in zwei Kategorien unterteilen: A. Herzstillstand und B. Tendenz zu Blutungen. Um feststellen zu können, welche Faktoren für das Auftreten dieser beiden Komplikationen verantwortlich sind, haben wir die Fälle von 253 Patienten untersucht, die während des operativen Eingriffes 5 Blutkonserven oder mehr erhalten haben (Abb. 1.). Diese Abbildung zeigt eine Übersicht von diesen Patienten. Ein Kreuz bedeutet, daß der Patient einen Herzstillstand erlitt und auf dem Operationstisch ad exitum kam; ein Kreis bedeutet, daß er eine Blutungsbereitschaft zeigte, und ein Punkt spricht für einen komplikationslosen Verlauf. Man kann erkennen, daß die Fälle von Herzstillstand oberhalb der Linie liegen, die einer Transfusionsgeschwindigkeit von 5 Konserven pro Stunde entpricht. Je schneller die Bluttransfusion erfolgt, desto eher war mit einem Herzstillstand zu rechnen. Die Blutungstendenz wurde nach der Transfusion von 10 oder mehr Konserven ein Problem, d.h. einer Menge, die annähernd dem Blutvolumen des Patienten entspricht. Demnach besteht ein Zusammenhang einerseits zwischen Herzstillstand und Transfusionsgeschwindigkeit und andererseits zwischen Blutungstendenz und der Menge des zu übertragenden Blutes.

Der nächste Schritt bestand darin, die Charakteristika einer Blutkonserve eingehend zu untersuchen (Tabelle 1). Auf der rechten Seite der Tabelle sind die Werte des normalen Blutes und auf der linken Seite, die des Konservenblutes angegeben. Der pH ist niedrig - 6,65 im Vergleich zu 7,40; die Temperatur beträgt 4-6° C im Vergleich zu 36,5°; Hämatokrit und Eiweißgehalt sind etwa gleich. Die Sauerstoffsättigung ist gering, während der pCO_2 erstaunlicherweise sehr hoch ist - 190 Torr. Diese beiden Werte können sich rasch normalisieren, wenn das Blut gut beatmete Lungen mit einem hohen Sauerstoffgehalt passiert. Abhängig von der Lagerungszeit liegt der Kaliumspiegel bei 5-21 mÄq/l im Vergleich zu 4,5 im normalen Blut. Dieses Kalium ist teilweise ein Produkt der zerstörten Erythrozyten; nicht mehr als 20% der Erythrozytenmasse, und der während der Lagerung erfolgenden Ausscheidung von den Erythrozyten. Der Kalziumwert beträgt 0,5 mÄq/l im Vergleich zu 5,0. Um die Blutgerinnung zu verhindern, ist es an das Zitrat gebunden wor-

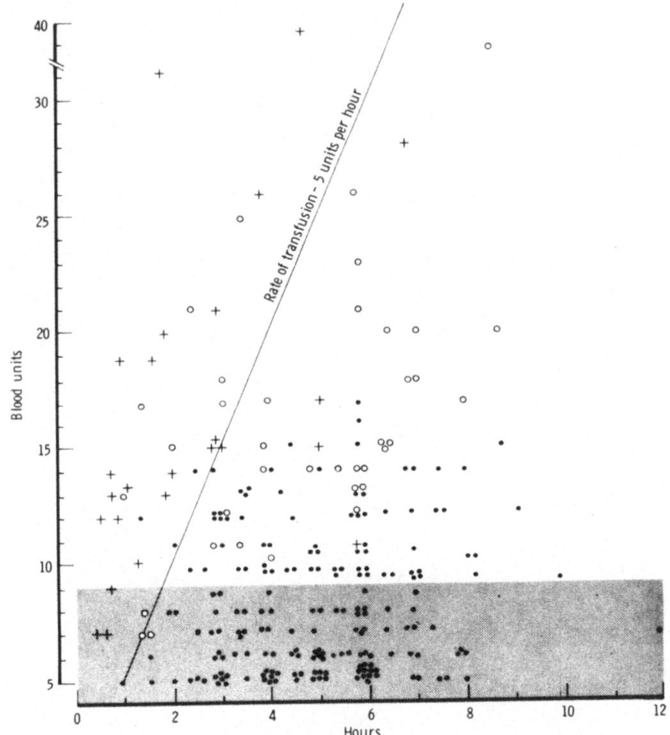

Abb. 1. Massivtransfusionen bei 253 Patienten: +Herzstillstand,
○Blutungsbereitschaft; ●komplikationsloser Verlauf

den. Die Laktat-, Pyruvat- und Zitronensäurewerte liegen hoch und
stellen die Stoffwechselkomponente der Azidität von Konservenblut dar.
Der Standard-Bikarbonatwert (vom Plasma) beträgt 5 mÄq/l im Vergleich
zu 22-26 mÄq/l, das einem Säuregehalt von 7 mÄq pro Blutkonserve entspricht. Der Natriumspiegel ist auf 170 mÄq/l erhöht. Im Konservenblut
sind keine Thrombozyten erhalten, die älter als 48 Stunden sind, und
die wichtigen Gerinnungsfaktoren V und VIII sind auf 30-50% des Normal-
wertes abgesunken. Neuere Untersuchungen haben ergeben, daß der 2,3-
Diphosphoglyzeratspiegel stark reduziert ist, vor allem nach dem sieb-
ten Tag der Lagerung. Dieses Glyzerat spielt bei der Freigabe des an
das Hämoglobin gebundenen Sauerstoffes eine wichtige Rolle - niedrige
Werte hindern das Hämoglobin daran, Sauerstoff ohne weiteres freizuge-
ben. Demnach ist eine Blutkonserve infolge der metabolischen und respiratorischen Azidose sauer, enthält praktisch kein Kalzium, vermehrt
Kalium, das überwiegend endogenen Ursprungs ist, wenig 2,3-DPG, keine
Thrombozyten, herabgesetzte Faktoren V und VIII und ist sehr kalt.

Nachdem uns diese Angaben bekannt waren, begannen wir uns mit den Patienten zu befassen, die massive Bluttransfusionen erhalten hatten. Die
Resultate standen im Gegensatz zu der damaligen Auffassung, wonach bei
Patienten, die große Mengen von Konservenblut erhielten, der Kalium-
und Kalziumspiegel keinen wesentlichen Unterschied zur Norm zeigte. Es
erscheint verständlich, daß das während der Lagerung aus den Erythro-

Tabelle 1. Herzstillstand bei Massivtransfusionen

	Bank Blood	Normal Blood
pH	6.65	7.4
Temp. C^o	4-6	37
Hematocrit	42	45
Protein mg. %	7	7-8
O_2 saturation %	35	98
pCO_2 torr	190	35-45
Standard HCO_3 mEq/L	5	22-26
K mEq/L	7-21	4.5
Ca mEq/L	O.5	5
Lactate mEq/L	5.65	1.3
Pyruvate mEq/L	O.22	O.07
Citric acid mEq/L	11	O.15
Sodium mEq/L	170	140
Platelets/mm^3	O	240,000
Factor V, VIII %	50	100
2,3-DPG/ml RBC	O.4	4.O

zyten ausgetretene Kalium bei einem normalen inneren Milieu wieder
gespeichert wird. Der Organismus verfügt in den Knochen über genügend
Kalzium, daß er bei vorhandener normaler Gewebeperfusion mobilisieren
kann. Ausnahmen bilden hier Kinder und Patienten mit Kalziumstoffwech-
selstörungen. Mit Hilfe des Krebs-Zyklus ist der menschliche Organismus durchaus in der Lage, übermäßige Zitratmengen zu verarbeiten. Um
das zu beweisen, verabreichten wir Patienten mit normaler Temperatur
eine Infusion mit ACD-Lösung, die der Menge entsprach, die ein Patient
bei einer alle 3 Minuten verabreichten Blutkonserve aufnehmen würde,
wobei wir 21 Minuten nach erfolgter Infusion ein Ansteigen des Zitro-
nensäurespiegels auf 80 mg % feststellten. Nach Absetzen der Infusion
wurde innerhalb der darauffolgenden 20 Minuten der Normalwert wieder
erreicht. Das während der gesamten Zeit abgeleitete EKG wies keinerlei
nennenswerte Veränderungen auf. Während zur gleichen Zeit der Kalziumwert nich absank, zeigte der Kaliumspiegel einen leichten Anstieg.
Durch diese Beobachtungen wurde erwiesen, daß sich die sogenannte Zi-
tronensäure-Intoxikation bei Patienten mit normalen Temperaturen
schlecht auslösen läßt. Im Hinblick auf diese Feststellungen und die
Auffassung, daß ein Kalziumüberschuß an einem hypoxischen, unterkühl-
ten Herzen ein Kammerflimmern bewirkte, nahmen wir davon Abstand, während einer massiven Bluttransfusion Kalziumgkukonat zu verabreichen.
Unsere Sterblichkeitsziffer im Operationssaal ging zurück.

Eine weitere Feststellung bei unseren Untersuchungen war, daß eine zu
schnell vorgenommene Transfusion von kaltem Konservenblut zur Unterkühlung und somit zu einem Herzstillstand führen konnte (Abb. 2). Bei
diesem Patienten, bei dem eine Hepatektomie vorgenommen wurde, führten
wir eine Temperaturmeßsonde durch die Speiseröhre bis hinter das Herz.
Das EKG wurde fortlaufeng überwacht. Innerhalb der ersten 90 Minuten

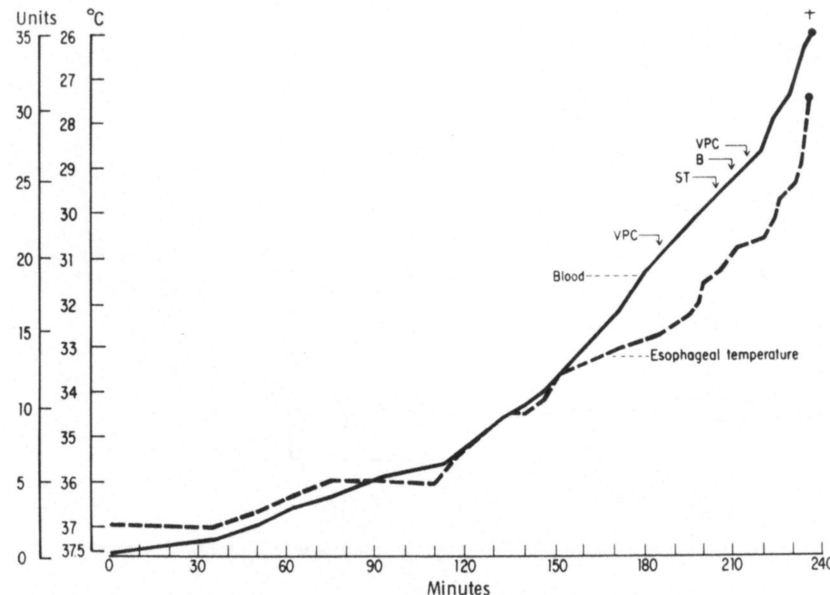

Abb. 2. Unterkühlung und Herzstillstand infolge Infusion von kaltem Konservenblut

erhielt der Patient 5 kalte Blutkonserven, wobei die Temperatur in der Speiseröhre jedoch nur um 1 Grad absank. In den folgenden 150 Minuten trat bei dem Patienten eine starke Blutung auf und er erhielt schnell 30 Blutkonserven. Als die absinkende Speiseröhrentemperatur 31° C erreichte, beobachteten wir die erste Kammerextrasystole, dann kam es zum Auftreten einer Verlängerung der ST-Strecke, zur Bradykardie, zu weiteren Kammerextrasystolen und beim Erreichen einer Temperatur von 27,5° zum Herzstillstand bei Kammerflimmern. Trotz aller Wiederbelebungsversuche starb der Patient. Hierin sahen wir den Beweis dafür, daß die Transfusion von kaltem Konservenblut einen Herzstillstand auslösen kann. Diese Tatsache führte zu dem Entschluß, daß man nur große Mengen von Blut von Körpertemperatur übertragen sollte.

Danach wurde bei einem anderen Patienten eine interscapulothorakale Amputation mit Radikalausräumung des Halses vorgenommen und innerhalb von 240 Minuten wurden 30 erwärmte Blutkonserven übertragen (Abb. 3). Abb. 3 zeigt, daß die Speiseröhrentemperatur hinter dem Herzen trotz der massiven Bluttransfusion normal blieb; im EKG traten keine Veränderungen auf. Während des gesamten Eingriffes hatte der Patient eine rosige, warme und trocken Haut; der postoperative Verlauf war komplikationslos.

Von diesen Feststellungen ausgehend, entschlossen wir uns, die Blutkonserven bei massiven Transfusionen auf Körpertemperatur anzuwärmen. Wie die Statistiken von zwei Patientengruppen zeigen, ging die Sterblichkeit im Operationssaal drastisch zurück (Tabelle 2). Diese 36 Patienten erhielten kaltes Blut und Kalzium; die Transfusionsgeschwindigkeit schwankte zwischen 50-100 ml/Min. und über 100 ml/Min. Die verabreichte Blutmenge lag zwischen 5 Konserven und mehr als 20 Konserven. Die Mortalität betrug 58 %. Tabelle 3 zeigt eine Gruppe von 136 Patienten, die auf Körpertemperatur angegewärmtes Konservenblut erhielten, es wurden die gleichen Kriterien ausgewertet, die Mortalität sank auf 6%.

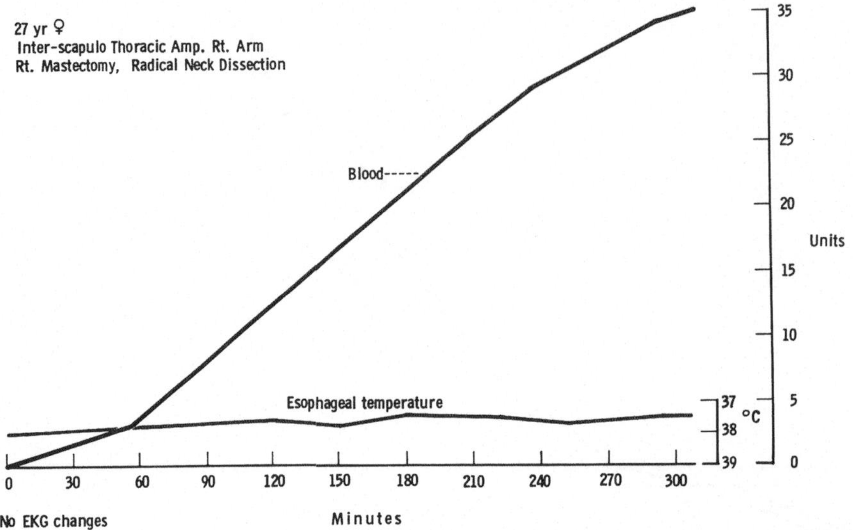

Abb. 3. Keine EKG-Veränderungen bei Infusion von angewärmtem Konservenblut

Tabelle 2. Cold Bank Blood

	Rate of Transfusion	
Blood transfused	50-100 Ml/Min	>100 Ml/Min
3,000-6,000 ml	6 (3)	
6,001-12,000 ml	14 (6)	10 (8)
>12,000 ml	5 (3)	1 (1)
	25 (12)	11 (9)
Total number of patients	36 (21)	
MORTALITY - 58 %		

Tabelle 3. Warm Bank Blood

	Rate of Transfusion	
Blood transfused	50-100 Ml/Min	>100 Ml/Min
3,000- 6,000 ml	78 (2)	
6,001-12,000 ml	37 (1)	9 (3)
>12,000 ml	8	4 (2)
	123 (3)	13 (5)
Total number of patients	136 (8)	
MORTALITY - 6 %		

Nachdem wir den Säureanteil in einer Blutkonserve mit 7 mÄq bestimmt
hatten, beschlossen wir, mit jeder Blutkonserve so viel Natriumbikar-
binat zu verabreichen, daß eine Azidose verhindert wurde. Eine neuere
Untersuchung von MILLER hat ergeben, daß Kriegsverwundete, die massive

Bluttransfusionen und verschiedene Mengen von Natriumbikarbonat erhielten, einen vorher nicht berechenbaren Standarbikarbonatspiegel erreichten. Ein über der Norm liegender pH bewirkt eine Linksverschiebung der Sauerstoffdissoziationskurve, die die Hämoglobin-Sauerstoffverbindung verstärkt, so daß schließlich die Gewebezellen weniger Sauerstoff erhalten, vorausgesetzt, daß ein niedriger pO_2 vorhanden ist. Aus diesem Grunde soll Natriumbikarbonat nur bei Kontrolle des Säure-Basengleichgewichtes im Blut verabreicht werden, mit Ausnahme, wenn sich der Patient bereits in einem traumatischen Schock befindet.

Das in den Erythrozyten vorhandene organische Phosphat liegt als 2,3-Diphosphoglyzerat vor, reagiert mit Hämoglobin und verringert dessen Affinität für Sauerstoff. Ein geringer Gehalt von 2,3-DPG bewirkt, ebenso wie eine niedrige Temperatur eine Linksverschiebung der Sauerstoffdissoziationskurve; demzufolge steht bei einem niedrigen Sauerstoffpartialdruck den Zellen weniger Sauerstoff zur Verfügung. Diese vermehrte Affinität des Hämoglobins zum Sauerstoff könnte während der verminderten Gewebeperfusion, z.B. im hämorrhagischen Schock, für die Gewebshypoxie eine wichtige Rolle spielen. Normalerweise beträgt der 2,3-DPG-Spiegel im Blut 4000 uM pro ml Erythrozytenmasse. Dieser Spiegel sinkt während der Lagerung rasch ab und beträgt am 7. Tag nur noch 800 uM, d.h. 20% der Norm. Aus diesem Grund ist frisches Konservenblut - wenn möglich nicht älter als 7 Tage - zu bevorzugen.

Bei Untersuchungen mit der neuentwickelten Bluttransfusionstechnik hat MOSLEY nachgewiesen, daß die zur Zeit verfügbaren Blutfilter mit einer Porengröße von 170 µ nicht ausreichen, um das Einschwemmen von Blutgerinnseln, Zellresten von zerstörten Thrombozyten, Erythrozyten und Leukozyten in den venösen Kreislauf des Empfängers zu verhindern. Bei der Transfusion einer Blutkonserve mit einem regulären Filter würde annähernd 1 Gramm Zellreste unterschiedlicher Größe in die Lungen des Patienten gelangen. Diese Emboli setzen sich in den Lungenarteriolen fest und verschließen einige von ihnen, so daß es zum Bild des pathologischen Syndroms der Schocklunge, mit Verletzung der Arteriolenwände, Lungeninsuffizienz und Hypoxämie kommt.

In REULS Bericht finden wir zwei Gruppen von Patienten, die durchschnittlich 19 Blutkonserven erhalten haben. Die Kontrollgruppe erhielt Blut durch einen Standardfilter mit einer Porengröße von 170 µ, und bei 8 von 16 Patienten kam es zum Auftreten einer mehr oder minder ausgeprägten Lungeninsuffizienz, die bei 6 Patienten sehr prominent war. Bei der Patientengruppe, die Blutkonserven durch den Filter mit einer Porengröße von 40 µ erhielt, trat nur bei 2 von 13 eine stärkere Hypoxämie auf.

Es gibt drei Typen von Blutfiltern mit kleiner Porengröße, die stets bei der Transfusion größerer Mengen von Konservenblut verwendet werden sollten. Diese Blutfilter setzen die Blutströmungsgeschwindigkeit nicht herab und können für 3-5 Blutkonserven verwendet werden. Zur Zeit werden Untersuchungen unternommen, um festzustellen, welche Filter sich am besten eignen.

Gegenwärtig gelten in meiner Abteilung hinsichtlich der Verhütung eines Herzstillstandes bei massiven Bluttransfusionen Regeln, die sich wie folgt zusammenfassen lassen:

1. Konservenblut vor der rapiden Transfusion auf Körpertemperatur anwärmen.
2. Blutfilter, mit kleinen Poren, verwenden.
3. Kalziumgaben sind nur bei kleinen Kindern oder Patienten mit einer Kalziumstoffwechselstörung erforderlich.

4. Die Verabreichung von Natriumbikarbonat sollte den Werten des Säure-
Basengleichgewichtes angepaßt werden.
5. Blut so frisch wie möglich verwenden.

Zum Schluß möchte ich Ihnen unsere letzte Statistik anfügen (Tabelle
4). In Tab. 4 ist die Mortalität bei Patienten angegeben, die 5 oder

Tabelle 4. M.C.C. and M.C.V.
Mortality during massive blood transfusions

Blood transfused	Patients	
5 - 9 units	1753 (1) - 0.05 %	
10 - 19 units	530 (26)- 4.9 %	7.6 %
20 + units	155 (26)-16.8 %	
Total	2438 (53)- 2.2 %	

mehr Blutkonserven erhielten, und zwar mindestens 5 Konserven innerhalb von weniger als einer Stunde. Man sollte nicht außer Acht lassen,
daß bei diesen Patienten selektive Eingriffe unter idealen klinischen
Voraussetzungen vorgenommen wurden. Es ist zu bezweifeln, daß diese
niedrige Mortalität von 2,2% noch weiter verbessert werden kann.

Vortrag Nr. 144

GERINNUNGSPROBLEME BEI MASSIVTRANSFUSION

Von H. Vinazzer

Bei der Durchführung von Massivtransfusionen treten Änderungen im Gerinnungsmechanismus auf, die häufig diagnostische und therapeutische
Probleme verursachen.

Die Beeinflussung der Gerinnung durch große Mengen von Konservenblut
ist komplexer Natur. Zunächst ist dabei zu unterscheiden, welche Änderungen der Gerinnung bei der Lagerung von ACD-Blut auftreten.

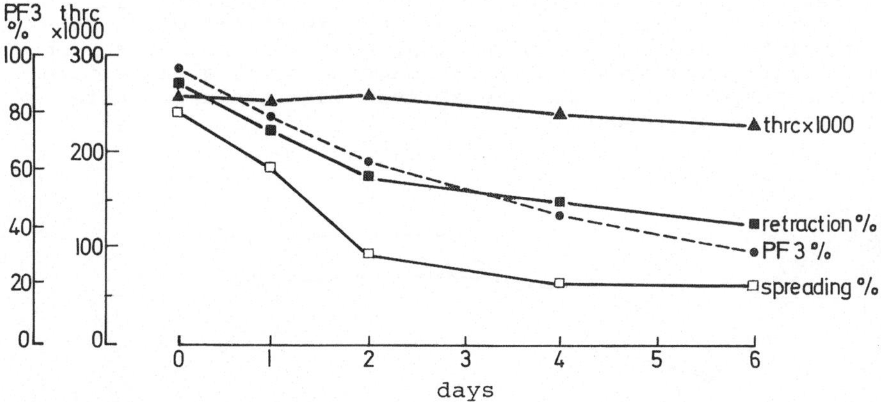

Abb. 1. Veränderungen der Gerinnung bei Lagerung von ACD-Blut

Die erste Abbildung zeigt das Verhalten der Thrombozyten. Die Plätt-
chenzahl bleibt in den ersten Tagen annähernd konstant und beträgt
nach einer Woche noch immer etwa 85 % des Ausgangswertes. Wichtiger
ist jedoch die Funktion der Thrombozyten. Die Retraktion, ein wesentlicher Ausdruck des intakten Thrombozytenstoffwechsel, ist bereits
nach 48 Stunden deutlich vermindert und sinkt nach 6 Tagen auf die
Hälfte ab. Eine noch stärkere Einbuße erleidet die Ausbreitungsfähig-
keit der Thrombozyten. Auch der für die Gerinnung wichtige Plättchenfaktor 3 nimmt rasch ab. Er tritt aus den geschädigten Plättschen aus
und ist dann im Plasma nachweisbar.

Auch die labilen Gerinnungsfaktoren (Abb. 2) unterliegen raschen Änderungen bei der Lagerung. So sinkt der Faktor V bereits nach 3 Tagen auf
die Hälfte ab. Ähnlich verhält sich der Faktor VIII, der nach einer
kurzen Aktivierungsphase rasch an Gerinnungsaktivität verliert.

Diese Vorgänge verursachen aber nicht nur eine Verminderung der Ge-
rinnungsfähigkeit, sondern es kommt auch zur Bildung aktiver Intermediärprodukte der Gerinnung. Dies zeigt sich auch daran, daß Fibrinogen in zunehmendem Maße in Form von Monomerkomplexen nachgewiesen werden kann. Eine solche Umwandlung tritt nur in einem System auf, in
dem geringe Mengen von freiem Thrombin anwesend sind.

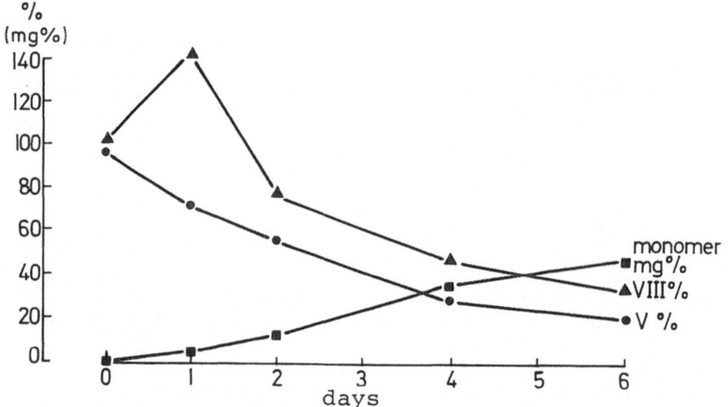

Abb. 2. Verhalten der labilen Gerinnungsfaktoren und Auftreten von Monomerkomplexen bei ACD-Blutlagerung

Die Summe dieser Änderungen bedeutet, daß das Gerinnungspotential in Blutkonserven teils vermindert, teils aber auch aktiviert wird. Demnach kommt es bei Transfusion von nicht mehr ganz frischem Konservenblut zu einem Verdünnungseffekt von Gerinnungsfaktoren, gleichzeitig aber auch zu Änderungen, die durch die aktiven Intermediärprodukte der Gerinnung verursacht werden.

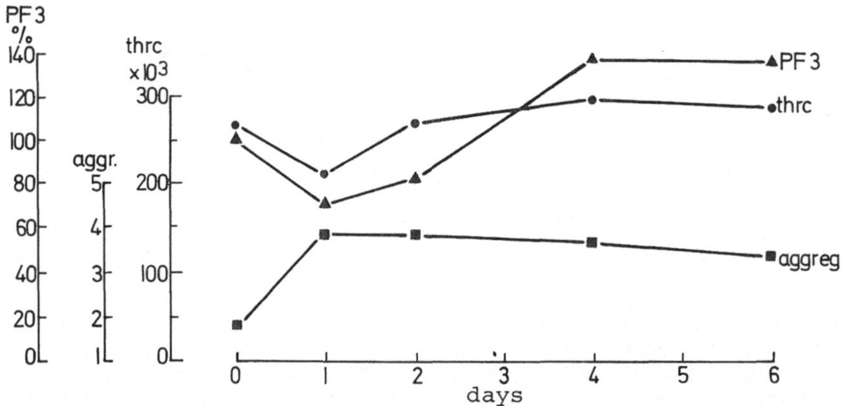

Abb. 3. Veränderungen der Thrombozytenfunktion bei Empfängern von zwei Einheiten vier bis sieben Tagen alten ACD-Blutes

Die Abbildung 3 zeigt Änderungen der Thrombozytenfunktion bei Empfängern, die nur 2 Einheiten 4 bis 7 Tage altes ACD-Blut erhalten hatten. Die initiale Verminderung der Thrombozytenzahl und des Plättchenfaktors 3 kann noch als Verdünnungseffekt aufgefaßt werden. Die Steigerung der Plättchenaggregation, die bereits im pathologischen Bereich liegt, spricht jedoch dafür, daß die Empfängerthrombozyten durch gerinnungsaktive Substanzen verändert wurden.

Bei der Untersuchung der plasmatischen Gerinnungsfaktoren (Abb. 4) werden diese Veränderungen noch deutlicher.

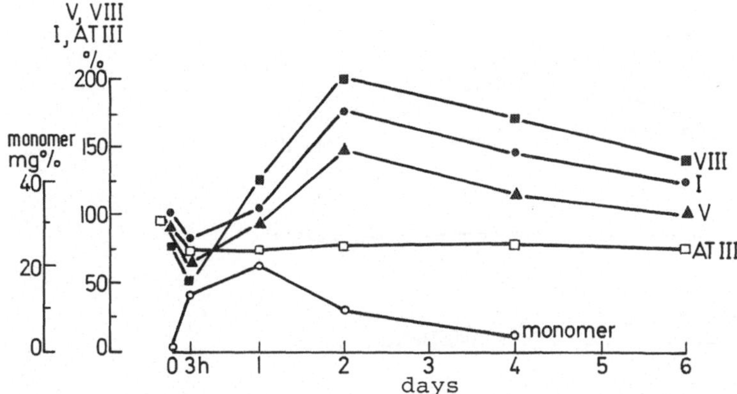

Abb. 4. Veränderungen der plasmatischen Gerinnungsfaktoren bei Empfängern nach Zufuhr von ACD-Blut (zwei Einheiten vier bis sieben Tage alt)

Die Verminderung der Faktoren V und VIII unterschreitet bereits den möglichen Verdünnungseffekt. Außerdem ist eine Fibrinogenverminderung nachweisbar, die nicht auf eine Verdünnung zurückgeführt werden kann. Ferner ist die Verminderung von Antithrombin III zu beachten. Diese ist ein Beweis dafür, daß es zu einer intravaskulären Aktivierung der Gerinnung mit Thrombinbildung gekommen ist. Auch das nachweisbare Fibrinmonomer, das in höherer Konzentration vorhanden ist als der Zufuhr mit dem Spenderblut entspricht, beweist die Thrombinbildung. Es handelt sich also um einen Verbrauchsmechanismus. Dieser bleibt allerdings im subklinischen Bereich und führt nicht zur klinisch manifesten Verbrauchskoagulopathie. Werden nun im Rahmen einer Massivtransfusion große Mengen ACD-Blut zugeführt, so treten wesentlich deutlichere Änderungen auf.

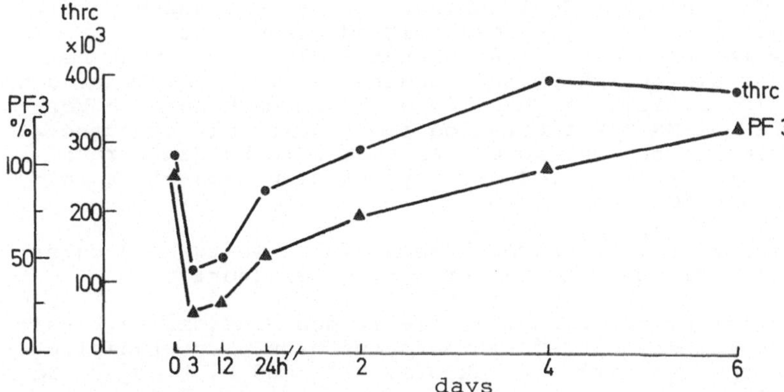

Abb. 5. Verhalten der Thrombozyten und des Plättchenfaktors 3 bei Empfängern von ACD-Blut

Die Thrombozytenzahl und der Plättchenfaktor 3 sinken auf Werte, die bereits an der Grenze der Manifestation einer hämorrhagischen Diathese liegen.

Die plasmatische Gerinnung zeigt neben dem zu erwartenden Abfall der Faktoren V und VIII auch eine starke Fibrinogenverminderung, ein Absinken von Antithrombin III und ein entsprechendes Auftreten von Fibrinmonomerkomplexen als Ausdruck einer deutlichen Verbrauchsreaktion. Die Größe der Veränderungen kann ohne zusätzliche Komplikationen bereits zur manifesten Verbrauchskoagulopathie führen.

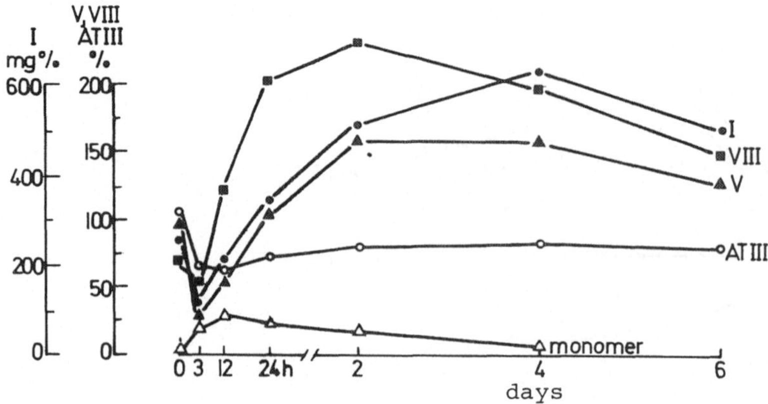

Abb. 6. Verhalten der plasmatischen Gerinnung bei Empfängern von ACD-
Blut

Nun ist aber in der Praxis zu bedenken, daß Massivtransfusionen häufig
bei bereits bestehendem Schock durchgeführt werden müssen. Bei diesem
kommt es aber ebenfalls zu gleichsinnigen Änderungen der Gerinnung.
Durch die weitgehende Stase werden aktive Intermediärprodukte nicht
rechtzeitig dem RES zur Abräumung zugeführt, es kommt zur Aktivierung
der Gerinnung und zum Verbrauchsmechanismus. Dieser wird durch die
massive Zufuhr von Konservenblut nun in einer Weise verstärkt, daß in
einem hohen Prozentsatz der Fälle mit einer manifesten schweren Verbrauchskoagulopathie gerechnet werden muß. Ihre Häufigkeit beträgt nach
einer ausgedehnten Studie der Gruppe um EGLI an über 500 Patienten bei
Schock und Massivtransfusion 88 %, bei Schock ohne Massivtransfusion
40 %.

Zur Prophylaxe und Therapie von Gerinnungsstörungen, die durch Massivtransfusion hervorgerufen werden, stehen folgende Wege offen:
Die Heparintherapie ist nach wie vor an erster Stelle zu nennen. Heparin wirkt nicht nur als Antithrombin, sondern ist auch imstande, den
endogenen Gerinnungsmechanismus zu blockieren. Dadurch kann eine Verbrauchsreaktion, die bei Massivtransfusion immer durch die endogene
Aktivierung der Gerinnung zustandekommt, wirksam unterbunden werden,
etwa 1000 Einheiten pro Stunde als Dauertropfinfusion nach einer initialen Starterdosis von 5000 Einheiten.

Mit dieser Dosis wird zwar der Verbrauchsmechanismus weitgehend unterbrochen, die normale Gerinnung jedoch nur gering verzögert.

Unter Heparinschutz ist es nun sinnvoll, die in den Blutkonserven verminderten plasmatischen Gerinnungsfaktoren zuzuführen. Kryopräzipitate
enthalten in angereicherter Form die Faktoren VIII und Fibrinogen. Nach
jeweils 4 bis 5 Blutkonserven wäre ein Kryopräzipitat aus 500 ml Plasma zu infundieren. Ohne Heparinschutz sind solche Substitutionen nicht
zielführend, da die gerinnungsaktiven Substanzen in den Verbrauchsmechanismus mit einbezogen und diesen nur verstärken würde.

Eine weitere Möglichkeit ist der Blutersatz durch gewaschene Erythrozyten, die in einem möglichst gerinnungsneutralen Plasmaexpander auf-
geschwemmt sind. Allerdings ist wegen des Verdünnungseffektes der Gerinnungsfaktoren im Kreislauf diese Methode nur für den Ersatz einer
begrenzten Blutmenge von etwa 2000 ml ratsam. Dazu muß noch gesagt
werden, daß das Problem des gerinnungsneutralen Plasmaexpanders besten-
falls teilweise gelöst ist.

Zusammenfassend bestehen zwar brauchbare Möglichkeiten der Verhütung von Gerinnungsstörungen bei Massivtransfusionen, sie sind aber noch nicht ideal. Auch für den Geübten handelt es sich besonders bei Schockpatienten um einen schmalen Pfad zwischen Scilla und Charybdis oder um es nüchterner auszudrücken um eine Methode mit geringer therapeutischer Breite. Immerhin kann aber die Kombination von Heparinprophylaxe und Substitution durch Kryopräzipitate einerseits und die teilweise Verwendung gewaschener Erythrozyten andererseits die Häufigkeit hämorrhagischer Komplikationen bei Massivtransfusionen weitgehend vermindern.

Vortrag Nr. 145

Lungenveränderungen bei Massivtransfusion

Von K. Steinbereithner und J. Krenn

Die sogenannte "progressive pulmonale Insuffizienz des Erwachsenen"
(MOORE et al., COLLINS u.a.) steht in den letzten Jahren im Mittel-
punkt der klinischen und der experimentell-theoretischen Forschung.
Speziell für das Schockgeschehen in seinen vielfältigen Ausprägungen
wird die Rolle der Lunge als "Schockorgan" einerseits, als limitieren-
der Faktor reanimatorischer Bemühungen andererseits in den Vordergrund
gerückt und ein echter "Gestaltwandel des Schocksyndroms" (MITTERMAYER
et al. 1973) postuliert.

Unter den zahlreichen Kausalfaktoren des pulmonalen Reaktionssyndroms
wird nun verschiedentlich auch die Massentransfusion diskutiert. Obwohl im Schrifttum diesbezügliche Hinweise schon vor rund 10 Jahren
auftauchten (Übers. bei MOORE et al., MILLER u.a.), ist z.B. COLLINS
noch 1969 der Meinung, daß hier "kein ernstes klinisches Problem" vor-
läge. Eine sorgfältige klinische und morphologische Analyse des Beat-
mungskrankengutes verschiedener Intensivbehandlungsstationen (MITTER-
MAYER et al. 1971, 1973, STEINBEREITHNER et al. 1973) ließ aber erkennen, daß Polytransfusionen (bzw. -infusionen) in einem hohen Prozentsatz bei schweren bzw. tödlichen (pulmonalen) Verläufen mit im Spiele
waren.

Mehrere eigene Beobachtungen aus den letzten Jahren, wo der klinische
Zusammenhang zwischen Verabreichung größerer Blutmengen und Auftreten
eines "akuten Atemnotsyndroms" außer Zweifel stand, waren Anlaß, alle
einschlägigen Fälle seither genau zu verfolgen, um nach Möglichkeit
zu präziseren Aussagen über Häufigkeit, klinischen Verlauf und Wert
therapeutischer Maßnahmen bei der sog. "Transfusionslunge" zu gelangen.

Eigene Erfahrungen

Wie schon an anderer Stelle berichtet, (STEINBEREITHNER et al. 1972),
beobachteten wir im Arbeitsjahr 1971/72 3 Fälle, bei denen nach Transfusion von 9 und mehr Bluteinheiten - wegen akuter oder subchronischer
Blutung - nach kurzer oder längerer (bis zu 4 Tagen) Latenz Zeichen
akuter respiratorischer Insuffizienz mit entsprechenden Blutgasäquiva-
lenten (schwere Hypoxämie, Hypokapnie, erhöhte Aa-DO$_2$) aufgetreten
waren. Das Blutvolumen lag dabei im oder etwas unterhalb des Normbe-
reiches, der ZVD war eher unauffällig; die Thrombozytenzahlen waren
subnormal bis deutlich vermindert. Im Lungenröntgen fanden sich entweder Zeichen interstitiell-alveolärer Flüssigkeitsdurchtränkung (nach
Art der "fluid lung") oder auch diffuse kleinfleckige Verschattungen
ähnlich dem Bild einer Fettembolie. - Unter Beatmung und Heparisierung
kam es in allen Fällen zu klinischer und blutgasanalytischer Besserung;
ein Pat. erlag allerdings nach Verlegung von der Station einem Myo-
kardinfarkt.

Beim vierten der in dieser Serie beobachteten Fälle handelte es sich
um ein 13 jähriges Mädchen, dessen Krankheitsverlauf wegen seiner Be-
sonderheiten hier nochmals genauer mitgeteilt sei.

Aufnahme an auswärtigem Krankenhaus wegen stärkerer Blutung bei seit

Monaten behandelter juveniler Metrorrhagie. Zur Korrektur der hochgradigen Anämie (Hk 28%, Ery 1,7 Mill.) rasche Transfusion von 4 Bluteinheiten, Auftreten eines Lungenödems, später Herzstillstand, erfolgreiche Reanimation. Nach Abklingen des Lungenödems Weiterbestehen der Ateminsuffizienz, daher Verlegung an unsere Station. Beatmung mit Bird Mark 14, später Engström und Vollrelaxierung, nach 10 Tagen Tracheostomie. Blutgasanalytisch anfangs pO_2-Werte zwischen 30 und 80, später trotz Erhöhung des O_2-Anteils im Atemgemisch weiteres Absinken (maximal 40-50 Torr), ZVD unverändert normal. Röntgenologisch diffuse interstitielle und alveoläre Flüssigkeitsdurchtränkung, vorübergehende Besserung am 8. Tag, dann neuerliche Verschlechterung mit wechselnd herdförmigen Veränderungen. - Sofortige Heparinisierung (anfangs 12.000 E später 24.000 E/die), Thrombozyten: allmählicher Anstieg von 50.000 auf 100.000 (8.-10 Tag), später auf Werte um 200.000. Am 7. Tag akutes Nierenversagen mit Oligo-Anurie, mehrere Peritoneal-Dialyen in den folgenden Tagen.- Exitus am 13. Tag unter Zeichen des Herzversagens (terminale Hypoxie mit pO_2-Werten von 26-30 Torr), Obduktionsbefund: "Beatmungslunge", Nierenrindennekrose.- Eine Unverträglichkeit blutgruppenserologischer Art konnte durch Nachuntersuchung der verabreichten Konserven und der Spender ausgeschlossen werden.

Allen geschilderten Fällen gemeinsam scheint der unmittelbare Zusammenhang zwischen akuter pulmonaler Symptomatik und Gabe großer Blutmengen sowie das - zumindest scheinbare - Fehlen anderer prädisponierender Faktoren, die für das Geschehen an der Lunge mitverantwortlich sein könnten.

Wir waren nun bemüht, alle ab diesem Zeitraum an der eigenen IBSt behandelten Fälle, welche innerhalb 48 Stunden zumindest 7 Bluteinheiten verabreicht erhalten hatten, dahingehend zu analysieren, ob der Polytransfusion allein jener entscheidende Stellenwert zukommt, wie es nach den zuerst gewonnenen Beobachtungen den Anschein hatte. Hiezu bot sich ein Vergleich zwischen sog. "reinen Blutungsfällen" und Patienten mit evtl. für das Entstehen der sog. "Schocklunge" prädisponierenden "Begleiterkrankungen" an.

Wie Tabelle 1 erkennen läßt, zeigten sich bei 3/4 aller Kranken mit

Tabelle 1. Massentransfusion (>7 E innerhalb 48 h) im Krankengut der eigenen IBST (Zeitraum: 1.5.1972 - 30.7.1973)

Diagnose	Zahl Blut-E.		Thrombo.-ABF.	Heparin-	Lungen-bef.	verst. Lungenb.	
	D.F.	(mw.)	$(<10^5/mm^3)$	gabe	pos.	N	pos.
Polytraumen	6	14	4	3	4	2	2
Sept.Kompl.u./ od.Nierenvers.	2	11	2	1	2	1	1
"reine"Blutungs-fälle (vorw. gastrointest.)	13	21	8	-	5	6	2 (4 an un-stillb. Blutg.innh. 48 h verst.)

"Nebenbefunden" Lungenveränderungen (die auch bei den Verstorbenen bestätigt werden konnten), bei den Blutungsfällen hingegen nur in 38,4% (unter Einrechnung der beiden negativen Frühtodesfälle, die - möglicherweise - die Lungensymptome nicht mehr erlebten, ergäbe sich ein Prozentsatz von 53,8).

Was die Mortalität angeht, scheint diese in der Blutungsgruppe enorm
hoch zu liegen (46,2%), nach Abzug der innerhalb 48 Stunden an der
Blutung selbst Verstorbenen sinkt sie allerdings auf 22,2%, während
die Sterblichkeit der anderen Krankengruppen 37,5% beträgt.

Diskussion

Die dargelegten Ergebnisse erbringen u.E., wenn wir auch die begrenzte
Aussagekraft derart kleiner Beobachtungsgruppen keineswegs verkennen,
doch deutliche Hinweise dafür, daß der Massentransfusion als Summations-
faktor bei Lungenschäden eine nicht unerhebliche Rolle zukommt; auch
bei sog. "reinen" Blutungsfällen ist die Frequenz pulmonaler Komplikationen zwar deutlich geringer, aber keinesfalls unerheblich.- Allerdings muß man sich darüber klar sein, daß es wirklich "reine" Fälle
äußerst selten geben dürfte: analysiert man kritisch in dieser Gruppe
die 5 Fälle mit positivem Lungenbefund (vgl. Tabelle 2), so läßt sich

Tabelle 2. Nebenbefunde bei klinisch positivem Lungenbefund in der
Gruppe "reine" Blutungsfälle (N = 5)

Fortbestehende Blutung (Hypoperfusion der Lunge?)	4
Wiederholte (Revisions-) Eingriffe	2
I.Op. Herzstillstand und postop. Anurie	1
Leberversagen	1

unschwer auch bei ihnen eine Anzahl prädisponierender Faktoren aufdecken.- Andererseits finden sich in dieser Serie 2 Pat. (die einzigen nichtbeatmeten Fälle), die innerhalb 48 Stunden 43 bzw. 23 Bluteinheiten erhalten hatten, ohne die geringsten Sekundärerscheinungen
zu entwickeln.

Man könnte nun einwenden, das ausgewertete Krankengut stelle eine negative Auslese allerschwerster Verläufe dar, weil leichtere Fälle
nicht an die IBSt verlegt wurden. Daß dieser Einwurf nicht oder nur
bedingt richtig ist, scheinen uns die Erfahrungen von TAMMISTO zu beweisen, der an einem Material von 75 - nicht an einer IBSt behandelten - gastrointestinalen Blutungen in 23 % Lungenkomplikationen fest-
stellte. Nach Abzug unkomplizierter Fälle dürften die Zahlen dieses
Autors sich mit unseren decken.
Nachdem mithin am potentiell lungenschädigenden Effekt der Massentransfusion kaum ein Zweifel offenbleiben dürfte, scheint es angezeigt,
die möglichen Ursachen der "Transfusionslunge" kurz zu erörtern.- Von
den vielen Faktoren, die wir bereits andernorts abgehandelt haben
(STEINBEREITHNER et al. 1972), seien nur die klinisch bedeutsamsten
etwas eingehender diskutiert:

1. An erster Stelle ist u.E. die Schädigung der Kapillarwand zu nennen, die durch Hypoperfusion (Ischämie) der Lunge (MOORE et al.,
PONTOPPIDAN et al., GUMP et al., GORESKY et al., BACHOFEN-PORCHET u.
BACHOFEN u.a.), Freisetzung ("release") vasoaktiver Substanzen (MOORE
et al., BERGENTZ) sowie Einflüsse des vegetativen Nervensystems (SUGG
et al.) auf die Lungengefäße (KINNEY, ULMER et al.) zustandekommen
dürfte. Für diese Annahme spricht, daß in allen von uns beobachteten
Fällen primär das Bild der "fluid lung" im Sinne extravaskulär-inter-
titieller Flüssigkeitszunahme im Vordergrund stand.

2. Eng damit verknüpft ist das Problem der akuten Flüssigkeitsüberladung (MOORE et al., BACHOFEN-PORCHET u. BACHOFEN), der einzelne Autoren zentrale Bedeutung beimessen. Da - wie schon betont - in den
eigenen Fällen weder ZVD noch Blutvolumen eine echte Überfüllung erkennen ließen, dürfte es sich wohl um eine Art "relative Überbelastung"
handeln.

3. Die durch (verklumpte) Blutbestandteile verursachte Mikroembolisie-
rung (JENEVEIN u. WEISS, MOSELEY u. DOTY u.a.) dürfte durch entsprechende Prophylaxe heute zu beherrschen sein (vgl. unten).

4. Der Stellenwert intravaskulärer Gerinnungsvorgänge (DIC) (vgl.
BERGENTZ, BLAISDELL et al.) ist schwierig abzuschätzen. Im eigenen
Krankengut trat (s. Tab.1) auch bei den Blutungsfällen mehrheitlich
ein Thrombozytensturz auf, doch ist dies möglicherweise als Verdünnungs-
phänomen (MILLER) aufzufassen; das Vollbild einer DIC beobachteten wir
nur einmal. Daß auch die Obduktionsergebnisse keine Hinweise in dieser
Richtung erbrachten, kann allerdings nicht als absoluter Gegenbeweis
gewertet werden (ev. "wash out" unter Volumensubstitution; vgl. SAND-
RITTER).

5. Glücklicherweise extrem selten scheint das "homologe Blutsyndrom"
mit immunologisch bedingter Akutreaktion - wie etwa bei dem oben ausführlich geschilderten Fall mit akutem schwerem Lungenödem und sekun-
därem Nierenschaden - zu sein (WARD et al., BYRNE u. DIXON).

Versuchen wir abschließend aus der Diskussion möglicher Kausalfaktoren
prophylaktisch-therapeutische Schlüsse abzuleiten, so lassen sich etwa folgende Empfehlungen geben:
a) Sparsamkeit mit Blut; dies gilt auch für das an immunkompetenten
Zellen reiche Frischblut (vgl. NAHAS et al.). Angesichts der Fülle
klinischer und experimenteller Daten zur Verträglichkeit auch extremer Hämodilution scheint ein starres Festhalten am alten Leitsatz,
Blut durch Blut zu ersetzen, nicht mehr gerechtfertigt.
b) Zurückhaltung im Volumenersatz; PONTOPPIDAN et al. haben jüngst
geraten, sich bei gefährdeten Patienten hinsichtlich Kreislaufauffüllung nur von der Harnmenge leiten zu lassen und subnormale Blutdruck-
und ZVD-Werte ev. in Kauf zu nehmen, zumal tierexperimentelle Hinweise dafür vorliegen (SUGG et al.), daß gerade rascher Volumenersatz
nach Schock das pulmonale Syndrom provoziert.
c) Filterung des Blutes zur Vermeidung von Mikroembolien bei allen
Großeingriffen (GOLDINER et al., SWANK u. EDWARDS, HISSEN u.a.), zumindest aber Verwendung eines neuen Transfusionssets für jede Blut-
einheit. Da heute zahlreiche Mikrofilter - wie etwa der nach SWANK -
allgemein erhältlich sind, erscheint diese Forderung absolut gerechtfertigt.
d) Exakte röntgenologische und blutgasanalytische Überwachung; frühzeitige, ev. prophylaktische Beatmung.
e) Konsequente Heparinisierung mit kleinen Dosen (150-200 E, maximal
500 E je Std.). Da nur Frühanwendung sinnvoll erscheint (MILLER,
STEINBEREITHNER et al. 1972) und Blutungen in diesem Dosisbereich nicht
zu befürchten sind, sollte man trachten, chirurgische Bedenken grundsätzlich auszuräumen, was allerdings - wie die Statistik zeigt - auch
im eigenen Bereich noch keineswegs gelungen ist. Ein fernab von Ge-
rinnungsfragen wesentlicher Aspekt der Heparintherapie wird häufig
übersehen: Die Senkung der Viskosität - wohl infolge einer Lipoprotein-
Lipase-Aktivierung (EHRLY, GELIN et al.). Da auch enge Beziehungen
zwischen Lipoproteinlipaseaktivität und Adhäsivität der Thrombozyten
bestehen (STREMMEL, HAM u. FURNEAUX), erscheint der Wert dieser Therapie in durchaus neuem Licht.
f) Alle sonstigen Maßnahmen seien nur schlagwortartig zusammengefaßt:

1. Acetylsalizylsäureprophylaxe zur Hemmung der Thrombozytenaggregation. Dieser experimentell wohl fundierte therapeutische Ansatz (BER-
GENTZ, PREDDIN) wird mit der Bereitstellung parenteral applikabler
Präparate wesentlich an Bedeutung gewinnen.
2. Gabe von Sympathikolytika zur Senkung des pulmonalen Gefäßwiderstandes (VOGEL et al., STEINBEREITHNER et al. 1972) und Aggregations-
hemmung (REUTER).
3. Behutsame Azidosekorrektur (cave Alkalose!), unterstützend ev. Cor-
ticoide (GEIGER u. GIELCHINSKY), Diuretika und Aldosteronantagonisten.

Zusammenfassung

Nach einleitenden Bemerkungen zum "Gestaltwandel des Schocksyndroms"
im Laufe der letzten Jahre wird auf eigene Beobachtungen progressiver
pulmonaler Insuffizienz nach Zufuhr größerer Blutmengen kurz eingegangen. Eine Analyse des klinischen Verlaufes der an der eigenen IBSt
betreuten Polytransfusionsfälle zeigt, daß bei etwa 40 % aller Patienten mit größeren, meist gastrointestinalen Blutungen Lungenveränderungen - vorwiegend unter dem Bild der "fluid lung" - auftreten. Polytransfusion scheint also nicht nur additiv, sondern ev. auch isoliert
ein pulmonales Reaktionssyndrom im Sinne der sog. Schocklunge auslösen zu können.- Unter den möglichen Kausalfaktoren dürften eine Schädigung der Kapillarwand sowie akute Flüssigkeitsüberladung ernster zu
bewerten sein als Mikrozirkulationsstörungen (Embolien, DIC) und Im-
munreaktionen.

Prophylaktisch-therapeutische Empfehlungen legen das Schwergewicht
auf sparsame Volumensubstitution und Zurückhaltung in der Blutzufuhr.
Daneben besitzen konsequente Mikrofilterung und frühzeitige Heparinisierung - Letzteres aus Gründen abseits der Gerinnungseffekte von
Heparin - große Bedeutung. Weitere empfehlenswerte Maßnahmen werden
kurz diskutiert.

Literatur

1. BACHOFEN-PORCHET,M., BACHOFEN,H.: Lungenveränderungen nach Trauma und Schock: das "respiratory distress syndrom" des Erwachsenen.
   Schweiz.med.Wschr. 103, 1-8 (1973).

2. BERGENTZ,S.E.: Ursachen der disseminierten intravaskulären Gerinnung im Schock. In: Zimmerman-Staib: Schock - Stoffwechselveränderungen und Therapie. S. 419 ff. Stuttgart-New York:Schattauer
   2970.

3. BLAISDELL,F.W., LIM,R.C., STALLONE,R.J.: Mechanism of pulmonary
   damage following traumatic shock. Surg.Gyn.Obstet. 130, 15-22
   (1970).

4. BREDDIN,K., SCHARRER,I., SCHEPPING,M.: Experimentelle Grundlagen
   zur Thrombozytenaggregationshemmung. Colfarit-Symposium, Köln
   30.Sept.1970 (Referatband S. 13-25).

5. BYRNE,J.P., DIXON,J.A.: Pulmonary edema following blood transfusion reaction. Arg.Surg. 102, 91-94 (1971).

6. COLLINS,J.A.: The causes of progressive pulmonary insufficiency
   in surgical patients. J.surg.Res. 9, 685 (1969).

7. EHRLY,A.M.: Wirkung und Wirkungsweise unveresterter Fettsäuren

auf die Viskosität des Blutes. In: Copley: Hemorheology, Oxford-London: Pergamon Press 1968.

8. GEIGER,J.P., GIELCHINSKY,I.: Acute pulmonary insufficiency - treatment in Vietnam casualties. Arch.Surg. $\underline{102}$, 400 (1971).

9. GELIN,L.E., KERSTELL,J., SVANBORG,A.: The effects of dietary fat on whole blood and plasma viscosity in normal and hypercholesterinemic subjects. In: Copley: Hemorheology, Oxford-London: Pergamon Press 1968.

10. GOLDINER,P.L., HOWLAND,W.S., RAY,C.: Filter for prevention of microembolism during massive transfusion. Anesth.Analg.Curr.Res. $\underline{51}$, 717-725 (1972).

11. GORESKY,C.A., CRONIN,R.F.P., WANGEL,B.E.: Indicator dilution measurements of extravascular water in the lungs. J.clin.Invest. $\underline{48}$, 487-501 (1969).

12. GUMP,F.E., MASHIMA,Y., KINNEY,J.M.: Water balance and extravascular lung water measurements in surgical patients. Amer.J.Surg.$\underline{119}$, 515-518 (1970).

13. HAM,J.M., FURNEAUX,R.W.: zit. nach STREMMEL

14. HISSEN,W.: Der Swank-Transfusionsfilter. Wissensch.Informationen Fresenius Anästh.Wiederbel.Intensivbeh. $\underline{1}$, 66-69 (1973).

15. JENEVEIN,E.P., WEISS,D.L.: Platelet microemboli associated with massive blood transfusion. Amer.J.Pathol.$\underline{45}$, 313-325 (1964).

16. KINNEY,J.M.: Störungen der Lungenfunktion und Veränderungen der Stoffwechselrate im Schock. In: Zimmermann-Staib: Schock - Stoffwechselveränderungen und Therapie, S. 89 ff. Stuttgart-New York: 1970.

17. MILLER,R.D.: Complications of massive blood transfusion. Anesthesiology $\underline{39}$, 82-93 (1973).

18. MITTERMAYER,C., PFRIEME,B., VOGEL,W., ZIMMERMANN,W.E.: Funktionelle und morphologische Veränderungen der Lunge im Schock. Arch. klin.Chir. $\underline{329}$, 664 (1971).

19. MITTERMAYER,C., THOMAS,C., RENGHOLT,R., SCHÄFER,H., VOGEL,W., MARTINEZ,G., SANDRITTER,W.: Über den Gestaltwandel des Schocksyndroms innerhalb zweier Jahrzehnte. Klin.Wschr. $\underline{51}$, 37-38 (1973).

20. MOORE,F.D., LYONS,J.H., PIERCE,E.C., MORGAN,A.P., DRINKER,P.A., MacARTHUR,J.D., DAMMIN,G.J.: Post-trauamtic pulmonary insufficiency. Saunders, Philadelphia 1969, Chapt. 6.

21. MOSELY,R.W., DOTY,D.B.: Changes in the filtration characteristics of stored blood. Amer.Surg. $\underline{171}$, 329-335 (1970).

22. NAHAS,R.A., MELROSE,D.G., SYKES,M.K., ROBINSON,B.: Post-perfusion syndrome-role of circulatory exclusion. Lancet $\underline{2}$, 251 (1965).

23. PONTOPPIDAN,H., GEFFIN,B., LOWENSTEIN,E.: Acute respiratory failure in the adult (1st part). N.E.gl.Med. $\underline{287}$, 690-698 (1972).

24. REUTER,H.: Die Beeinflussung der Thrombozytenaggregation durch chemische Substanzen. Colfarit-Symposion,Köln 30.Sept.1970, Referatband S. 34-43.

25. SANDRITTER,W.: Zur pathologischen Anatomie des Schocks. Klin. Wschr. $\underline{51}$, 1-2 (1973).

26. STEINBEREITHNER,K., KRENN,J., SCHERTLER,R., VECSEI,V., BAUER,E.: Bronchopulmonale Infektion als Kompliaktion der Langzeitbeatmung. In: Wiemers-Scholler: Lungenveränderungen bei Langzeitbeatmung. Wieme, Stuttgart 1973, S. 52-63.

27. STEINBEREITHNER,K., KRENN,J., LECHNER,G.: Zum Problem der sogenannten Transfusionslunge. Anästh.Informationen $\underline{13}$, 321-326 (1972).

28. STREMMEL,W.: Stressinduzierte Stoffwechselveränderungen und gesteigerte Thrombozyten-Aggregation nach Operationen und Traumen. Münch.Med.Wschr. $\underline{115}$, 416-421 (1973).

29. SUGG,W.L., CRAVER,W.D., WEBB,W.R., ECKER,R.R.: Pressure changes in the dog lung secondary to hemorrhagic shock. Protective effect of pulmonary reimplantation. Amer.Surg. $\underline{169}$, 592 (1969).

30. SWANK,R.L., EDWARDS,M.: Microvascular occlusion by platelet emboli after transfusion and shock. Microvasc.Res. $\underline{1}$, 15-22 (1968).

31. TAMMISTO,T.: Anaesthesie bei Oesophagus- und Magenblutungen. Ref. 4.Internat.Fortb.Kurs Klin.Anästh. Homburg-Saar, Okt. 1972.

32. ULMER,W.T.: Lungenfunktion im Schock. In: Zimmermann-Staib: Schock-Stoffwechselveränderungen und Therapie, S. 93 ff. Stuttgart-New York: Schattauer 1970.

33. VOGEL,W., MITTERMAYER,C., BURCHARDI,H., BIRZLE,H., WIEMERS,K.: Spezielle respiratorische Probleme bei Polytraumatisierten. Langenb. Arch.clin.Chir. $\underline{329}$, 491 (1971).

34. WARD,H.N., LIPSCOMB,T.S., COWLEY,L.P.: Pulmonary hypersensitivity reaction after blood transfusion. Arch.int.Med. $\underline{122}$, 362-366 (1968).

Vortrag Nr. 146

Ein- bis mehrfacher Austausch des Blutvolumens im Operationssaal

Analyse von mehr als 250 Fällen der Jahre 1968 -1972.

Von J. Busse, E. Klaschik, F. Simons, G.C. Loeschcke und K. Bonhoeffer

Ausführliche Analysen größerer Patientenkollektive, die massive Transfusionen mit Vollblut erhalten haben, liegen bisher relativ wenig vor (13,14). Wir halten derartige Untersuchungen für wichtig, gerade im Zusammenhang mit der Diskussion neuerer Transfusionsverfahren wie die Hämotherapie mit einzelnen Blutbestandteilen oder die Autotransfusion. Denn eine endgültige Bewertung dieser Methoden wird nur im Vergleich mit Patientengruppen, die mit Vollblut transfundiert wurden, möglich sein.

An unserer Klinik bekamen in den Jahren 1968 - 1972 insgesamt 261 Patienten intraoperativ mehr als das Einfache ihres Blutvolumens in Form von Vollblut transfundiert. Aus der Abb. 1 geht hervor, daß etwa

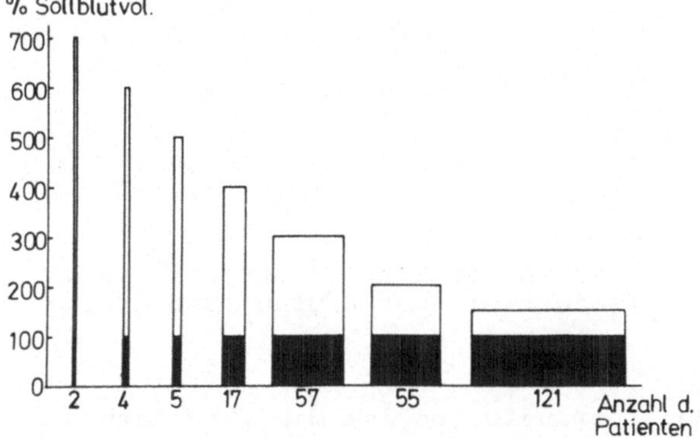

Abb. 1. Größe des intraoperativen Volumenersatzes in Prozent des Sollblutvolumens bei 261 Patienten in den Jahren 1968 - 1972

90% dieser Fälle das Ein- bis Dreifache und 10% das Vier- bis Sechsfache ihres Sollblutvolumens erhalten haben. Bei 136 Patienten ereignete sich eine massive Blutung während nicht dringlicher Eingriffe, in fast 25% dieser Fälle war die Blutung nicht vorhersehbar (Abb. 2). Bei 125 Patienten bildete die zur Massivtransfusion zwingende Blutung selbst die Indikation zum operativen Eingreifen. Hierbei handelte es sich meist um Kombinationstraumen, seltener um gastroenterale Blutungen. 42 Fälle betrafen Aortenverletzungen oder rupturierte Aortenaneurysmen.

Die technischen Probleme, die sich bei der massiven Volumensubstitution ergeben, sind bei einer ausreichenden Zahl großlumiger venöser Zugänge meist relativ klein gegenüber den Schwierigkeiten bei der Beurteilung der Frage, ob ausreichend, zu viel oder zu wenig Volumen ersetzt wurde, also gegenüber der Diagnostik, die die Volumenzufuhr zu steuern hat. Eine zuverlässige Kontrolle des Blutvolumens gibt es bekanntlich nicht, so daß man auf eine Abschätzung des intravasalen Volumens auf Grund der üblichen hämodynamischen Parameter angewiesen ist. Eine zusätzliche Information erbringt die Kontrolle der Urinaus-

scheidung. Unerläßlich ist die Überwachung des Säure-Basen-Haushalts,
denn eine andauernde Tendenz zur metabolischen Azidose kann ein guter
Hinweis auf ein Volumendefizit sein. Viel häufiger sollte man den Sauerstoffpartialdruck oder die Sauerstoffsättigung des zentralvenösen Mischblutes messen. Sie zeigen am sichersten an, ob das Herzzeitvolumen aus-
reicht oder kritisch klein ist.

Massive Blutung

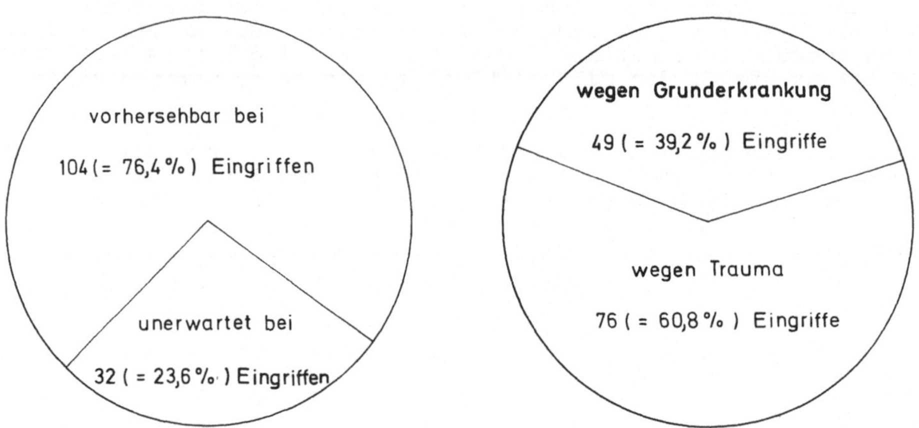

Abb. 2. Aufschlüsselung der 261 Fälle von massiver Hämorrhagie nach
Dringlichkeit des Eingriffs, Vorhersehbarkeit der Blutung und Operationsindikation

Ein wichtiges Problem bei der Massivtransfusion ist die Veränderung
der Körpertemperatur. Die Tab. 1 zeigt, daß der ein- bis zweifache

Tabelle 1. Intraoperativ gemessene Körpertemperatur bei 150 Patienten
während Massivtransfusion in Abhängigkeit von der Größe des Bluter-
satzes

Körpertemperatur	Volumenersatz Prozent des Sollblutvolumens		
	100–200 %	200–300 %	>300 %
33° – 37°	81%	41%	36%
$<33^{\circ}$	19%	59%	64%
Anzahl der Patienten	107	32	11

Volumenersatz ohne den Einsatz von Blutwärmern bei fast 20% der Patienten zu erheblicher Temperaturabnahme führte, bei noch größeren
Transfusionsmengen wurden bei den meisten Kranken Meßwerte von unter

33°C erreicht. Zweifellos nimmt das Risiko für die Patienten durch
schnelle und ungleichmäßige Unterkühlung beträchtlich zu (2), indem
neben der Einschränkung der peripheren Perfusion infolge Vasokonstriktion und Zunahme der Blutviskosität schwere Herzrhythmusstörungen (13)
auftreten. Gelegentlich kommt es zu diffusen Blutungen (7). Weiterhin
kann sich die temperaturbedingte Linksverschiebung der Sauerstoffbindungskurve mit Abnahme des Sauerstoffpartialdruckes nachteilig auswirken (9). Schließlich ist der Zitratabbau bei 30 Grad Körpertemperatur
um ca. 30 bis 40% vermindert (5).

Um diese unerwünschten Nebeneffekte zu vermeiden, erwärmen wir seit
längerer Zeit das Bankblut von der vierten bis sechsten Konserve an,
bei Kindern und bei Patienten im Schock schon eher. Unsere Erfahrungen mit Durchlauferwärmern sind nicht ganz zufriedenstellend, weil
der hohe Strömungswiderstand der Schlauchsysteme dieser Geräte vielfach die Schnelltransfusion erschwert. Die Mikrowellengeräte, mit denen das Blut schnell und schonend erwärmt werden kann, scheinen am
besten geeignet zu sein. Zur Vorsicht mahnen allerdings einzelne Mitteilungen (1,12) von Überhitzung der Konserven mit konsekutiver Hämolyse.

In Abhängigkeit von der Lagerungsdauer des Blutes nimmt die Wasser-
stoffionenkonzentration in den Konserven zu. Dennoch kommt es nach
einer großen Transfusion in der Regel zu keiner wesentlichen metabolischen Azidose, es sei denn, es besteht ein länger dauernder Schockzustand mit schlechter Gewebsperfusion. Vielmehr entsteht, wie man
auch bei unseren Patienten sieht (Abb. 3), durch den schnellen Zitrat-
und Laktatabbau zu Bikarbonat (8) innerhalb der folgenden 24 Stunden
eine metabolische Alkalose, die im allgemeinen keiner Therapie bedarf.
Wegen dieser Zunahme von Bikarbonat und im Hinblick auf die Linksverschiebung der Sauerstoffbindungskurve durch die Lagerung des Blutes
darf mit Pufferlösungen während der Transfusion nicht allzu großzügig umgegangen werden, d.h. ein Base-excess bis zu -5 mval/l sollte
ohne therapeutische Konsequenzen bleiben.

Von den physiologisch bedeutungsvollen Elektrolyten zeigt das Kalium
in der Blutkonserve die stärksten Abweichungen gegenüber der Norm.
Durch Hämolyse und stoffwechselbedingten Austritt aus den Erythrozyten steigt der Kaliumgehalt im Serum der Konserve bis auf 20 bis 30
mval/l an (4). Dennoch bleiben die Kaliumwerte unserer Patienten auch
nach massivsten Transfusionen im Normbereich (Abb. 4), was auf der
Fähigkeit funktionstüchtiger Erythrozyten beruht, in vivo Kalium wieder aufzunehmen (3).

Nach ausgedehnten Transfusionen beobachtet man nicht selten mehr oder
weniger ausgeprägte Störungen der Hämostase. Die Literaturangaben über
eine diffuse Blutungsneigung schwanken zwischen 2 und 30% (13). Die
Abb. 5 zeigt, daß bei unseren Patienten während der Operation die Prothrombinzeit auf durchschnittlich 50% des Normwertes, die Thrombozyten
auf Werte unter 100 000 pro mm^3 abgefallen waren. Die als Globaltest
untersuchte Heparinzeit hatte sich nahezu verdoppelt. Diese Befunde
entsprechen den Angaben anderer Autoren (10,12). Wir möchten aber betonen, daß wir trotz dieser Laborbefunde auffallend wenig klinisch
relevante Gerinnungsstörungen beobachtet haben. Von den 261 Patienten
verloren wir nur 4 durch nicht beherrschbare Gerinnungsstörungen, zwei
davon intraoperativ, die beiden anderen in den ersten 24 Stunden postoperativ. In Übereinstimmung mit ENCKE (6) und mit WILSON (14) glauben wir, daß die Störungen der Hämostase bei Massivtransfusionen nicht
ausschließlich als Transfusionsfolgen, sondern auch als Ausdruck anderer Veränderungen im Zusammenhang mit dem Grundleiden, z.B. als Folge einer Schocksituation, gesehen werden müssen.

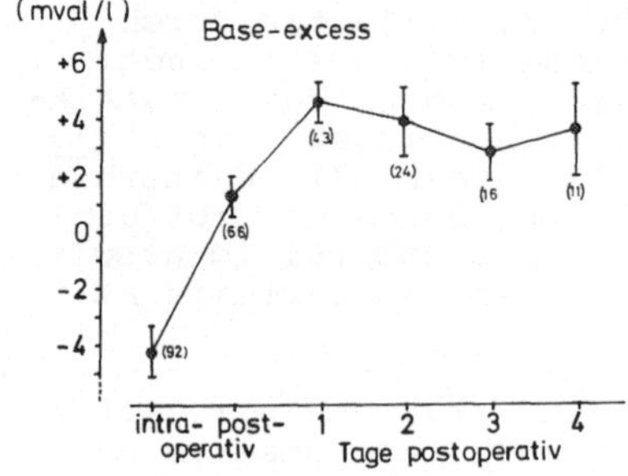

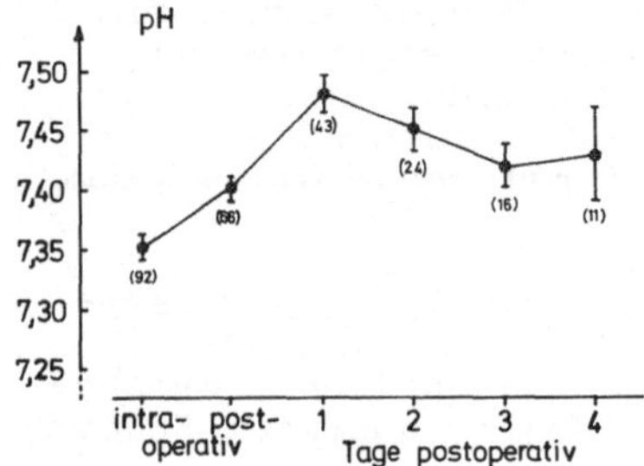

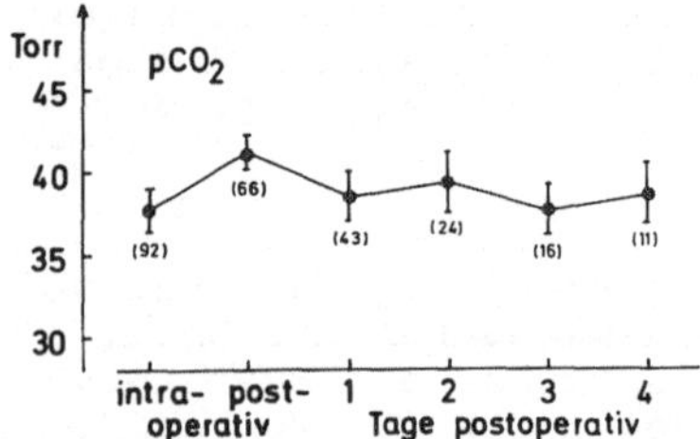

Abb. 3. Intra- und postoperatives Verhalten des Säure-Basen-Haushaltes bei massiv transfundierten Patienten. In Klammern ist die jeweils der Berechnung des Mittelwerts zugrunde liegende Patientenzahl angegeben

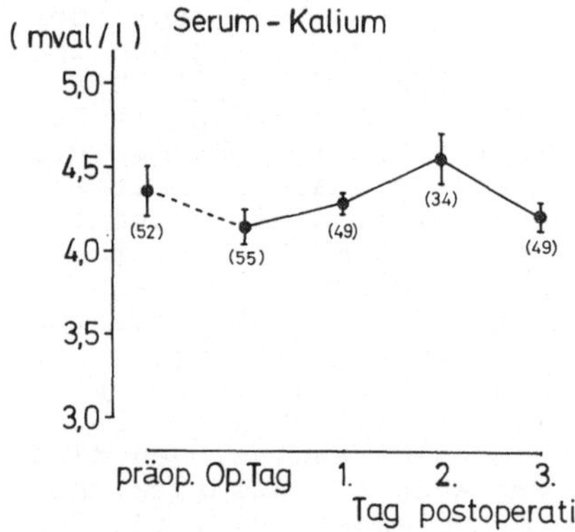

Abb. 4. Verhalten des Serum-Kaliums nach Massivtransfusion

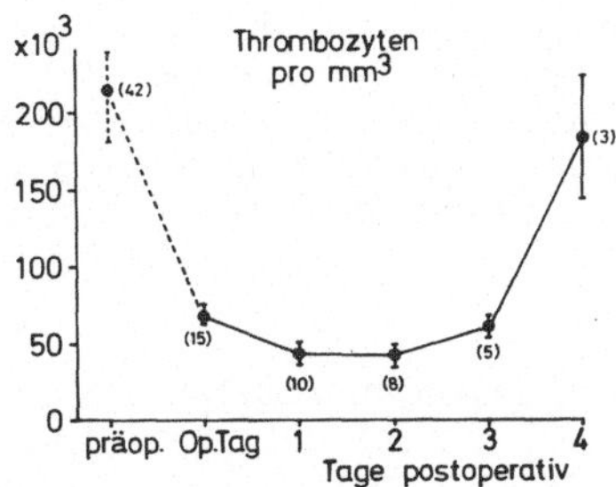

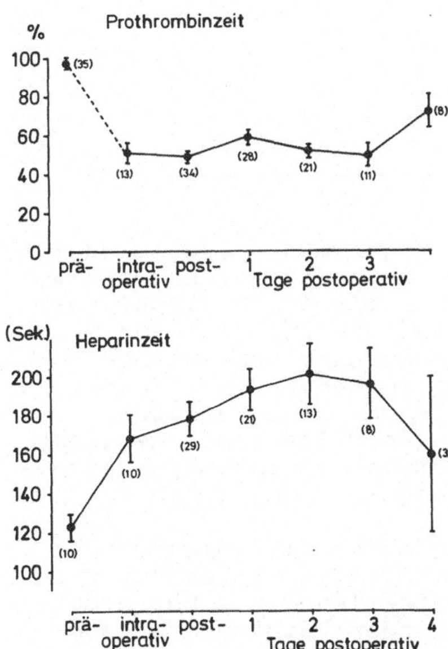

Abb. 5. Thrombozytenzahl, Prothrombin- und Heparinzeit vor, während und nach Massivtransfusion

Die Morbidität und Mortalität von Patienten nach Massivtransfusionen wird durch sehr unterschiedliche Faktoren beeinflußt. Häufig wird bei der Beurteilung des Risikos von Massivtransfusionen das zur Transfusion führende Ereignis oder die Grunderkrankung allzusehr vernachlässigt und die Letalität ausschließlich auf den großen Blutersatz zurückgeführt. Dabei dürfte jedem klar sein, daß ohne den massiven Volumenersatz keiner der hier diskutierten Patienten überlebt hätte. Von unseren 261 Patienten sind 133, das 51%, gestorben. Aus der Tab. 2 ist ersichtlich, daß bei 42 Patienten - das sind 32% der Toten - eine chirurgisch unstillbare Blutung bestand, so daß diese Kranken trotz intensivster Maßnahmen nicht gerettet werden konnten. Die Mehrzahl dieser Patienten kam bereits mit einer schweren Blutung. die zum sofortigen Eingreifen zwang, zur Klinikaufnahme. Todesfälle, die offensichtlich in direktem Zusammenhang mit der Zufuhr großer Blutmengen stehen, sind die vier erwähnten therapieresistenten Gerinnungsstörungen und sicherlich ein Teil der Todesfälle, die durch renale und respiratorische Insuffizienz, letztere möglicherweise als Folge der aus den Konserven eingeschwemmten und in den Lungen als Mikroembolien festgehaltenen Zellaggregate, verursacht wurden. Die übrigen Spättodesur-

sachen stehen mehr im Zusammenhang mit der Grunderkrankung, den er-
littenen Traumen und postoperativen Sekundärkomplikationen wie Sepsis,
Peritonitis, Herzinsuffizienz usw. Von den 219 Patienten, bei denen eine chirurgische Blutstillung überhaupt möglich war, überlebten immerhin 128 Patienten, das sind rund 60%, darunter 11 Patienten, die 25 -
60 Konserven erhielten.

Tabelle 2. Todesursachen von 133 nach Massivtransfusion gestorbenen
Patienten

Chir. unstillbare Blutung	42	(32%)
Unzureichender Volumenersatz	3	(2%)
Respiratorische Insuffizienz	21	(16%)
Niereninsuffizienz	17	(13%)
Gerinnungsstörungen	4	(3%)
Sonstige (Herzinsuffizienz Sepsis etc.)	46	(34%)

Weitere Untersuchungen werden den Beweis erbringen müssen, ob sich tatsächlich durch die eingangs erwähnten neueren Methoden der Hämotherapie die Komplikationen nach Massivtransfusionen mit ACD Vollblut ver-
ringern und die Überlebensraten erhöhen lassen. Die Voraussetzungen
für die Therapie mit Blutbestandteilen sind noch nicht überall gegeben, so daß die Vollblutkonserve nach wie vor im Rahmen des Volumenersatz verwendet werden muß. Allerdings sollte man dann versuchen,
Lungenkomplikationen durch gezielten Einsatz von Filtern mit geringer
Porengröße vorzubeugen. Liegen Anzeichen einer Verbrauchskoagulopathie
vor, muß eine Heparinisierung in Betracht gezogen werden (11).

Während das Problem der Hepatitis-Übertragung durch die Hämotherapie
nach Maß noch nicht gelöst zu sein scheint, müßte die Verwendung von
autologem Blut eine drastische Senkung der Infektionsquote herbeiführen. Mit dem uns neuerdings zu Verfügung stehenden Autotransfusionsgerät hoffen wir in entsprechenden Fällen jedenfalls die Menge des
transfundierten Fremdblutes erheblich reduzieren zu können.

Literatur

1. ARENS,J.F., LEONARD,G.L.: Danger of overwarming blood by microwave. J.A.M.A. 218, 1045 (1971).

2. BOYAN,C.P.: Cold or warmed blood for massive transfusions.Ann.
   Surg. 160, 282 (1964).

3. BUBE,F.W., SEHRBUNDT,M.: Transfusionsmedizin. Stuttgart-New York:
   F.K. Schattauer-Verlag 1972.

4. BUNKER,J.P.: Metabolic effects of blood transfusions. Anesthesiology 27, 446 (1966).

5. BURTON,G.W.: Some problems of massive transfusion. Proc.Roy.Soc.
   Med. 61, 682 (1968).

6. ENCKE,A.: Chirurgisch-relevante iatrogene Störungen der Blutgerinnung. Fortbildungsveranstaltung NRW Anaesthesisten, Dortmund
   1973.

7. HOWLAND,W.S.: Cardiovascular and clotting disturbances during massive blood replacement. Anesthesiology 19, 140 (1958).

8. LITWIN,M.S., SMITH,L.L., MOORE,F.D.: Metabolic alkalosis following massive transfusion. Surgery 45, 805 (1959).

9. MILLER,R.D., TONG,M.J., ROBBINS,T.O.: Effect of massive transfusion of blood on acid-base balance. J.A.M.A. 216, 1762 (1971).

10. MILLER,R.D., ROBBINS,T.O., TONG,M.J., BARTON,S.L.: Coagulation defects associated with massive blood transfusion. Ann.Surg. 174, 794 (1971).

11. MILLER,R.D.: Complications of massive blood transfusions. Anesthesiology 39, 82 (1973).

12. STAPLES,P.J., GRINER,P.F.: Extracorporal hemolysis of blood on a microwave blood warmer. New.Eng.J.Med. 285, 317 (1971).

13. STÖCKEL,H., STOBER,B.: Zur Problematik der Massivtransfusion mit ACD Blut. Z.prakt.Anaesth. u. Wiederbelebung 5, 237 (1970).

14. WILSON,R.F., MAMMEN,E., WALT,A.J.: Eight years of experience with massive blood transfusion. J. of Trauma 11, 275 (1971).

Vortrag Nr. 148

Erste Erfahrungen mit einem Autotransfusionsgerät

Von E. Götz und G. Warth

Zur Vermeidung von Fremdbluttransfusionen während der Operation zeigen
sich heute drei gangbare Wege. Wochen bis Monate vor einem geplanten
Eingriff entnimmt man dem Patienten Blut und lagert es als tiefgefrorene Erythrozyten, oder es wird unmittelbar vor dem Eingriff Blut entnommen und der Kreislauf mit Albumin- und Plasmaersatzlösungen im Sinne einer Hämodilution aufgefüllt. Als dritte Möglichkeit läßt sich
das unter der Operation verlorene Blut sammeln und retransfundieren.

Für die letztgenannte Methode haben KLEBANOFF und Mitarbeiter (2) ein
Gerät entwickelt, das von den Bentley-Laboratories hergestellt und als
Autotransfusionsgerät "ATS" vertrieben wird. Die wichtigsten Elemente
des Gerätes sind von der Herz-Lungen-Maschine abgeleitet. Über einen
Sauger (Abb. 1), der so gearbeitet ist, daß er bei Aspiration Erythro-

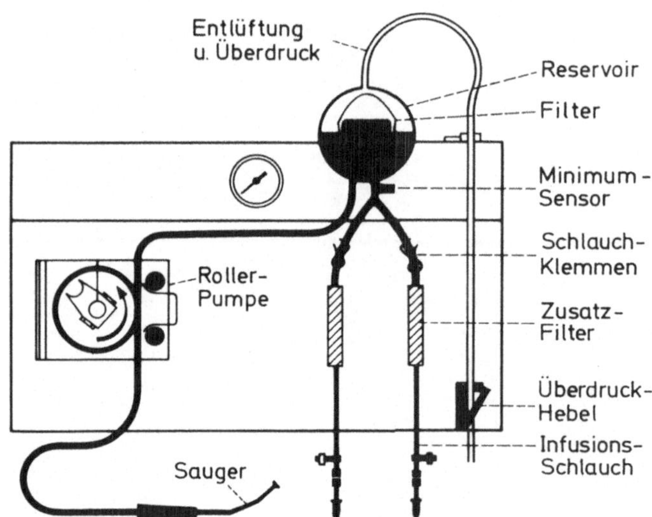

Abb. 1. Schema des ATS-Gerätes

zyten möglichst wenig traumatisiert, wird das Blut über eine Rollerpumpe in ein Reservoir abgesaugt. Die Pumpe ist stufenlos von 0 - 150
Umdrehungen/min regulierbar. Im Reservoir ist ein Nylonfilter mit einer Porengröße von 125 μ. Hier wird das abgesaugte Blut entschäumt und
von Gewebsteilen und Gerinnseln befreit. Nach der Passage des Filters
kann das Blut über zwei Zugänge, die jeweils mit Tropfkammer und Filter von 170 μ Porengröße versehen sind, retransfundiert werden. Das
Reservoir hat ein Fassungsvermögen von 1500 ml. Über einen Entlüftungs-
schlauch kann der durch die Rollerpumpe erzeugte Überdruck von Hand
dosierbar blockiert werden. So kann die Reinfusion durch Druck beschleunigt werden. Sauger, Schläuche und Reservoir werden als Einheit zum
Einmalgebrauch geliefert. Die Abbildung 2 zeigt das Originalgerät. Die

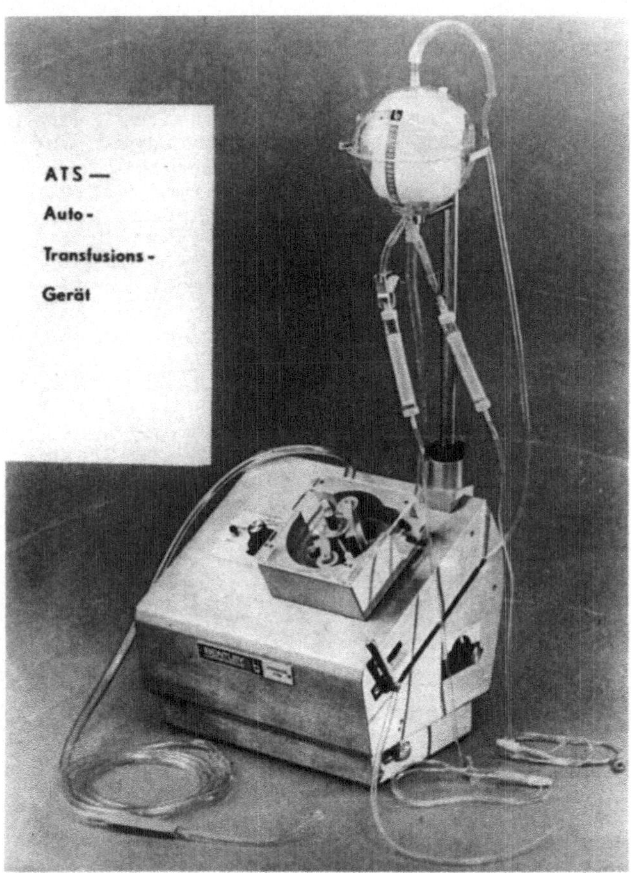

Abb. 2

maximale Saugmenge beträgt 2500 ml/min, die Druckinfusionsmenge 900
ml/Min., bei Verwendung sehr großlumiger Katheter bis zu 1500 ml/min.
Um eine ausreichende Filterung zu gewährleisten, wird das Einmalset
nach 2500 - 5000 ml ausgetauscht. Zur Verhütung der Gerinnung des Blutes im ATS-System wird das Reservoir vor Inbetriebnahme mit ACD- oder
Heparin-Lösung gefüllt. Man gibt zunächst 100 ml ACD auf 500 ml Blut
oder 30 mg Heparin-Lösung auf 1500 ml Blut. Mit steigender Menge ab-
gesaugten Blutes kann die Heparin-Dosis reduziert werden. Nach der
Erstfüllung benötigte Lösungen werden über den Sauger nachgefüllt.

1972 wurde aus den USA von 100 Patienten berichtet, bei denen ATS-Ge-
räte vorwiegend in der Traumatologie eingesetzt wurden. Dabei konnte
pro Patient durchschnittlich 2,1 l Eigenblut reinfundiert werden. Zwei
Patienten kamen durch Luftembolie, die durch das ATS-Gerät ausgelöst
wurde, ad exitum. Die Luftembolie ist eine wesentliche Gefahr beim Einsatz des Gerätes. Zur Vermeidung ist eine kontinuierliche Überwachung
der Blutmenge im Reservoir erforderlich. Dies ist nur möglich, wenn
das Bedienungspersonal ausschließlich das Gerät beaufsichtigt und hierbei von anderen Aufgaben befreit wird. Daher dürfen Personen, die an
der Operation beteiligt sind, das Gerät nicht bedienen.

Bei acht der hundert Patienten wurde eine Hämoglobinurie beobachtet.

BRENER (1) fand Werte zwischen 50 und 600 mg% Plasma-Hämoglobin bei
zwanzig Patienten mit einem Durchschnittswert von 125 mg%. Die erhöhten
Werte wurden in allen Fällen unmittelbar postoperativ festgestellt und
gingen innerhalb von 18 Stunden zurück. In keinem Falle traten Nieren-
komplikationen auf. Trotzdem würden wir das Gerät bei gestörter Nierenfunktion nicht einsetzen. Um die Traumatisierung der Erythrozyten und
damit die Hämolyserate möglichst niedrig zu halten, ist es erforderlich, die Geschwindigkeit der Rollerpumpe ständig der minimal nötigen
Saugleistung anzupassen. Aus dem gleichen Grunde ist das Absaugen kleiner Blutmengen aus Sickerblutungen wenig sinnvoll.

Einer der 100 Patienten, dem Blut aus einer fäkal infizierten Wunde
retransfundiert wurde, hatte eine positive Blutkultur, die unter Anti-
biotikatherapie verschwand. Daher halten wir den Einsatz des Gerätes
nicht für sinnvoll, wenn die Gefahr einer Infektion des Blutes durch
Fäkalien, Urin und infizierte Wunden besteht. Gleiches gilt für die
Aussaat von Krebszellen.

Über die Veränderungen der Gerinnung ist wenig bekannt. 4 der 100 publizierten Fälle bekamen postoperativ eine Verbrauchskoagulopathie.
Alle 4 hatten jedoch zusätzlich zum Eigenblut 2 - 4 l Konservenblut,
z.T. ungekreuzt, erhalten. Aufgrund dieser Erfahrungen setzten wir
das ATS-Gerät zunächst bei gefäßchirurgischen Eingriffen ein, bei denen die Patienten ohnehin unter Heparin standen. Mit zunehmender Routine wollen wir den Einsatz auf die Traumatologie ausdehnen.

Bei dem ersten Patienten (Tabelle 1) handelte es sich um ein Carotis-

Tabelle 1. 4 Retransfusionen

	Blutverlust ml	Reinfusion ml	Volumen- Substitution ml	Zeitraum Min.
1	600	300	500	20
2	2600	1900	1500	25
3	2500	2000	1250	15
4	1700	1100	1500	15

aneurysma, bei den 3 weiteren um Beckenvenenthrombosen. Bis auf den
ersten Fall, bei dem die Verluste geringer waren als erwartet, konnten
erhebliche Mengen Blut reinfundiert werden. Bis zur vollen Reinfusion
mußten wir das Blutvolumen mit 1000 - 1500 ml Albumin- und Dextran-
Lösung substituieren. Absaugung und Reinfusion waren zwischen 15 und
25 min beendet. 3 Eingriffe wurden in Narkose, einer in Peridural-
anästhesie durchgeführt. Das ATS-Gerät wurde vor Beginn der Operation
mit 250 ml einer ACD-Glukoselösung 1 : 1 gefüllt. Das Plasma-Hämoglobin (Tabelle 2) stieg bedeutungslos an. Klinisch war die Blutgerinnung
nie auffällig gestört. Die verminderten Thrombozyten- und Fibrinogen-
Werte kehrten innerhalb von 2 - 3 Tagen zur Norm zurück. Godal, zur
Erfassung einer Verbrauchskoagulopathie, war immer negativ. Alle Patienten waren postoperativ in guter Verfassung. In keinem Falle war
eine Fremdblutgabe nötig.

Bei raschen Blutverlusten über 1,5 l ist das Gerät gut geeignet, um
Fremdblutgaben einzusparen oder zu vermeiden. Voraussetzung für den
Gebrauch ist eine sinnvolle Indikation und eine sorgfältige Bedienung.

Tabelle 2. Blutbefunde der 4 retransfundierten Fälle

	Hb g%		freies Plasma Hb mg%			Thrombozyten
	vor	nach Op	vor	nach Op	nach 24 Std	nach Op
1	11,5	9,5	1,7	10,9	-	-
2	11,5	9,5	1,5	12,3	1,0	86 900
3	11,2	9,7	1,5	2,4	1,3	180 400
4	12,3	8,1	1,2	8,9	1,3	240 000

	Fibrinogen mg%	Godal
	nach Op	nach Op
1	-	neg.
2	180	neg.
3	300	neg.
4	210	neg.

Literatur

1. BRENER,B.J., et al.: The use of intraoperative autotransfusion in abdominal aortic resection. Arch. Surg. (1972).

2. KLEBANOFF,G.: Early clinical experience with a disposable unit for the intraoperative salvage and reinfusion of blood loss. Amer.J. Surg. 120, 718 (1970).

3. KLEBANOFF,G.: American association of blood banks meeting, Washington 1972.

4. SYMBAS,P.N., et al.: Autotransfusion and its effects upon the blood components and the recipient. In Zuidema, G.D. and Shinner, D.B. (Eds): Current topics in surgical research. New York and London, Academic Press, Vol I, pp 387-398 (1969).

Vortrag Nr. 149

HEPATITIS IN ABHÄNGIGKEIT VON DER TRANSFUNDIERTEN KONSERVENZAHL

Von E. Götz, H. Thoma und A. Schäfer

In einer vergleichenden Studie sind wir der Frage nachgegangen, ob
nach der Transfusion gewaschener Erythrozyten das Hepatitisrisiko geringer ist als nach der Transfusion von Vollblut. Wir haben 1972 berichtet, daß sich zwischen beiden Transfusionsarten kein unterschied-
liches Verhalten ergibt. Inzwischen konnte die Studie mit insgesamt
261 Fällen abgeschlossen werden. In die Studie aufgenommen wurden Patienten der allgemeinen Chirurgie, der Gefäßchirurgie und der Urolo-
gie. Patienten der Herzchirurgie erfaßten wir nicht, da bei diesen eine besondere Hepatitisdisposition vorliegt. Alle erhielten im Rahmen
ihrer operativen Behandlung Blut transfundiert, hatten vor der Operation Leberwerte im Normbereich und unterzogen sich freiwillig einer
sechsmonatigen Kontrolle. Die Serum-Glutamat-Pyruvat-Transaminase wurde 3 - 4 wöchentlich bestimmt. Bei Werten über 18 mU/ml wurden die Patienten zur weiteren Abklärung in die Medizinische Klinik überwiesen,
wo die Diagnose, meist histologisch, gesichert wurde. Von den 261 Fällen verstarben 29 im Beobachtungszeitraum ohne an Hepatitis zu erkran-
ken. Von den verbliebenen 232 Fällen hatten 119 nur gewaschene Erythrozyten und 113 Vollblut erhalten. In der Hepatitisfrequenz (Tabelle 1) ergibt sich mit 9,2 bzw. 12,3% kein Unterschied, insbesondere
wenn man die höhere Konservenzahl in der Vollblutgruppe berücksichtigt.

Tabelle 1. Hepatitis nach Vollblut und gewaschenen Erythrozyten

	Anzahl	Kons./pat.	Hepatitis	Kons./Pat.
Gew. Ery.	119	2,8	11 = 9,2 %	4,3
Vollblut	113	6,6	14 = 12,3%	8,7
Insgesamt	232	4,7	25 = 10,8%	6,7

Vereinigt man beide Gruppen, zeigt sich, daß wir hier eine Studie über
232 Patienten haben, die im Durchschnitt 6,7 Konserven, eine für vergleichbare Studien relativ hohe Zahl, transfundiert bekamen. Tabelle
2 zeigt eine Zusammenstellung prospektiver Studien mit der durchschnittlich transfundierten Konservenzahl und der zugehörigen Hepatitisfrequenz. Wir haben also in unserer Studie eine vergleichsweise hohe Anzahl massiv transfundierter Patienten. Daher ist es interessant, der
Frage nachzugehen, in welchem Ausmaß das Hepatitisrisiko mit der transfundierten Konservenzahl ansteigt.

Teilt man unsere Patienten in Gruppen ein, die 1 - 2, 3 - 4, 5 - 6,
7 - 10 und über 10 Konserven erhalten haben (Abb. 1), so zeigt sich
ein Anstieg der Hepatitisfrequenz in deutlicher Abhängigkeit von der
Konservenzahl. Der Abfall bei 5 - 6 Konserven liegt im Rahmen der bei
solchen Studien möglichen Schwankungen, die Gesamttendenz des Anstiegs
ist jedoch eindeutig. Keiner der erfaßten Faktoren wie Anamnese, Vor-
erkrankungen, Grunderkrankungen, Operation, Narkose, Alter und Geschlecht hatten einen statistisch erkennbaren Einfluß auf das Hepatitisrisiko. Nur mit der Konservenzahl ließ sich im χ^2-Test ein Zusammenhang nachweisen. Auch wenn man berücksichtigt, daß massiv transfun-

Tabelle 2. Durchschnittliche Konservenzahlen pro Patient bei prospektiven Studien

Studie	n	Kons./Pat.	% Hepatitis
1963 Shimizu u. Kitamoto	175	10,7	64,5
1964 Hampers et al.	56	2,1	17,0
1965 Mirick et al.	1590	4,6	10,0
1966 Creutzfeldt et al.	209	5,7	13,8
1970 Schricker et al.	406	4,1	6,6
1970 Arndt et al.	148	3,9	4,1
1971 Wahls et al.	48	3,5	2,2
1972 eigene Studie	232	6,7	10,8

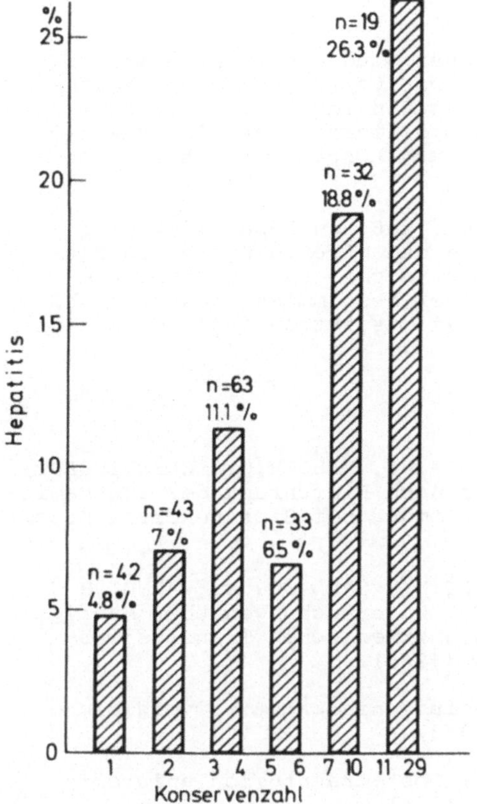

Abb. 1. Hepatitisquote nach transfundierter Konservenzahl

dierte Patienten in der Regel zu den schwer erkrankten zu rechnen sind und von daher eine höhere Anfälligkeit erwartet werden kann, bleibt die Tendenz erhalten.

CREUTZFELDT hat auf Grund seiner Untersuchungen von 1966 die Vermutung geäußert, mit zunehmender Konservenzahl stelle sich die Hepatitisrate

auf ein bestimmtes Niveau ein. Er vermutete den Grenzwert bei 4 - 5
Konserven. Als Hypothese dafür wurde angegeben, daß mit steigender
Konservenzahl auch die Menge transfundierten Gamma-Globulins zunimmt.
Wir können diese Auffassung nicht bestätigen. Vergleicht man nämlich
unsere Vollblutgruppe, die in diesem Sinne Gamma-Globulin erhalten
hat, mit der Gruppe der gewaschenen Erythrozyten, die kein Gamma-Globulin erhalten hat, findet sich insbesondere zwischen den massiv transfundierten Fällen kein Unterschied (Tabelle 3).

Tabelle 3. Hepatitisquote bei Massivtransfusion,
Vergleich Vollblut - gewaschene Erythrozyten.

Konservenzahl	Vollblut	gew.Ery.
1-4	8,2% (n=49)	7,9% (n=101)
> 4	15,4% (n=65)	16,7% (n=18)

Zu der insgesamt hohen Hepatitisrate dieser Studie sei vermerkt, daß
die Konserven alle im Münchner Raum und zwar vorwiegend gegen Bezah-
lung entnommen wurden. Die Transaminasen lagen immer unter 18 mU/ml
und 75% waren Australia (SH)-Antigen kontrolliert. Über die Auswirkungen der Australia (SH)-Antigen-Bestimmung können wir daher keine
Aussagen machen.

Auf Grund unserer Studie stellen wir fest, daß das Hepatitisrisiko
durch die Gabe von Erythrozyten, die nach dem offenen System in Flaschen gewaschen wurden, gegenüber Vollblut nicht gesenkt wird. Die
Vorstellung, daß die Hepatitisrate ab einer bestimmten Konservenzahl
konstant bliebt, trifft nicht zu. Auch bei Massivtransfusionen steigt
das Risiko mit jeder weiteren Konserve.

Literatur

1. ARNDT,H.J., FRESE,R., NACHTWEG,K., LOOS,W., KABOTH,U., CREUTZFELDT,
   W.: Abnahme der Transfusionshepatitis nach Einführung der Transamin-
   asen- und Australia (SH)-Antigen-Bestimmung bei Blutspendern. Dtsch.
   med.Wschr. 34, 1371 (1971).

2. CREUTZFELDT,W., SEVERIDT,H.J., SCHMITT,H., GALLASCH,E., ARNDT,H.J.,
   BRACHMANN,H., SCHMIDT,G., TSCHAEPE,U.: Untersuchungen über Häufigkeit und Verlauf der ikterischen und anikterischen Transfusionshepatitis. Dtsch.med.Wschr. 91, 1814 (1966).

3. GÖTZ,E., SCHÄFER,A., THOMAS,H.: Transfusionshepatitis: vergleich-
   ende Studie. Ärztl.Prax. 25, 1337 (1973).

4. HAMPERS,C.L., PRAGER,D., SENIOR,J.R.: Post-transfusion anicteric
   hepatitis. New.Engl.J.Med. 271, 747 (1964).

5. MIRICK,G.S., WARD,R. und Mc COLLUM,R.W.: Modification of posttransfusion hepatitis by gamma globulin. New Engl.J.Med. 273, 59 (1965).

6. SCHRICKER,K.Th., RYBA,W.: Ikterische und anikterische Transfusionshepatitis. Fortschr.Med. 88, 1371, 1396 (1970).

7. SHIMIZU,Y., KITAMOTO,O.: The incidence of viral hepatitis after
   blood transfusions. Gastroenterology 44, 740 (1963).

8. TULLIS,J.L., HINMAN,J., SPROUL,M.T., NICKERSON,R.J.: Incidence of posttransfusion hepatitis in previously frozen blood. JAMA $\underline{214}$, 719 (1970).

9. WAHLS,E., ARNDT-HANSER,A., v. LUTZKI,H., RATHGEN,G.H., BOLTE,J.P., FASSL,H., MOHAMMEDIAN,N., LIESER,H.: Untersuchungen über die Häufigkeit der Transfusionshepatitis unter besonderer Berücksichtigung postoperativer Enzymerhöhungen. Anaesthesist $\underline{21}$, 12 (1972).

Vortrag Nr. 150

UNTERSUCHUNGEN ZUM ZELLULÄREN EIGENSTOFFWECHSEL VON KONSERVENBLUT

Von W. Heller, H. Junger und Ch. Stolz

Im Rahmen unserer Stoffwechseluntersuchungen während und nach verschiedenartigen operativen Eingriffen sowie im Schock, stießen wir auch
auf die Frage, in wieweit transfundiertes Blut die auftretenden Stoffwechselveränderungen beeinflußt. Sowohl die Arbeitsgruppe um HOWLAND
(5,6,8,9) als auch COLLINS und Mitarbeiter (3) messen auf Grund ihrer
Untersuchungen während Massivtransfusionen, dem transfundierten Blut
eine erhebliche Wirkung auf die Veränderungen der Stoffwechselparame-
ter des Empfängerorganismus' zu. Um diese Einwirkungen beurteilen zu
können, untersuchten wir den Eigenstoffwechsel der Konserven in Abhängigkeit von ihrem Lagerungsalter.

Es handelte sich um ACD-stabilisierte Vollblutkonserven mit einem Alter von 2 - 21 Tagen, die bei 4°C gelagert wurden.

Folgende Parameter wurden bestimmt:
Fructose 1,6-diphosphat-Aldolase, 2,3-Diphosphoglycerat, Lactat, Pyruvat, ATP, Pyrophosphat und anorganisches Phosphor.

Ergebnisse

Fructose 1,6-diphosphat-Aldolase

Die Bestimmung der Fructose 1,6-diphosphat-Aldolase erfolgte unter der
Vorstellung, daß im Emden-Meyerhofabbau die vorangehende Phosphofructo-
kinase-Reaktion eine nahezu irreversible Schrittmacherfunktion darstellt.
Kommt es also bei Blutkonserven in Abhängigkeit vom Alterungsgrad zu
einer Störung des Kohlenhydratstoffwechsels auf dieser Stufe, so ist
infolge des verminderten Substratangebotes auch mit einer Beeinflussung
der Fructose 1,6-diphosphat-Aldolase-Aktivität zu rechnen.

Wie die Abb. 1 zeigt, kommt es in Abhängigkeit vom Alter der Konserve,
abgesehen vom 12. Tag, bei dem wir nur eine sehr geringe Aldolaseakti-
vität fanden, insgesamt zu einem im t-Test auch signifikanten Anstieg
der Enzymaktivität. Dies ist ein Hinweis darauf, daß es zu keiner Störung im Sinne einer Blockade im Rahmen des Emden-Meyerhof-Abbaues kommt.

2,3-Diphosphoglycerat

Das 2,3-Diphosphoglycerat, das im Erythrocyten über den Rapoport-Lü-
bering-Nebenschluß gebildet wird, fand in den letzten Jahren wegen
seines Einflusses auf die Sauerstoff-Dissoziationskurve besonderes
Interesse (1,2,4,7). Seine Konzentration kann als Parameter für die
Sauerstofftransportfunktion des Konservenblutes angesehen werden und
erlangt vor allem im Rahmen von Massivtransfusionen Bedeutung.

Übereinstimmend mit anderen Untersuchern (1,4,7) fanden wir in den
ACD-stabilisierten Konserven eine in Abhängigkeit von der Lagerungszeit fallende Konzentration an 2,3-DPG. In den ersten Tagen der Lage-

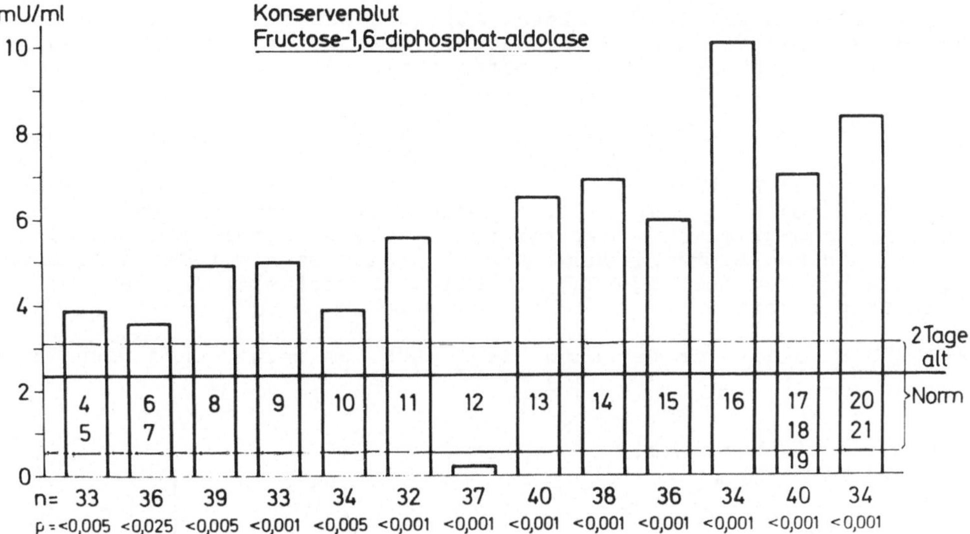

Abb. 1

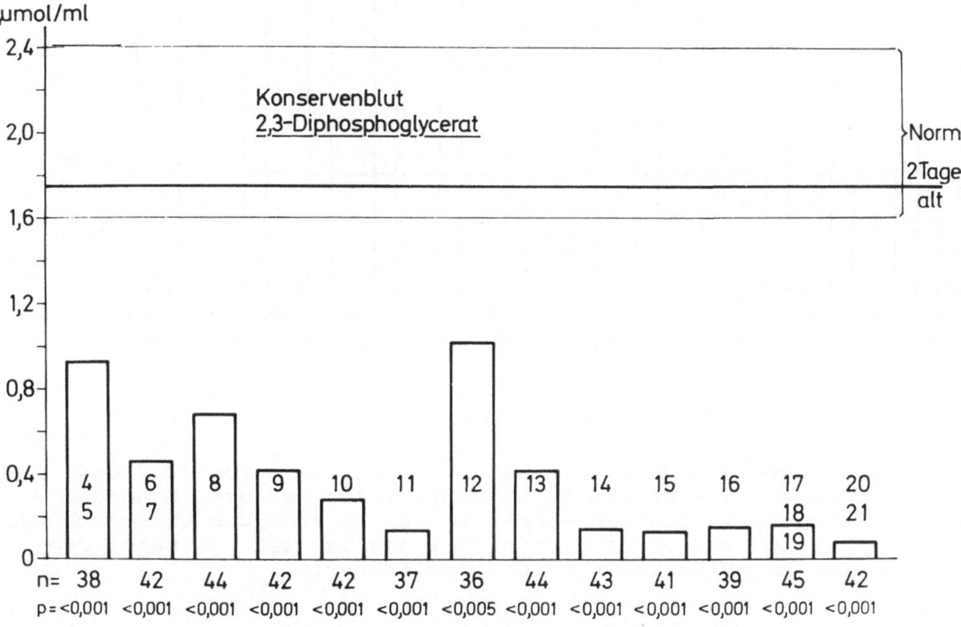

Abb. 2

rungszeit (Abb. 2) erfolgt ein verhältnismäßig rascher Abfall, der
unterbrochen wird durch eine kurzfristige Konzentrationserhöhung auf
einen Wert von 1,02 µmol/ml am 12. Tag der Lagerung. Am 13. Tag fällt
der Gehalt an 2,3-DPG rasch wieder ab, um am 20. und 21. Tag Werte

um 0,08 µmol/ml zu erreichen. Dieser Abfall bedeutet somit aber eine
zunehmende Rechtsverschiebung der Sauerstoffkonzentrationskurve, was
wiederum einer erschwerten Sauerstoffabgabe an das Gewebe gleichkommt.

Lactat

Während der junge Erythrocyt noch einen lebhaften Atmungsstoffwechsel
besitzt, kommt es beim ausgereiften Erythrocyten nach dem Verlust von
Kern und Mitochondrien zu einem reinen Glykolysestoffwechsel mit einer
entsprechend hohen Lactatbildung. Dies läßt zusammen mit den anaeroben
Bedingungen während der Lagerung erhebliche Lactatwerte in den Vollblutkonserven erwarten.

Das mit ACD-Stabilisator versehene Blut (Abb. 3) zeigt schon nach 24

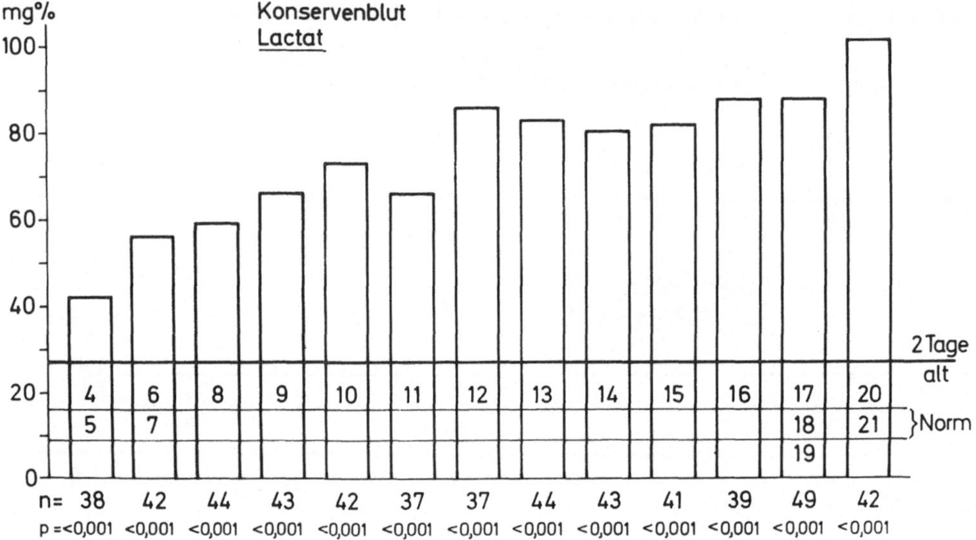

Abb. 3

bis 48 Stunden Konservierungszeit bei 4°C einen Wert von 27,7 mg%, der
über der oberen Normgrenze liegt. Im Verlauf der weiteren Lagerung
steigt die Lactatkonzentration wieder an, um am Ende des Untersuchungszeitraumes über 100 mg% zu erreichen. Der Anstieg ist gegenüber dem
Wert der 2 Tage alten Konserven hoch signifikant.

Pyruvat

Das Pyruvat (Abb. 4) liegt ebenso wie das Lactat mit einem Wert von
1,23 mg% schon am 2. Tag der Konservierung über der Norm. Im weiteren Verlauf kommt es am 8. Tag zu einem Maximum von 2,59 mg%, um dann
bis zum Ende der Lagerungszeit am 20/21. Tag auf einen Gehalt von
1,0 mg% abzufallen.

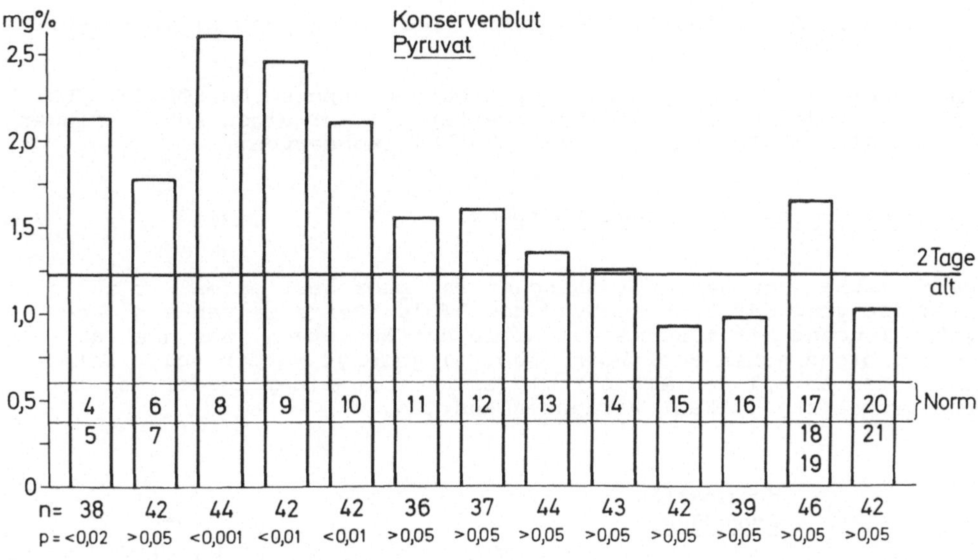

Abb. 4

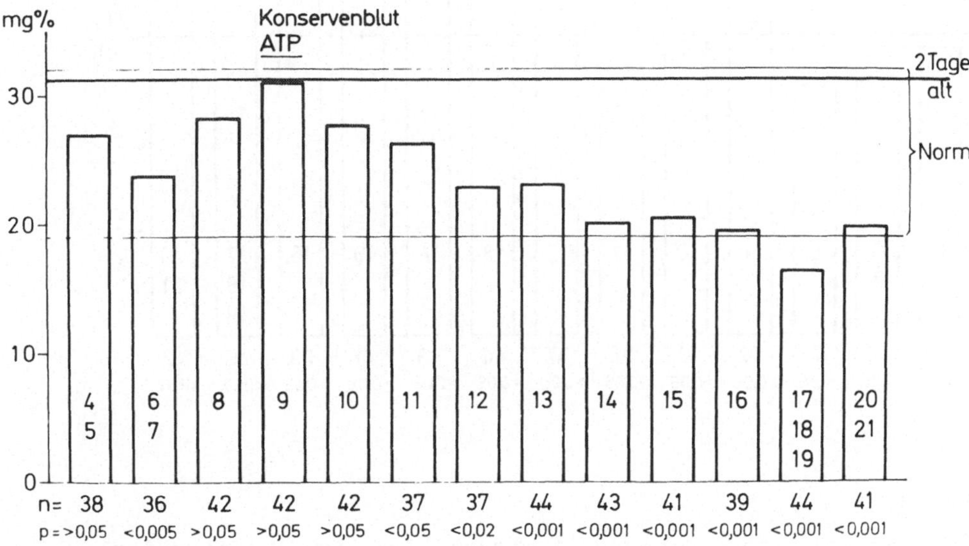

Abb. 5

ATP

Im Zusammenhang mit dem Abfall des 2,3-Diphosphoglycerates und dem deutlichen Anstieg des Lactatspiegels interessierte uns auch das Verhalten des ATP's.

Innerhalb des Untersuchungszeitraumes (Abb. 5) kommt es zu einem deutlichen und im t-Test auch signifikanten Abfall des ATP-Gehaltes, bis

354

auf nahezu die Hälfte des Ausgangswertes bei den 2 Tage alten Konserven.

Während unsere Befunde mit denen der Arbeitsgruppe um DAWSON (4) über-
einstimmen, fanden BEUTLER und Mitarbeiter (1) nur einen sehr geringen
Abfall des ATP in ACD-stabilisierten Vollblutkonserven.

Pyrophosphat und anorganischer Phosphor

Das Pyrophosphat und den anorganischen Phosphor bestimmten wir zur
Vervollständigung der Untersuchung des ATP's. Beide zeigen eine an-
steigende Tendenz mit zunehmendem Alter der Konserven, was hier an
Hand des anorganischen Phosphors (Abb. 6) gezeigt werden soll. Ent-
sprechend dem Abfall des ATP's kommt es hier zu einem in der letzten
Lagerungswoche signifikant werdenden Anstieg.

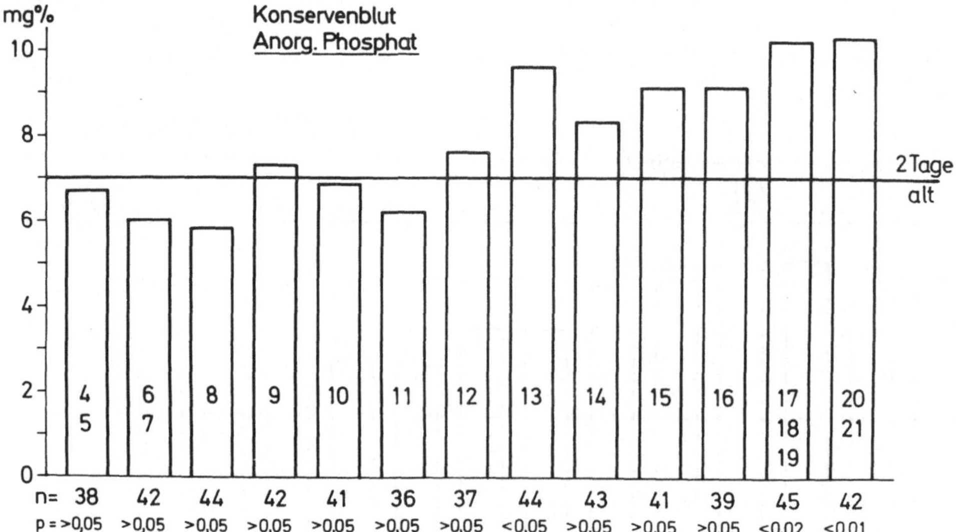

Abb. 6

Diskussion

Zusammenfassend kann festgestellt werden, daß wir die diskutierten
Parameter an ACD-stabilisierten Vollblutkonserven mit einer Lagerungsdauer zwischen 2 und 21 Tagen bestimmt haben.

Im Hinblick auf die bei einer notwendigen Massivtransfusion beim Empfänger meist schon vorhandenen Stoffwechselstörungen wie Hypoxie und
Lactacidose sowie deren Folgezustände, interessierte uns vor allem
der 2,3-Diphosphoglycerat-, der ATP- und der Lactat- und Pyruvatgehalt
der Blutkonserven unterschiedlichen Alters.

Dem fallenden 2,3-DPG-Gehalt entspricht das umgekehrte Verhalten der
Fructose 1,6-diphosphat-Aldolase-Aktivität, die gegen Ende der Unter-

suchungsperiode ihre höchsten Werte erreicht. Nach den Untersuchungen
von BEUTLER und Mitarbeitern(1) sowie VALERI und Mitarbeitern(10) steigt
der 2,3-DPG-Gehalt der transfundierten Erythrocyten ebenso wie deren
ATP-Gehalt nur langsam an. Dies bedeutet bei der Verwendung von älteren
Konserven während einer Massivtransfusion trotz Normalisierung der
Kreislaufverhältnisse ein weiteres Fortbestehen der Gewebshypoxie.

Während das Lactat kontinuierlich mit der Lagerungszeit ansteigt, zeigt
das Pyruvat am 8/9. Tag ein Maximum, um dann abzufallen. Dieses Verhalten erklärt sich dadurch, daß Pyruvat unter anaeroben Bedingungen
im Organismus zu Lactat reduziert wird.

Abschließend können wir feststellen, daß sowohl die rasch ansteigenden
Lactat- und Pyruvatspiegel, als auch das abfallende 2,3-Diphosphogly-
cerat und ATP deutlich aufzeigen, daß bei Massivtransfusionen möglichst
Frischblut Verwendung finden sollte.

Literatur

1. BEUTLER,E., MEUL,A., WOOD,L.A.: Depletion and regeneration of 2,3
   diphosphoglyceric acid in stored red blood cells. Transfusion 9,
   109-114 (1969).

2. CHILLAR,R.K., SLAWSKY,P., DESFORGES,J.F.: Red cell 2,3 diphosphoglycerate and adenosintriphosphate in patients with shock. British
   J. of Haematology 21, 183-188 (1971).

3. COLLINS,J.A.: Acide-base status of seriously wounded combat casualties: Resuscitation with stored blood. Ann.Surg. 173, 6-18 (1971).

4. DAWSON,R.B., EDINGER,M.C., ELLIS,Th.J.: Haemoglobin function in
   stored blood. IV. Red cell adenosene triphosphate and 2,3 diphosphoglycerate in acide-citrate-dextrose and citrate-phosphate-dextrose
   with adenine and inosine. J.Lab.Clin.Med. 77, 46-53 (1971).

5. HOWLAND,W.S., SCHWEIZER,O., BOYAN,C.P., DOTTO,A.C.: Physiological
   alteration with massive blood replacement. Surg.Gyn.Obstet. 101,
   478-482 (1955).

6. HOWLAND,W.S., SCHWEIZER,O., BOYAN,C.P.: The effect of buffering
   on the mortality of massive blood replacement. Surg.Gyn.Obst. 121,
   777-782 (1965).

7. SHAEFER,A.W., TAGUE,L.L., WELCH,M.H., GHENTER,C.A.: 2,3 diphosphoglycerate in red cells stored in acid-citrate-dextrose and citrate-
   phosphate-dextrose: Implication regarding delivery of oxygen. J.
   Lab.Clin.Med. 430, 437 (1971).

8. SCHWEIZER,O., HOWLAND,W.S.: Significance of lactate and pyruvate
   according to volume of Blood transfusion in man. Effect of exogenous
   bicarbonate buffer on lactic-acidaemia. Ann. Surg. 162, 1017-1027
   (1965).

9. SCHWEIZER,O., HOWLAND,W.S.: The effect of citrated bank blood on
   acid-base balance. Surg.Gyn.Obst. 114, 90-96 (1962).

10. VALERI,C.R., HIRSCH,N.M.: Restoration in vivo of erythrocyte ade-
    nosine triphosphate, 2,3 diphosphoglycerate, potassium ion and
    sodium ion concentrations following the transfusion of acid-citrate-
    dextrose stored human red blood cells. J.Lab.Clin.Med. 73, 722-733
    (1968).

Vortrag Nr. 151

MYOCARDIALE INTOXIKATION DURCH MASSIVE CITRAT-BLUT-TRANSFUSIONEN*

Von Ch. Hottenrott, J. Brazier, N. Cooper, J.V. Maloney, Jr.,
und G. Buckberg

Das Auftreten von Kreislaufdepressionen, Arrhythmien und Herzstill-
ständen nach massiven Citrat-Blut-Transfusionen wird allgemein zurückgeführt auf: 1. Volumenbelastung, 2. arterielle pH-Erniedrigung, 3.
Hyperkaliämie und 4. Hypothermie. Eine myocardiale Citrat-Intoxikation
ist zwar auch beschrieben, wird jedoch nicht allgemein anerkannt.

Diese experimentelle Studie an Hunden zeigt, daß Bluttransfusionen
durch Citrat-Intoxikation zu schwerer Herzinsuffizienz bzw. Herzstillstand führen können, selbst wenn alle anderen zuvor genannten Risiko-
faktoren ausgeschaltet sind.

Methode

15 thorakotomierte Hunde wurden bis auf einen mittleren Aortendruck
von 50 mm Hg ausgeblutet (25-50% des Blutvolumens). Das tiereigene,
körperwarme Blut wurde anschließend wieder in verschiedenen Infusions-
raten mittels einer Rollerpumpe als heparinisiertes Blut oder Citratblut retransfundiert. Kontinuierlich wurden dabei gemessen: das Herzminutenvolumen (elektromagnetischer Flußmesser an der Pulmonalarterie),
der mittlere Aortendruck, sowie der linke und rechte Vorhofdruck. Die
Herzarbeit (mittlerer Aortendruck x Herzzeitvolumen) wurde dabei in
linksventrikulären Funktionskurven dem linken Vorhofdruck gegenübergestellt.

Ergebnisse

Abbildung 1 zeigt eine völlig normale Funktionskurve bei Transfusion
heparinisierten Blutes mit einer Infusionsrate von 150 ml/min mit einem Anstieg der Herzarbeit auf 135%, wobei der linke Vorhofdruck nur
auf 11 mm Hg anstieg. Bei gleicher Transfusionsrate von Citratblut
kam es zu einer signifikanten Herzinsuffizienz bei allen Tieren, so
daß die Herzarbeit nach Retransfusion des entzogenen Volumens bei einem durchschnittlichen Vorhofdruck von 19 mm Hg immer noch 77% unter
den Kontrollwerten lag. Bei 4 von 9 Hunden mit dieser Transfusionsrate
von Citratblut kam es zum Herzstillstand.

Abb. 2 zeigt, daß der erwähnte Effekt von der Transfusionsgeschwindigkeit abhängig ist. Niedrigere Transfusionsraten von 100 ml/min führten zu einer nur geringgradigeren Depression der Herzfunktion.

Daß der Effekt jedoch nicht nur von der Infusionsgeschwindigkeit abhängt, zeigt Abb. 3. Bei Tieren, die nach 60 Minuten Schock hypoxisch
und azidotisch alteriert waren, genügten bereits Transfusionsraten
von 50 ml/min, um ein ähnliches Herzversagen deutlich werden zu lassen,
wie bei höheren Transfusionsraten in gesunde Tiere. Der arterielle pH
lag dann im Durchschnitt bei 7,1.

*Diese Arbeit wurde unterstützt vom U.S. Public Health Service, der
Beaumont Foundation und der Wilbur May Foundation.

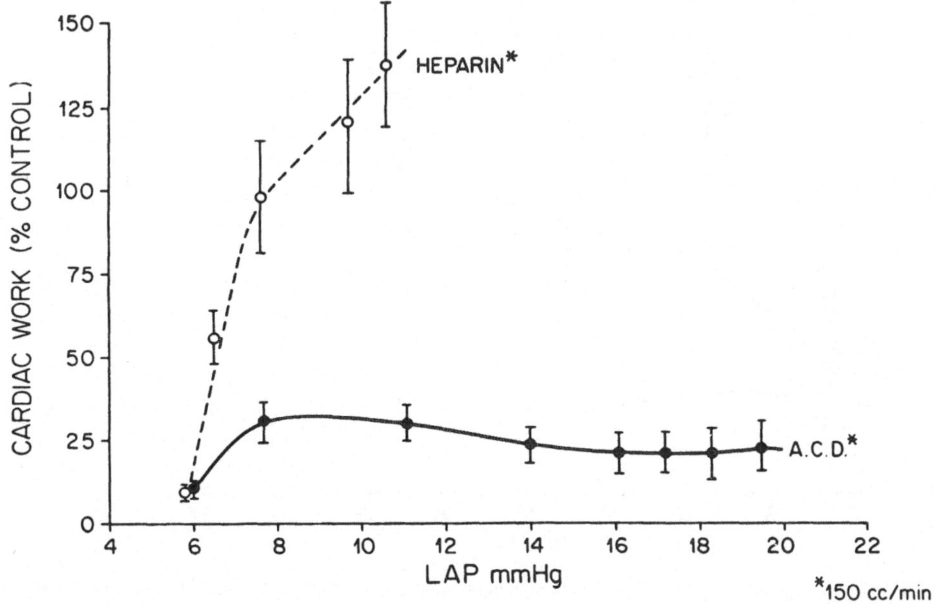

Abb. 1. Gegenüberstellung der Herzarbeit (Mittlerer Aortendruck x HZV
in % des Kontrollwertes) dem linken Vorhofdruck in linksventrikulären
Funktionskurven bei Applikation von Citratblut oder heparinisiertem
Blut mit vergleichbarer Transfusionsrate von 150 ml/min. Beachte die
signifikante Kurvendepression bei Citratbluttransfusion. Werte angegeben in Mean ± S.E.M., Heparin N=7, ACD N=9, p < 0,0025

Wie die Abb. 4 und 5 zeigen, kam es bei der Transfusion heparinisierten Blutes nur zu einem geringen Anstieg des linken und rechten Vorhofdruckes, wohingegen Transfusionen von Citratblut von einem raschen
Anstieg des linken Vorhofdruckes auf Werte von 16-35 mm Hg begleitet
waren. Auch der rechte Vorhofdruck stieg an, jedoch im Mittel auf 9
mm Hg und nie über 16 mm Hg, so daß es zu keiner echten Volumenbelastung kam.

Die Rolle von Calciumgaben bei unseren Versuchen zeigt Abb. 6. Während
vorweg gegebenes Calcium keinerlei Effekt auf den beschriebenen Verlauf während der Retransfusion hatte, kam es, danach appliziert, bei
Retransfusion von heparinisiertem Blut zu einer nur geringgradigen
Steigerung der Herzarbeit um 12% unter gleichzeitigem Abfall des linken Vorhofdruckes um 2 mm Hg (beides nicht eingezeichnet). War citriertes Blut retransfundiert worden, so war durch Gabe von Calcium eine
praktische Normalisierung der Herzarbeit zu erzielen. Während die Herzarbeit um 80% anstieg, fiel der linke Vorhofdruck im Mittel um 19 mm
Hg auf 9 mm Hg ab. Viermal jedoch mußte dieses Calcium gegeben werden,
als das Herz bereits wegen Asystolie reanimiert werden mußte.

Bei 10 Hunden infundierten wir gleichzeitig zur Citrat-Blut-Transfu-
sion von 150 ml/min 10%iges Calcium über eine andere Vene mit einer
Rate von 100 mg/100 ml Citratblut. Wie die Abb. 7 zeigt, wurden dadurch
ähnlich normale linksventrikuläre Funktionskurven erzielt, wie mit
heparinisiertem Blut.

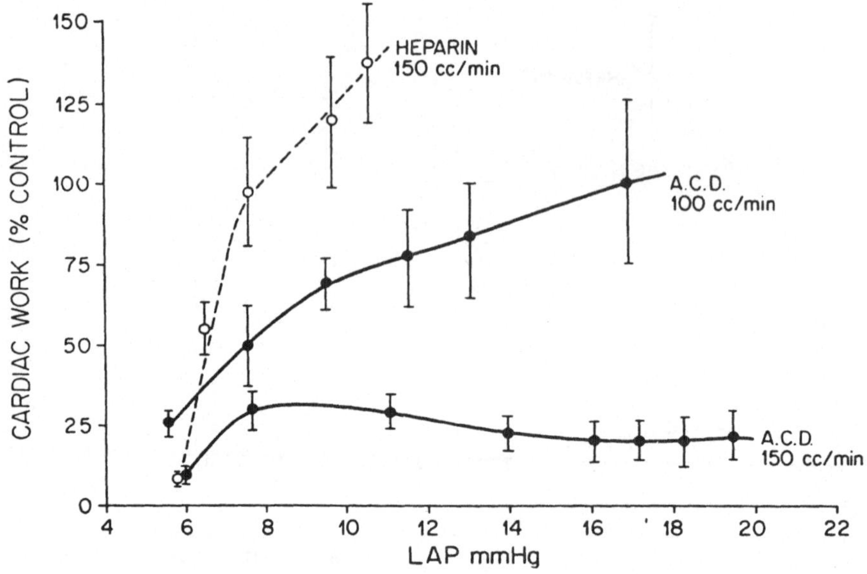

Abb. 2. Der Einfluß der Transfusionsgeschwindigkeit auf die linksventrikuläre Funktion mit citriertem (ACD) und heparinisiertem Blut. Beachte die steigende Kurvenabflachung bei steigender Transfusionsgeschwindigkeit

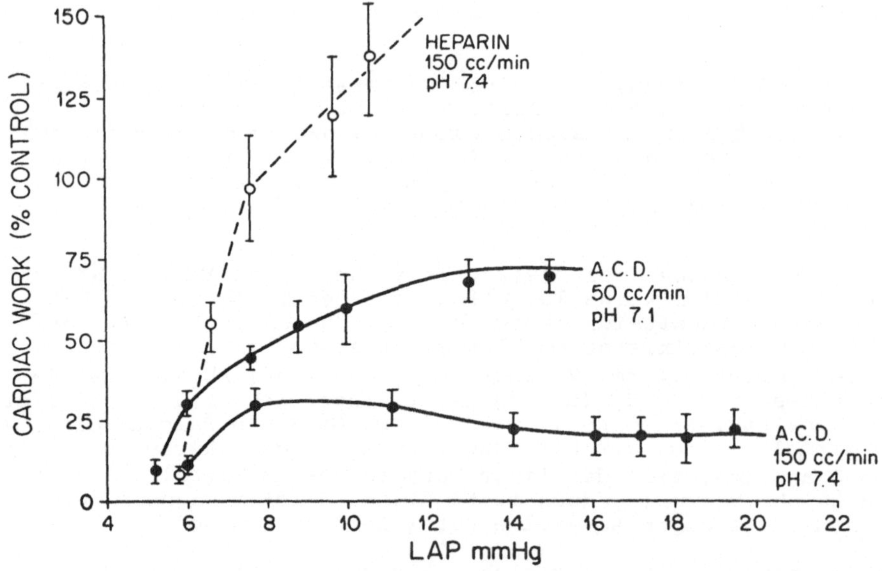

Abb. 3. Der Einfluß von Hypoxie und Azidose während Citratbluttransfusionen. Bereits deutliche Kurvenabflachung bei zwar niedriger Transfusionsrate von Citratblut (50 ml/min) aber arteriellem pH von 7,1 und arterieller Sättigung von 60%. ACD 50 ml/min, pH 7,1 N=5 p < 0,025

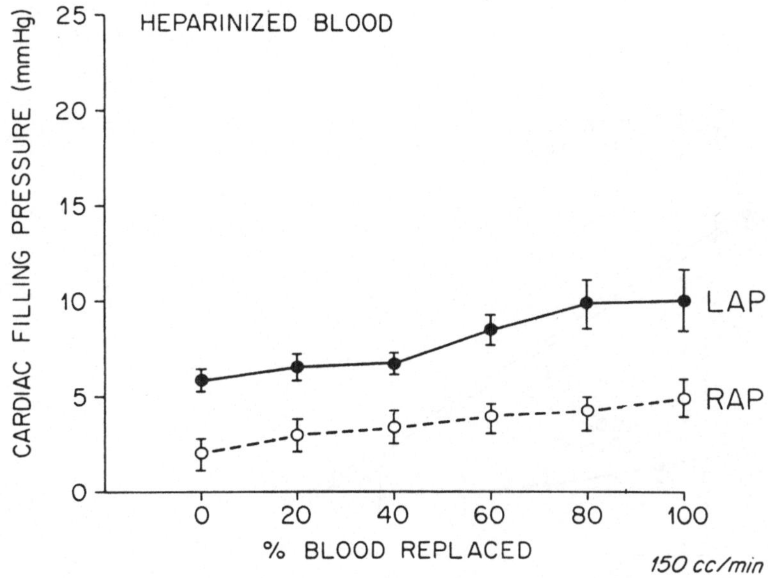

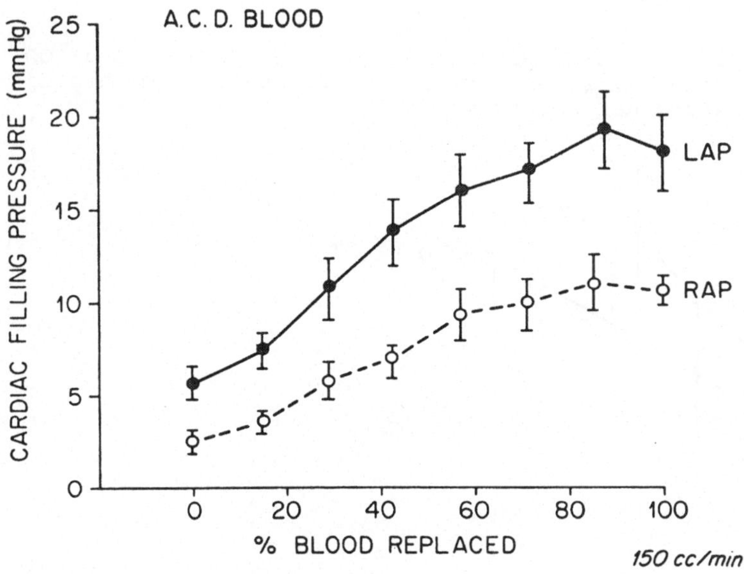

Abb. 4 und 5. Veränderung des linken und rechten Vorhofdruckes unter Massivtransfusion heparinisierten (Abb. 4) und citrierten (ACD) Blutes (Abb. 5). Signifikanter Anstieg nur in Abb. 5, rechter Vorhofdruck jedoch stets im Normbereich

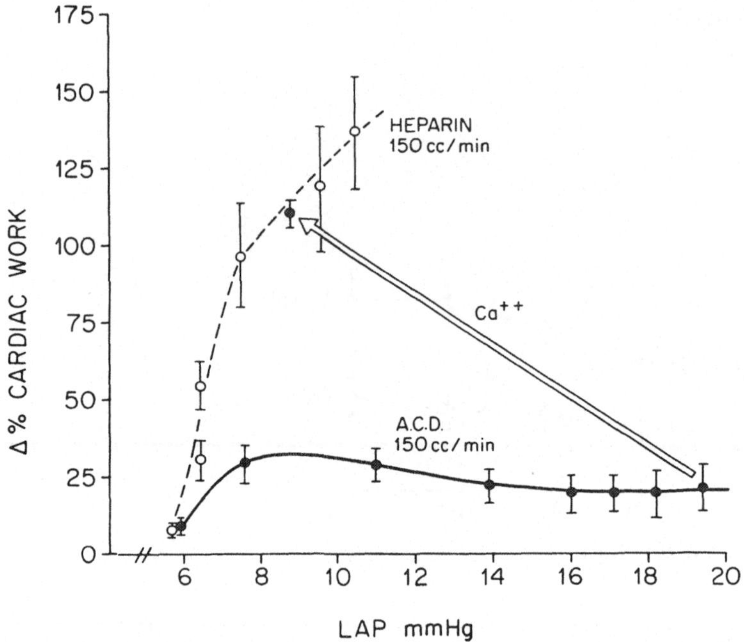

Abb. 6. Der Effekt einer Calciumapplikation (10%iges $CaCl_2$ 100mg/100 ml Citratblut) <u>nach</u> einer massiven Citratbluttransfusion. Beachte die annähernde Normalisierung der Herzfunktion

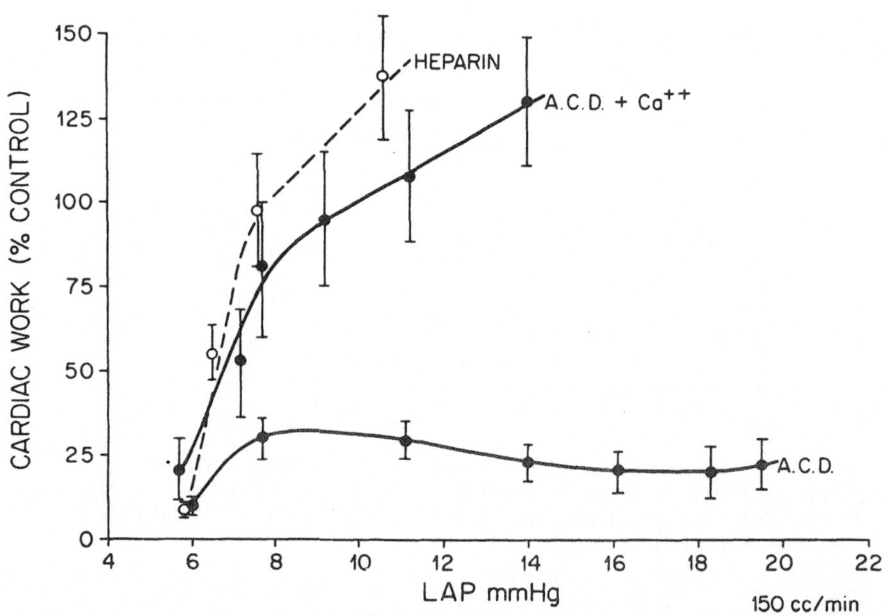

Abb. 7. Der Effekt einer kontinuierlichen Calciumdauertropfapplikation während einer Citratbluttransfusion. Beachte die nahezu normale links-ventrikuläre Funktionskurve, die der mit heparinisiertem Blut entspricht, selbst bei hoher Transfusionsrate (150 ml/min). N=9, p < 0,001

<u>Zusammenfassung</u>

Die Untersuchungen zeigen folgende Ergebnisse:

1. Der in Blutkonserven vorhandene Citratpufferüberschuß allein führt
während Massivtransfusionen durch myocardialen, momentanen Calciument-
zug zu gefährlicher cardialer Depression.
2. Der Effekt ist abhängig von der Transfusionsrate und der Vorschädigung des Myocards.
3. Es besteht kein Unterschied, ob die Transfusion peripher oder zentral appliziert wird.
4. In den gezeigten Experimenten kam es weder zu einer Volumenbelastung,
noch zu einer arteriellen pH-Verschiebung, Hyperkaliämie oder Hypothermie.
5. Während Massivtransfusionen hat die Applikation von Calcium unbedingt gleichzeitig im Dauertropf über einen zweiten Weg zu erfolgen.

Vortrag Nr. 152

GEFAHREN DER MASSIVTRANSFUSION VON KALTEM KONSERVENBLUT UND
MÖGLICHKEITEN DER ANWENDUNG VON MIKROWELLEN ZUR RASCHEN AUFWÄRMUNG
VON BLUTKONSERVEN

Von G. Hossli und E. Koch

Bei der sog. Massivtransfusion, d.h. der Zufuhr von großen Mengen von
Konservenblut innert kurzer Zeit (z.B. mehr als die Hälfte des normalen Blutvolumens und mit einer Geschwindigkeit von mehr als 1,5 ml/
kg Kg/min) können vor allem folgende Probleme entstehen:

- Hämolyse*
- Kaliumintoxikation* (Plasma-Kalium erhöht durch Hämolyse* und durch
  kältebedingten Austritt von Kalium aus den Erythrozyten)
- Zitratintoxikation (erhöhtes Risiko bei Lebergeschädigten)
- Mangel an freiem Calzium
- Azidität des Konservenblutes (metabolisch bedingt)*
- Gerinnungsstörungen*
- Störungen der Mikrozirkulation durch aggregiertes Material, welches
  die Filter an den Transfusionsbestecken teilweise passiert (z.B.
  Thrombozyten)*
- Abkühlung, ev. kompliziert durch Kälteagglutination
- Hamodilution (durch Antikoagulans-Beigabe)
  (* = Störungen, die bei alten Konserven ausgesprochener sind als
  bei frischem Blut)

Schon seit Jahren (z.B. BOYAN und HOWLAND, 1961 und 1963; FREYSZ,
SCHWARZ und HOSSLI, 1963;DYBKJAER und ELKJAER, 1964; RÜGHEIMER und
GRIMM, 1964; ALDER, 1965; BENNIKE und HAGELSTEIN, 1965; RESTALL et
al., 1967; DU PLESSIS et al., 1967; MORRIS und TRACHTENBERG, 1968;
SCHROLL und FEUERSTEIN, 1969; STOECKEL und STOBER, 1971) wurde immer
wieder festgestellt, daß die Mortalität in den Fällen, in denen eine
Massivtransfusion erforderlich war, erheblich niedriger ist, wenn zum
Ersatz erwärmtes Konservenblut verwendet wird. Bekanntlich besteht im
oligämischen Schock Vasokonstriktion, Verminderung des Herzzeitvolumens, des Blutdruckes und der Coronarperfusion mit Myokarddepression,
inadäquate Gewebeperfusion und in der Folge metabolische Azidose. Die
Hypothermie an sich hat aber dieselben ungünstigen Auswirkungen auf
das kardiovaskuläre System, die periphere Durchblutung und das Säure-
Basen-Gleichgewicht (Circulus vitiosus der Kaltbluttransfusion, Abb.
1). So ist es logisch, daß Patienten im hypovolämen Schock nicht noch
der Abkühlung durch Kaltblut ausgesetzt werden sollten, die ja nur
die schon vorhandenen Störungen noch verstärken würde.

Wenn dagegen der Blutverlust gleichzeitig mit Konservenblut von 37° C
kompensiert wird, werden Gewebeperfusion und -oxygenierung nicht zusätzlich verschlechtert. Der unter normaler Temperatur arbeitende Organismus ist eher in der Lage, das Zitrat rasch zu metabolisieren und
die vorübergehenden K- und Ca-Veränderungen abzufangen, sowie die erwähnten übrigen Probleme zu bewältigen. Diese Hypothese wird durch
die klinische Erfahrung bestätigt: Patienten, die viele aufgewärmte
Blutkonserven erhalten haben, fühlen sich warm und trocken an, die
Haut ist rosig; Blutdruck und Puls sind meßbar und im EKG finden sich
keine Veränderungen. Demgegenüber sind Patienten nach Massivtransfusion von Kaltblut kühl, mit marmorierter Haut und oft mit Kältezittern; Puls und Blutdruck sind schwer feststellbar, - sie zeigen die
klassischen Schockzeichen trotz Normalisierung des Blutvolumens (BO-
YAN).

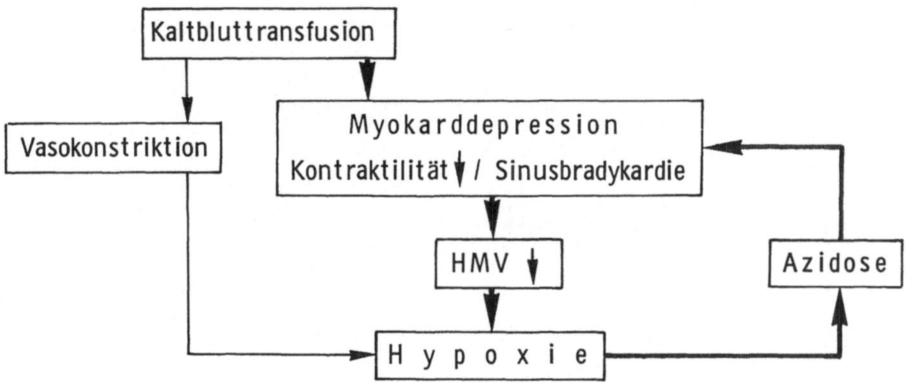

Abb. 1. Circulus vitiosus der Kreislaufreaktionen auf Kaltbluttransfusion

Experimentell läßt sich die Rolle der cardialen Hypothermie als mögliche Ursache transfusionsbedingter Herzstillstände untersuchen (z.B. BOYAN, 1963; AEBERHARD und JENNY, 1966): Dem Kammerflimmern pflegen mit dem Absinken der Herztemperatur durch Kaltblut-Massivtransfusion die folgenden elektrokardiographischen Prodrome vorauszugehen: Verlängerung der QT-Strecke, Zuspitzung der T-Welle, Verbreiterung und Deformation des QRS-Komplexes, Kammerextrasystolie und Bradykardie, also Veränderungen, die dem Anaesthesisten von der offenen Herzchirurgie mit extrakorporellem Kreislauf und induziertem Kreislaufstillstand durch Blutstromkühlung her bekannt sind. Als kritische Temperatur werden meist 28° C in der rechten Kammer angegeben. Kammerflimmern kann aber bekanntlich schon bei höheren Temperaturen eintreten, besonders da unter den klinischen Bedingungen, die eine Massivtransfusion erfordern, die Situation durch die Summation von Citratbelastung, Hyperkaliämie, Calciummangel, Schockzustand mit metabolischer Azidose, vorbestehendem Leberschaden, respiratorischer Azidose, usw., kompliziert werden kann.

Theoretische Überlegungen ergeben, daß die Gefahrenzone, die in diesen Fällen vielleicht etwa bei 34 - 32° C beginnt, schon erreicht werden kann, wenn innerhalb von 20 min die Hälfte des normalen Blutvolumens durch Konservenblut von 4° C ersetzt werden muß; die Abkühlung und damit das Risiko nehmen dann bei weiteren Kaltblutmassivtransfusionen naturgemäß weiter zu (Abb. 2). Der Stoffwechsel müßte abrupt um etwa das Vierfache gesteigert werden, wenn das Absinken der Körpertemperatur durch erhöhte Wärmeproduktion wettgemacht werden sollte. Verschiedene klinische Berichte (z.B. BOYAN und HOWLAND, DYBKJAER und ELKJAER, RÜGHEIMER und GRIMM) zeigen, daß die rasche Gabe (d.h. mit einer Geschwindigkeit von mehr als etwa 100 ml/min) von mehr als etwa 1,5 Liter Konservenblut, das direkt aus dem Kühlschrank stammt (4° C), bei einem Erwachsenen bereits gefährlich sein kann.

Für die Erwärmung von kaltem Konservenblut stehen heute vor allem zwei Methoden zur Verfügung:

1. Die <u>Durchlauferwärmung</u>, bei welcher das Blut durch einen Wärmespender geleitet wird. Meist wird zu diesem Zwecke an das Transfusionsbesteck ein Verlängerungsschlauch von mehreren Metern Länge angeschlossen, der aufgerollt und in ein thermostatisiertes Wasserbad mit Rührwerk gelegt ist. Man muß dabei einen durch dieses Verlängerungsstück bedingten höheren Infusionswiderstand in Kauf nehmen.

ABKUEHLUNG BEI KALTBLUTTRANSFUSION

63 kg schwerer Patient, 37°C, BV 6000 ml, verliert 3000 ml Blut pro 20 Minuten

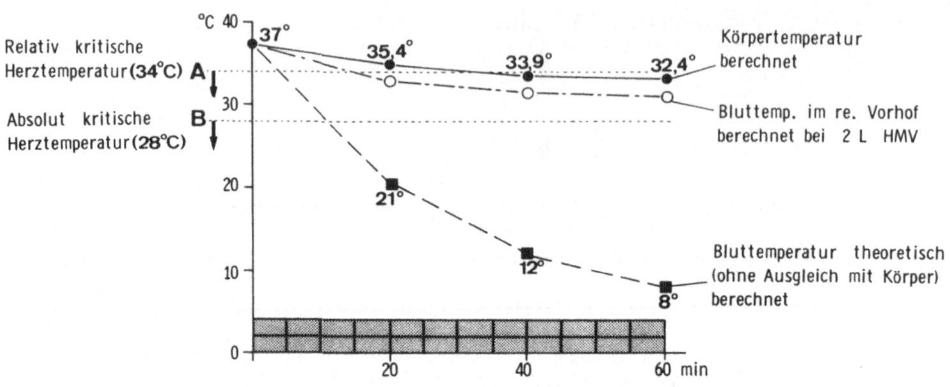

Abb. 2. Theoretischer Verlauf der Abkühlung bei einer Kaltblut-Massivtransfusion:

------- (gestrichelte Linie)
Bluttemperatur berechnet, wenn bei einem Blutverlust von 3000 ml/20
min (= 1/2 des normalen Blutvolumens eines 63 kg schweren Erwachsenen) der volle Einsatz mit Kaltblut von 4° C erfolgt und kein Tempe-
raturausgleich mit dem übrigen Körper stattfinden würde: nach 20 min
würde die Bluttemperatur nur noch 21°C betragen!

─────── (ausgezogene Linie)
Körpertemperatur berechnet, wenn laufend und gleichmäßig ein Tempera-
turausgleich zwischen dem transfundierten Kaltblut und dem gesamten
Organismus stattfinden würde: nach etwa 40 min würde die Körpertemperatur unter 34°C gesunken sein.

-.-.-.- (strich-punktierte Linie)
In Wirklichkeit vermischt sich das transfundierte Kaltblut mit dem
noch vorhandenen Restblut, das ja nach dem Ausmaß der peripheren Durchblutung immer wieder neu aufgewärmt aus dem Körper herzwärts zurück-
fließt: bei einem Herzminutenvolumen von beispielsweise 2 L (= schwerer Schock) wird die Temperatur des zum rechten Vorhof gelangenden
Mischblutes schon nach etwa 15 Min. unter 34° C gefallen sein!

A Bei Vorliegen weiterer Schädigungen (z.B. Hyperkaliämie, Citratbelastung, Calciummangel, Schockzustand mit Hypoxie und metabolischer Azidose) beginnt die gefährliche Zone der durch Abkühlung induzierten Herztemperatur etwa bei 34° C (= r e l a t i v kritische Herztemperatur)

B In jedem Fall ist eine Herztemperatur unter 28° C als gefährlich zu
betrachten, auch wenn keine weitere Belastungsfaktoren vorliegen
(= a b s o l u t kritische Herztemperatur)

Ferner wird der Durchfluß des noch kalten und damit visköseren Blutes durch das Filter des vor der Erwärmungseinrichtung geschalteten Transfusionsbesteckes behindert. Vor allem aber ist die Aufwärmekapazität abhängig von der Blutdurchlaufgeschwindigkeit: gerade bei einer besonders hohen Einlaufgeschwindigkeit, wie sie bei raschestem Not-Blutersatz erforderlich sein kann, ist die Aufwärmung des Blutes am geringsten. Schließlich muß das Gerät in unmittelbarer Nähe des Patienten stehen, wo meist der Platz ohnehin beschränkt ist. Als weiterer Nachteil wird oft die etwas umständliche Bereitstellung und Inbetriebnahme des Wasserbades und des langen Zusatzschlauches empfunden. Für jeden einzelnen Patienten, der voraussichtlich eine Massivtransfusion benötigt, muß ein eigenes Gerät in Bereitschaft gehalten werden.

2. Die <u>Schnellaufwärmung der Gesamtblutkonserve mittels Mikrowellen</u>. In wenigen Minuten kann mit einem solchen Gerät eine Vielzahl von kalten Konservenblut-Einheiten aufgewärmt werden. Es wird deshalb in der Operationsabteilung oder in der Notfallstation an zentraler Stelle aufgestellt, so daß im Bedarfsfall praktisch gleichzeitig zwei oder mehrere Patienten mit gewärmtem Blut versorgt werden können.

In unserem Kantospital steht seit über 10 Jahren ein gemeinsam mit der Firma BROWN-BOVERI entwickeltes Mikrowellen-Blutaufwärmegerät für Konservenflaschen regelmäßig im Einsatz (FREYSZ, SCHWARZ und HOSSLI, 1963). In Serien vergleichender Blutentnahmen vor und nach der Diathermie Erwärmung konnten in der osmotischen Resistenz der Erythrozyten im Plasmahämoglobingehalt, in den blutchemischen Werten, Erythrozyten, Leukozyten und Thrombozyten keine signifikanten Veränderungen festgestellt werden. Die Überlebenszeit radioaktiv markierter Erxthrozyten ergab keine Unterschiede von der physiologischen Normal-Zerfallskurve. Es wurden Tausende von Flaschen auf diese Weise erwärmt und ohne Zeichen einer Störung verabreicht.

Da in den letzten Jahren in immer zunehmenderem Maße Konservenblut in Plastikbeuteln verwendet wird, bei welchen bisher die Mikrowellen-Aufwärmung nicht unproblematisch war, mußte dies beim Bau eines neuen Blutaufwärmegerätes berücksichtigt werden. Seit einigen Monaten steht nun das neue, verbesserte und vereinfachte, weniger voluminöse Gerät*, das die Verwendung sowohl von Glasflaschen wie auch von Plastikbeuteln gestattet, zur Verfügung und täglich im Einsatz in unserer großen Operationsabteilung.

Das ans Netz angeschlossene Gerät (Abb. 3 und 4) erzeugt in einem Hochfrequenzgenerator eine hochfrequente, elektromagnetische, stehende Welle, die durch einen Hohlleiter auf die Blutkammerkonserve in der Erwärmungskammer gerichtet ist. Die eingestrahlte Energie wird von der zu temperierenden Flüssigkeit (Blut) absorbiert und - sofern sie homogen ist - in allen Schichten gleichmäßig und gleichzeitig in Wärme umgewandelt. Über eine Temperaturautomatik mit Meßfühler direkt in der Flaschen- bzw. Beutelauflagefläche wird die Erwärmung präzis gesteuert und das Blut vor Überhitzung geschützt. Die Energieabgabe ist so bemessen, daß die unterschiedliche Absorption der elektromagnetischen Wellen durch Glasflaschen, bzw. Plastikbeutel vernachlässigt werden kann. Eine besondere Schaltung für die eine oder andere Betriebsart ist also nicht nötig. Mit e i n e m Handgriff läßt sich die Halterung für die Verwendung von Flaschen, bzw. Beuteln, umstellen. Die Beutel werden auch bei geringer Füllung nicht mehr geknautscht, sondern plan gedrückt (Abb. 5), so daß überall annähernd die gleiche Schichtdicke besteht. Zur besseren Durchmischung des Blutes wurde die beim früheren Gerät vorhandene Wippmechanik für die Flaschen ersetzt durch eine Rotationseinrichtung, welche die Halterung mit Beutel, resp.

Flasche, langsam und gleichmäßig dreht. Dadurch ist eine homogene Erwärmung sichergestellt.

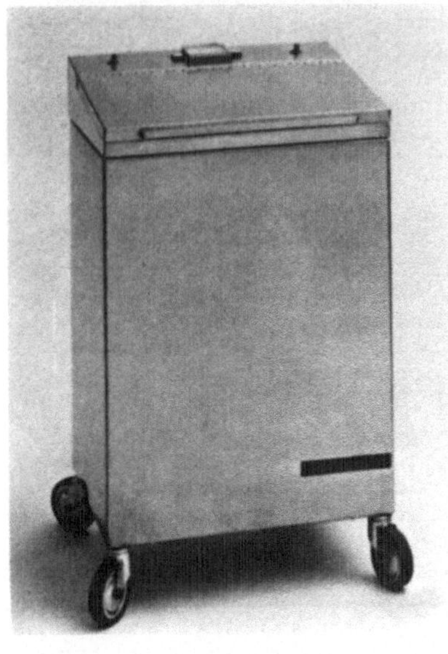

Abb. 3a.
Ansicht des Diathermie-Blutaufwärmegerätes

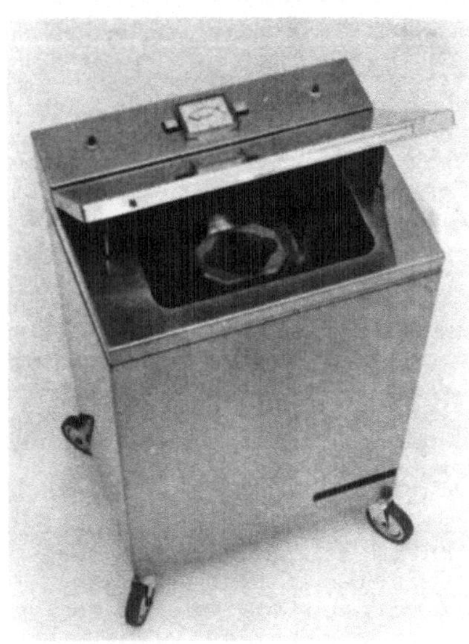

Abb. 3b.
Abmessungen: 52 cm Breite
                37 cm Tiefe
                92 cm Höhe

*) HÄMOTHERM der Fa. ROBERT BOSCH ELEKTRONIK/Berlin, konstruiert von
   P.C. MÜLLER.

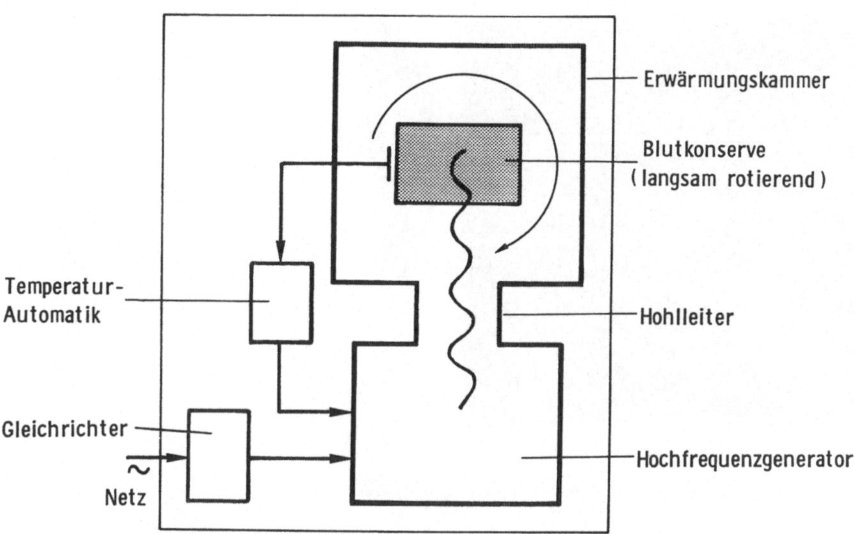

Abb. 4. Blockschema des Diathermie-Blutaufwärmegerätes

Hochfrequenzgenerator: 2 Magneton-Röhren (MG 10)
Betriebsfrequenz: 2450 MHz + 50 MHz
Hochfrequenzleistung: 400 W
Leistungsaufnahme: 1400 W während der Aufwärmezeit,
                        160 W in Betriebsbereitschaft

Automatische Abschaltung (einstellbar) bei $30 - 36^{\circ}$ C

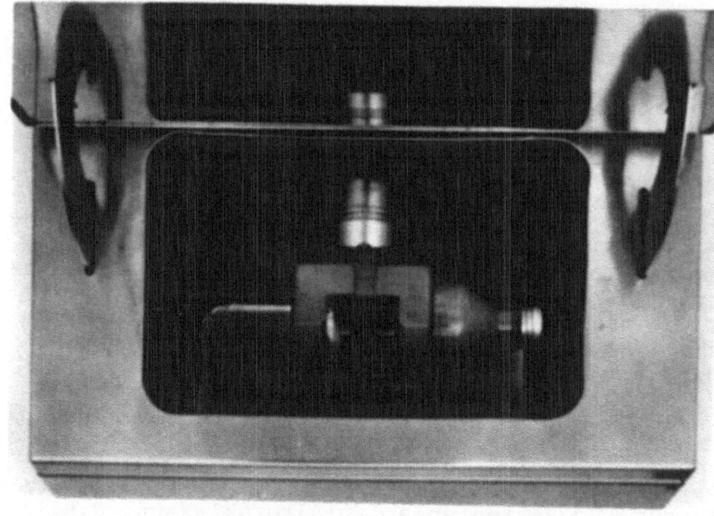

Abb. 5a. Verwendung mit Konserven- F l a s c h e n

Mit dem neuen Gerät werden Transfusions-Blutflaschen, bzw. -beutel mit 400 - 500 ml Inhalt (inkl. 100 ml ACD-Lösung) in 90 - 150 Sekunden von 4° C auf $32 - 35^{\circ}$ C erwärmt.

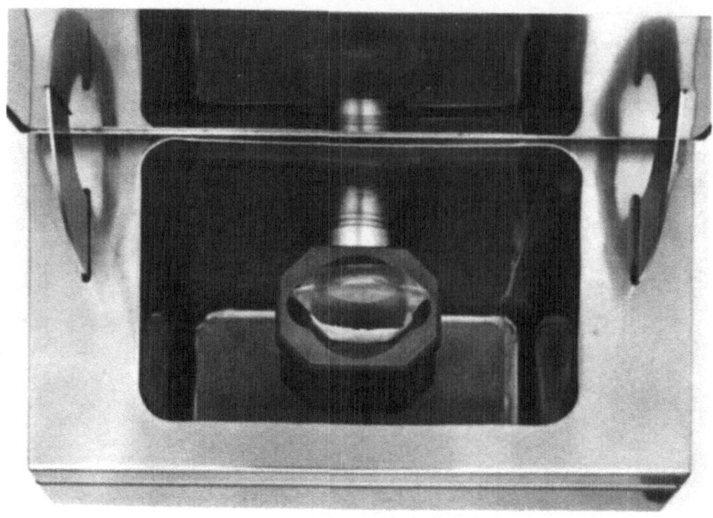

Abb. 5b. Verwendung mit Konserven- B e u t e l n : der Beutel wird durch die Halterung plan gedrückt, so daß überall die annähernd gleiche Schichtdicke besteht und eine gleichmäßige Erwärmung erfolgt

Auch mit dem verbesserten neuen Diathermie-Blutaufwärmegerät wurden an Blutproben vor und nach der Erwärmung der Gehalt an Hämoglobin, Kalium, Natrium, Calzium, Alkalireserve, Erythrozyten, Leukozyten und Thrombozyten, sowie die Elektrophorese untersucht. Es konnten keine signifikanten Veränderungen festgestellt werden. Hämoglobin-Anstieg als Anzeichen einer stattgehabten Hämolyse ergab sich erst, wenn das Blut (versuchsweise) über 41° C erhitzt wurde. Im physiologischen Temperaturbereich zwischen 32 - 35° C lagen die Laborwerte im Streubereich der Bestimmungsmethoden. Nach unseren Meßresultaten und den Erfahrungen der letzten Monate (in mehreren Hundert Fällen erprobt) läßt sich das Gerät gefahrlos für Blutkonservenflaschen und -beutel anwenden. Übrigens deckt sich diese Feststellung über die Diathermie-Blutkonservenerwärmung mit den in der Literatur enthaltenen Angaben über ähnliche Geräte mit dem gleichen Funktionsprinzip (s. Tabelle 1). Nach wie vor ist jedoch die Bedingung einzuhalten, daß einmal erwärmtes Blut sofort tranfundiert wird. Zur Sicherheit sollten die Flaschen und Beutel (z.B. durch Stempelaufdruck) als "Diathermie-erwärmte" und damit sofort zu verwendende Blutkonserven gekennzeichnet werden. Im Notfall wie im Routinebetrieb einer Operationsabteilung steht das Gerät sozusagen gleichzeitig für mehrere Patienten zur Verfügung, da es alle 2-3 Minuten mit einer neuen Konserve beschickt werden kann.

Abschließend ist festzuhalten, daß die Diathermierwärmung den Vorteil der raschen Bereitstellung auch von großen Mengen von Transfusionsblut bei idealer Temperatur bietet. Die Indikation zur raschen Erwärmung von Blutkonserven und damit zur Verwendung eines derartigen wirkungsvollen, sicheren und gefahrlosen Gerätes ist wohl u.E. vor allem gegeben bei Massivtransfusionen für Patienten aller Altersklaasen, d.h. wenn in Notfällen (Traumatologie) oder bei großen Operationen (z.B. Eingriffe an großen Gefäßen, Thorax-, Herz-, Neurochirurgie, Geburtshilfe) mehr als 1/4 des normalen Blutvolumens mit einer Geschwindigkeit von mehr als 1,5 ml/kg KG/min gegeben werden muß (das bedeutet bei einem Erwachsenen die Transfusion von mehr als 1 1/2 Liter Blut oder etwa 3-4 Konserven mit einer Geschwindigkeit von mehr als 100 ml/min) sowie in der Aufwärmungsphase von Operationen in (Oberflächen-) Hypothermie.

Tabelle 1. Laborbestimmungen und klinische Erfahrungen ergaben keine signifikanten, bzw. meßbaren Veränderungen des Konservenblutes mit den verschiedenen, heute im Einsatz stehenden Blut-Diathermieaufwärmegeräten

Untersuchungen über Veränderungen von Blutkonserven durch Diathermie-Erwärmung/Klinische Erfahrungen

| | | Labor-Bestimmungen | | | | | | | | | | | | klinische Erfahrungen |
| | | Erythrozyten | | | | | | | | | | | | |
	Anzahl	Zahl	osmot. Resistenz	Überlebenszeit	Filtrierbarkeit	Leukozyten	Thrombozyten	Gerinnungs- u.Prothrombinzeit	Plasmahämoglobin	K	Na	Cl	Phosphat	Anzahl
FREYZ/SCHWARZ/ HOSSLI (1963) Flaschen, in 3 Min. von 4° auf 35° C	10	■	■	■		■	■		■	■	■	■		ca. 100
RESTALL/LEONARD/ TASWELL/HOLADAY (1967) Beutel, in 1 Min. auf 35° C	200	■	■	■		■	■	■	■	■	■	■	■	viele
DU PLESSIS/BULL/ BLESSING (1967) Flaschen, in 5 Min. von 5° auf 35° C	148								■					84 (inkl. Laborwerte)
STAPLES/GRINER (1971) Beutel, in 1 Min. auf 32° C 1)	6	■			■				■					
HOOSLI/KOCH (1973) Flaschen, in 2-3 Min. von 4° auf 34-36° C	7	■				■	■							ca. 50
Beutel, in 3 min. von 4° auf 35°C 2)	3	■				■	■		■	■	■	■		ca. 200

1) zusätzlich Glucose-6-Phosphat-Dehydrogenase und Hämoglobin-Elektrophorese   2) zusätzlich Elektrophorese

<u>Zusammenfassung</u>

Bei der Massivtransfusion von kaltem Konservenblut besteht die Haupt-
gefahr bekanntlich in der durch die direkte Abkühlung des Herzens bedingten Verminderung der Herzleistung mit Arrhythmien, Bradykardie
und Kammerflimmern. Zur raschen und einfachen Aufwärmung von Blutkonserven wurde ein früher konstruiertes Mikrowellengerät weiterentwik-
kelt. Es erlaubt die Verwendung von Flaschen und von Plastikbeuteln.
Innert 2 - 3 Minuten wird eine Konserve von 4° auf 35° C aufgewärmt,
ohne daß eine meßbare Veränderung der Blutbestandteile auftritt.

<u>Literatur</u>

1. AEBERHARD,P., JENNY,M.: Die Einwirkung massiver Kaltblutinfusion
   auf die Herztätigkeit beim Hund. Langenbecks Arch.Klin.Chir. 315,
   69-78 (1966).

2. ALDER,A.: Ein einfacher Aufwärmeapparat für Transfusionsblut.
   Anaesthesist 14, 19 (1965).

3. BENNIKE,K.A., HAGELSTEIN,J.O.: Ein noch einfacheres und billigeres
   Gerät zur Aufwärmung von Transfusionsblut. Anaesthesist 14, Heft 8,
   247-248 (1965).

4. BOYAN,C.P., WILLIAM,S., HOWLAND,S.: Blood temperature: a critical
   factor in massive transfusion. Anesthesiology, Vol. 22, No. 4,
   559-563 (1961).

5. BOYAN,C.P., HOWLAND,W.S.: Cardiac Arrest and Temperature of Bank
   Blood. JAMA Vol. 183, No. 1, 58-60 (1963).

6. BOYAN,C.P.: Warm the blood for multiple transfusions! Anesthesia
   and Analgesia, Current Researches, Vol. 43, No. 3, 304-305 (1964).

7. DU PLESSIS,J.M.E., BULL,A.B., BESSELING,J.L.N.: Radio frequency
   induction heating of blood for massive transfusion. Anesthesia
   and Analgesia, Current Researches, Vol. 46, No. 1, 96-100 (1967).

8. DYBKJAER,E., ELKJAER,P.: The use of heated blood in massive blood
   replacement. Acta Anaesthesiologica Scandinavia, Fasc. 4, Vol. 8,
   271-278 (1964).

9. FREYSZ,Th., SCHWARZ,H., HOOSLI,G.: Ein neuartiges Gerät zur raschen Aufwärmung von Frischblutkonserven. Anaesthesist 13, Heft 5,
   174-175 (1964).

10. LEONHARD,P.F., RESTALL,Ch.J., TASWELL,H.F., FAIRBANKS,V.F.: Micro-
    wave warming of bank blood. Anesthesia and Analgesia, Current
    Researches, Vol. 50, No. 2, 302-305 (1971).

11. MORRIS,R.H., TRACHTENBERG,H.A.: Physiologic alterations induced
    by blood-warming during ether anesthesia. Anesthesiology, Vol. 29,
    No. 6, 1174-1180 (1968).

12. RESTALL,Ch.J., LEONARD,P.F., TASWELL,H.F., HOLADAY,R.E.: A micro-
    wave blood warmer. Anesthesia and Analgesia 46, 625-628 (1967).

13. RÜGHEIMER,E., GRIMM,H.: Kalt- und Warmtransfusion beim hämorrha-
    gischen Schock. Bibliotheca Haematologica 20, 101-108 (1964).

14. SCHROLL,H., FEUERSTEIN,V.: Erfahrungen mit der Warmblutransfusion bei massiven Blutübertragungen. Anaesthesist 18, Heft 8, 272-273 (1969).

15. STAPLES,P.J., GRINER,P.F.: Extracorporal hemolysis of blood in a microwave blood warmer. The New England Journal of Medicine, Vol. 285, No. 6, 317-319 (1971).

16. STOECKEL,H., STOBER,B.: Zur Problematik der Massivtransfusion mit ACD-Blut. Zeitschrift f. prakt. Anaesthesie 4, 237-252 (1970).

Vortrag Nr. 153

Effective Filtration to Eliminate Microemboli in Massive Blood Transfusion

By G. Silvay

Presence of microaggregates of platelets, leucocytes and amorphous material in stored blood has been implicated as a source of post transfusion complications (1,5). Transfused blood may introduce a significant number of aggregates into the pulmonary circulation, which become entrapped in its vasculature resulting in pulmonary insufficiency. The reaction of other organs from mocroemboli in stored blood is not well documented.

Administration of stored blood though a standard transfusion set, containing a screen with a pore size of 170 microns, allows large volumes of microaggregates to enter the patients circulation. The need for a more effective filter is obvious. At present, there are four blood transfusion filters commercially available (SWANK, BENTLEY, FENWAL, PALL). The first three filters (SWANK, BENTLEY, FENWAL) are depth and sorbitive type filters, containing random packed polyester fibers with random pore sinzes or open cell polyurethane sponge. The last filter (PAAL) is a fine screen type, containing precision lock weave polyester monofilament mesh, with uniform 40 micron pores. In vitro determinations are on table 1.

These conclusions promted us to clinically use the fine screen filter (PAAL) for over 600 cases at the Mount Sinai School of Medicine in New York. The filter proved easy to use and does not disturb routine hospital procedures.

Clinical evidence to date indicates that the design parameters prove the above calculations. REUL and all. (3) in a controlled clinical series, found a significant decrease in the incidence of pulmonary insufficiency when using the fine screen filter (PALL). Histopathological findings show the importance of removing microaggregates from transfused blood to prevent pulmonary complications. Laboratory determinations regarding the effect of fine screen filtration on viable blood elements and biochemistrics showed no clinical alterations.

For further evaluation of filter effetiveness another experimental model for comparative testing was developed. We used chronic exteriorized arterio-venous shunts in vivo on dogs, which allowed insertion of various filters. This model permits controlled blood flow to determine hematological changes. Table 2 shows the comparative decrease in platelets counts, indicating less blood trauma with the screen filter (PALL). This promising preliminary experiment is being continued.

Table 1

TRADE NAME	SWANK	BENTLEY	FENWAL	PALL
Type of Filtering Material	Random Packed Polyester Fibers	Open Cell Polyurethane Sponge	Combination Swank & Bentley	Lock Weave Polyester Monofilaments
Pore Size	RANDOM	RANDOM	RANDOM	UNIFORM 40 Microns
Maximum Particle Penetration (Mikrons)	48.4	44	--	38.5
Size of Particle that is 90% Removed	26.4	24.2	--	29.7
Differential Pressure at 100 ml/min (mm Hg)	16	14	--	3.3
Velocity of Blood Through Filter at 100 ml/min. (cm/min)	17.6	27	21	2.48
Filter Contact Time at 100 ml/min. (sec.)	13	1.5	13	0.2
Surface Area in Contact with Blood (sq.cm)	15.667	25.000	25.000	473
Effective Filter Area (sq.cm)	12	6.6	12	161

Table 2. Average Decrease of Platelet Counts (%) with Various Filters
Model: Condition Dogs with Exvivo Art.-Venous Shunt (N = 3)

270.000 = 100 %	Bentley	35.3 %	40.6 %
242.000 = 100 %	Fennal	25.4 %	39.2 %
230.000 = 100 %	Pall	24.8 %	28.3 %
256.000 = 100 %	Swank	29.7 %	35.5 %

Flow

Control   approx. 1 BV   2 BV

(BV = Blood Volume)

References

1. GOLDINER,P.L., HOWLAND,W.S.: Filter for prevention of microembolism during massive transfusion. Anesth.Analgesia $\underline{51}$ 717 (1972).

2. McNAMARA,J.J., BURRAN,E.L., SUEHIRO,G.: Effective filtration of banked blood. Surgery $\underline{71}$, 594 (1972).

3. REUL,G.J., GREENBERG,S.D., LEFRAK,E.A., McCOLLUM,W.B., BEALL,A.C., JORDAN,G.L.: Prevention of post-traumatic pulmonary insufficiency. Arch.Surgery $\underline{106}$, 393 (1973).

4. SOLIS,R.T., GIBBS,M.B.: Filtration of the microaggregates in stored blood. Transfusion $\underline{12}$, 245 (1972).

5. SWANK,R.L., ROTH,J.G., JANSEN,J.: Screen filtration pressure method and adhesiveness and aggregation of blood cells. J.Appl.Physiol. $\underline{19}$, 340 (1964).

Vortrag Nr. 154

Untersuchungen zur Wirkung eines neuentwickelten Blutfilters nach SWANK bei Massivbluttransfusionen

Von K. Peter, J.-P. Striebel, H. Lutz und W. Hissen

Die Entwicklung von Lungenzirkulationsstörungen mit hieraus resultie-
render Verminderung des Gasaustausches im Anschluß an ausgeprägte
Schockzustände ist ein seit langem bekanntes und mehrfach analysiertes
Problem (2,8,9,10,14,21,23,30). Die Zusammenhänge zwischen derartigen
Mikrozirkulationsstörungen und Vollbluttransfusionen, insbesondere Mas-
sivtransfusionen, sind heute absolut gesichert (3,6,20,25,29).

Verantwortlich hierfür ist die Tatsache, daß mit der Transfusion von
Vollblutkonserven umfangreiche amorphe Aggregationen unter anderem
Thrombozyten, Leukozyten und Fibrinfragmente in die Lungenstrombahn
des Patienten eingeschwemmt werden können (13,16,20,28,29).

Ältere Untersuchungen haben bereits auf die zunehmende Bildung von
Thrombozytenaggregationen in Konservenblut während der Lagerungszeit
hingewiesen (4,11,12,17,18,22,24,25). Neuere Arbeiten zeigen eine
deutliche Abhängigkeit der Aggregationsbildung von der Lagerungsdauer
der Konserven, der Art und Konzentration des Stabilisators sowie auch
der Konserventemperatur (1,11,15,19).

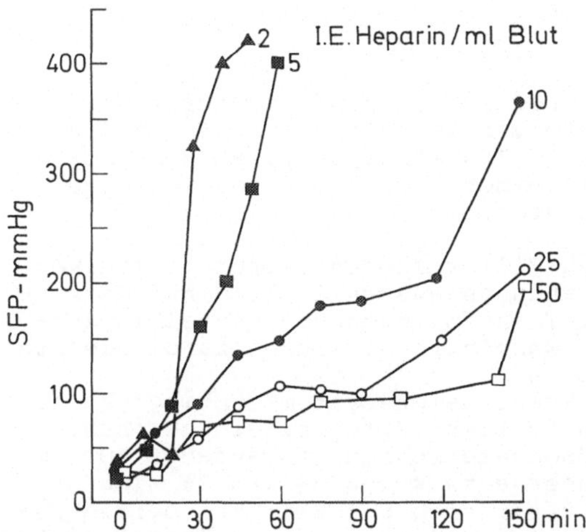

Abb. 1. Verhalten des Screen-filtration-pressure (SFP) bei verschieden
starker Heparinzugabe

Die erste Abb. zeigt beispielsweise die unterschiedliche Ausprägung
der Aggregationen ermittelt nach der von SWANK angegebenen Methode zur
Messung des Siebungsdruckes, dem sog. Screen filtration pressure, in
Abhängigket von der Heparinmenge pro ml Vollblut. Die Temperatur bei
dieser Untersuchung lag bei 22 Grad.

Die Elimination von Thrombozytenaggregationen wird seit 1968 bei Operationen mit extrakorporalem Kreislauf erfolgreich praktiziert (5,7, 26,27) und führte konsequenterweise zur Entwicklung weiterer Spezialfilter, die auch in der Klinik im allgemeinen Transfusionswesen Anwendung finden können.

Im Prinzip gibt es zwei Modelle, einmal der Pall-Ultipor-Bluttransfusionsfilter mit einem Polypropylenmaschensystem, das nach dem Siebungsprinzip arbeitet und der von SWANK und Mitarb. entwickelte Dacron-Wolle-Filter, der neben dem Siebungseffekt eine zusätzliche Oberflächenadhäsivität besitzt.

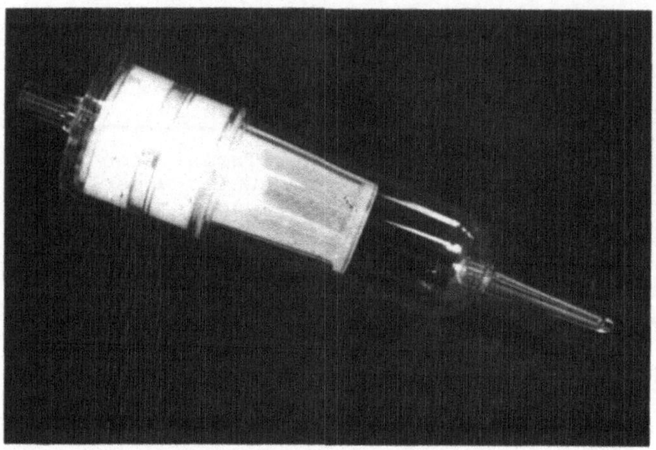

Abb. 2. SWANK-Filter

Die Abb. 2 zeigt einen solchen SWANK-Filter, in dem der Dacron-Wolle ein Gitternetz der üblichen Porengröße vorgeschaltet ist. In Abb. 3 wird der Einbau des SWANK-Filter in ein Transfusionssystem demonstriert. Mac NAMARA gibt für diesen Filter mit einer Porengröße von 10μ eine Filtrationsrate von 96 - 100 % der Aggregationen an.

Seit über einem Jahr haben wir diesen Filter in den Chirurg. Kliniken Heidelberg und Mannheim eingesetzt, anfangs ausschließlich bei Massivtransfusionen, heute jedoch auch bei Transfusionen von Einzelblutkonserven. Eine Antwort auf die bei der Massivtransfusionen kardinale Frage nach den Durchlaufzeiten gibt Abb. 4.
Der Einbau des SWANK-Filters in das Transfusionssystem erbringt keine wesentliche Verlängerung der Durchlaufzeiten. Unter alleiniger Ausnützung der Gravitation bei einem Höhenunterschied von anfangs 100 cm liegt die Durchlaufzeit für eine Konserve zwischen 24 und 26 Minuten. Im Falle einer Überdruckinfusion verkürzt sich die Zeit bei beiden Methoden auf 5 - 6 Minuten. Es wird damit deutlich, daß die Transfusionsgeschwindigkeit bei Verwendung eines SWANK-Filters nicht unverantwortlich verlängert wird, wesentlich besonders bei Patienten im ausgeprägten hämorrhagischen Schock.

Obwohl die experimentellen Grundlagen aussagekräftig genug erscheinen, die Anwendung dieses Filters zu rechtfertigen, ist es außerordentlich schwierig klinische Veränderungen bei massivtransfundierten Patienten zu erfassen. Ein erster Ansatz klinischer Erfolge nach Anwendung des

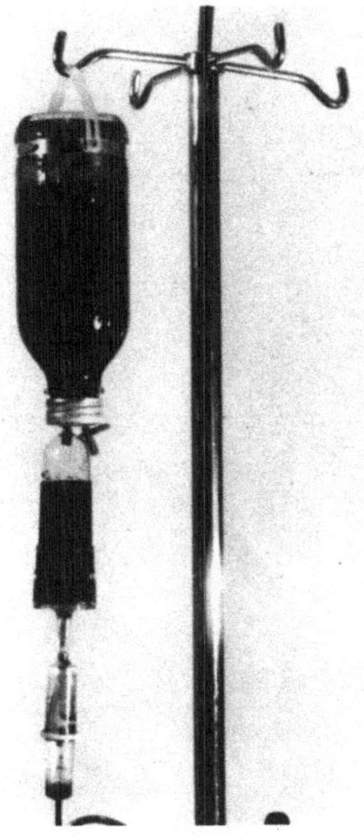

Abb. 3. SWANK-Filter im Transfusionssystem

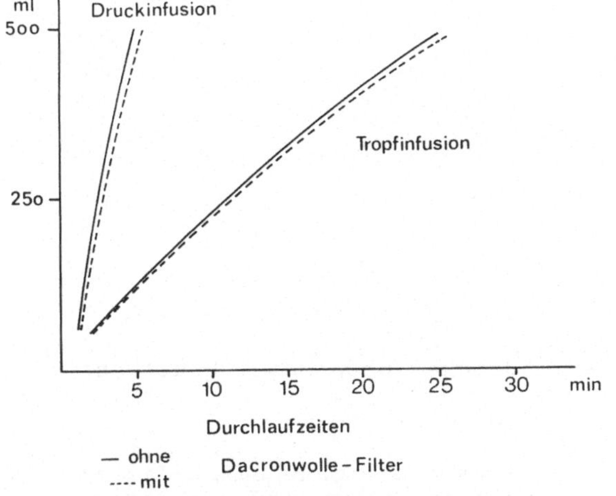

Abb. 4. Durchlaufzeiten einer Konserve mit und ohne Überdruck, mit
und ohne Filter

Filters zu sichern, soll die Zusammenstellung der Überlebensrate des
entsprechenden Patientengutes sein.

Die folgende Abb. 5 zeigt, daß im Jahre 1970 von 9 Patienten nur einer
überlebte, 1971 von 13 nur zwei. Nach Anwendung des SWANK-Filters in
den Jahren 1972 und 1973 überlebten immerhin 6 von 18 Patienten. Obwohl
uns bewußt ist, daß derartige Zahlenvergleiche außerordentlich problematisch sind, kann man dennoch einen deutlichen Trend erkennen.

Eine ähnliche Aussage gestatten Messungen des Pulmonalarteriendruckes,
die Abb. 6 zu entnehmen sind.

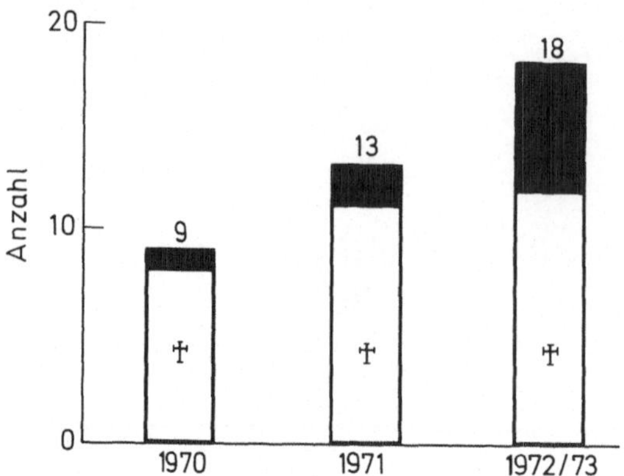

Abb. 5. Überlebensrate nach Massivtransfusionen aus den Jahren 1970 -
1973

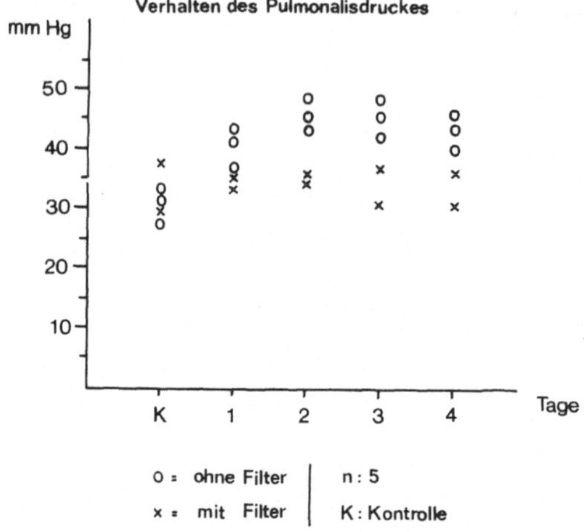

Abb. 6. Verhalten des Pulmonalarteriendruckes nach Massivbluttransfu-
sionen während vier Tagen

Vergleichbare massivtransfundierte Patienten die ohne SWANK-Filter
Vollblutkonserven erhielten und bei denen im Rahmen anderer Untersuchungen Pulmonaliskatheter eingeschwemmt wurden, zeigen eine deutliche
Zunahme der Drucke innerhalb des Meßzeitraumes von 2 - 4 Tagen. Bei
der Patientengruppe, die mit Filter transfundiert wurde, ergaben sich
deutlich niedrigere Druckverhältnisse.

Ähnlich günstige Ergebnisse bei Verwendung der SWANK'schen Filter ergibt die Aufschlüsselung unseres Patientengutes in beatmungsbedürftige
und nichtbeatmungsbedürftige Lungenkomplikationen.

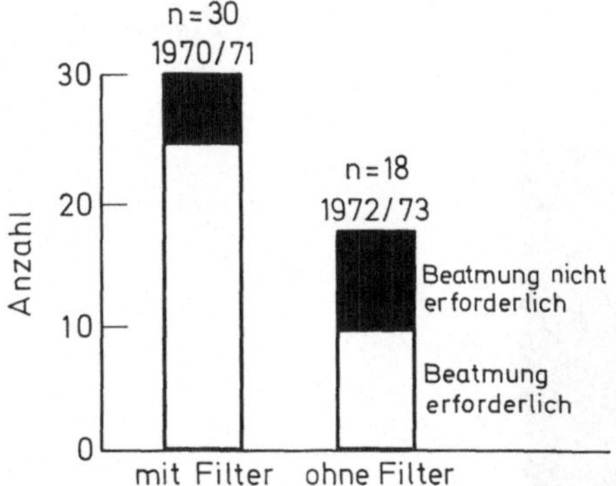

Abb. 7. Beatmungsbedürftigkeit von Lungenkomplikationen nach Massivtransfusionen aus den Jahren 1970 - 73

Hier (Abb. 7) zeigt sich seit Anwendung des Filters insgesamt eine
sichtbare Verminderung derartiger Komplikationen. Von 18 Massivtransfusionen aus dem Jahre 72/73 wurden 9 Patienten beatmungsbedürftig im
Gegensatz zu 25 von insgesamt 30 Patienten aus den Jahren 1970/71.

Ist die Anwendung des Filters bei Massiv- und Einzeltransfusionen letztlich unbestritten, so ergibt sich bei Schnellinfusionen ein besonderes
Problem. Beim Durchfluß des Blutes nach der Schwerkraft wird nahezu jede Aggregation abfiltriert. Unter Überdruck kann dies jedoch in Frage
gestellt sein, wie aus Messungen des Siebungsdruckes von SWANK, HISSEN
und Mitarb. hervorgeht. Es sammeln sich hier außerordentlich zahlreiche Aggregationen an, die bei mehrfachem Gebrauch eines Filters durch
die Dacron-Wolle gepreßt werden können. Diese Feststellungen geben Anlaß zu der Forderung bei Überdrucktransfusionen den Filter häufiger,
d.h. nach jeder 2. Konserve zu erneuern.

Abschließend sollen noch einige elektronenmikroskopische Aufnahmen gezeigt werden, die von der Arbeitsgruppe SWANK und HISSEN freundlicherweise zur Verfügung gestellt wurden und die besonderen Vorteile des
verwendeten SWANK-Filters deutlich machen sollen.

Die Abb. 8 zeigt das Fasernetz des Dacron-Wolle-Filters in dem Aggregationen verschiedener Größe und Art festgehalten werden.

In der Abb. 9 werden ein genau zentral gelegenes, reines kugelförmiges
Thrombozytenaggregat sowie zahlreiche an die Faseroberfläche angela-
gerte Aggregationen gezeigt.

In der letzten elektronenmikroskopischen Abb. 10 wird die eingangs bereits erwähnte Oberflächenadhäsivität der Dacron-Wolle-Faser besonders
deutlich. Auf der Circumferenz einer einzelnen Faser erkennt man die
Absorption von Thrombozytenaggregationen, die die hohe Filtrationsrate,
die nicht alleine durch das reine Siebungsprinzip zu erreichen ist, erklärt.

Die umfangreichen experimentellen Untersuchungen, die eindeutig meßbare lineare Korrelation zwischen Siebungsdruck und Aggregationen in
Konserven, die Erfolge bei Anwendung im extrakorporalen Kreislauf sowie die klinisch sichtbaren Verbesserungen der Resultate nach Massiv-

transfusionen sind ausreichend Grund, die Anwendung dieses Filters bei
jedweder Bluttransfusion zu fordern.

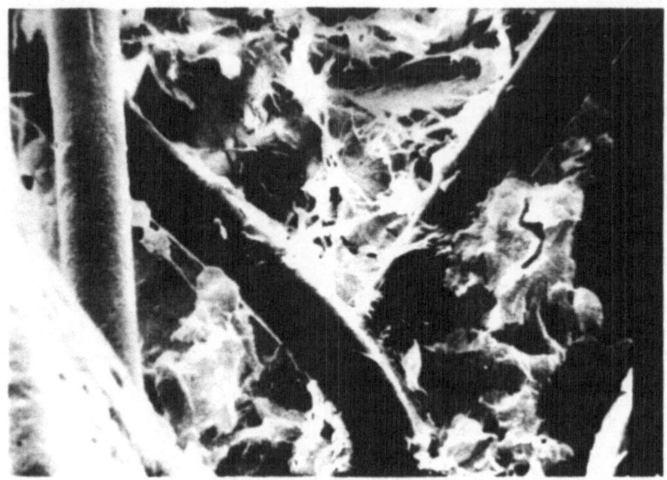

Abb. 8. Elektronenmikroskopische Aufnahme: Fasernetz des Dacron-Wolle-
Filters nach SWANK mit verschiedenen Aggregationen

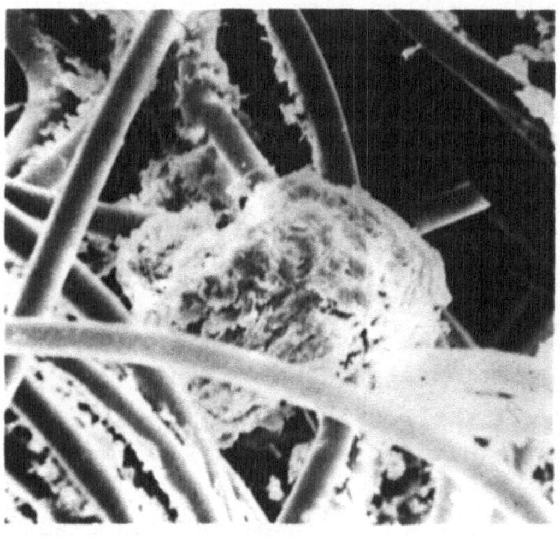

Abb. 9. Elektronenmikroskopische Aufnahme: Reine Thrombozytenaggregation

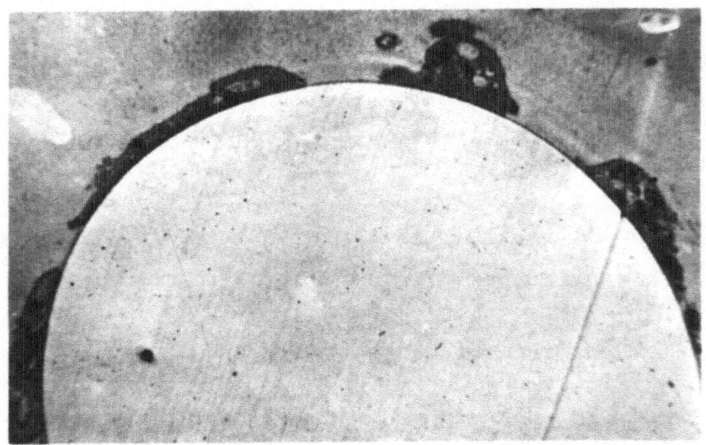

Abb. 10. Elektronenmikroskopische Aufnahme: Einzelne Dacron-Wolle-
Faser mit auf der Circumferenz adsorbierten Aggregationen

Zusammenfassung

Mikroembolisation im Bereich der Lunge als Folge von Massivtransfusionen sind heute gesichert. Die Bildung amorpher Aggregationen in Vollblutkonserven ist von mehreren Faktoren insbesondere der Lagerungsdauer
abhängig. Sowohl auf dem Gebiet des extrakorporalen Kreislaufes wie
auch bei Massiv- und Einzeltransfusionen finden Filter zur Elimination
der Aggregationen Anwendung. Die guten klinischen Erfahrungen aus dem
eigenen Patientengut bezüglich der Überlebensrate, der Pulmonalarte-
riendruckwerte, der geringeren Beatmungsbedürftigkeit nach Massivtransfusionen ermutigen zum Einsatz des SWANK-Dacron-Wolle-Filters, der neben dem reinen Siebungseffekt eine zusätzliche Oberflächenadhäsivität
entfaltet und die Durchflußgeschwindigkeit kaum nennenswert beeinflußt.

Literatur

1. BOYAN,C.P., HOWLAND,W.S.: Blood temperature: a critical factor
   in massive transfusion. Anesth. $\underline{22}$, 559 (1961).

2. CORNELL,R.S., SWANK,R.L.: Pulmonary fine structure after haemorrha-
   gic shock and transfusion of ageing blood. Microcirculatory approa-
   ches to current therapeutic problems. Symposia VI European Confer-
   ence on Microcirculation, Aallory, Denmark 1970, pp. 49, Basel:
   S. Karger AG 1971.

3. GOLDINER,P.L., HOWLAND,W.S., ROY,Jr.C.: Filter for Prevention of
   Microembolism during massive transfusions. Anesth.Analg.Curr.Res.
   $\underline{51}$ 717 (1972).

4. HELLEM,A.J.: The adhesiveness of human blood platelets in vitro.
   Oslo Univ. Press 1960.

5. HILL,J.D., OSBORN,J.J., SWANK,R.L., DeLANEROLLE,P., GERBODE,F.:
   Experience using a new Dacron-wool-filter during extracorporal
   circulation. Arch.Surg. $\underline{101}$, 649 (1970).

6. HISSEN,W., SWANK,R.L.: Screen filtration pressure and pulmonary
   hypertension. Am.J.Physiol. $\underline{209}$ 715 (1965).

7. HISSEN,W., ENCKE,A., RÖHER,H.D., SCHMITZ,W.: Mikroembolien während extrakorporaler Zirkulation und der Gebrauch von Dacron-Wolle-Filtern. Thoraxchirurgie 20, 416 (1972).

8. HYLAND,J.W., PIEMME,T.E., ALEXANDER,S., HAYNES,F.W., SMITH,G.T., DEXTER,L.: Behavior of pulmonary hypertension produced by serotonin and emboli. Am.J.Physiol. 205, 591 (1963).

9. JENEVEIN,E.P., WEISS,D.L.: Platelet microemboli associated with massive blood transfusion. Am.J.Path. 45, 313 (1964).

10. KATO,M., STRAUB,N.C.: Response of small pulmonary arteries to unilobar hypoxie and hypercapnia. Circul.Res. 19, 426 (1966).

11. KÜNZEL,H.P., HIRSCH,H.: Über die Entstehung von Aggregaten in ACD-Blutkonserven. Acta haemat. 32, 89 (1964).

12. MARX,R., DERLATH,S.: Über eine Methode zur vergleichenden quantitativen Bestimmung der Thrombozytenadhäsivität an blutfremden Oberflächen unter gleichzeitiger Erfassung der relativen Blutviskosität. Blut 3, 247 (1957).

13. Mc NAMARA,J.J., MOLOT,M.D., STEMPLE,J.: Screen filtration pressure in combat casualties. Ann. Surg. 172, 334 (1970).

14. Mc NAMARA,J.J., BURRAN,E.L., LARSON,E., OMIYA,G., SUEHIRO,G., Yamase,H.: Effect of Debris in Stored Blood on Pulmonary Microvasculature. Ann.Thorac Surg. 14, 133 (1972).

15. Mc NAMARA,J.J., BURAN,E.L., SUEHIRO,G.: Effective filtration of banked blood. Surg. 71, 594 (1972).

16. MOORE,F.D.: Terminal Mechanism in Human Injury. Amer.J.Surg. 110, 317 (1965).

17. MOSELEY,R.V., DOTY,D.B.: Changes in the filtration Characteristics of Stored Blood. Ann.Surg. 3, 171 (1970).

18. MÜLLER,H.E., FISCHER,J.: Über die Viskositätsänderung von menschlichem Blut während der Lagerung. Folia haemat.N.F. 7, 154 (1963).

19. PREUNER,R.: Die Gefahren bei der Trasnfusion konservierten Blutes. Dtsch.med.Wschr. 87, 678 (1962).

20. REUL,J.G., GREENBERG,S.D., LEFRAK,E.A., Mc COLLUM,W.B., BEALL,A.C., JORDAN,G.L.: Prevention of post traumatic pulmonary insufficiency. Fine screen filtration of blood. Arch.Surg. 103 (1973).

21. ROOB,H.J.: Microembolism in the pathophysiology of shock. Angiology 16, 105 (1965).

22. SCHECHTER,D.C., SWAN,H.: Biochemical alterations of preserved blood Arch.Surg. Chicago 84, 269 (1967).

23. STEIN,M., THOMAS,D.P.: The Role of platelets in the acute pulmonary responses to endtoxin. J.Appl.Physiol. 23, 47 (1967).

24. SWANK,R.L.: Alteration of blood storage: measurement of adhesiveness of aging platelets and leucocytes and their removal by filtration. New Engl.J.Med. 265, 728 (1961).

25. SWANK,R.L.: Adhesiveness of platelets and leucocytes during acute
    exsanguination. Amer.J.Physiol. 202, 261 (1962).

26. SWANK,R.L., HIRSCH,H., BREUER,M., HISSEN,W.: Effect of glaswool
    filtration on blood during extracorporal circulation. Surg.Gynec.
    Obstet. 117, 547 (1963).

27. SWANK,R.L., ROTH,J.G., JANSEN,J.: Screen filtration pressure method
    and adhesiveness and aggregation of blood cells. J.Appl.Physiol.
    19, 340 (1964).

28. SWANK,R.L., HISSEN,W.: Isolated cat head perfusion by doner dog
    Arch.Neurolog. 13, 93 (1965).

29. SWANK,R.L., ERWARDS,M.J.: Microvascular occlusion by platelet
    emboli after transfusion and shock. Cardiovasc.Res. 1, 10 (1968).

30. WANEBO,H., v. DYKE,J.: The high-relocity pulmonary injury Relation
    to traumatic wet lung Syndrome. J. of Thor. and Vasc. Surg. 4, 64
    (1972).

Panel 5. Massivtransfusion
I. Diskussionsvorträge

Neue Blutfilter zum Schutz vor Mikroembolien während massiver Transfusion und extrakorporaler Zirkulation

Von J.A. Herzer, H.D. Schulte, W. Bircks und H.T. Brüster

Nachdem sich die Erkenntnis durchgesetzt hat, daß die Aggregation von zellulären Blutbestandteilen und denaturierten Eiweißkörpern als Mikroemboli dem Patienten transfundiert zu deletären Organschäden führen können, wurden Filter entwickelt und industriell hergestellt, die geeignet sind, eine Protektion zu erzielen.
In den beiden vorangegangenen Vorträgen wurde über zwei Vertreter dieser extrakorporalen Blutfilter berichtet - über einen dreidimensionalen Filter aus gepackter Dacronwolle und einen zweidimensionalen Filter aus gewebtem Maschennetz.

Unsere Überprüfung dieser Filter in einem geschlossenen Rezirkulationssystem hinsichtlich ihrem Verhalten gegenüber Blut führte u.a. zu folgenden Ergebnissen:

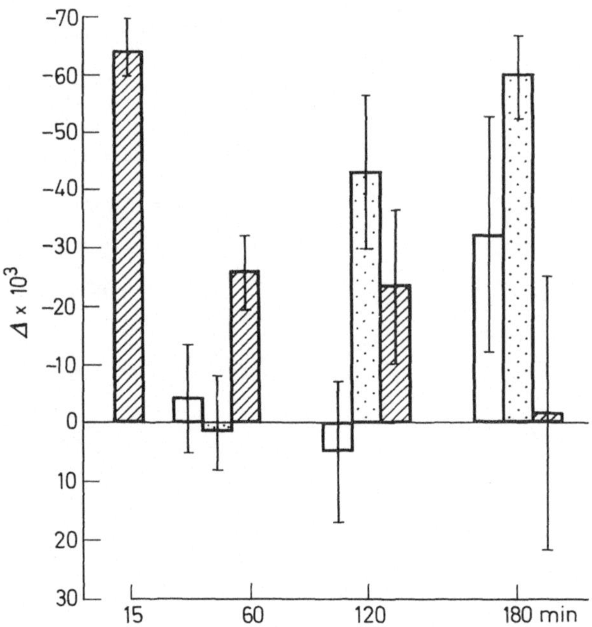

Abb. 1

Wie aus Abb. 1 ersichtlich ist, bewirkt der Dacronwollfilter nach 15 min Rezirkulationsdauer eine Reduktion der Thrombocytenzahl um 60 %. Nach 180 min. finden sich diese anfangs filtrierten Thrombocyten fast vollständig im Kreislauf wieder.
Ähnliches gilt für die Erythrocyten, deren Reduktion anfangs 50 % beträgt und später auf 23 % abnimmt.
Es liegt hier zweifellos eine Art Kanülierungseffekt des Filters vor.

Beim Maschennetzfilter steigt die Verminderung der Thrombocytenzahl
wie zu erwarten mit der Rezirkulationsdauer an und erreicht nach 180
min. 30%.

Die nächsten beiden Abb. zeigen die Auswirkung der Filter auf zwei
weitere Parameter des Gerinnungssystems.

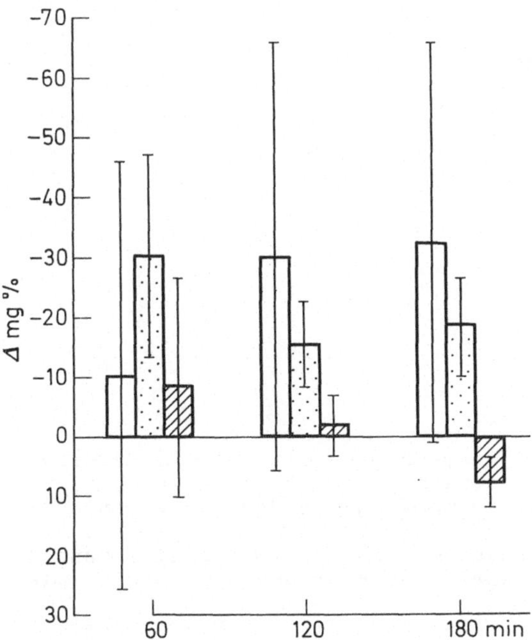

Abb. 2

Im Rezirkulationssystem ohne Filter tritt erwartungsgemäß ein Abfall
des Fibrinogens (Abb. 2) auf, der nach 180 min. über 30 % beträgt. Die
nach Filtration auftretenden relativ erhöhten Fibrinogenwerte können
Ausdruck einer Veränderung des Moleküls durch das Filtermaterial sein.
Methodisch addieren sich hier Restfibrinogen und das Auftreten von
Fibrinogensplits.
Es zeigt sich, daß der großoberflächige Dacronwollfilter das Eiweiß-
molekül in höherem Maße alteriert als der kleinoberflächige Maschennetzfilter.

Beim antihämophilen Globulin (Abb. 3) kommt es in der Versuchsreihe
ohne Filter durch Kontakt mit benetzbarer Oberfläche zunächst zu einer
Aktivitätssteigerung von etwa 10 %, die mit Fortdauer der Rezirkulation
durch den physiologischen Abfall ($t/2 = 15^{n}$) zunehmend kompensiert
wird.
Die generelle Reduktion der Faktor VIII-Aktivität in den Filterversu-
chen ist dagegen eine Resultante aus physiologischem Abfall, adhäsiver
Filtration, wie sie auch für andere Eiweißkörper von uns gefunden wurde, und gesteigerter Aktivierung durch die zusätzliche benetzbare Oberfläche der Filter.

Im Zusammenhang mit weiteren von uns gemessenen Parametern ergibt sich
uns folgendes Bild:

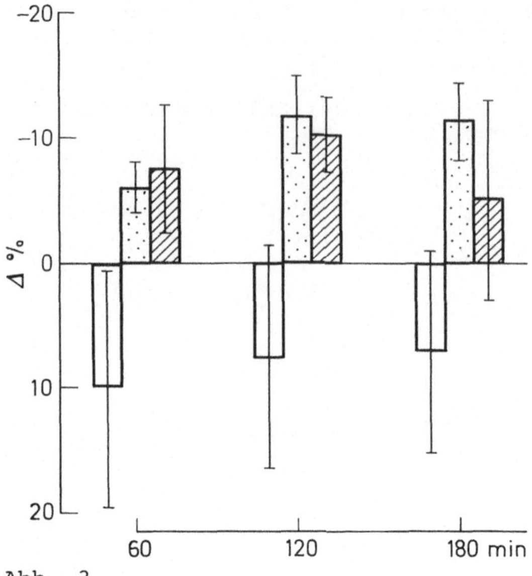

Abb. 3

Die Verwendung von Frischblut, eine kurze Bypasszeit und die Verwer-
fung des Kardiotomieblutes sind als diejenigen Faktoren anzusehen,
die bislang am wirksamsten einer Mikroembolisation des Patienten ent-
gegentreten könnten.
Wo es nicht möglich ist, diese Bedingungen einzuhalten, sollte Maschi-
nenfüllungs- und Transfusionsblut, sowie das Blut aus dem Kardiotomie-
reservoir filtriert werden.
Bei der Wahl des zu verwendenden Filters geben wir dem Maschennetzfilter den Vorzug, weil er auf Grund unserer Untersuchungsergebnisse die
ausgeglichenere Balance zwischen effektiver Filtration und Blutverträg-
lichkeit aufweist.

Zur Problematik der Austausch-Transfusion beim Leberkoma des Erwachsenen

Von G. Eckert und W. Stangel

Die Bemühungen, bei akutem Leberversagen zusätzlich zu den bisherigen
konservativen Maßnahmen durch Blutaustausch-Transfusionen die Letalität
von ca. 80 - 90 % zu senken, waren bisher ohne nennenswerten Erfolg.
Die vereinzelt beschriebenen dramatischen Besserungen, besonders bei
jüngeren Patienten, durch Austausch-Transfusionen in aussichtsloser
Situation ermutigen jedoch, das Verfahren weiterhin anzuwenden. Unter
den 7 Patienten, bei denen in der Medizinischen Hochschule Hannover
ein temporärer Lebensersatz in Form von Blutaustausch-Transfusionen
versucht wurde, befanden sich 2 Frauen - 38 bzw. 43 Jahre alt - mit
akuter, diffuser Leberzellnekrose nach wiederholter Halothanenarkose.
Beide Patientinnen wurden aus auswärtigen Krankenhäusern tiefkomatös
eingeliefert. Der Austausch mit ACD-Frischblut der Blutgruppe der
Empfänger, O Rh positiv, erfolgte kontinuierlich über einen Scribner-
Shunt nach folgendem Schema:

1. Entnahme von 500 ml Vollblut, Aufbereitung zum Ery-Konzentrat, Ver-
   werfen des Plasmas.

2. Transfusion von 500 ml Frischblut.

3. Entnahme von 500 ml Vollblut, das verworfen wird.

4. Transfusion des aufbereiteten Ery-Konzentrates in Verbindung mit
   250 ml PPL.

5. Nach jeder 3. Frischblutkonserve 100 ml AHG.

6. Alle 4 Stunden eine Cohnsche Fraktion I.

Neben der Gabe von Digitalis, Antibiotika, Corticoiden etc. erfolgte
die Applikation von 10 ml einer 10 %igen Calcium-Gluconat-Lösung alle
90 Min., sowie von ca. 100 E Heparin pro kg Körpergewicht in 24 Stunden. Die Heparin-Dosierung war in dieser Höhe sicherlich zu niedrig.
Insgesamt wurden 20 Ltr. Blut in ca. 30 Stunden bzw. 31,5 Blut in ca.
48 Stunden ausgetauscht.

Zusätzlich versuchten wir bei der 38-jährigen Patientin eine Kreuzzirkulation mit einem heparinisierten Verunfallten, dessen Hirntod
durch ein negatives beidseitiges Carotis-Angiogramm sowie eine mehr-
stündige Nullinie im EEG diagnostiziert wurde.

Problem Nr. 1 war klinisch das Auftreten einer hämorrhagischen Diathese
nach Austausch von ca. 12 - 15 Ltr. Blut in Form von multiplen pete-
chialen Blutungen der gesamten Körperoberfläche sowie massiver entera-
ler Erosionsblutungen mit Blutverlusten von ca. 2000 - 3000 ml. Neben
den stark pathologisch abweichenden Werten der Gerinnungsanalyse fiel
uns der rasche Verbrauch der Thrombozyten, die wir mit dem Frischblut
transfundierten, auf, wobei die Thrombozytenadhäsivität - gemessen
nach JACOBI und POLIWODA - in einem Fall im Normbereich lag, im anderen
Fall erhöht war.

Das Problem Nr. 2 ergab sich aus der Überwachung der Aktivität des
ionisierten Calciums. Die Gabe von 1 g Calcium-Gluconat pro 500 ml
ACD-Blut erwies sich als nicht ausreichend, da wir in einem Falle
tonische Streckkrämpfe bei normalen Gesamt-Calcium-Werten von 2,20

mmol/l (Normbereich 2,15 - 2,75 mmol/l, gemessen am Atomabsorptions-Spektralphotometer) beobachteten, die nach i.v.-Gabe von Calcium-Gluconat verschwanden.

Die unmittelbar vor dem Anfall gemessene Konzentration an ionisiertem Calcium war stark erniedrigt, die Konzentration von Citrat war sehr stark, von Phosphat mäßig erhöht. Bicarbonat-Menge, pCO_2, pH, Albumin/Globulin-Quotient bewegten sich im Normbereich.

Der aktive Anteil des Gesamt-Calciums nimmt also mit der Zunahme des in diesem Falle zum größten Teil an Citrat komplexgebundenen Anteils ab, so daß auch bei normalen Gesamt-Calcium-Werten, normalem pH und pCO_2 klinisch eine hypocalcämische Symptomatik auftreten kann.

Problem Nr. 3 war die Bildung massiv auftretender Koagula im Austausch-system, bei der Kreuzzirkulation ca. 5 Stunden nach Beginn der Manipulation, die den Abbruch der erfolglosen Bemühungen zur Folge hatten.

Bei beiden Patientinnen führte schließlich ein Herz-Kreislauf-Versagen im Leberzerfallskoma vor Erlangung des Bewußtseins zum Tode.

Das Scheitern des Versuchs, durch Austausch-Transfusionen einen günstigen therapeutischen Effekt auf das Krankheitsbild der rasant ablaufenden Autolyse der Leber zu erzielen, ist sicherlich nicht unwesentlich dadurch bestimmt worden, daß beide Patientinnen tiefkomatös zur Aufnahme kamen. Ein Absinken der Konzentration der Gerinnungsfaktoren bis auf ca. 20 % der Ausgangswerte, sowie eine Aktivität der CHE unter 1200 U/l bei akuter Hepatitis oder Intoxikationen sollte maßgebend sein für die Indikation und den Beginn des Blutaustausches, also u.U. noch bei völliger Orientierung des Patienten. Zum Austausch selbst sollte nur möglichst noch körperwarmes Frischblut von zuvor ausgetesteten Spendern verwandt werden, wobei die Gabe von ACD-, Heparin- oder Ionenaustauscher-Blut die Substitutionsmenge an z.B. thrombozytenreichen Plasmen, AHG, Cohnschen Fraktionen, wie auch an Heparin bzw. Calcium mitbestimmt. Sicherlich ist der Effekt des Blutaustausches größer, wenn er möglichst frühzeitig, sich alle 4 - 6 Stunden wiederholend, durchgeführt wird. Eine Austauschmenge von ca. 250 - 275 ml Vollblut pro kg Körpergewicht halten wir nach eigenen Erfahrungen und den Angaben in der Literatur für optimal und in der Praxis der Durchführung im Bereich des Möglichen. Zu klären bleibt, welcher Verteilung die z.B. hirntoxischen Substanzen, die aus dem Patienten-Kreislauf entfernt werden sollen, im Intravasal- und Extravasalraum unterliegen und ob und wie schnell sie vom Extravasalraum in das Blut herausdiffundieren.

Nicht zuletzt sei verwiesen auf die Zusammenarbeit von Hepatologen, Anaesthesisten, Gerinnungs-Physiologen, Serologen und klinischen Chemikern, ohne deren Gewährleistung die Durchführung einer Blutaustausch-Transfusion beim Leberkoma des Erwachsenen eine fragwürdige Manipulation bleibt.

<u>Literatur</u>

1. ABOUNA,G.M., et al.: Improved Technique of Exchange Transfusion for Hepatic Coma. Surg., Gyn. a. Obstetrecs <u>134</u>. 658 - 662 (1972).

2. BALTZER,G., et al.: Austauschtransfusionen bei akutem Leberversagen. Dtsch. med. Wschr. <u>96</u>, 1329 - 1333 (1971).

3. BERGER,R.L., et al.: Blood Exchange in the Treatment of Hepatic Coma. JAMA 202, 119 - 126 (1967).

4. BOURDAIS,A., et al.: A propos de 25 exsanguino-transfusions chez l'adulte. Mars Med. 108, 441 - 450 (1971).

5. BRÜSTER: Diskussionsbemerkung, Sitzung der Sektion III der Dtsch. Gesellsch. f. Bluttransfusion anläßlich der 15. Tagung der Dtsch. Gesellsch. f. Bluttransfusion, Gießen 1972.

6. DURDEN,W.D., et al.: Exchange transfusion in the Treatment of fulminant hepatitis and coma. Amer. J. Gastroent. 51, 129 (1969).

7. FRIEDMAN,Z., et al.: Ionized calcium in exchange transfusion with THAM-buffered ACD-blood. Can. Med. Ass. J. 107, 742 - 745 (1972).

8. HEENE,D.L., LASCH,H.G.: Folgen der Massivtransfusion auf das Gerinnungssystem. Thoraxchirurgie u. Vaskuläre Chirurgie 21, 344 - 350 (1973).

9. HINKLE,J.E., COOPERMAN,L.H.: Serum Ionized Calcium Changes Following Citrated Blood Transfusion in Anaesthetized Man. Brit. J. Anaesth. 43, 1108 - 1112 (1971).

10. KETTNER,W., et al.: Die Behandlung des Leberzerfallskomas mit Austauschtransfusionen. Zschr. ärztl. Fortbild. 65, 963 - 966 (1971).

11. KOMMERELL,B.: Möglichkeiten und Grenzen der modernen Leberkoma-Therapie. Dtsch. med. Wschr. 94, 2235 (1969).

12. KOPRIVA,C.J., et al.: Biochemical and Hematological Changes Associated with Massive Transfusion of ACD-Stored Blood in Severely Injured Combat Casualties. Ann. of Surg. 176, 585 - 589 (1972).

13. Mc KECHNIE, HERSH,T.: Exchange Transfusion in Hepatic Coma. A Review of 19 Cates. Am. J. Gastroent. 56, 17 - 43 (1971).

14. REDEKER,A.G., YAMAHIRO,H.S.: Controlled Trial of Exchange-Transfusion Therapy in Fulminant Hepatitis. Lancet 7793, 3 - 6 (1973).

15. SCHELLONG,G., et al.: Austauschtransfusionen beim Erwachsenen - Podiumdiskussion 14. Tagung der Dtsch. Gesellsch. f. Bluttransfusion, Gießen 1970.

16. SEIDEL,K., et al.: Möglichkeiten der erweiterten Therapie des Coma hepaticum. Eigene Erfahrungen mit der gekreuzten Zirkulation. Dtsch. Gesundheitsw., 24, 2309-2313 (1969).

17. SWIFT,J.E., et al.: Direct Transhepatic Cross-Circulation in Hepatic Coma in Man. Can. Med. Ass. J. 97, 1435 - 1445 (1967).

18. SZWED,J.J., et al.: Exchange Transfusion for Intractable Hepatic Coma. Arch. Intern. Med. 123, 441 - 444 (1969).

19. TIEDCKE,H., et al.: Untersuchungen zur Effektivität von Austauschtransfusionen bei Erwachsenen. Zschr. inn. Med. 27, 578 - 580 (1972).

20. TREY,Ch., et al.: Treatment of Hepatic Coma by Exchange Blood Transfusion. New Engl. J. Med. 274, 473 - 481 (1966).

II. Rundtischgespräch

Leiter: K. Steinbereithner, Wien

Teilnehmer:
C. P. Boyan, Richmond, O. C. Ehrich, New York,
S. Hollan, Budapest, E. Rügheimer, Erlangen,
S. Seidl, Frankfurt, K. H. Stürner, Aachen,
H. Vinazzer, Linz

STEINBEREITHNER: Wir versuchen zunächst im Panel zu diskutieren: Was versteht man unter Massivtransfusion und ab welcher Konservenzahl ist sie als solche zu bezeichnen? Her VINAZZER, wann würden Sie vom gerinnungsmäßigen Standpunkt von einer Polytransfusion sprechen?

VINAZZER: Bei einem kompletten Blutaustausch, d.h. einem Austausch von etwa 5 l Blut.

STEINBEREITHNER: Ab welcher Konservenzahl würden Sie von Massivtransfusion sprechen?

VINAZZER: Gerinnungsmäßig kann ich von Massivtransfusion dann sprechen, wenn 10 Konserven oder mehr innerhalb von weniger als 24 Stunden transfundiert werden.

BOYAN: Bezugnehmend auf mein Referat sind 4 Konserven pro Stunde als Massivtransfusion zu betrachten.

HOLLAN: 5 Konserven pro Stunde.

SEIDL: Als Theoretiker schließe ich mich der Meinung von Frau HOLLAN an.

RÜGHEIMER: Wenn mehr als 1/3 des Blutvolumens durch Blut ersetzt wird und wenn die Einlaufgeschwindigkeit mehr als 25 ml pro min. beträgt.

EHRICH: Ich schließe mich der Aussage: 1/3 des Blutvolumens - in Abhängigkeit von der Zeit - an.

STÜRNER: Von der Serologie her tendieren wir zu 5 Konserven pro Stunde. Ab der 5. Konserve hören wir auf zu kreuzen, es wird nur mehr blutgruppen- und Rh-gleiches Blut gegeben.

STEINBEREITHNER: Es besteht also über die Definition keine einheitliche Meinung, aber durchschnittlich werden 5 Konserven pro Stunde oder die Gabe von einem Drittel der zirkulierenden Blutmenge als Massivtransfusion verstanden. Im Vortrag von Herrn STÜRNER ist ein Problem aufgetaucht, das als nächstes geklärt werden soll. In einem der Referate ist zum Ausdruck gekommen, daß die Polytransfusion in 76 % der Fälle voraussehbar sei. (Die Zentren der Herz- und Gefäßchirurgie werden allerdings nicht ganz dieser Meinung sein!) Man wird sich also bei einem zu erwartenden Verbrauch von 50 - 60 Konserven mit der Blutbank jeweils ins Einvernehmen setzen müssen. Andererseits hat Herr STÜRNER gesagt: Ab der 5. Konserve hören wir auf, uns über Verträglichkeit zu unterhalten, denn dann handelt es sich um eine Monotransfusion.
Wir sind gerne bereit diese Ansicht zu akzeptieren. Ich möchte hier nicht als Richter auftreten, aber es soll der Versuch unternommen werden, die allgemeine Meinung des Panels besonders wegen haftungsrechtlicher Situationen zu hören und zu diskutieren. Herr STÜRNER, wir würden Sie bitten, Ihre Ansicht noch einmal kurz zu begründen.

STÜRNER: Wir kontrollieren beim Patienten und in der Konserve die Blutgruppe und den Rh-Faktor; in der Konserve ist ein Antikörper-Screening durchgeführt worden. Wir meinen daher, daß, wenn bereits 5 gekreuzte Konserven verabreicht wurden, das zugeführte Antigenmuster nicht mehr mit dem des Patienten übereinstimmt. Zu diesem Zeitpunkt der Massivtransfusion, hören wir auf zu kreuzen, da ich nicht mehr einsehe, warum, da die ersten 5 Konserven verträglich gewesen sind, diese Arbeit noch durchgeführt werden soll.

STEINBEREITHNER: Das ist eine sehr wichtige Klarstellung. Sie würden aber nicht glauben, wenn man die Möglichkeit hätte, 10 - 15 Bluteinheiten vorher zu kreuzen, daß man das nicht tun sollte?

STÜRNER: Wenn Zeit dazu besteht, sollte man das vorher tun. Ich habe mich jedoch auf die Situation des Notfalls beschränkt.

STEINBEREITHNER: Damit ergibt sich jetzt eine ganz andere Situation.

BERGMANN: Die Ansicht von Herrn STÜRNER ist meines Erachtens sehr gefährlich. Prinzipiell deshalb, weil sich diejenigen Damen und Herren, die die Serologie nicht so sehr beherrschen und täglich damit zu tun haben, auf Grund einer solchen prinzipiellen Aussage des Fachserologen die Meinung bilden könnten, daß die Kreuzprobe ganz allgemein keinen wesentlichen Bestandteil der Bluttransfusion darstelle. Die Einschränkung von Herrn STÜRNER allerdings, die von der Situation des Notfalls sprach, wirft ein ganz anderes Licht auf das in Frage stehende Problem: im Notfall ist vieles erlaubt, was im Routinefall nicht erlaubt ist. Wir sind der Meinung, das im Routinefall, welche Zahl von Blutkonserven auch immer gegeben wird, jede Konserve voll und ganz ausgekreuzt werden muß und daß natürlich auch die entsprechenden Suchteste auf Antikörper routinemäßig durchgeführt werden sollen.

STEINBEREITHNER: Danke, ich glaube, das war sehr wichtig. Jetzt darf ich Herrn EHRICH und Herrn SEIDL um ihre Meinung bitten und zu der ebenfalls im Vortrag von Herrn STÜRNER angeschnittenen Frage kurz Stellung zu nehmen: Antigenmuster nach Massentransfusion vor der Entlassung des Patienten: a) Notwendige Kontrolle? b) Klinische Bedeutung? c) Welche Erfahrungen haben Sie damit?

EHRICH: Zuerst zu Herrn BERGMANN: Ich stehe auf dem Standpunkt, daß es keinen Notfall gibt. Wenn die Blutbank 5 Konserven auskreuzen kann, dann muß die Blutbank bereit sein, auch 40 austesten zu können. Wie ferner aus meinem Vortrag hervorging, haben wir in unserer Praxis die schönsten Zwischenfälle mit anti-Kell und anti-Fy^a gesehen, die einfach übersehen wurden, weil es Notfälle besonders zur Nachtzeit waren. Schließlich: Bezüglich der Nachkontrolle auf Anti-Körper bei der Entlassung des Patienten stellt sich die Frage: Wann treten sie auf und wie soll dann kontrolliert werden? Wir haben Erfahrungen mit dem anti-D, wenn bei Rh negativen Patienten Rh positives Blut gegeben wurde und wissen, daß der Prozentsatz der Immunisierung mit zunehmendem Alter abnimmt. Wir rechnen beim über 50-jährigen mit einer Immunisierungsrate von höchstens 50 %, und das in einem Zeitraum zwischen 90 und 180 Tagen. Wann aber wird der Patient entlassen?

STEINBEREITHNER: Würden Sie in den Fällen, in denen Sie bewußt Rh positives Blut gegeben haben, dem Patienten einen Ausweis geben?

EHRICH: Die Tatsache der Rh ungleichen Transfusion steht in der Krankengeschichte, und dem Patienten wird es mitgeteilt.

STEINBEREITHNER: Danke. Dar ich nun Herrn SEIDL und dann Herrn STÜRNER bitten, dazu Stellung zu nehmen.

SEIDL: Der Beifall hat gezeigt, daß viele sich der Meinung Herrn STÜR-
NER's nicht ganz anschließen können. Ich stimme ihm von der serologi-
schen Seite zu, daß der Patient nach Gabe von 20 Konserven fast kein
eigenes Blut mehr hat. Aus juristischen Gründen aber würde ich immer
an der Kreuzprobe festhalten, da die Kreuzprobe auch schnell durchgeführt werden kann. Die Frage "Antigenmuster nach Massivtransfusion"
bedeutet in der Praxis die Frage nach Antikörpern. Zu ihrer Beantwortung ist nach allen Massentransfusionen ein sorgfältiges Antibody-Scree-
ning durchzuführen, was heute ja relativ einfach ist.

RÜGHEIMER: Ich bin zwar kein Fachkenner, aber ich bin Verbraucher und
das ist auch eine sehr wichtige Position. Ich bin auch der Meinung:
wenn man vorkreuzen kann, dann soll man es tun. Ich bin auch Herrn
BERGMANN sehr dankbar, daß er dies unterstützt hat, um einem falschen
Zungenschlag - ab der 5. Konserve braucht man keine Kreuzprobe mehr-
vorzubeugen. Das klargestellet zu haben, ist sicher sehr wichtig. Aber
jeder von uns weiß doch, daß Massivtransfusionen massive Blutungen
voraussetzen und massive Blutungen sind häufig nicht vorhersehbar. Ich
weiß nicht, was mein Blutbankdirektor sagen würde, wenn ich jedes Mal
30 Konserven vorkreuzen lassen würde, was in der Praxis kaum durchführbar ist. Es gibt dann immer wieder die Eskalation: Zunächst kommt das
Blut gekreuzt, dann kommt die Schnellkreuzprobe und dann schließlich
heißt es "Los, einfach her mit dem Blut". Wenn dann gar nichts mehr im
Haus ist, erfolgen zuletzt x-beliebige Infusionen. So stellt sich im
allgemeinen die Praxis wirklich dar. Hier hätte ich die Herren doch
gern einmal gefragt, wie wir uns verhalten sollen, damit wir noch auf
dem schmalen Grat der Legalität entlang gehen können.

STEINBEREITHNER: Danke, bitte Herr STÜRNER.

STÜRNER: Die praktische serologische Seite sieht so aus, daß bei An-
forderung von Blut für eine Massivtransfusion nicht kleinlich vorge-
gangen wird. Bei einer Sofortanforderung von z.B. 10 Konserven geben
wir diese Konserven nach Feststellung der Blutgruppe ohne Verzug aus
und führen die Kreuzprobe der ersten 5 Konserven, die im Operationssaal angehängt werden, durch. In diesem Fall handelt es sich meines
Erachtens um eine Notfallsituation. Das Antigenmuster, das wir zuführ-
ren, kann natürlich zu einer Boosterung (z.B. Kell, Fy^a) führen, man
muß deshalb möglichst bald nach der Massivtransfusion und nach einigen
Wochen etwa bei der Entlassung ein Antikörper-Screening durchführen
und damit kontrollieren, ob eine solche Boosterung erfolgt ist. Eine
weitere Frage betrifft die Schnellkreuzprobe, die ja als Albumin-
oder Fermenttest nur einen Teil der Kreuzprobe darstellt. Die vollständige Kreuzprobe muß alle Medien, also Ansatz bei 20°C, bei 37°C
im Albumin, Kochsalz, indirekten Coombstest und Ferment umfassen. Wir
sind der Auffassung, daß wir nach der 5. Konserve mit dieser vollstän-
digen Kreuzprobe aufhören können.

STEINBEREITHNER: Danke vielmals. Ich möchte, soviel ich kann, das Pu-
blikum mitarbeiten lassen, aber wenn wir jetzt mit Kreuzprobe und ju-
ridischen Fragen anfangen, dann kommen wir nicht weiter.

SEIDL: Ich glaube, daß Mißverständnisse dann entstehen, wenn man die
Frage des "allenfalls" anschneidet. Wenn es um das Leben des Patienten
geht, und man nicht einmal 3 Min. wegen einer Kreuzprobe warten kann,
dann ist alles erlaubt, dann darf man auch Rh positives Blut einem Rh
negativen Patienten geben. Die Erfahrung an der Klinik zeigt aber auch
bei uns, daß es nicht viele derartige Akutfälle gibt. Außerdem geht
eine Schnellkreuzprobe - auch mit dem Coombstest, von dem hier gesagt
wurde, er brauche nicht gemacht zu werden - wirklich sehr schnell
(zumindest sollte man den Coombstest nachholen). Und übrigens: 60
Konserven laufen auch nicht in einer Minute ein.

STEINBEREITHNER: Danke. Eine letzte Bemerkung noch, aber dann wollen
wir dieses Thema abschließen.

BUSCH: Es ist unbestreitbar, daß es auch heute noch die vitale Trans-
fusionsindikation gibt, bei der man auf die Vorproben verzichten muß.
Es ist aber sicherlich ebenso notwendig - jedenfalls für den Bereich
der Bundesrepublik -, daß man in solchen Fällen, in denen die normale serologische Verträglichkeitsprobe nicht durchgeführt werden konnte,
diese nachholen muß.

STEINBEREITHNER: Danke, aber das ist Gegenstand der heutigen Nachmit-
tagsdiskussion.
Ich möchte jetzt noch kurz das Problem einer möglichen Hepatitisübertragung bei in Notfällen unkontrolliert gewonnenem Blut aufwerfen.
Herr BOYAN, würden Sie in einem Fall von Massivtransfusion eben frisch
gewonnene Konserven verwenden und würden Sie dan evtl. für eine Gammaglobulinprophylaxe plädieren?

BOYAN: Meiner Meinung nach ist es besser, am Leben zu bleiben und eine
Hepatitis zu haben als ohne Hepatitis gestorben zu sein.

STEINBEREITHNER: Ich glaube, das war die wohl klarste Formulierung zu
diesem Problem.

EHRICH: Ich stimme mit Herrn BOYAN, der aus demselben Land wie ich
kommt, nicht überein. Denn: 1. ist die Gesetzgebung bei uns so, daß
man das Doktordiplom für eine solche Handlungsweise verlieren würde,
2. gibt es kein Blut auf dem Markt, das nicht auf Hepatitis getestet
wurde und 3. ist beim Fall einer Massivtransfusion eine aufgepfropfte
Hepatitis sicher tödlich. Ich verschiebe also den Tod um höchstens
180 Tage.

STEINBEREITHNER: Dar ich das Problem noch weiter überspitzen: Sie haben eine Massenkatastrophe und es ist ein Sammelwagen mit Konserven,
die nur auf die ABO-Blutgruppe getestet wurden, eben eingetroffen. Würden Sie hier zögern, diese nur so ausgetesteten Konserven zu nehmen
oder nicht?

EHRICH: Es gibt bei uns kein zum Verbrauch freigegebenes Blut, welches
nicht außer auf ABO und Rh auch auf Syphilis und Hepatitis getestet
worden ist. So gesehen ist der Fall natärlich ein wenig konstruiert,
wenn man sagt, man hat zwar Konserven, sie sind aber nicht getestet.

STEINBEREITHNER: Nein, ich wollte nur zusätzlich das Problem der Gammaglobulinprophylaxe aufwerfen. Hat sie einen Sinn oder nicht?

SEIDL: Die Gammaglobulinprpphylaxe wird immer noch unterschiedlich beurteilt. CREUZFELDT hat neuerdings wieder den Hinweis erbringen können, daß sie doch wirkungsvoll sei.
Dr. GOLDFIELD (New Jersey) meint, selbst die Gammaglobulinprophylaxe
mit spezifischen Antikörpern gegen das Australia-Antigen sei wirkungs-
los. Im Moment scheint diese Frage noch nicht geklärt. Im Zweifels-
fall würde ich sagen, eine Gammaglobulinprophylaxe eher durchzuführen,
sie schadet ja nicht.

STEINBEREITHNER: Frau HOLLAN, bitte!

HOLLAN: Ich möchte hinzufügen, daß auch in unserem Land nie, auch nicht
im Notfall, transfundiert wird, wenn nicht eine negative Kreuzprobe
und eine HBAg-Bestimmung vorliegen. Ich möchte betonen, daß man primär
zwecks Wiederherstellung eines ausreichenden Blutvolumens doch mit

Expandern arbeiten kann. Ist es notwendig, daß Ery-Konzentrate gegeben
werden müssen, hat ein Blutspendedienst für eine genügende Anzahl von
Konserven und eine schnelle Bereitstellung auch für den Notfall, zu
sorgen. Ich möchte weiter hinzufügen, daß eine Massivtransfusion, besonders bei Operationen am offenen Herzen oder bei Kranken, die therapeutisch unter immundepressiver Therapie stehen, auch noch eine andere
Komplikation aufzuweisen hat und zwar die Infektion mit dem Cytomega-
lie-Virus. In solchen Fällen sollte man daher Frischblutkonserven vermeiden, denn Frischblutkonserven enthalten bis zu 60 - 70 % Cytomegalo-
viren. Es kann demzufolge bei der Frischbluttransfusion sehr schwere
Komplikationen geben.

STEINBEREITHNER: Danke. Ich glaube, ich habe das Thema ein bißchen
hochgespielt, und wir sollten wieder auf den Boden der simplen klinischen Tatsachen zurückkehren. Herr BERGMANN wollte aber vorher noch
etwas dazu sagen.

BERGMANN: Ich möchte versuchen, zwischen den differenten Meinungen
der hoch verehrten Damen und Herren Panelisten eine Brücke zu schla-
gen. Wenn Herr EHRICH sagt, bei mir gibt es das nicht, dann müssen
Sie zur Kenntnis nehmen, daß seine jährliche Transfusionsfrequenz
400.000 beträgt. Wenn Herr SEIDL Ähnliches sagt, dann müssen Sie wissen, daß seine Frequenz bei nicht ganz 200.000 jährlich liegt. Die
Frequenz von Frau HOLLAN ist mir unbekannt, sie ist vielleicht mit
etwa 100.000 anzunehmen. Die allgemeine klinische Praxis schaut aber
gelegentlich anders aus. Da gibt es Blutbanken mit 1500 - 2000 Konserven und unter diesen Umständen kommt natürlich die Meinung von Paul
BOYAN zum Tragen: lieber habe ich einmal, wenn es nicht anders geht,
einen lebenden Hepatitiker als einen Toten ohne Hepatitis. Ich glaube,
daß alle geäußerten Ansichten irgendwie zu vereinen wären und möchte
sowohl Herrn EHRICH - und das ist ja das Vorrecht des Österreichers,
immer allen recht zu geben - als auch den anderen Panelisten zustimmen.
Sie sind ja schließlich Superexperten, sonst hätten wir sie ja nicht
ausgewählt und auf das Podium gesetzt.

STEINBEREITHNER: Danke vielmals. Nun möchte ich zu einem anderen Problem kommen und zwar zum 2,3 DPG. Frau HOLLAN hat heute eine sehr
schicke Formulierung gebraucht, indem sie sagte: Anaemie ist nur ein
Laborbefund. Meine Gegenfrage: Ist erniedrigtes 2,3 DPG mehr als ein
Laborbefund? - Frau HOLLAN, bitte.

HOLLAN: Bei der Anaemie haben wir als Kompensionsmechanismus meistens,
jedoch nicht immer, einen erhöhten 2,3 DPG-Spiegel. Die klinische Symptomatik reflektiert nun sehr gut, den funktionellen Adaptationsgrad
des Patienten an das aktuelle Ausmaß der Anaemie. Wenn z.B. ein Patient
mit 2 Mill. Erytrozyten und 5,6 g% Hb beschwerdelos ist, sich bewegt
und arbeitet, dann können wir annehmen, daß eine gute Adaptation vorhanden und die Sauerstoffabgabe an die Gewebe ausreichend ist. Die
Sauerstoffaffinität von Erythrozyten zu messen, setzt jedoch mehr als
ein übliches Routine-Laboratorium voraus.

STEINBEREITHNER: Eine Frage: Wie lange dauert Ihrer Meinung nach dieser Adaptationsprozeß bei einer schweren Anämie und würden Sie diesem
bei akuten Blutungen irgendeine Rolle zuerkennen? Wir haben in diesem
Zusammenhang ja die Transplantationskandidaten vor Augen, die mit 3
und 4 g% Hb sehr gut leben.

HOLLAN: Bei akuten Blutungen oder bei akuten hämolytischen Krisen infolge intercurrenter Infekte muß man selbstverständlich Transfusionen
geben, nicht jedoch bei Patienten mit einer chronischen Anaemie, bei

denen kompensatorisch bereits ein neues Gleichgewicht vorliegt.

STEINBEREITHNER: Dann bitte Herrn SEIDL. Zuvor aber möchte ich eine
etwas ketzerische Nebenfrage stellen: Wenn man sich die Verschiebungs-
möglichkeiten der O_2-Dissoziationskurve vor Augen hält, dann könnte
man den Eindruck gewinnen, daß ein erniedrigtes 2,3 DPG durch eine
Transfusionsazidose zu kompensieren wäre. Würden Sie auch dazu Stellung nehmen!

SEIDL: Meines Erachtens kommt einem solchen theoretisch vorstellbaren
Kompensationsmechanismus eine wesentliche praktisch-klinische Bedeutung
nicht zu. Wir selbst haben uns im Zusammenhang mit dem 2,3 DPG mit der
Frage beschäftigt, ob wir vom ACD- zum CPD-Stabilisator, der während
der Lagerung konservierter Erythrozyten einen 2,3 DPG Abfall länger hin-
tanhält, übergehen sollten. Die Meinung der europäischen Blutbanken
dazu ist geteilt.
Meines Erachtens ist ein solcher Übergang zum CPD insbesondere bei der
Massivtransfusion gut begründet, da eine optimale O_2-Transportfunktion
gerade in solchen Fällen von besonderer Bedeutung ist und - wie Herr
BERGMANN bereits angedeutet hat - Frischblutkonserven in größerem Ausmaße oft gar nicht zur Verfügung stehen. Die Meinung Frau HOLLANS zur
Frage CPD würde mich sehr interessieren.

HOLLAN: Für die übliche Praxis scheint mir ein Übergang auf CPD nicht
notwendig. Wohl aber für Patienten in schwerem Schockzustand. Wie
Herr SEIDL schon in seinem Referat ausgeführt hat, wird 2,3 DPG im
Empfängerorganismus rasch (binnen 6 Stunden 45 %, binnen 24 Stunden
der ganze 2,3 DPG-Gehalt) wieder restauriert. Würde man also für Notfälle (Schockpatienten), immer einen gewissen Vorrat an sogenannten
Frischblutkonserven, die weniger als 5 Tage alt sind, lagernd haben,
dann wäre es nicht nötig, auf CPD oder CPAD überzugehen.

STEINBEREITHNER: Danke vielmals. Dann wollte Herr RÜGHEIMER noch kurz
etwas sagen. Dann aber gehen wir vom 2,3 DPG weg, weil noch einige
andere wichtige Fragen, vielleicht auch zur klinischen Wertigkeit, offen sind.

RÜGHEIMER: Gerade auf die Klinik war es meine Absicht hinzuweisen.
Man sollte also, wie ich dem Gesagten entnommen habe, möglicherweise
sowohl ACD- als auch CPD-Blut vorrätig halten. Klinisch ist es für uns
allerdings nicht unbedingt wesentlich zu wissen, daß das 2,3 DPG sich
nach der Transfusion innerhal von 6 Stunden ohnehin wieder weitgehend
restituiert, sondern ist vielmehr die vom 2,3 DPG-Gehalt abhängige
Stoffwechselfunktion und O_2-Affinität der Erythrozyten zum Zeitpunkt
der Transfusion selbst ausschlaggebend. Auf der Suche nach demjenigen
Organ, welches einigermaßen repräsentativ Auskunft über die Sauerstoffversorgung der Gewebe und über das Ausmaß einer etwaigen Hypoxie in
der Akutsituation geben kann, bietet sich klinisch im Augenblick der
massiven Blutung am ehesten noch das ohnehin dauernd unter Kontrolle
stehende Herz selbst an. Alle anderen Untersuchungsmöglichkeiten, die
uns für die Aufdeckung eines O_2-Mangelzustandes grundsätzlich zur Verfügung stehen, nehmen eine gewisse Zeit in Anspruch und können daher
zur per akuten Beurteilung der Lage nichts Wesentliches beitragen.

STEINBEREITHNER: Danke, noch eine Frage an Herrn RÜGHEIMER: Bei der
Massivtransfusion ist ja auch der Anstieg des Kaliumspiegels bekannt.
Wie stehen Sie insbesondere im Hinblick auf dadurch ausgelöste EKG-
Veränderungen dazu?

RÜGHEIMER: Dies habe ich auch versucht, in meinem Vortrag zum Ausdruck
zu bringen: Bei den EKG-Veränderungen während Massivtransfusion spielt
ja nicht nur eine etwaige Hyperkaliaemie hinein - von der wir übrigens

wissen, daß das Kalium bei Verwendung von Warmblut wieder in der Zelle
wandert -, sondern auch die Hypothermie und eine Hypo- bzw. Hypercal-
caemie führen zu vielfältigen weiteren EKG-Störungen. Man muß also das
Gesamtbild sehen und man muß Herrn BOYANS Aussage bekräftigen: Wenn
man mit Warmblut arbeitet, dann fallen diese zusätzlichen thermisch
und biochemisch bedingten EKG-Veränderungen weitgehend weg, und man
hat dann nur noch eine ST-Senkung als isoliertes Zeichen einer Hypoxie
am Herzmuskel zu gewärtigen.

STEINBEREITHNER: Es ist Herr BOYAN angesprochen worden und hier brennt
uns noch ein Problem unter den Nägeln und zwar das Calcium. Es stehen
sich hier 2 Meinungen gegenüber: Calcium bei der Massivtransfusion geben (Entblutungs- und Retransfusionsversuche der Heidelberger Gruppe)
oder nicht geben (BOYAN). Bitte zunächst Herrn BOYAN und dann auch
Herrn VINAZZER, den ich bitten möchte, vom Gerinnungs-Standpunkt zum
Calcium kurz Stellung zu nehmen. Auch jeder andere, der etwas dazu zu
sagen hat, ist aufgefordert, Stellung zu nehmen.

BOYAN: Wir haben heute über elegante Experimente an Hunden, die 150 ml
Blut pro min. bekommen haben, gehört. Wenn man dies auf einen 70 kg
schweren Erwachsenen umrechnet, so entspräche dies dem Austausch seines ganzen Blutvolumens innerhalb von 10 Minuten, also einer Transfusion von 500 ml Blut pro Minute, was beim Menschen kaum praktikabel
ist. Wir haben Calcium weggelassen, weil wir der Meinung sind, daß es
bei einem hypoxischen und hypothermen Myocard noch dazu in Narkose
etwa mit Cyclopropan sofort zum Kammerflimmern führt. Bei normothermem
Herzmuskel kann man geringe Mengen Calcium langsam geben, schon, um die
calciumfreudigen Chirurgen etwas zu beruhigen. Wir haben bei 2000 Patienten ohne Calcium gute Erfahrungen gemacht und es ist sehr schwer,
gegen einen solchen Erfolg aufzutreten. Um also nochmals zu präzisie-
ren: Wenn man Calcium bei Normothermie gibt, steigt die Mortalität nicht
an. Wenn aber das Herz kalt ist, dann hat man mit der Gabe von Calcium
sicherlich eine höhere Sterblichkeit.

STEINBEREITHNER: Danke. Bitte nun Herrn VINAZZER und dann Herrn RÜG-
HEIMER.

VINAZZER: Die Frage Calcium und Gerinnungsstörung in vivo ist mit einem einzigen Satz zu beantworten: Gerinnungsstörungen in vivo würden
erst dann auftreten, wenn der Anteil des ionisierten Calcium unter
0,6 mmol absinkt. Ich glaube, damit ist alles gesagt.

STEINBEREITHNER: Danke, das war sehr gut und kurz. Und nun Herrn RÜG-
HEIMER.

RÜGHEIMER: Ich möchte in diesem Zusammenhang an eine Untersuchung von
HAYAL und FÜRTH (Prag) erinnern: Die Autoren konnten an Hunden beobachten, daß nach Transfusion von Zitratblut in einer Menge von 6 ml/kg/
min. im Gegensatz zur Transfusion von Heparinblut keines der Tier überlebte. Dies würde also in etwa Herrn Hottenrott (Calciumgabe ja!) recht-
geben. Überlegt man nun kritisch, so muß zunächst festgehalten werden,
daß Blutmengen von 100 - 150 ml/min. gegeben worden sind. Man hat also
echt massiv transfundiert. Bei allen nach Zitratblut verstorbenen Hunden ist dabei eine massive pulmonale Widerstandserhöhung aufgetreten,
sie sind unter der Entwicklung eines dekompensierten Cor pulmonale ad
exitum gekommen. Die dabei angegebenen nur geringen rechtsventrikulären
Druckanstiege stehen allerdings etwas im Gegensatz zu einem solchen
Geschehen. Man muß sich nun - denkt man insbesondere an die Ausführungen von Herrn STEINBEREITHNER heute morgen über Heparin und Transfusionslunge - wirklich fragen, ob tatsächlich dem Zitrat eine entscheidende Rolle für den schlechten Ausgang zugemessen oder nicht etwa das
Heparin ausschlaggebend für die besseren Ergebnisse nach Heparinblut-

transfusion verantwortlich gemacht werden kann.

STEINBEREITHNER: Hat jemand vom Panel noch eine Bemerkung dazu. Sie wollten etwas sagen, Herr BEER?

BEER: Ich wollte nur darauf hinweisen, daß solche massiven Massivtransfusionen durchaus möglich sind, weil Herr BOYAN sagte, so etwas komme in der Klinik nicht vor. Meine Meinung geht nun dahin: Ich finde die zitierten pro Calcium-Untersuchengen an und für sich überzeugend. Vorausgesetzt, man hat, wie Herr BOYAN ja betonte, mit Blut aufgefüllt, kann man mit Calcium ja nicht schaden, sondern nur nutzen.

STEINBEREITHNER: Herr HOTTENROTT, bitte.

HOTTENROTT: Diese Untersuchungen wurden an Hunden durchgeführt und die Transfusionsraten waren natürlich sehr hoch. Es waren aber auch Hundeherzen und keine menschlichen Herzen, die wesentlich mehr aushalten. Vor allen Dingen habe ich auch betont, daß diese Herzen bei länger bestehender Hypoxie oder Hypovolaemie ganz besonders empfindlich für einen Zitratpufferüberschuß waren. Man darf nun nicht einfach rechnerisch annehmen, daß ab einer Transfusionsgeschwindigkeit von 3 Minuten pro Konserve eine in bezug auf die Zitratzufuhr kritische Transfusionsrate erreicht ist sondern muß sich aus der Tatsache, daß ein Zitratüberschuß überhaupt imstande ist, nachteilige Wirkungen auszuüben, schon aus diesem Grund allein bei Patienten im hypoxisch-hypovolämischen Schock zur Calcium-Gabe entschließen, weil man damit notfalls einen günstigen Effekt, sicherlich aber keinen Schaden anrichten kann. Solche Studien sind mittlerweile in Los Angeles an Patienten nach herzchirurgischen Eingriffen durchgeführt worden: Man hat nach dem Bypass zur Volumsfüllung Heparin- oder Zitratblut gegeben. Die Ergebnisse entsprechen unserem heutigen Bericht, sie werden demnächst veröffentlicht werden.

STEINBEREITHNER: Danke. Dann darf ich die Frage, ob Calcium schaden kann, vielleicht ein letztes Mal hart in den Raum stellen und Herrn BOYAN um Stellungnahme bitten. Ist es falsch, wie bisher zu sagen, ab der 3. oder 5. Konserve soll man Calcium geben.

BOYAN: Ich werde Calcium nicht nehmen! Wenn Sie aber wollen, können Sie es geben. Es wird nicht schaden, wenn Sie niedrig dosieren langsam injizieren, also etwa 1 g in 5 Minuten. Früher hat man ja die Tuberkulose mit sehr viel Calcium sozusagen kuriert und damit keinen Schaden angerichtet. Ich betone nochmals: wenn das Herz weder hypoxämisch noch hypotherm ist und kein Cyclopropan oder Fluothane zugeführt wird, dann könne Sie ruhig Calcium geben.

STEINBEREITHNER: Danke vielmals. Eine Frage wäre nun noch, wie und wann soll man wärmen. Die bisherigen Mitteilungen und auch unser heutiges Panel sprechen bei der Massivtransfusion eindeutig für eine Erwärmung, die möglichst frühzeitig und nicht erst ab einer bestimmten Konserve durchgeführt werden soll. Das letzte Problem, das noch nicht ausdiskutiert ist, ist die Frage der Gerinnungsstörungen bei der Massivtransfusion. Ich würde Herrn VINAZZER jetzt bitten zu folgenden Fragen Stellung zu nehmen: 1) MILLER hat in seiner letzten Übersicht in der Zeitschrift "Anaesthesiology" vorgeschlagen, man sollte nach jeder 5. Konserve grundsätzlich die Thrombozyten zählen. Halten Sie das für sinnvoll? 2) Sie haben gesagt, man sollte unter allen Umständen Heparin geben und dann erst Faktoren ersetzen. Sie haben dabei nur Kryopräzipitate erwähnt. Wie steht es mit dem Fibrinogen? Halten Sie eine Fibrinogenbestimmung im Rahmen einer laufenden Polytransfusion für sinnvoll? 3) Wie stehen Sie und die Herren Blutbankleiter zur Substitution von Thrombozyten - ab welchem Zeitpunkt und in welchem

Ausmaß? Zu diesen Fragen hätte ich gerne auch die Meinung der Herren Blutbankleiter gehört.

VINAZZER: ad. 1) halte ich eine Thrombozytenzählung bei Transfusionen grundsätzlich für sinnvoll. Es erhebt sich nur die Frage, nach welcher Methode die Thrombozyten gezählt werden können, und ob es schnell genug gemacht werden kann. Daß einzig und allein die Thrombozyten Ursache der Blutung seien, wie Herr MILLER behauptet, steht sicherlich im Gegensatz zur sonstigen allgemeinen Meinung. Natürlich ist ein Abfall unter eine gewisse Thrombozytenzahl mit einer Blutung gleichbedeutend. Es ist aber nicht nur die Thrombozytenzahl allein, es sind vor allem auch Bruchstücke des Fibrinogens, die die Thrombozytenfunktion und in letzter Linie vielleicht auch die plasmatischen Faktoren verändern. Es können die Faktoren V, VIII und Fibrinogen auf 20 bis 25 % der Norm abfallen, ohne daß es zu einer massiven haemorrhagischen Diathese kommt. Es ist sicherlich die thrombozytäre Störung auch immer mit dabei. ad 2) Der Unterschied zwischen Kryopräzipitaten und Fibrinogen ist sehr gering. In einem Kryopräzipitat, das etwa aus 500 ml Plasma gewonnen wurde, sind etwa 0,6 bis 0,8 g Fibrinogen enthalten. Andererseits sind in 1 g eines Fibrinogenpräparates große Mengen Faktor VIII enthalten. Das eine Präparat (Kryopräzipitat) ist eben auf Faktor VIII, das andere auf Fibrinogen standardisiert. Der effektive Unterschied ist aber sehr gering. Ich habe deshalb Kryopräzipitate vorgeschlagen, weil sie vielfach von den Blutbanken selbst hergestellt werden können und folgedessen leichter zu bekommen sind als das Fibrinogen, das immer kommerziell gewonnen werden muß.

STEINBEREITHNER: Danke. Die letzte Frage war: Thrombozytenersatz. Dazu vielleicht Herr EHRICH.

EHRICH: Wir raten unseren Ärzten immer, von vornherein gefrorenes Frischplasma plus Thrombozyten im Konzentrat zu geben und zwar zwischen 12 und 16 Einheiten. Überall, wo Massivtransfusionen gemacht werden, geben wir also Erythrozytenkonzentrate, Thrombozytenkonzentrate und dazu gefrorenes Frischplasma, um die Gerinnungsfaktoren in Ordnung zu bringen. Dadurch haben wir nämlich Faktor VIII, Fibrinogen und Thrombozyten in ausreichender Menge; die durch Frischblut allein sicherlich nicht erbracht werden kann.

STEINBEREITHNER: Darf ich um eine grundsätzliche Stellungnahme bitten. womit man das Erythrozytenkonzentrat aufschwemmen soll.

EHRICH: Überhaupt nicht. Bei einem Hämatokrit von 70 Vol. % können Sie normal transfundieren und Sie brauchen ja vor allem auch Erythrozyten für den Sauerstofftransport. Wenn Sie z.B. für je 5 Erythrozyten-Einheiten eine Einheit gefrorenes Frischplasma zu 100 ml geben, dann haben Sie bei einer Transfusion von insgesamt 16 Erythrozytenkonzentraten immerhin 300 ml gefrorenes Frischplasma, das nicht älter als 24 Stunden ist, zusätzlich verabreicht.

STEINBEREITHNER: Herr SEIDL bitte.

SEIDL: Ich stimme eigentlich Herrn EHRICH weitgehend, aber nicht ganz, zu: Ich finde es nicht notwendig, daß man gefrorenes Frischplasma nimmt, Wenn man Thrombozyten gibt, hat man ja Frischplasma dabei. Thrombozytenkonzentrat bedeutet ja, Thrombozyten frisch vom Spender gewonnen in einer Plasmamenge, die Sie auf 50 oder 100 ml einstellen können. In der Transfusionspraxis wird ja nur allzu leicht vergessen, daß mit der Konserve gelagerte Thrombozyten praktisch immer funktionsuntüchtig sind und sich bei der Blutkonservierung nur unter ganz bestimmten Bedingungen höchstens vielleicht 24 Stunden vital erhalten. Man muß also bei einer Massivtransfusion mit ganz frischen Konserven mit einer

Thrombopenie rechnen und deshalb ist eine Thrombozytensubstitution
notwendig.

STEINBEREITHNER: Danke. Zum Schluß noch Frau HOLLAN und Herr BOYAN.

HOLLAN: Ich stimme mit Herrn EHRICH überein, auch wir verwenden die-
selbe Methode. Ich wollte nur noch einmal betonen, daß nicht nur bei
70 Vol.% sondern auch bei 90 Vol.% Hämatokrit technisch transfundiert
werden kann. Wenn die Erythrozyten lebensfähig sind, die Membran also
nicht rigide ist, dann ist der Hämatokritwert nur sehr wenig erhöht,
und die Kliniker brauchen sich nicht wegen etwa erhöhter Viskosität
zu fürchten, Erythrozytenkonzentrate zu geben.

BOYAN: Abschließend möchte ich sagen, daß die Diagnose von Gerinnungsstörungen sehr schwer ist. Die Chirurgen machen es sich sehr einfach,
sie versuchen die Hämostase chirurgisch zu beherrschen. Wenn dies nicht
gelingt, dann wenden sie sich an den Anaesthesisten. Ehe Sie nun Heparin, AMCA oder sonst etwas geben, müssen Sie die richtige Diagnose
gestellt haben. Das Wichtigste ist also eine gezielte Hämostase-Thera-
pie.

STEINBEREITHNER: Danke, Herr RÜGHEIMER hat noch eine Frage.

RÜGHEIMER: Es tut mir ja schrecklich leid, aber ich möchte diesen
Raum nicht verlassen, ohne nicht die Teilnehmer des Panels gefragt zu
haben: Was heißt "frühzeitige Heparinisierung"? Ich möchte wissen:
Wann soll ich also heparinisieren, um zu vermeiden, daß diese zweifel-
los hervorragende Methode, unsachgemäß angewendet, etwa auch bei den
Chirurgen in Mißkredit kommt.

VINAZZER: Bezüglich der Heparingabe besteht sicherlich ein Unterschied
zwischen Prophylaxe und Therapie einer Verbrauchskoagulopathie. Wenn
es um die Prophylaxe geht, so kann man mit ganz geringen Mengen aus-
kommen, bei der Therapie sind sicherlich etwas höhere Mengen erforderlich. Grundsätzlich möchte ich sagen, daß bei der Massivtransfusion,
wie es heute verschiedentlich gezeigt worden ist, in einem sehr hohen
Prozentsatz mit einer Verbrauchskoagulopathie zu rechnen ist, und daß
infolgedessen bei Transfusionen von mehr als 5 Konserven doch eine
Heparinprophylaxe gegeben werden soll. Man vermindert damit die Blutungsneigung ganz beträchtlich.

STEINBEREITHNER: Danke vielmals. Ich hoffe, wir haben Sie in dieser
kurzen Zeit nicht allzu sehr frustriert. Ich darf allen meinen Mit-
streitern sehr herzlich danken und beende damit diese Sitzung.

SCHLUSSWORTE DER PRÄSIDENTEN DER DEUTSCHEN, SCHWEIZERISCHEN
UND ÖSTERREICHISCHEN GESELLSCHAFTEN FÜR ANAESTHESIOLOGIE
UND REANIMATION (WIEDERBELEBUNG)

Von H. Bergmann

Wer von Schlußansprachen erwartet, daß als Aussage gerade dieser Tagung der Stein der Weisen gefunden worden wäre, den muß man in der Regel enttäuschen. Nochmals, nach vier konzentrierten Tagen, einen neuen
Höhepunkt zu setzen, grenzt fast an einen physiological Trespass, also an die Überschreitung physiologischer Leistungsgrenzen, die uns trotz
aller oder vielleicht gerade wegen aller Superlative unserer Zeit in
weiser Voraussicht immer noch gesetzt sind.

Trotzdem will ich versuchen, Ihnen im Telegrammstil, dank der Hilfe
der Vorsitzenden, ein fachliches Kurzresümee zumindest derjenigen Tei-
le unserer Tagung zu geben, deren Diskussionsergebnisse nicht aus den
Abstracts abzulesen sind.

Um mit dem letzten zuerst anzufangen: Meines Erachtens ist der wesentliche Effekt des Panels 5: "Massivtransfusion" darin zu sehen, daß
Anaesthesisten und Transfusionisten die seltene Gelegenheit hatten,
nebeneinander zu sitzen und über Probleme reden zu können, die sie
täglich bewegen.

Akupunktur: Erklärungsversuch eines Wirkungsmechanismus aufgrund bekannter neurophysiologischer Erkenntnisse, signifikante Erhöhung der
Schmerzschwelle kann unabhängig von der Lokalisation der Einstichstelle
nachgewiesen werden, tabellarische Darstellung der praktisch-klinischen Anwendung der Akupunktur-Analgesie.

Biomedizinische Technik: Kritische Fragestellung: Müssen wir wirklich
alles messen und wenn ja, mit welcher Genauigkeit, um echten Nutzen
daraus ziehen zu können. Einsatz der Massenspektrometrie echter Gewinn,
kontinuierliche Messung der Blutgase wird möglich.

Abdominelle Intensivtherapie: Klare Feststellung, daß nur frühzeitige
radikale chirurgische Intervention, kombiniert mit prophylaktischer
Antikoagulierung, Respiratortherapie und Dialysebehandlung echte Aussicht auf Erfolg haben. Bei versäumter bzw. nicht möglicher chirur-
gischer Sanierung oder bei zu später Abgabe des Patienten in die Intensivtherapie bestehen keine Aussichten. Ich bin glücklich ob dieser
Klarstellung und wollte, allen Chirurgen dieser Welt wäre es vergönnt
gewesen, an dieser Diskussion teilzunehmen.

Anaesthesie in der Augenheilkunde: Es wird die Tatsache herausgear-
beitet, daß derzeit in den Spitälern der Workshop-Teilnehmer nicht
mehr als 16 - 50 % aller Augenoperationen in Allgemeinanaesthesie
durchgeführt werden.

Anaesthesie in der HNO-Heilkunde: Klare Entscheidung für Intubations-
narkose bei Tonsillektomien. Alles andere im Vergleich zu dieser Methode mit Nachteilen behaftet. Voraussetzungen zur Realisierung dieses Vorgehens sind zu schaffen.

Ich glaube nun, meine Damen und Herren, daß mir am Schluß dieser Linzer Tagung es vor allem obliegt, zu danken. Zu danken allen Vorsitzenden, ohne deren Hilfe wir nie imstande gewesen wären, die wissenschaftlichen Sitzungen so exakt abzuführen. Zu danken ferner allen Referenten,

die, obwohl sie wußten, daß es der österreichischen Mentalität nicht
gegeben ist, harte Unterbrechungen der Überschreitung der Redezeit
auszusprechen, mit aller Disziplin freiwillig und korrekt sich an den
Zeitplan gehalten haben, so daß der Minutenkongreß nicht nur geplant
sondern auch ausgeführt werden konnte. Zu danken vor allem auch den
ausländischen Referenten und Diskutanten, die als Experten vielfach
von weit her gekommen sind, um das Niveau unserer Tagung durch ihre
Kenntnisse zu bereichern. Zu danken schließlich Ihnen allen, die sie
buchstäblich bis zur letzten Minute hier ausgeharrt haben, die sie
sich trotz des herrlichen Herbstwetters der Wissenschaft verschrieben
haben und die wir durch unsere sehr konzentrierte Programmierung, wo-
für ich mich in aller Form jetzt noch bei Ihnen entschuldigen muß, aber
Sie wissen ja - "erst in dreißig Jahren wieder" - sehr belastet habe.
Um zu danken schließlich meinem Mitarbeiterstab: Zunächst das Organi-
sationskomitee des Kongresses: Franz SCHEURECKER, der mit bedächtiger
Ruhe, von eiserner Energie beseelt, minutiös für das Rahmenprogramm
gesorgt hat und dem Sie es nicht zuletzt verdanken, daß wir Ihnen Linz
in einer so farbigen Palette zeigen konnten. Dann Siegfried DIALER,
dem die schwierige Aufgabe der Austellungsleitung zugefallen ist und
der alle, aber auch alle damit zusammenhängenden Probleme mit der ihm
eigenen und dabei so notwendigen Konzilianz und Klugheit prächtig ge-
meistert hat. Und schließlich Stan NECEK, der nicht nur für den reib-
ungslosen Ablauf des wissenschaftlichen Programmes hinter den Kulissen
ununterbrochen tätig war, sondern der es auch zusammen mit allen meinen Anaesthesieärzten und -schwestern fertigbringen mußte, gemeinsam
mit meiner Oberärztin Frau M. DICHTL den vom Chef zwangsläufig vernach-
lässigten klinischen Betrieb während der Kongreßvorbereitungszeit in
voller Wirksamkeit aufrecht zu erhalten. Es ist ihnen bestens gelungen,
so wurde mir berichtet - ihnen allen sei herzlich gedankt. Nicht zu
reden von Frau BLAUHUT, die mit ihrem eisernen Charme es ermöglicht
hat, daß sogar harte Bus-driver ihr folgten und die Autobusse unseres
Rahmenprogrammes immer pünktlich vom Forumplatz abgingen. Die kleine
Frau EIBLMEYR, die mit dem großen Schild, überbetitelt "Kongreßinfor-
mation", immer wieder von Fragen bedrängt wurde und mit ihrer Wendig-
keit immer wieder dort etwas wußte, wo selbst ich nichts mehr gewußt
hätte.
Danken muß ich sodann der Hochschule, dem Rektor, der Verwaltung, der
Mensa und vor allem dem nimmer müden technischen Leiter, Ing. BLACH.
Ihn durch diesen Kongreß kennengelernt zu haben, war ein echter Gewinn.
Ihm haben wir es zu verdanken, daß überall in den Hörsälen zwar Ka-
beln zu sehen waren, technisch aber nahezu Vollendung zu spüren war.
Danken muß ich schließlich und endlich meinen Mitarbeitern im direkten
Kongreßbereich, im Tagungsbüro und in den Hörsälen. Sie sitzen alle
links und rechts vor Ihnen. Ich weiß, daß ich ohne sie nicht imstande
gewesen wäre, diese Tagung so auszurichten und ablaufen zu lassen, wie
sie eben abgelaufen ist. Ich gebe alle Komplimente, die mir während
des Kongresses über den Kongreß, ob zu recht oder zu unrecht, gemacht
worden sind, zuständigkeitshalber vollinhaltlich an sie weiter und
bitte die Damen unter ihnen, als kleines äußeres Zeichen unserer Dankbarkeit kleine Blumengrüße, die wir vorbereitet haben, entgegennehmen
zu wollen.

Und damit, meine Damen und Herren, geht es ans Abschiednehmen. Mit
gewisser Wehmut denke ich an die dann leeren Hochschulbereiche, die
jetzt mit solch pulsierendem Leben erfüllt waren. Eine besondere
Freude hat mir die Jugend unter den Kongreßteilnehmern bereitet. Daß
unsere jüngeren Kollegen in so großer Zahl hierher gekommen sind, ist
mir ein Beweis dafür, daß wir es meines Erachtens richtig gemacht haben.
Letztlich sind diese Tagungen ja in ihrem Nachhall davon abhängig, daß
gerade die Jugend mitgeht. Ohne dieses Phänomen ließe sich eine Konti-
nuität der Weiterentwicklung auch unseres Faches nie erreichen. Seien
Sie bedankt dafür, meine jungen Freunde; denken Sie daran, daß das Le-

ben des Anaesthesisten hart ist und daß es nur mit vollem Einsatz ge-
meistert werden kann. Denken Sie daran, daß wir häufig dort mit unserer Tätigkeit beginnen, wo die anderen bereits aufgehört haben und daß
wir dennoch Erfolge haben. Denken Sie schließlich daran, daß jede wahre Freude am Erfolg schwer erarbeitet werden muß und daß unser Fach
nur dann am ersten Pult des medizinischen Orchesters mitreden wird können, wenn Begeisterung und restlose Aufopferung sowohl während der Ausbildung als auch im weiteren praktisch-klinischen Leben stets vorhanden
sind. Mit diesem Gedanken möchte ich abschließen. Nochmals Ihnen allen
herzlichen Dank dafür, daß Sie das bisher wissenschaftlich nicht sehr
bekannte Linz durch Ihre Anwesenheit so belebt haben. Dank für Ihre
Freundlichkeit und für Ihr Verständnis bei etwaigen Pannen. Kommen Sie
alle gut heim.

E. RÜGHEIMER: In diesem Herbst sind es fast auf den Tag genau 190 Jahre, daß Mozart an seinen Vater aus Linz schrieb: "Ich kann nicht genug
sagen, wie sehr man uns in diesem Hause mit Höflichkeit überschüttet",
und weiter "Weil ich keine Symphonie bei mir habe, bin ich gezwungen,
an einer neuen zu arbeiten, welche bis zu meinem Konzert fertig sein
muß". Dann wandte er ganze fünf Tage an jenes Werk, das als Linzer
Symphonie in die Musikgeschichte eingehen sollte. Es muß an dieser
Stadt liegen, verehrter Gastgeber, wenn selbst ein wissenschaftlicher
Kongreß hier so harmonisch gelingt - ausgeglichen im Zusammenspiel der
Teilnehmer, der Referenten und der Gesprächspartner.

Zum Erfolg wurde diese Veranstaltung aber freilich erst durch unseren
Dirigenten, der große Gesten meidet, nur knappe und sichere Hilfen
gibt. Sehr verehrter Herr Kongreßpräsident, lieber HANS BERGMANN -
ihm danken wir diesen Erfolg!
Die 13. gemeinsame Tagung der Deutschen, Schweizerischen und Österreichischen Gesellschaften für Anaesthesiologie und Wiederbelebung ist beendet. Sie hat uns informiert, kritischer gemacht und angestoßen zu ver-
mehrter und noch intensiverer Arbeit. Aber es war auch eine menschliche Tagung mit freundlicher Atmosphäre, in der Gespräche am Rande ge-
deihen konnten und Zwiegespräche erlaubt waren, die uns dann später das
Telephonieren und das Breifeschreiben leichter machen. Geholfen hat
dabei, was wir ganz nüchtern als Rahmenprogramm bezeichnen, Ihre herzlichen Einladungen, Ihre Gastfreundschaft außerhalb der wissenschaftlichen Kongreßarbeit. Die Deutsche Gesellschaft für Anaesthesie und Wiederbelebung dankt den österreichischen Kollegen für diesen Kongreß.
Besonderen Dank verdienen alle, die gemeinsam für die überzeugende Or-
ganisation Verantwortung tragen, die Mitarbeiter von Hans Bergmann und
die vielen unsichtbaren Helfer, die stets freundlich und hilfsbereit
auch für das kleinste Problem ein offenes Ohr hatten. Geprägt aber wurde dieser Kongreß von HANS BERGMANN selbst: dynamisch, tolerant, exakt,
freundlich, heiter und dennoch beschaulich ernst. Solche Lehrer braucht
die Anaesthesiologie. Und Integrität und Leistung werden auch in Zukunft als Autorität bestehen bleiben. Meine sehr verehrten Damen und
Herren, unser Fach wird in Deutschland gerade eben volljährig. Drei-
zehnmal haben wir uns mit den österreichischen und schweizerischen Kollegen zu Kongressen getroffen. Wer wagt da schon von Tradition zu reden. Aber es ist zweifellos ein guter Anfang, der uns verpflichtet,
alles zu tun und den Austausch wissenschaftlicher Erfahrungen und die
menschliche Begegnung nicht abreißen zu lassen, auf keinen Fall aus
Mangel an gutem Willen und Einsatzbereitschaft. Auch die Deutsche Gesellschaft für Anaesthesie und Wiederbelebung will deshalb alles tun,
diese gemeinsamen Tagungen weiter zu führen. Ich darf Sie jetzt deshalb schon für 1975 nach Deutschland herzlich einladen.

E. BINKERT: Herr BERGMANN hat uns zu Beginn des Kongresses vorgerech-
net, daß Linz erst in dreißig Jahren als Tagungsort wieder an die Reihe kommen werde. Ich persönlich finde dies sehr betrüblich, wo wir
uns doch in diesen Tagen so gut hier eingelebt haben. Wozu haben die
Linzer denn überhaupt ihre prächtige Kongreßhalle gebaut? Herr Bergmann hat allerdings eine Verschnaufpause verdient und hat sie auch
nötig. Ein Erholungsaufenthalt in der Schweiz würde ihm sicher gut bekommen. Im Namen der Schweizerischen Gesellschaft für Anaesthesiologie
und Reanimation bleiben mir nur noch zwei Worte zu sagen: "Danke vielmals und auf Wiederluaga".

H. BERGMANN: Der Linzer Anaesthesie-Kongreß ist damit beendet.